"十四五"职业教育国家规划教材

供中等职业教育护理及其他医学相关专业使用

内 科 护 理

（第 2 版）

主　编　张晓萍　包春蕾

副主编　皮流丽

编　者　（按姓氏汉语拼音排序）

包春蕾（山东省青岛卫生学校）

陈　璐（成都铁路卫生学校）

杜何芬（广东省新兴中药学校）

葛　楠（重庆市医药卫生学校）

郭雪媚（广东省潮州卫生学校）

李　凤（揭阳市卫生学校）

梁晓雁（湛江中医学校）

皮流丽（重庆市医药学校）

王忠玲（长春市第二中等专业学校）

姚海燕（安徽省淮南卫生学校）

于辰龙（山东省莱阳卫生学校）

张晓萍（重庆市医药卫生学校）

科学出版社

北　京

内 容 简 介

本教材是"十四五"职业教育国家规划教材之一。内科护理是中等职业教育护理专业的一门重要的临床专业课程。本教材从培养高素质护理技术专业人才的目标出发,以专业培养目标为导向,以职业技能培养为根本,以突出实用性、实践性为原则,按照护理程序编写。本教材共10章,每章疾病患者的护理均按照概述、护理评估、治疗要点、主要护理诊断/问题、护理措施、健康教育6部分来编写;通过实训指导增强学生临床实践能力与分析能力;培养学生整体护理的思维方式和工作方法。教材内容体现了理论和实践相结合的特点,突出了护理职业教育教材的个性,既反映了当代护理理论和护理技术的发展方向,又立足于培养目标,加强针对性和应用性,把握教学内容的深度和广度。书末附有参考文献及自测题参考答案。读者可在"中科云教育平台"免费下载实训、教学大纲和课件。

本教材可供中等职业教育护理及其他医学相关专业使用,也可供广大护理工作者学习、参考。

图书在版编目(CIP)数据

内科护理 / 张晓萍,包春蕾主编. -- 2版. -- 北京 : 科学出版社,2025. 3. -- ("十四五"职业教育国家规划教材). -- ISBN 978-7-03-081216-2

Ⅰ. R473.5

中国国家版本馆 CIP 数据核字第 2025FH9279 号

责任编辑:丁海燕 / 责任校对:周思梦
责任印制:师艳茹 / 封面设计:涿州锦晖

科学出版社 出版
北京东黄城根北街 16 号
邮政编码:100717
http://www.sciencep.com
三河市骏杰印刷有限公司印刷
科学出版社发行 各地新华书店经销
*

2018年6月第 一 版 开本:850×1168 1/16
2025年3月第 二 版 印张:27 1/2
2025年3月第十二次印刷 字数:633 000
定价:89.80元
(如有印装质量问题,我社负责调换)

前　言

党的二十大对优先发展教育事业,加快教育现代化,办好人民满意的教育作出了重要部署,对发展职业教育提出了新的要求——完善职业教育和培训体系,加快实现职业教育的现代化,深化体制机制改革,加强师德建设,深化产教融合、校企合作,提升职业教育开放水平和影响力。为我国新时代职业教育和继续教育指明了方向,明确了任务。本教材具有以下特点。

1. 新形态教材　本教材是以纸质教材为核心,通过互联网尤其是移动互联网,将各类教学资源与纸质教材相融合的一种教材建设的新形态。读者可通过中科云教育平台,免费获得图片、音频、视频、课件、实训、教学大纲等数字资源。

2. 对接岗位需求　坚持教材的"三基""五性"原则,强调实用性与适用性,紧紧围绕培养目标,突出核心知识、核心技能和临床内科护理工作特点。既以护理程序为框架,又充分考虑临床的实用性和适用性。表现形式符合中职学生的认知特点。每章开始的概述部分,简单介绍了该系统的解剖生理功能和辅助检查,便于学生复习前面的基础知识,明确该系统主要的辅助检查。同时依据科目的需要,增设了大量的案例和实训,以期让学生尽早了解护理工作内容,培养学生学习兴趣和岗位适应能力。教材中链接的设置,旨在扩大学生知识面,鼓励学生探索钻研专业知识,更好地对接岗位需求。

3. 切合护考大纲　本教材紧扣新版国家《护士执业资格考试大纲(试行)》,清晰标注考点,编写了与教材配套的自测题,便于学生巩固所学知识,及早与护考接轨,适应护理工作岗位需求。

4. 落实立德树人根本任务　将思政教育融入专业知识的学习过程中,着力培养医学专业学生敬佑生命、救死扶伤、甘于奉献、大爱无疆的崇高精神。

本教材既适用于中等职业教育护理专业及其他医学相关专业的教师与学生,也可供临床护理工作者参考。

本教材由教学经验丰富的内科骨干教师共同修订,编写团队本着精益求精的态度反复修改,直至稿件定稿。在此对编写团队表示感谢! 由于编者水平有限,教材中若有疏漏和不妥之处,敬请专家、同行和广大读者提出意见和建议。

主　编

2024 年 11 月

配 套 资 源

欢迎登录"中科云教育"平台，**免费**数字化课程等你来！

本教材配有图片、视频、音频、动画、题库、PPT课件等数字化资源，持续更新，欢迎选用！

"中科云教育"平台数字化课程登录路径

电脑端

- 第一步：打开网址 http://www.coursegate.cn/short/3XW4D.action
- 第二步：注册、登录
- 第三步：点击上方导航栏"课程"，在右侧搜索栏搜索对应课程，开始学习

手机端

- 第一步：打开微信"扫一扫"，扫描下方二维码

- 第二步：注册、登录
- 第三步：用微信扫描上方二维码，进入课程，开始学习

PPT课件：请在数字化课程各章节里下载！

目　　录

第1章 绪 论

一、概　述

内科护理学是研究内科疾病患者健康问题的发生、发展的规律，运用护理程序评估和处理患者的健康问题，以达到预防疾病、减轻痛苦、恢复和保持健康的一门综合性临床护理学科。内科护理学与各临床学科也有着密切的联系，其关于认识及预防疾病、治疗和护理患者、促进康复、增进健康的理论和技能也同样适用于其他临床学科，是各临床护理学科的重要基础。随着医学科技的发展，"以人的健康为中心"现代理念的建立和整体护理观的形成，内科护理学也在发生着质和量的变化，内科护理内容也将不断更新和拓展。

二、内科护理学的内容

内科护理学涉及的范围广，内容丰富，知识体系整体性强，实践技能要求高；其内容随着社会进步、医学发展和护理观念的转变而不断更新、充实和完善。根据中等卫生职业教育护理专业的教学目标，参照国家护士执业资格考试大纲的要求，本教材内容主要包括呼吸系统疾病、循环系统疾病、消化系统疾病、泌尿系统疾病、血液系统疾病、内分泌系统疾病、风湿性疾病、神经系统疾病和传染病患者的护理。各系统所选疾病均为常见病、多发病，与护士执业资格考试大纲的要求内容一致。既以护理程序为框架组织教学内容，又充分考虑临床的适用性和实用性，每一种疾病所编写的内容主要包括概述、护理评估（健康史、身心状况、辅助检查）、治疗要点、主要护理诊断/问题、护理措施（一般护理、心理护理、病情观察、对症护理、用药护理）、健康教育等；既全面和系统地介绍了运用护理程序评估、诊断、护理内科疾病患者的基本理论、基本知识和基本技能，也将近年来内科护理学的新进展、新技术融合其中。

三、内科护理学的学习要求与目标

内科护理学内容广泛，理解性、记忆性、应用性要求均较高，因此，学习的方法要灵活多样，理论和实践并重，既要注意基本知识、基本理论的学习，更要注重基本技能的训练。要注意理论联系实际，勤学苦练，夯实基础。通过内科护理学的学习，使学生树立"以人的健康为中心"的护理理念，掌握内科护理的基本理论、基本知识和基本技能，具有良好的学习和工作态度，并能运用护理程序对内科常见病、多发病患者进行整体护理，为患者减轻痛苦、促进康复、预防疾病、保持健康提供良好服务，成为知识、能力、素质综合发展的应用型护理人才。通过内科护理学的学习，要求学生达到以下目标。

1. 职业道德素质目标　具有高尚的职业素质，热爱护理专业，时刻牢记白衣天使的神圣使命，充分理解"生命所系，性命相托"的深刻含义，秉承南丁格尔精神，以救死扶伤、促进健康、全心全意为人民服务为宗旨，履行护士的职责；按照"三基"（基本理论、基本知识和基本技能）、"三严"（严谨态度、严格要求和严肃作风）的工作要求，以自己的真心、爱心、责任心对待所护理的每一位患者，把毕生精力奉献给护理事业。

2. 专业素质目标　具有扎实的内科护理学专业理论和技术；具有一定独立分析问题、解决问题的能力；具有对内科患者实施整体护理的能力，能运用护理程序对内科患者进行健康资料收集、评估，提出相应的护理诊断或护理问题，制订合理的护理措施；具有对内科常见病患者的病情变化、心理变化和治疗反应进行观察和初步处理的能力；熟悉内科常见急危重症患者的抢救原则，并能进行初步应急处理和抢救配合；能正确书写内科护理记录；能按操作规程正确进行内科常用诊疗护理技术操作。

3. 身心素质目标　具有良好的心理素质、身体素质、守法和维权意识。内科护士工作量大，工作风险高，因此应当具备强健的身体素质，良好的心理素质，要增强守法和依法维权意识，杜绝护理工作中的违法、违纪现象，避免不必要的护患纠纷。

4. 人际交往能力目标　具有良好的人际关系、沟通能力和团结协作精神，能运用预防保健知识和人际沟通技巧，按护理对象的基本需求向个体、家庭、社区开展健康教育，提供保健服务。

护理工作涵盖人的生理、心理、社会、精神、环境等多方面的健康需求；护理服务领域在不断拓宽和延伸，护士角色亦随之向教育者、咨询者、健康生活方式的倡导者、护理科学的研究者转变。内科护士角色的多元化对当代内科护士提出了更高的要求，希望同学们要善于学习、勇于实践、精益求精、不断进取，以适应现代护理工作的需要，做一名合格的白衣天使。

（张晓萍）

第2章 呼吸系统疾病患者的护理

第1节 概　述

近年来，由于环境的污染、吸烟及人口老龄化等因素的影响，呼吸系统疾病的发病率和死亡率逐年增高，且多数疾病呈慢性病程，支气管哮喘和支气管肺癌发病率呈增高的趋势，慢性阻塞性肺疾病发病率居高不下，肺结核虽得到一定程度的控制，但在我国仍处于高流行水平。因此，呼吸系统疾病的防治和护理显得尤为重要。

一、呼吸系统的结构与功能

（一）呼吸道

呼吸道是气体进出肺部的通道，以环状软骨为界，分为上、下呼吸道。

1. 上呼吸道　喉环状软骨下缘、声门及以上的气体通道为上呼吸道，由鼻、鼻窦、咽、喉组成。临床上通常将鼻、咽、喉称为上呼吸道。鼻腔对吸入的气体有过滤、加温、保湿的作用；咽部是呼吸系统和消化系统的共同通路；喉部是发音的主要器官，在咳嗽中起重要的作用，由甲状软骨和环状软骨（内含声带）等构成，环甲膜连接甲状软骨和环状软骨，是喉梗阻时进行环甲膜穿刺的部位。

2. 下呼吸道　气管和各级支气管被称为下呼吸道。气管在气管隆嵴处（位于胸骨角水平面）分为左、右两主支气管，右主支气管粗、短而陡直，左主支气管相对细长，且走向趋于水平。因此，肺内异物多坠入右主支气管。自气管至终末细支气管是气体进出的通道，不能进行气体交换，称为传导性气道。自呼吸性细支气管至肺泡囊，为气体交换的场所。

（二）肺

肺位于胸腔内纵隔的两侧，左右各一。左肺分为上、下两叶，右肺分为上、中、下三叶。肺泡是气体交换的场所，其周围有丰富的毛细血管网，有利于气体交换。

肺有双重血液供应，即肺循环和支气管循环。肺循环由肺动脉-肺毛细血管-肺静脉组成，进行气体的交换。支气管循环由支气管动脉和静脉组成，与支气管伴行，为支气管壁、肺泡和胸膜提供营养，营养各级支气管及肺（图2-1）。

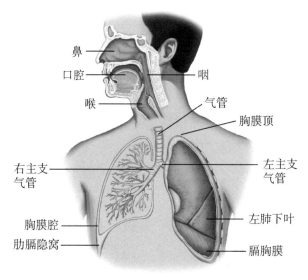

图2-1　呼吸系统解剖示意图

（三）胸膜腔

胸膜腔是由脏胸膜和壁胸膜构成的潜在密闭腔隙。正常情况下胸膜腔内呈负压，腔内有少量浆液起润滑作用。壁胸膜分布有感觉神经末梢，脏胸膜无痛觉神经，因此胸部疼痛是由壁胸膜病变或受刺激所引起。

（四）肺的呼吸功能

肺具有通气与换气功能。肺通气是肺与外环境之间的气体交换过程，肺换气是肺泡与肺毛细血管血液之间的气体交换过程，肺泡与肺毛细血管血液之间通过呼吸膜以弥散方式进行气体交换。

（五）肺的防御与免疫功能

呼吸系统的防御功能包括物理防御功能（加温加湿、咳嗽、支气管收缩、黏液纤毛运输系统）、化学防御功能（溶菌酶、乳铁蛋白、蛋白酶抑制剂、抗氧化的谷胱甘肽等）、细胞吞噬（肺巨噬细胞、多形核粒细胞）及免疫防御功能（B 细胞分泌 IgA、IgM 等，T 细胞免疫反应等）等。呼吸道黏膜和黏液纤毛运载系统，可以净化空气和清除异物；咳嗽、打喷嚏及支气管收缩等反射防御功能可将异物排出呼吸道；而以肺巨噬细胞及免疫防御功能为主的防御，对吸入的尘粒、微生物等有吞噬的作用。各种原因引起的防御功能下降或外界的刺激增强，均可引起呼吸系统的损伤或病变。

二、辅 助 检 查

1. 血液检查　血常规显示白细胞计数升高、中性粒细胞增多及核左移现象提示细菌感染；嗜酸性粒细胞增加提示过敏性因素或寄生虫感染。其他血清学抗体试验，如荧光抗体、酶联免疫吸附测定等，对病毒、支原体等感染的诊断有一定的帮助。

2. 痰液检查　是诊断呼吸系统疾病病因、进行疗效观察及预后判断的重要检查项目。包括病原学检查（痰涂片、痰培养）及痰细胞学检查（痰脱落细胞学检查）。痰涂片和痰培养可发现致病菌，有利于病因诊断。反复作痰脱落细胞学检查，有助于肺癌的诊断。

3. 影像学检查　影像学检查包括胸部 X 线检查、计算机体层成像（CT）和磁共振成像（MRI）、肺血管造影等。常规 X 线胸片虽不能发现某些细微病变，但仍能满足呼吸系统疾病的诊断要求；CT 可进一步明确病变部位、性质，气管和支气管的通畅程度；MRI 能多方位成像，对纵隔、心脏、胸壁病变的诊断有较大帮助；肺血管造影用于肺栓塞和各种先天或获得性血管病变的诊断。

4. 纤维支气管镜检查　纤维支气管镜可深入亚段支气管直接窥视气道有无充血、水肿、溃疡、异物等情况，在检查的同时对黏膜进行刷检或钳检，用于组织病理学检查，也可引导气管插管。

5. 肺功能测定　分析肺功能测定值对了解呼吸系统疾病损害肺功能的性质及其程度，以及疾病的诊断、治疗及预后均有价值。测定内容有肺容量、小气道功能测定、气道反应性、弥散功能、动脉血气分析等。

6.肺活组织检查　肺活检可通过纤维支气管镜或胸腔镜进行，有利于病因诊断，必要时可作开胸肺活检。

第2节　呼吸系统疾病常见症状与体征的护理

呼吸系统疾病常见的症状有咳嗽与咳痰、咯血、胸痛及肺源性呼吸困难等。

一、咳嗽与咳痰

（一）概述

咳嗽是机体一种反射性防御动作，通过咳嗽可以清除呼吸道分泌物及气道内异物。咳痰是借助支气管黏膜上皮的纤毛运动、支气管平滑肌的收缩和咳嗽反射，将呼吸道分泌物经口腔排出的动作。

1.病因　常见病因有感染（以细菌及病毒感染最常见）、变态反应、理化因素（吸烟、刺激性气体）、肿瘤等，呼吸系统感染是最常见的病因，如支气管炎、肺炎、支气管哮喘、肺结核、肺癌和胸膜炎等。也可见于循环系统疾病（左心衰竭）、过敏因素、异物、胸部创伤等。

2.发病机制　咳嗽是由于各种原因刺激延髓咳嗽中枢引起的。而咳痰是呼吸道炎症发生时，黏膜充血、水肿，毛细血管通透性增加，使黏液及浆液分泌增多，其与吸入性尘埃和某些组织破坏物等混合形成痰液，随着咳嗽排出。

（二）护理评估

1.健康史　评估患者有无支气管炎、支气管哮喘、肺炎、肺结核、胸膜炎等病史；有无吸烟、吸入刺激性气体、冷或热空气的刺激、过敏因素等诱因；有无异物、肿瘤、胸部创伤等因素；有无心血管疾病所致的左心衰竭引起的肺水肿等。

2.身心状况

（1）咳嗽的性质　咳嗽分为干性咳嗽和湿性咳嗽。干性咳嗽或刺激性咳嗽常见于急性或慢性咽喉炎、急性支气管炎、气管受压、急性上/下呼吸道感染初期或气管、支气管异物、过敏等；湿性咳嗽常见于慢性支气管炎、肺炎、支气管扩张、肺脓肿和空洞型肺结核等。

（2）咳嗽的时间　突然发作的咳嗽，常见于刺激性气体所致的急性上呼吸道炎症及气管、支气管异物；夜间或晨起时咳嗽加剧，常见于慢性支气管炎、支气管扩张、肺脓肿及慢性纤维空洞性肺结核；长期反复发作的慢性咳嗽，常见于慢性支气管炎、慢性肺气肿、支气管扩张、肺结核、肺脓肿等。

（3）咳嗽的音色　犬吠样咳嗽，多见于会厌、喉部疾患或异物；金属音咳嗽，多见于支气管管腔狭窄或受压情况，如支气管肺癌、纵隔肿瘤等。

（4）痰的性质和量　痰可分为黏液性痰、浆液性痰、脓性痰及血性痰等。痰液由白色泡沫或黏液状转为脓性多为细菌性感染，白色黏液痰多见于慢性支气管炎；大量黄脓痰多见于继发性细菌感染、肺脓肿或支气管扩张；红棕色胶冻样痰见于肺炎克雷伯菌肺炎；咖啡样痰常见于肺阿米巴病；铁锈色痰常见于肺炎链球菌肺炎；粉红色泡沫痰常见于急性肺水肿；痰有恶臭味常见于厌氧菌感染。痰量少时每天仅数毫升，多时达数百毫升，一般将 24 小时痰量超过 100ml 定为大量痰。

考点　痰的性状和量变化的常见疾病

（5）伴随症状　咳嗽咳痰伴发热提示呼吸道感染；伴胸痛提示壁胸膜受累，常见于肺炎、胸膜炎、自发性气胸等；伴呼吸困难常见于喉头水肿、支气管哮喘、慢性阻塞性肺疾病、重症肺炎、大量胸腔积液及气管异物等；伴哮鸣音气道狭窄，常见于支气管哮喘、慢性阻塞性肺疾病、心源性哮喘、弥漫性泛细支气管炎与气管异物等；伴杵状指（趾）提示慢性缺氧，常见于支气管扩张、慢性肺脓肿及慢性阻塞性肺疾病。

（6）心理-社会状况　长期频繁、剧烈的咳嗽，会出现烦躁不安、失眠、注意力不集中、焦虑及抑郁等，影响生活和工作；痰中带血时患者可出现紧张甚至恐惧等。

3. 辅助检查

（1）痰液检查　痰液涂片或痰细菌培养检查可了解有无致病菌，有助于诊断和治疗。

（2）血液检查　中性粒细胞升高提示细菌感染，淋巴细胞升高提示病毒感染。

（3）影像学检查　胸部 X 线、胸部 CT 可确定病变的部位、性质及范围。

（4）其他检查　肺功能测定可以了解肺功能的变化。

（三）主要护理诊断/问题

清理呼吸道无效　与呼吸道分泌物过多、痰液黏稠、胸痛、意识障碍导致咳嗽无效有关。

（四）护理措施

1. 一般护理

（1）休息与活动　为患者提供安静、整洁、舒适的环境，保持室内空气清新、洁净，注意通风。保持合适的室温（18～20℃）和湿度（50%～60%），尽可能让患者取高枕卧位或采取舒适坐位，有利于改善呼吸和痰液的排出。

（2）饮食护理　慢性咳嗽患者能量消耗增加，给予高蛋白、高维生素、足够热量饮食，避免油腻、辛辣食物的刺激而加重咳嗽。保持每日饮水量在 1500ml 以上，以保证呼吸道黏膜的湿润和病变黏膜的修复，有利于痰液稀释和排出。

2. 心理护理　帮助患者了解咳嗽咳痰的相关知识并给予心理支持，减轻患者的焦虑。

3. 病情观察　密切观察咳嗽、咳痰的特点，详细记录痰液的颜色、量、性状和气味，并注意咳嗽、咳痰性质及伴随症状，详细记录。正确收集痰液标本，并及时送检。注意有无痰液黏稠不易咳出及窒息等情况。

4. 对症护理　主要为促进有效排痰，主要方法如下。

（1）指导患者有效咳嗽　此方法适用于神志清醒、能够配合的患者。有助于气道远端分泌物及痰液的排出，保持呼吸道通畅。患者取坐位或立位，先进行 5～6 次深而慢的呼吸，然后深吸气至膈肌完全下降后屏住呼吸 3 ～ 5 秒，身体前倾，咳嗽数次将痰液咳至咽部附近，进行 2 ～ 3 次短促而有力的咳嗽，同时收缩腹肌增加腹压，或再用力咳嗽将痰液排出。

（2）湿化气道　此方法适用于痰液黏稠且不易咳出者，常用超声雾化吸入法。临床上常在湿化的同时加入药物，如痰溶解剂、抗生素、平喘药等。

（3）胸部叩击　此方法适用于久病体弱、长期卧床、排痰无力者。禁用于咯血、未经引流的气胸、肋骨骨折、有病理性骨折史、低血压及肺水肿等患者。①操作前准备：向患者介绍操作的方法、注意事项，取得患者的配合。②操作方法：患者取侧卧位或在他人协助下取坐位，操作者将手的 5 指并拢、向掌心微弯曲呈空心掌状，以手腕的力量，从肺底自下而上、由外向内迅速而有节律地叩击患者胸壁，振动气道，每个肺叶叩击 1 ～ 3 分钟，每分钟叩击 120 ～ 180 次，叩击时发出一种空而深的拍击声则表明操作手法正确。同时鼓励患者咳嗽，以促进痰液的咳出。③注意事项：叩击部位要用单层薄布覆盖，以防止直接叩击引起皮肤发红。叩击时要避开乳房、心脏、骨突部位等。胸部叩击力度要适中，以不使患者感到疼痛为宜，叩击时间每次为 5 ～ 15 分钟，应在餐后 2 小时至餐前30 分钟进行，避免治疗中发生呕吐。④操作后护理：操作后密切注意患者的反应及咳痰的情况，评估生命体征及肺部呼吸音的变化，协助患者做好口腔的护理。

（4）体位引流　利用重力作用使肺、支气管内的分泌物排出体外的过程，适用于支气管扩张、肺脓肿等有大量痰液且排出不畅，呼吸功能尚好者。禁用于心肺功能不全、有明显呼吸困难和发绀、近 1 ～ 2 周有大量咯血史、年老体弱不能耐受者。具体操作方法详见中科云教育平台实训 1。

（5）机械吸痰　适用于痰液黏稠、意识不清或排痰困难者。可经口、鼻腔、气管插管或气管切开处行负压吸痰。每次引流时间不超过 15 秒，两次抽吸间隔时间大于 3 分钟；在吸痰前、后适当提高吸入氧的浓度，避免吸痰而发生低氧血症；严格无菌操作，避免呼吸道交叉感染。

考点　促进有效排痰的方法

（五）健康教育

1. 疾病知识指导　告知患者戒烟，避免接触烟雾、粉尘和刺激性气体。

2. 保健知识指导　告知患者呼吸道感染流行期间，尽量少去公共场所，并注意防寒、保暖，避免淋雨、疲劳等诱发因素。指导患者及家属掌握促进排痰的正确方法。

3. 心理 - 社会指导　长期或剧烈咳嗽可引起患者焦虑、恐惧情绪，需要增强家属及朋友的支持与陪伴，分散患者注意力，减少患者不良情绪。

二、咯　　血

（一）概述

咯血是指喉部及以下呼吸道或肺组织出血经口腔咯出。

1. 病因 　主要见于呼吸系统疾病如肺结核、支气管扩张、肺癌等；循环系统疾病如风湿性二尖瓣狭窄；血液病、某些急性传染病及风湿性疾病等。

2. 发病机制 　炎症或病变侵犯支气管黏膜或病灶血管，使其通透性增高，血液渗出或黏膜下血管破裂出血，或肺淤血引起支气管静脉曲张破裂出血。

（二）护理评估

1. 健康史 　询问患者有无肺结核、支气管扩张、肺炎、肺癌等呼吸系统疾病；有无风湿性二尖瓣狭窄、急性肺水肿等循环系统疾病；有无再生障碍性贫血、急性白血病等血液系统疾病；在我国，肺结核是引起咯血最常见的原因。

2. 身心状况

（1）咯血程度 　根据咯血量，临床将咯血分为痰中带血、少量咯血（＜100ml/24h）、中等量咯血（100～500ml/24h）、大量咯血（＞500ml/24h，或1次＞300ml）。

考点 咯血的程度

（2）伴随症状 　痰中经常带血见于肺结核、肺癌等；伴发热、脓痰见于肺炎、支气管扩张等；伴呼吸困难、胸痛见于肺炎、肺结核、支气管肺癌、肺梗死等；伴皮肤黏膜出血见于血液病、钩端螺旋体病、流行性出血热等；伴杵状指见于支气管扩张、肺脓肿及支气管肺癌等。

（3）窒息表现 　窒息是大量咯血最严重的并发症，也是导致咯血患者死亡的主要原因。患者出现情绪紧张、面色灰暗、胸闷气促、咯血不畅、喉部有痰鸣音等往往为窒息先兆，应引起警惕。若患者出现表情恐怖、张口瞪目、大汗淋漓、抽搐、两手乱抓、唇指发绀和意识丧失，提示发生了窒息。

考点 窒息的表现

（4）心理-社会状况 　患者初次咯血时，多数会紧张、焦虑、烦躁不安和恐慌；大量咯血或并发窒息，患者及家属可产生极度恐惧心理。

3. 辅助检查

（1）血液检查 　大量咯血及反复咯血的患者可出现不同程度的贫血。

（2）其他检查 　如X线检查、纤维支气管镜检查、动脉血气分析、心电图检查等，有助于明确病因。

（三）主要护理诊断/问题

1. 恐惧 　与突然大量咯血或咯血反复发作有关。

2. 有窒息的危险 　与大量咯血引起气道阻塞有关。

（四）护理措施

1. 一般护理

（1）休息与活动 　病室内保持安静。小量咯血者应静卧休息，大量咯血患者需绝对卧床休息，减少身体翻动，协助患者取患侧卧位或平卧位，头偏向一侧，以利于健侧肺通气和防止窒息，对于肺结核患者可防止病灶扩散。

（2）饮食护理　大量咯血者应暂时禁食，小量咯血者宜进少量凉或温流质饮食，多饮水及多食富含纤维素、易消化的食物，以保持大便通畅。避免饮用浓茶、咖啡、酒等刺激性饮料。

2. 心理护理　大量咯血患者常情绪紧张，当咯出较多新鲜血液时会产生恐惧心理，使出血加重。护士应指导患者，说明咯血时不应屏气，以免诱发喉头痉挛、血液引流不畅形成血块导致窒息。协助患者清理咯出血后被污染的环境和用具，以减少对患者的不良刺激。

3. 病情观察　密切观察患者咯血的量、次数、颜色、性质及出血速度，定时监测生命体征、瞳孔及意识变化。一旦发现患者出现呼吸困难、气促、胸闷、发绀、烦躁不安等窒息征兆，立即报告医师并协助抢救。

4. 对症护理

（1）窒息的预防　患者发生大量咯血及意识不清时，宜取患侧卧位，保持健侧呼吸功能。告知患者身体放松，防止声门喉头痉挛或屏气而引发窒息。保持呼吸道通畅，充分吸氧，床旁备好抢救用品，如吸痰器、气管镜、气管插管、鼻导管及气管切开用具等。

考点　窒息的预防

（2）窒息的抢救　①体位引流：立即置患者于头低足高俯卧位，头偏向一侧，并拍其背部，使气管内血块排出。②负压抽吸：迅速清除口腔、鼻腔内血凝块，用鼻导管经口或鼻腔抽吸，必要时可行气管插管或用气管镜在直视下吸出血凝块。③高流量吸氧：若患者自主呼吸仍未恢复者，应行人工呼吸，并给予高流量吸氧以改善组织缺氧，遵医嘱应用呼吸兴奋剂或其他辅助呼吸措施。

考点　窒息的抢救

（3）呼吸恢复后护理　患者呼吸恢复后仍需严密观察病情变化，监测血气分析和凝血功能，警惕窒息的再次发生。

（五）健康教育

1. 疾病知识指导　向患者及家属解释咯血的原因，消除患者紧张情绪。

2. 保健知识指导　指导患者充分休息，避免剧烈运动，饮食要合理，保持大便的通畅，避免用力。

3. 心理 - 社会指导　指导患者及家属学会大量咯血或并发窒息的紧急处理方法，有利于缓解患者及家属的恐惧心理。

三、胸　　痛

（一）概述

胸痛是由于胸内脏器或胸壁组织病变引起的局部疼痛。

1. 病因　呼吸系统疾病主要有胸膜炎、自发性气胸、肺炎、支气管肺癌、胸膜肿瘤等，其他因素如胸壁疾病、心血管疾病、纵隔疾病等。

2. 发病机制　胸部的感觉神经纤维受到某些因素（如缺血、缺氧、炎症、物理和化学因子等）刺激后，产生冲动传至大脑皮质的痛觉中枢而引起的局部疼痛。

（二）护理评估

1. 健康史　评估患者有无呼吸系统疾病如胸膜炎、自发性气胸、肺炎、原发性支气管肺癌、胸膜肿瘤等。有无其他原因如带状疱疹、肋间神经炎、心绞痛、急性心肌梗死、食管病变等，均可导致胸痛。

2. 身心状况

（1）胸痛的特点　①胸壁病变所致的胸痛，疼痛一般固定于病变部位，且局部有压痛。②自发性气胸所致的胸痛在剧烈咳嗽或劳动中突然发生且较剧烈。③肋间神经痛沿肋间神经呈带状分布，呈刀割样、触电样或灼痛。④胸膜炎所致的胸痛，以腋下为明显，呈尖锐刺痛或撕裂痛，可因咳嗽和深呼吸而加剧。⑤冠心病的胸痛位于胸骨后或心前区，呈压榨样痛或伴濒死感，可向左肩和左臂内侧放射。⑥食管病变引起的胸痛多在胸骨后，呈烧灼样。

（2）伴随症状　胸痛伴有咳嗽、咯血者提示肺部疾病，如支气管肺癌、肺炎、肺结核等；胸痛伴有呼吸困难者提示肺部大面积病变，如肺梗死、气胸及渗出性胸膜炎等。

（3）心理 - 社会状况　胸痛发作时常使患者产生烦躁不安、焦虑、恐惧的心理。

3. 辅助检查　血常规、痰液检查、胸腔积液检查、X 线检查、心电图、心脏彩超及 CT 检查等，可协助胸痛的病因诊断。

（三）主要护理诊断 / 问题

疼痛：胸痛　与病变累及胸膜或胸骨、肋骨及肋间神经等有关。

（四）护理措施

1. 一般护理

（1）休息与活动　协助患者采取舒适的体位，如半坐位、坐位，以防止疼痛加重。胸膜炎、肺结核患者多采取患侧卧位，以减少局部胸壁与肺部的活动，缓解疼痛，并有利于健侧肺呼吸。

（2）饮食护理　给予营养、易消化食物，保持大便通畅，避免用力排便诱发疼痛。

2. 心理护理　向患者解释引起胸痛的病因及护理措施，缓解患者紧张不安的情绪。

3. 病情观察　密切观察患者胸痛发作的时间、部位、性质、程度及诱因。

4. 对症护理

（1）指导患者在咳嗽或深呼吸时用手按压疼痛部位制动，减轻疼痛。

（2）因胸部活动引起剧烈疼痛者，可在呼气末用 15cm 宽胶布固定患侧胸廓（胶布长度超过前后正中线），以降低呼吸幅度，有利于缓解疼痛。

（3）局部冷湿敷或肋间神经封闭疗法减轻疼痛。

（4）对胸痛剧烈者，可遵医嘱给予麻醉药、镇静药或镇痛药，观察并记录药物疗效及不良反应。

（5）指导患者采用放松疗法，如局部按摩、穴位按压、听音乐等，转移患者的注意力，以减轻疼痛。

考点　胸痛的护理

（五）健康教育

1. 疾病知识指导　向患者及家属解释引起胸痛的原因。

2. 保健知识指导　指导患者应用减轻和避免胸痛的方法，如采用听音乐、看电视、读报纸、聊天等方法转移注意力，使用缓慢深呼吸或有规律地使用肌肉紧张和松弛的方法，减轻胸痛。

3. 心理 - 社会指导　鼓励家属陪伴及支持，做好安抚，消除患者紧张不安的情绪，配合医生治疗。

四、肺源性呼吸困难

（一）概述

肺源性呼吸困难是由呼吸系统疾病而引起的通气、换气功能障碍，发生缺氧和（或）二氧化碳潴留所致。患者主观感觉空气不足、呼吸费力，客观上表现为呼吸频率、深度及节律异常，严重时出现鼻翼扇动、张口呼吸或端坐呼吸。

1. 病因　常见于喉头水肿、喉痉挛、气管异物、支气管哮喘、慢性阻塞性肺气肿、重症肺炎、肺结核、大量胸腔积液或气胸等。

2. 发病机制　各种呼吸系统病变导致气道痉挛、狭窄甚至阻塞，胸廓与膈肌的运动障碍，呼吸肌力量减弱，从而导致肺通气障碍；或弥漫性实质性肺疾病、肺血管病变或胸腔病变压迫肺组织，使呼吸面积减少、呼吸膜增厚、通气血流比失调等导致换气功能障碍均可导致肺源性呼吸困难的发生。

（二）护理评估

1. 健康史　询问患者有无因喉、气管、大支气管管腔狭窄所致的疾病，如喉水肿、喉痉挛、气管异物、肿瘤或受压；有无因肺组织弹性减弱及小支气管痉挛狭窄所致的疾病，如支气管哮喘、慢性阻塞性肺气肿；有无因广泛性肺部病变使呼吸面积减少所致的疾病，如重症肺炎、重症肺结核、大量胸腔积液或气胸等。

2. 身心状况

（1）临床类型　按肺源性呼吸困难的特点可将其分为三种类型。

1）吸气性呼吸困难：吸气时呼吸困难显著，患者出现吸气费力，吸气时间明显长于呼气时间，严重者出现"三凹征"，即胸骨上窝、锁骨上窝、肋间隙凹陷，常伴干咳及高调哮鸣音（图 2-2）。主要见于气管异物、喉水肿、肿瘤等引起的上呼吸

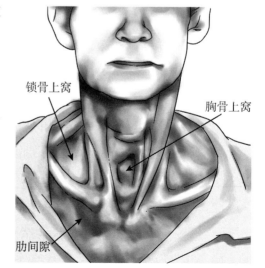

锁骨上窝

胸骨上窝

肋间隙

图 2-2　三凹征

道梗阻等疾病。

2）呼气性呼吸困难：呼气费力，呼气时间延长，常伴有哮鸣音。主要见于阻塞性肺疾病、支气管哮喘等。

3）混合性呼吸困难：吸气与呼气均感费力，呼吸频率增快、变浅，常伴呼吸音减弱或消失，主要见于重症肺炎、肺结核、大量胸腔积液、气胸等。

> **考点** 肺源性呼吸困难的特点及常见病因

（2）严重程度　依据患者可耐受的运动量分为轻、中、重度。轻度呼吸困难由中度及以上体力活动引起；中度呼吸困难由轻体力活动引起；重度呼吸困难可由洗脸、穿衣等活动引起，甚至休息时也有症状。

（3）伴随症状　呼吸困难伴发热者多见于呼吸道感染性疾病；呼吸困难伴胸痛者多见于肺炎、急性渗出性胸膜炎及自发性气胸等；呼吸困难伴昏迷者多见于休克型肺炎、肺性脑病等。

（4）心理 - 社会状况　呼吸困难加重时，患者可出现焦虑、紧张、烦躁不安、失眠甚至恐惧等心理。

3. 辅助检查

（1）动脉血气分析　有助于测定低氧血症和二氧化碳潴留的程度。

（2）肺功能测定　可了解肺功能障碍的程度和类型。

（3）胸部 X 线、CT 检查　有助于病因诊断，可判断有无肺炎、肺癌、气胸或胸腔积液等。

（三）主要护理诊断 / 问题

1. 气体交换受损　与呼吸道痉挛、呼吸面积减少及换气功能障碍有关。

2. 活动无耐力　与呼吸功能受损导致机体缺氧有关。

（四）护理措施

1. 一般护理

（1）休息与活动　保持病室安静、舒适、温湿度适宜，哮喘患者房间内应避免吸入刺激性气体或放置花草、羽毛等易引起过敏的物质，保证患者良好的休息。协助患者采取端坐位或半卧位，以减轻呼吸困难，必要时设置跨床小桌，以便患者伏桌休息，减轻体力消耗。

（2）饮食护理　给予足够的热量及高蛋白、高维生素、易消化的食物。避免刺激性强、易于产气的食物，预防便秘、腹胀等。补充足够的水分以稀释痰液，促进痰液的排出，保持呼吸道的通畅。

2. 心理护理　根据患者呼吸困难的类型，进行必要的解释，增加巡视次数，对患者进行心理安慰，以缓解其紧张情绪。

3. 病情观察　密切观察患者呼吸困难的特点，呼吸节律、频率、深度及动脉血气分析结果，发现异常及时上报医生处理。

4.对症护理

（1）氧疗护理　氧疗是纠正缺氧、缓解呼吸困难最有效的方法。吸氧可以提高动脉血氧分压，减轻组织的损伤，恢复脏器功能，提高机体的运动耐力。临床上根据病情及血气分析结果采取合理的给氧方法，如缺氧严重而无二氧化碳潴留者，可用面罩给氧；缺氧伴二氧化碳潴留者，可用鼻导管或鼻塞法给氧。

（2）呼吸功能训练　指导患者采取有效的呼吸方法，如缩唇呼吸、腹式呼吸等，以改善呼吸功能。详见本章第 4 节。

（3）保持呼吸道通畅　气道分泌物较多者，协助患者排出。张口呼吸的患者应每日清洁口腔 2～3 次，并补充因呼吸丧失的水分。

5.药物护理　遵医嘱给予抗生素、支气管扩张剂、祛痰药及呼吸兴奋药，注意观察药物的疗效和不良反应。

（五）健康教育

1.疾病知识指导　向患者及家属解释引起呼吸困难的病因以及缓解呼吸困难的方法。

2.保健知识指导　指导患者及家属合理用氧的方法。

3.心理 - 社会指导　协助患者制定合理饮食、休息与活动计划，邀请家属配合及协助患者按计划进行健康管理。

第 3 节　急性上呼吸道感染和急性气管 - 支气管炎患者的护理

案例 2-1

　　患者，男性，18 岁。受凉后咳嗽、打喷嚏、流清水样鼻涕 2 天，体温 38℃，伴有咽痛、头痛。体格检查：鼻腔黏膜充血、水肿、有分泌物，咽部充血发红。

问题：1.为明确诊断应首先做哪些检查？

　　　2.主要的护理诊断有哪些？

　　　3.该案例中患者最主要的护理措施有哪些？

一、急性上呼吸道感染

（一）概述

急性上呼吸道感染简称上感，是指鼻腔、咽或喉部急性炎症的总称。全年皆可发病，冬春季节多发，具有一定的传染性。常见病原体是病毒，少数为细菌。通常病情较轻、病程短、可自愈，预后良好。但发病率高，有时还可伴有严重并发症，特别是有基础疾病的人群，且有一定的传染性。目前尚无特异抗病毒药物，以对症治疗为主，同时戒烟，注意休息、多饮水、保持室内空气流通，防治继发细菌感染。

1.病因　急性上呼吸道感染有 70%～80% 由病毒引起，包括流感病毒、副流感病毒、鼻病毒、呼吸道合胞病毒、腺病毒、柯萨奇病毒等。上感也可由细菌感染引起，以溶血性链球菌多见，其次为流感嗜血杆菌、肺炎链球菌、葡萄球菌等。

考点　急性上呼吸道感染的常见病因

2. 发病机制　受凉、淋雨、劳累等诱因致全身或呼吸道局部抵抗力下降，致使原定植于体内的病原体迅速繁殖侵入机体，或通过直接接触携带病原体的患者，经由喷嚏、空气以及污染的手和用具诱发本病。

（二）护理评估

1. 健康史　询问患者有无受凉、淋雨、过度疲劳等诱因；有无与上呼吸道感染患者密切接触；有无呼吸道慢性炎症等。

2. 身心状况

（1）症状与体征　根据病因和临床表现不同，急性上呼吸道感染可分为不同的类型。

1）普通感冒：俗称"伤风"，又称急性鼻炎或上呼吸道卡他，以鼻咽部卡他症状为主要表现。通过飞沫传播，起病较急，初期表现为打喷嚏、鼻塞、流清水样鼻涕、2～3天后分泌物变黏稠，也可表现为咳嗽、咽干、咽痛、喉痒等。一般无发热，或仅有低热。体检一般可见鼻黏膜充血、水肿、咽部充血。一般经5～7天痊愈，伴并发症者可致病程迁延。

2）急性病毒性咽炎和喉炎：病毒性咽炎主要由鼻病毒、腺病毒、流感病毒等引起，主要表现为咽痒和灼热感，咽痛不明显。体检一般可见咽喉部充血、水肿，局部淋巴结轻度肿大，可有触痛。病毒性喉炎主要由流感病毒、副流感病毒和腺病毒等引起，主要表现为声音嘶哑，可有咳嗽、咽喉痛、发热等，体检可见喉部充血、水肿、局部淋巴结肿大和触痛，有时可闻及喉部喘息声。

3）急性疱疹性咽峡炎：主要由柯萨奇病毒A引起，多见于儿童，夏季好发。主要表现为咽痛、发热。体检一般可见咽部充血，软腭、腭垂、咽部及扁桃体表面有灰白色疱疹和浅表溃疡，周围伴有红晕。

4）急性咽结膜热：主要由腺病毒和柯萨奇病毒引起，多见于儿童，夏季好发，由游泳池水传播。主要表现为发热、咽痛、流泪、畏光。体检一般可见咽部及结膜明显充血。

5）急性咽扁桃体炎：主要由溶血性链球菌引起。起病急，咽痛明显，伴发热、畏寒，体温可达39℃以上。体检一般可见咽部明显充血、扁桃体肿大、表面有黄色的脓性分泌物，颌下淋巴结肿大伴压痛。

（2）并发症　急性上呼吸道感染如未给予及时恰当的治疗，部分患者可并发急性鼻窦炎、中耳炎、气管-支气管炎等。部分继发溶血性链球菌感染者可引起风湿热、肾小球肾炎，少数患者可并发病毒性心肌炎，应予以警惕。

（3）心理-社会状况　多数患者心理比较轻松，部分患者因发热等症状情绪低落，或因为并发症而产生焦虑。

3. 辅助检查

（1）血常规　病毒感染时，白细胞计数多为正常或偏低，淋巴细胞比例会升高。细菌感染时，白细胞计数和中性粒细胞增多，并有核左移现象。

（2）病原学检查　特殊情况下可进行病原学检查。主要采用咽拭子行病毒分离、病毒血清学检查等有利于判断病毒类型。细菌培养可判断细菌类型，并做药物敏感试验。

（三）治疗要点

呼吸道病毒感染尚无特异的治疗药物。一般以对症处理为主，辅以中医治疗，并防治继发细菌感染。

1. 对症治疗　嘱患者多饮水、多休息；对发热者给予解热镇痛药；咳嗽者适当使用祛痰止咳药；有鼻塞等鼻部症状可使用伪麻黄碱治疗；咽痛时可含消炎咽喉片等。

2. 抗病毒治疗　一般无须积极治疗。对于存在免疫缺陷的病毒感染患者可考虑早期应用抗病毒药物，早期常规使用，可选用利巴韦林、奥司他韦等较广谱的抗病毒药。

3. 抗生素治疗　一般不用抗菌药物。如有细菌感染证据，可根据当地流行病学史和经验选用口服青霉素类、第一代头孢菌素、大环内酯类药物或喹诺酮类药物。

4. 中药治疗　可辨证给予清热解毒或辛温解表等中药，如小柴胡冲剂、板蓝根冲剂等，有助于改善症状，缩短病程。

（四）主要护理诊断／问题

1. 舒适度减弱　鼻塞、流涕、咽痛、头痛与病毒或细菌感染有关。

2. 体温过高　与病毒或细菌感染有关。

3. 潜在并发症：鼻窦炎、支气管炎、风湿热、肾小球肾炎、心肌炎等。

（五）护理措施

1. 一般护理

（1）休息与活动　适当休息，减少体力活动，发热、全身酸痛患者应卧床休息，保持室内温湿度适宜和空气的流通。

（2）饮食护理　给予清淡、易消化、高热量、高维生素饮食。发热的患者应多补充水分。

2. 病情观察　定时监测生命体征及主要症状并记录，警惕并发症。若咳嗽加重、咳脓痰、体温升高，提示下呼吸道感染；若耳鸣、听力减退，提示中耳炎；若头痛伴有脓性鼻涕，提示鼻窦炎；若出现眼睑水肿、血尿、血压升高，提示肾小球肾炎。

3. 对症护理

（1）采用合理的降温方式，如头部冷敷、温水及酒精擦拭等。必要时遵医嘱给予药物降温。

（2）患者退热时大汗淋漓，应及时更换衣服，寒战患者注意保暖。

4. 用药护理　遵医嘱用药并注意疗效和不良反应。为减轻鼻部症状可给予伪麻黄碱口服或1%麻黄碱局部滴鼻。已明确的普通感冒无须使用抗菌药物，如有白细胞升高、咽部化脓、咳黄痰等合并细菌感染证据，给予抗菌药物，以改善症状，缩短病程。

5. 心理护理　与有焦虑情绪的患者进行有效的交流与沟通，解释本病预后良好，仅有少数患者存在咳嗽等迁延不愈。

（六）健康教育

1. 疾病知识指导　指导患者及家属了解疾病防治知识，强调预防的重要性，防止交叉感染。强调遵医嘱用药及了解用药注意事项。患病期间如出现以下情况应该及时就诊：①经药物治疗后症状不缓解；②出现耳鸣、外耳道流脓等中耳炎症状；③恢复期出现胸闷、心悸、眼睑水肿、腰酸或关节痛。

> **链 接**
>
> #### 流 感 疫 苗
>
> 流感疫苗用于预防流行性感冒。每年在流行季节前接种 1 次，大约半个月后产生抗体，免疫力可持续 1 年。
>
> 1. 接种时间　在我国接种最佳时机为冬春季，9、10 月份是最佳接种时机。
>
> 2. 接种对象　任何可能感染流感病毒的人群。
>
> 3. 接种反应　疫苗接种后可能会出现低热，注射部位会有红肿，无须处理。少数人会出现高热、呼吸困难、喘鸣、荨麻疹、头晕等现象，应立即就医。

2. 保健知识指导　指导患者生活规律，劳逸结合，戒烟；呼吸道感染流行期间避免去人群密集的公共场所；避免过度疲劳、受凉、淋雨等诱因；疾病恢复后加强体育锻炼，增强身体抵抗力，加强机体耐寒训练，如冷水洗脸等。

3. 心理 - 社会指导　多数上呼吸道感染患者症状较轻、预后良好，容易忽视疾病的治疗与护理。但对于年老体弱或有基础病患者而言容易出现并发症导致预后不良，应引起家属及患者的注意，及时就医处理。

二、急性气管 - 支气管炎

（一）概述

急性气管 - 支气管炎是由感染、物理、化学刺激或过敏因素引起的气管、支气管黏膜的急性炎症，常发生于寒冷季节或气温突然变冷时，年老体弱者易患，无流行倾向。

1. 病因

（1）感染　病毒和细菌感染均可导致本病，具体的病原体与上呼吸道感染相似，以病毒感染最为常见。近年来衣原体和支原体感染引起的急性气管 - 支气管炎发病率有所上升。

（2）理化因素　冷空气、粉尘、刺激性气体或者烟雾吸入，可刺激气管 - 支气管黏膜引发炎症。

（3）过敏反应　花粉、有机粉尘、真菌孢子等的吸入，寄生虫移行至肺，或者对细菌蛋白质过敏等，均可引起本病。

2. 发病机制　在以上感染及非感染因素等为病因的刺激下，可引发气管 - 支气管黏膜的急性损伤及炎症反应，导致气管、支气管黏膜水肿，淋巴细胞和中性粒细胞浸润，同时可伴有纤毛细胞损伤、脱落及黏液分泌增多。

（二）护理评估

1. 健康史　询问患者有无急性上呼吸道感染患者的接触史，有无受寒、过度劳累等使免疫力下降的诱因，有无吸入刺激性气体、粉尘及致敏原的病史。

2. 身心状况

（1）症状　通常起病较急，全身症状较轻，可有发热。初为干咳或伴有少量黏痰，随后痰量增多，咳嗽加剧，偶伴有痰中带血。咳嗽、咳痰可延续 2～3 周，可演变为慢性支气管炎。伴有支气管痉挛时，可有不同程度的胸闷、气促。

（2）体征　两肺听诊呼吸音粗，可闻及干、湿啰音，咳嗽后可减少或消失。支气管痉挛时可闻及哮鸣音。

3. 辅助检查

（1）血常规　多数病例的外周血白细胞计数和分类无明显改变；细菌感染时，白细胞总数和中性粒细胞增多。

（2）X 线检查　部分表现为肺纹理增粗，少数病例无异常表现。

（三）治疗要点

治疗策略在于最大程度地减轻症状。对于许多轻微咳嗽患者，日常活动及睡眠不受影响时，可选择观察。患者如果出现发热，解热药可有助于缓解不适。嘱患者适当休息、注意保暖、多饮水，避免吸入粉尘和刺激性气体。对于有显著喘鸣、活动后或夜间咳嗽明显患者可予对症治疗。但相关对症治疗并不能缩短病程。相关镇咳、祛痰、解痉抗过敏药物选择应参考患者咳嗽咳痰特点、肝肾功能、年龄、职业、伴随用药及药物本身不良反应等因素。根据患者病情及伴随生理情况酌情减量。

（四）主要护理诊断 / 问题

1. 清理呼吸道无效　与呼吸道感染、痰液黏稠有关。

2. 体温过高　与病毒或细菌感染有关。

3. 气体交换受损　与过敏、炎症引起的支气管痉挛有关。

（五）护理措施

1. 一般护理

（1）休息与活动　保持室内空气新鲜和适宜的温湿度，避免接触物理、化学等刺激因素。咳嗽症状重或伴发热时应卧床休息。

（2）饮食护理　给予高热量、高维生素、低脂肪、清淡易消化饮食，避免辛辣、油腻、刺激性食物。鼓励患者多饮水，稀释痰液。

2. 心理护理　向患者介绍疾病的有关知识，告知患者本病预后良好，仅有少数体弱者迁延不愈，以消除患者的顾虑，缓解其紧张、焦虑情绪。

3. 病情观察　监测生命体征，特别留意体温的变化；密切观察咳嗽程度及痰液量及性状，痰液是否易于咳出，有无痰中带血、气促及胸闷、胸痛等表现。

4. 对症护理　腋下体温超过 38.5℃时给予物理降温，必要时遵医嘱应用降温药，用药30分钟观察并记录降温效果；体温下降出汗时，及时更换衣物，避免受凉。指导患者有效咳嗽、排痰技巧，必要时协助雾化吸入，以利于痰液排出。

5. 用药护理　应用解热镇痛药者，应注意避免大量出汗，及时补充液体，以防引起虚脱；应用青霉素、头孢类抗生素前，应详细询问有无过敏史，有过敏史者禁用此类药物。

（六）健康教育

1. 疾病知识指导　向患者及家属讲解本病的病因和诱因，避免过度劳累、受凉、淋雨等诱发因素。如有急性上呼吸道感染，应积极治疗，避免病情迁延加重。

2. 保健知识指导　指导患者生活规律，适当运动，增强机体免疫力。避免与上呼吸道感染人群接触，防止交叉感染。

第4节　慢性支气管炎和慢性阻塞性肺疾病患者的护理

案例 2-2

　　刘先生，60岁。慢性咳嗽、咳痰20年，呼吸困难6个月，复发加重3天。既往吸烟30年。曾被当地医院诊断为"慢性支气管炎"。护理体检：T 38.3℃，P 105次/分，R 34次/分。神志清楚，口唇轻度发绀，桶状胸，双肺叩诊呈过清音。血常规：白细胞计数 5.1×10^9/L，中性粒细胞0.71。动脉血气分析：动脉血氧分压（PaO_2）65mmHg，动脉血二氧化碳分压（$PaCO_2$）55mmHg。第一秒用力呼气量占用力肺活量百分率（FEV_1/FVC）为62%。

问题： 1. 该患者最可能患有什么疾病？

　　　　2. 主要的护理诊断有哪些？

　　　　3. 护理措施有哪些？

一、慢性支气管炎概述

（一）概述

慢性支气管炎简称慢支，是指气管、支气管黏膜及其周围组织的慢性非特异性炎症。临床上以咳嗽、咳痰为主要症状，或伴有喘息，每年发病持续3个月，并连续2年或者2年以上，排除其他可以引起类似症状的慢性疾病。

1. 病因　尚未完全明了，多认为其是由基因-环境在个体一生中相互作用的结果，这种相互作用可能损伤肺部和（或）改变其正常的发育/衰老过程。一般认为与下列因素有关。

（1）吸烟　吸烟是重要的发病因素，烟草当中的有害成分可损伤气道上皮细胞，使纤毛运动减退和巨噬细胞功能降低，刺激腺体增加黏液分泌，导致气道净化功能下降。还可使氧自由基产生增多，破坏肺弹力纤维，诱发肺气肿形成。

（2）感染　感染是本病发生与发展的重要因素，常见病毒感染（鼻病毒、流感病毒、腺病毒及呼吸道合胞病毒）、细菌感染（肺炎链球菌和流感嗜血杆菌）等。病原体的感染因素同样造成气管、支气管黏膜的损伤和慢性炎症。

考点 慢性支气管炎的重要病因

（3）大气污染　大气当中刺激性的烟雾、刺激性气体（二氧化硫、二氧化氮、氯气、臭氧等）、粉尘等对支气管黏膜的损伤，为细菌的侵入创造了条件。

（4）其他因素　免疫、年龄等因素均与慢性支气管炎有关，α_1抗胰蛋白酶的缺乏与肺气肿有着密切的关系。

2. 发病机制　吸烟、气道炎症、蛋白酶 - 抗蛋白酶失衡、吸入刺激性气体、气道感染、免疫功能紊乱、气道高反应性、年龄增大、气候变化等多种因素均与慢性支气管炎的发生和发展有关。上述的原因可损伤气道上皮细胞，使纤毛运动减退和巨噬细胞吞噬功能降低，使气道杯状细胞增生、分泌亢进，呼吸道分泌物增多，逐步破坏了正常气道的防御功能，造成气管、支气管黏膜的损伤和慢性炎症。

（二）护理评估

1. 健康史　评估患者有无长期吸烟史和慢性咳嗽、咳痰史；是否有引起慢性支气管炎的各种因素，如感染、大气污染等；是否每次发作与寒冷和气候的变化有关。

2. 身心状况

（1）症状　缓慢起病，病程长，好发于秋、冬寒冷季节，反复急性发作而病情加重。主要症状为慢性咳嗽、咳痰或伴有喘息气促。急性加重主要原因为呼吸道的感染。①慢性咳嗽。一般晨间起床时咳嗽明显，白天较轻，睡眠时有阵咳或咳痰。②咳痰。一般为白色黏液或浆液性泡沫痰，偶带血丝。清晨咳痰较多，起床或体位变动时可刺激排痰，急性发作伴有细菌感染时可咳大量脓痰。③喘息或气促。喘息明显者称为喘息性支气管炎，部分可能伴支气管哮喘。并发肺气肿时，可出现劳累或活动后气促。

（2）体征　慢性支气管炎早期无明显体征，伴感染时在背部或双肺可闻及湿啰音，咳嗽后可减少或消失。如伴发哮喘可闻及广泛哮鸣音并伴呼气延长。

（3）并发症　支气管肺炎、慢性阻塞性肺疾病、支气管扩张等。

考点　慢性支气管炎的临床特征

（4）心理 - 社会状况　因长期患病，患者社会活动减少、自理能力降低等，易产生焦虑、抑郁、悲观等不良情绪。

3. 辅助检查

（1）X 线检查　早期可无异常。反复发作者表现为肺纹理增粗、紊乱，呈网状或条索状、斑点状阴影，双下肺野较明显。

（2）血液检查　急性发作或继发细菌感染时，血白细胞总数和中性粒细胞比例增多；喘息型慢性支气管炎，嗜酸性粒细胞增多。

（3）肺功能检查　早期无异常。小气道阻塞时，最大呼气流速 - 容量曲线在 75% 和 50% 肺容量时，流量明显降低。当使用支气管扩张剂后第一秒用力呼气量占用力肺活量百分率（FEV_1/FVC）< 70% 提示已发展为慢性阻塞性肺疾病。

（三）治疗要点

急性加重期的治疗应积极控制感染，祛痰止咳，解痉平喘。缓解期治疗应戒烟，避免有害气体和其他有害污染物的吸入；增强体质，预防感冒；反复呼吸道感染者可应用免疫调节药或中医中药治疗。

（四）主要护理诊断/问题

清理呼吸道无效　与呼吸道分泌物增多、痰液黏稠有关。

（五）护理措施

1. 一般护理

（1）休息与活动　提供整洁、舒适、安静的环境，减少不良刺激。经常开窗通风，保持适宜的温度和湿度。注意保暖，避免尘埃与烟雾等刺激，避免剧烈运动和进出空气污染的公共场所，外出时戴口罩。

（2）饮食护理　鼓励患者多饮水，每日不少于 1500ml，使痰液稀释易于排出。给予高热量、高蛋白、高维生素、清淡易消化饮食，注意饮食营养，以增强体质。

2. 心理护理　本病为慢性病程，因此患者心理负担较重，容易产生焦虑、悲观等不良心理。引导患者以积极的心态来对待疾病，指导家属理解、关心患者，提供适当的家庭支持。

3. 病情观察　观察患者咳、痰、喘症状，发作时间及诱发因素，尤其是痰液的性质、量和颜色及咳嗽是否顺畅，如咳、痰、喘等症状加重应及时就诊。

4. 保持呼吸道通畅　指导患者有效排痰，护理措施详见本章第 2 节。

5. 用药护理　按医嘱使用抗菌药、镇咳药、祛痰药，注意观察药物的疗效和不良反应。不宜选用强烈镇咳药，如可待因有成瘾性，并可抑制呼吸中枢加重缺氧；祛痰药溴己新偶见恶心、转氨酶增高，胃溃疡者慎用。

（六）健康教育

1. 疾病知识指导　向家属解释本病的发生、发展过程及疾病加重的因素。告知患者增强体质、预防感染、戒烟是防治慢性支气管炎的重要措施。慢性支气管炎患者应定期进行肺功能检测。

2. 保健知识指导　嘱患者注意防寒保暖，预防呼吸道感染；改善环境，避免烟雾、刺激性气体和化学物质对气道的影响；嘱患者在呼吸道传染病流行期间，尽量少去人多的场所，减少交叉感染。应指导患者在缓解期选择合适的体育锻炼，如健身操、太极拳、跑步等；也可进行耐寒训练，如冷水洗脸、冬泳，但注意劳逸结合，保证充足的睡眠和营养的摄入。

二、慢性阻塞性肺疾病

（一）概述

慢性阻塞性肺疾病（COPD）简称慢阻肺，是一种常见的、可预防和治疗的慢性气道疾病，其特征是存在持续的气流受限和相应的呼吸系统症状。肺功能检查对确定气流受限有重要意义，在吸入支气管扩张剂后 $FEV_1/FVC < 70\%$ 表明存在持续气流受限。

阻塞性肺气肿，简称肺气肿，是指终末细支气管远端（呼吸细支气管、肺泡壁、肺

泡囊和肺泡)的气道出现异常持久的扩张,并同时伴有肺泡壁和细支气管破坏的病理状态。

而慢阻肺的发生与慢性支气管炎和肺气肿密切相关,当慢性支气管炎和(或)阻塞性肺气肿患者肺功能检查出现持续气流受限并且不能完全可逆时,可诊断为慢阻肺。

1. 病因　本病的病因与慢性支气管炎相似,可能是多种环境因素与机体自身因素长期相互作用的结果。

2. 发病机制

(1)炎症机制　中性粒细胞、T 淋巴细胞、巨噬细胞等炎症细胞引起的气道、肺实质及肺血管的慢性炎症是 COPD 的特征性改变。

(2)蛋白酶 - 抗蛋白酶失衡机制　蛋白酶对组织有损伤和破坏作用,抗蛋白酶对弹性蛋白酶等多种蛋白酶有抑制功能,其中 α_1- 抗胰蛋白酶(α_1-AT)是活性最强的一种。蛋白酶增多或抗蛋白酶减少均可导致组织结构被破坏,产生肺气肿。吸入有害气体和有害物质可以导致蛋白酶产生增多或活性增强,抗蛋白酶产生减少或灭活加快。

(3)氧化应激机制　COPD 患者的氧化应激增加。氧化物除了可直接导致细胞功能障碍或细胞死亡外,还可以引起蛋白酶 - 抗蛋白酶失衡,促进炎症反应发生。

(4)其他机制　包括自主神经功能失调、营养不良、气温变化等。

上述机制共同作用,最终产生小气道和肺气肿病变。前者包括小气道炎症、纤维组织和管腔黏液栓形成等,使小气道阻力明显升高;后者使肺泡对小气道的拉力减小,小气道塌陷,同时肺泡弹性下降。两者的共同作用,造成 COPD 特征性的持续性气流受限。

(二)护理评估

1. 健康史　评估患者有无慢性支气管炎、支气管哮喘、支气管扩张、肺纤维化等病史及急性呼吸系统感染史;评估患者饮食习惯、吸烟情况、个人生活方式、家族过敏史等。评估患者咳嗽、呼吸困难等症状的性质及程度。

2. 身心状况　起病隐匿,多于中年以后发病,早期可无自觉症状。好发于秋、冬寒冷季节。

(1)症状　在慢性咳嗽、咳痰、气促等慢性支气管炎和肺气肿的症状基础上出现逐渐加重的呼气性呼吸困难,这是 COPD 标志性症状。早期仅在体力劳动后出现气急,后逐渐加重,日常活动或休息时也会感到气短、气促,严重时生活难以自理。

(2)体征　早期无明显体征,随着病情发展典型体征为视诊桶状胸、部分患者呼吸运动减弱;触诊双侧触觉语颤减弱;肺部叩诊呈过清音,肺下界和肝浊音界下移;听诊双肺呼吸音减弱,呼气时间延长,心音遥远,部分患者可有干(湿)啰音。

(3)COPD 病程分期　①急性加重期:在短时间内咳嗽、咳痰、气短、喘息加重,痰量增多,呈脓性或黏液脓性,可伴发热等症状。②稳定期:咳嗽、咳痰、气短等症状较轻或趋于稳定。

(4)并发症　COPD 可并发慢性呼吸衰竭、慢性肺源性心脏病、自发性气胸、继发性红细胞增多症等。

考点　慢性阻塞性肺疾病的临床特征

（5）心理 - 社会状况　COPD病程长、反复发作、长期治疗增加家庭的经济负担，患者和家属极易出现焦虑、悲观、抑郁的心理状态。

3. 辅助检查

（1）血常规　红细胞计数和血红蛋白升高。当合并细菌感染时，白细胞总数及中性粒细胞比例升高，核左移。

（2）影像学检查　胸部 X 线早期可无变化，随着病情的进展可出现肺纹理增粗、紊乱和肺气肿改变等。典型 X 线改变为肺过度充气，两肺透亮度增加，胸廓前后径增大，肋间隙增宽，心脏呈垂位，心影长（图 2-3）。利用高分辨率 CT 计算肺气肿指数、气道壁厚度、功能性小气道病变等指标，有助于慢阻肺的早期诊断和表型评估。

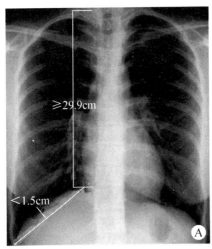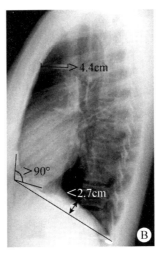

图 2-3　慢阻肺 X 线表现

A. 正面；B. 侧面

（3）肺功能检查　是判断持续气流受限的主要客观指标，是慢阻肺诊断的"金标准"。吸入支气管扩张剂后 $FEV_1/FVC < 70\%$ 可以确定持续气流受限，是诊断慢阻肺肺功能的标准，再根据第一秒用力呼气量（FEV_1）下降程度进行气流受限的严重程度分级（表 2-1）。

表 2-1　慢性阻塞性肺疾病患者气流受限严重程度分级

肺功能分级	分级标准
1 级：轻度	$FEV_1 \geqslant 80\%$ 预计值
2 级：中度	$50\% \leqslant FEV_1 < 80\%$ 预计值
3 级：重度	$30\% \leqslant FEV_1 < 50\%$ 预计值
4 级：极重度	$FEV_1 < 30\%$ 预计值

（4）动脉血气分析　随着病情发展至 COPD 后，可出现低氧血症、高碳酸血症，可出现失代偿性呼吸性酸中毒。

（三）治疗要点

主要是以减轻症状，阻止 COPD 病情发展，缓解或阻止肺功能下降，提高患者活动耐力，提高生存质量为目标。

1.避免诱因　戒烟，提高机体免疫力，避免呼吸道感染。

2.抗生素　应根据致病菌的性质及药物敏感程度选择。病情较轻的患者，多选择口服或肌内注射抗生素，而对于病情较重患者，多选用静脉注射抗生素。常用抗生素包括青霉素类、头孢菌素类、大环内酯类、氨基糖苷类和喹诺酮类。

3.支气管扩张剂　支气管扩张剂是慢阻肺的基础一线治疗药物，通过松弛气道平滑肌扩张支气管，改善气流受限，从而减轻慢阻肺症状。主要的支气管扩张剂有：β_2受体兴奋激动药如沙丁胺醇；茶碱类如氨茶碱；抗胆碱能药物如异丙基阿托品等，可扩张支气管平滑肌，缓解支气管痉挛的症状。

4.祛痰镇咳　对痰多不易咳出者可选用盐酸氨溴索、溴己新等，也可使用中药化痰。对于老年人、体弱者及痰多者，不应使用镇咳药，如可卡因等。

5.雾化吸入　痰液黏稠者可采用雾化吸入，雾化液中可加入抗生素及痰液稀释药。

6.糖皮质激素　糖皮质激素与长效β_2肾上腺素受体激动药联合应用，以增加运动耐量，减少急性加重发作频率、提高生活质量。常用剂型有沙美特罗加氟替卡松、福莫特罗加布地奈德。

7.氧疗　可提高静息状态下严重低氧血症患者的生存率，对血流动力学、血液学特征、运动能力、肺生理和精神状态都会产生有益的影响。一般经鼻导管吸入，流量 $1 \sim 2L/min$，每日吸氧时间 $>15h$。用氧指征如下：①动脉血氧分压（PaO_2）$\leqslant 55mmHg$，或动脉血氧饱和度（SaO_2）$\leqslant 88\%$，伴或不伴高碳酸血症；② PaO_2 $55 \sim 60mmHg$，患者出现肺动脉高压、外周水肿或红细胞增多症。氧疗有效指征：患者在海平面水平，静息状态下，达到 $PaO_2 \geqslant 60mmHg$ 和（或）$SaO_2 \geqslant 90\%$，以维持重要器官的功能，保证周围组织的氧气供应。

考点　COPD 的治疗要点

（四）主要护理诊断/问题

1.气体交换受损　与气道阻塞、通气功能障碍、残气量增加有关。

2.清理呼吸道无效　与分泌物增多、痰液黏稠及无效咳嗽有关。

3.活动无耐力　与慢性阻塞性肺气肿引起的缺氧有关。

4.营养失调：低于机体需要量　与咳嗽、呼吸困难、疲乏等引起的食欲降低、能量消耗增加有关。

5.焦虑　与病程长、疗效差、家庭经济负担过重有关。

6.潜在并发症：慢性呼吸衰竭、自发性气胸、慢性肺源性心脏病。

（五）护理措施

1.一般护理

（1）休息与活动　中度以上 COPD 急性加重期患者应卧床休息，患者采取舒适体位，极重度患者宜采取身体前倾位，使辅助呼吸肌参与呼吸，同时保证充分睡眠。稳定期视病情安排适当的活动量，活动以不感到疲劳、不加重症状为宜。室内保持合适的温湿度，冬季注意保暖，避免直接吸入冷空气。

（2）饮食护理　鼓励患者多饮水，使痰液稀释，易于排出。给予高热量、高蛋白、高维生素、清淡易消化饮食。腹胀患者应进软食，细嚼慢咽。避免进食产气食物，如汽水、啤酒、豆类、马铃薯和胡萝卜等。

2. 病情观察　密切观察患者生命体征的变化；观察咳嗽、咳痰情况，包括痰液的性状、颜色、量以及咳痰是否顺畅；观察呼吸的频率、节律、深度及其变化特点；有无心悸、胸闷、水肿及少尿；定期监测动脉血气分析和水、电解质、酸碱平衡等情况。

3. 对症护理

（1）氧疗护理　合理给氧可提高动脉血氧分压、纠正缺氧和改善呼吸功能。采用鼻导管、鼻塞或面罩给氧，给予持续低流量（1～2L/min）吸氧，使 PaO_2 维持在 60～65mmHg 而无 CO_2 潴留加重，达到既能改善组织缺氧，又可防止因缺氧状态迅速解除而抑制呼吸中枢的目的。氧疗注意事项：①密切观察氧疗效果，如吸氧后呼吸困难缓解、发绀减轻、心率减慢表示氧疗有效；如果意识障碍加深或呼吸过度表浅、缓慢，可能为 CO_2 潴留加重，应及时调整氧浓度和氧流量。②保持吸入 O_2 的湿度和温度，以免干燥、寒冷的氧气刺激呼吸道，引起气道黏液栓形成和支气管痉挛。③输送氧气的导管、面罩、气管导管等应妥善固定，保持清洁与通畅，使患者舒适和防止交叉感染。④告知患者及家属不要擅自停止吸氧或调节氧流量。⑤病室内严禁明火。

（2）保持呼吸道通畅　及时清除呼吸道分泌物，指导患者有效咳嗽咳痰，协助患者翻身、胸部叩击协助排痰、雾化吸入等。

（3）呼吸功能锻炼　指导稳定期患者进行腹式呼吸和缩唇呼吸，以加强膈肌运动，提高支气管内压和通气量，改善呼吸功能。

1）腹式呼吸　通过腹肌的舒张与收缩加强腹肌的训练，可使呼吸阻力减低，肺泡通气量增加，提高呼吸功能。具体方法如下：患者取卧位，双腿蜷曲，双手分别放在腹部和胸前，全身肌肉放松，静息呼吸。吸气时用鼻吸入，尽量挺腹，胸部不动。呼气时用口呼出，同时收缩腹部，胸廓保持最小活动幅度，深吸缓呼，增加肺泡通气量（图 2-4）。腹式呼吸会增加能量消耗，因此只能在疾病恢复期或病情好转出院前进行训练。

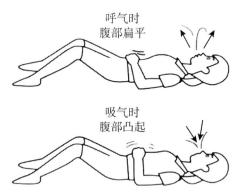

呼气时腹部扁平

吸气时腹部凸起

图 2-4　腹式呼吸示意图

2）缩唇呼吸　可提高支气管内压，防止呼气时小气道过早陷闭，以利于肺泡内气体的排出。具体方法：患者闭嘴用鼻吸气，呼气时口唇缩拢似吹口哨状，持续缓慢呼气，同时收缩腹部。吸与呼时间之比为 1：2 或 1：3。缩唇呼气流量以能使距口唇 15～20cm 处、与口唇等高水平的蜡烛火焰随气流倾斜又不至于熄灭为宜。

腹式呼吸和缩唇呼吸每日练习 3 ~ 4 次，每次重复 8 ~ 10 次，如此反复训练，熟练后逐渐增加次数。

考点 呼吸功能锻炼的方法

4. 用药护理　遵医嘱给予解痉平喘、镇咳祛痰和抗感染药物。注意观察药物的疗效和不良反应，不宜选用强烈镇咳药，如可待因，其有恶心、呕吐、便秘等不良反应，且有成瘾性，并因抑制咳嗽而加重呼吸道阻塞，加重缺氧；祛痰药溴己新偶见恶心、转氨酶增高，胃溃疡者慎用。

5. 心理护理　护士应多聆听患者的叙述，安慰患者，帮助患者了解疾病的过程，积极协助患者取得家庭和社会的支持，培养患者的生活情趣，分散其注意力，以消除焦虑，缓解压力。

（六）健康教育

1. 疾病知识指导　避免受凉，注意保暖，保证营养，提高免疫力，尽量避免去人群密集的公共场所，防治呼吸道感染对预防 COPD 尤为重要。对于有慢性支气管炎等 COPD 高危人群，定期进行肺功能检测。

2. 保健知识指导　①鼓励戒烟，帮助患者制定戒烟计划并监测落实情况；②科普慢阻肺疾病知识，让患者明白疾病的发生、发展规律；③强调长期规律用药的重要性，其有助于维持病情稳定，预防急性加重，改善疾病症状和健康状况；④指导患者正确吸入药物和使用吸入装置；⑤指导患者掌握缓解呼吸困难的技巧，科普吸氧治疗，做好居家氧疗指引；⑥告知患者医院就诊的时机；⑦宣传呼吸康复相关知识，为患者制定个性化的包含运动方式、频率、持续时间、运动强度和注意事项等在内的运动训练处方，常见的呼吸康复运动有有氧训练（如慢跑、游泳）、阻抗训练（如哑铃抬举、俯卧撑）、平衡柔韧性训练（如太极拳、瑜伽）、呼吸功能锻炼等；⑧教导患者及家属出现急性加重时的处理方式。

3. 心理 - 社会指导　引导患者以积极的心态对待疾病，培养兴趣，缓解焦虑、紧张等情绪。

第 5 节　支气管哮喘患者的护理

案例 2-3

　　女童，9 岁。突发呼吸困难 1 小时。1 小时前在郊外游玩时突然出现张口喘息，大汗淋漓。自幼年起每年春季类似病情均有发生，其父患有过敏性疾病。T 36.3℃、P 132 次 / 分、R 33 次 / 分、BP 108/72mmHg，意识清楚，说话不连贯，表情紧张，端坐位，口唇发绀，双肺叩诊过清音，呼气时间明显延长，双肺闻及广泛哮鸣音。

问题： 1. 该案例中患者患有何病？请对患者进行护理评估。

　　　　 2. 该患者有哪些护理问题？主要的护理问题是什么？

　　　　 3. 你将对患者采取什么护理措施？

一、概　　述

支气管哮喘简称哮喘，是由多种炎性细胞（如嗜酸性粒细胞、肥大细胞、T淋巴细胞、中性粒细胞等）和细胞组分参与的气道慢性炎症性疾病。以气道反应性增加和广泛多变的可逆性气流受限为特征。临床表现为咳嗽、反复发作呼气性呼吸困难、伴哮鸣音等症状，常在夜间和（或）清晨发作或加剧，多数患者可自行缓解或治疗后缓解。长期反复发作可产生气道重塑，导致不可逆气流受限。

2015年全球约有3.58亿支气管哮喘患者，患病率较1990年增加了12.6%。其中发达国家患病率高于发展中国家。2012～2015年，在中国10个省市进行的"中国肺健康研究"，调查结果显示我国20岁及以上人群的哮喘患病率为4.2%。

（一）病因

病因尚未完全清楚，目前认为是遗传因素和环境因素双重影响的结果。

1. 遗传因素　哮喘是一种复杂的、具有多基因遗传倾向的疾病，发病具有明显的家族聚集现象，亲缘关系越近，患病率越高。

2. 环境因素　是哮喘的激发因素，主要有以下几种。

（1）吸入性变应原（主要因素）　如花粉、尘螨、动物毛屑、刺激性气体。

（2）食物　鱼、虾、蛋类、牛奶。

（3）感染　细菌、病毒、寄生虫等。

（4）药物　阿司匹林、普萘洛尔等。

（5）其他　大气污染、吸烟、运动、气候改变、情绪激动、妊娠等。

考点　支气管哮喘的病因

（二）发病机制

哮喘的发病机制复杂，气道炎症、变态反应、气道高反应性、气道重塑和神经因素及其相互作用被认为与哮喘的发生关系密切。其中免疫介导的气道慢性炎症是哮喘发病的本质。气道高反应性是哮喘的基本特征（图2-5），可通过支气管激发试验来量化和评估。

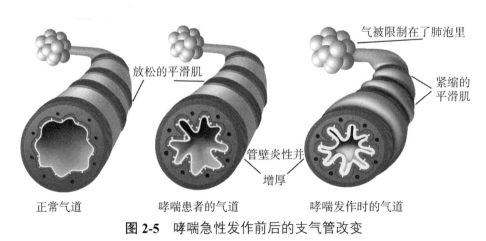

正常气道　　哮喘患者的气道　　哮喘发作时的气道

图 2-5　哮喘急性发作前后的支气管改变

二、护 理 评 估

（一）健康史

详细询问有无接触花粉、动物皮毛、鱼虾等变应原，有无应用某些药物（普萘洛尔、阿司匹林等）或气候变化、运动、妊娠、感染等激发因素，有无哮喘家族史或过敏性疾病。

（二）身心状况

1. 一般表现

（1）症状　典型表现为发作性伴有哮鸣音的呼气性呼吸困难。发作前可有干咳、打喷嚏、流泪、流涕、胸闷等先兆症状。夜间及凌晨发作或加重是哮喘的重要临床特征。哮喘症状可持续数分钟至数小时，在应用支气管扩张剂后缓解或可自行缓解。此外，临床上还存在一些没有喘息症状仅表现为咳嗽、胸闷或其他症状的不典型哮喘。哮喘发作以咳嗽为唯一症状者，称咳嗽变异型哮喘；以胸闷为唯一症状者，称胸闷变异型哮喘。

（2）体征　发作时典型体征为双肺可闻及广泛哮鸣音及呼气音延长。轻度发作者可无哮鸣音。但非常严重的哮喘发作时，可出现哮鸣音减弱甚至消失，称为"沉默肺"，是病情危重的表现。非发作期可无异常。

（3）重度发作　又称哮喘持续状态，哮喘发作持续 24 小时以上，经一般支气管扩张剂治疗无效。

考点　支气管哮喘的临床表现

2. 并发症　急性发作时可并发气胸、纵隔气肿、肺不张；长期反复发作和感染可并发慢性支气管炎、慢性阻塞性肺疾病和肺源性心脏病等。

3. 心理 - 社会状况　发作时因严重呼吸困难而产生焦虑、恐惧心理；长期反复发作，影响工作和生活，患者可产生悲观情绪。

（三）辅助检查

1. 实验室检查　①血液检查：哮喘发作时嗜酸性粒细胞升高，并发感染时白细胞总数和中性粒细胞增高。②痰液检查：痰液涂片可见较多嗜酸性粒细胞。③动脉血气分析：哮喘发作时可出现低氧血症，气道阻塞严重时，在 PaO_2 下降的同时可有 $PaCO_2$ 升高，重症哮喘可出现呼吸性酸中毒或合并代谢性酸中毒。

2. 胸部 X 线检查　哮喘发作时两肺透亮度增加，呈过度充气状态。

3. 呼吸功能检查

（1）通气功能检测　哮喘发作时呈阻塞性通气功能障碍，缓解期通气功能指标可逐渐恢复。病变迁延、反复发作者，其通气功能指标可逐渐下降。

（2）支气管激发试验　用以测定气道反应性。

（3）支气管舒张试验　用以测定气道的可逆性改变。

（4）呼气流量峰值（PEF）及其变异率测定　哮喘发作时 PEF 下降，若 PEF 平均每日昼夜变异率 > 10% 或者 PEF 周变异率 > 20%，提示存在可逆性的气道改变。

4. 变应原检测　皮肤点刺试验和血清特异性 IgE 检测可明确过敏状态, 用于指导避免变应原接触和脱敏治疗。

三、治疗要点

目前哮喘不能根治, 但长期的规范化治疗可使大多数患者达到良好或完全的临床控制, 哮喘治疗的目标是长期控制症状、预防未来风险的发生。防止病情恶化, 提高生活质量。

（一）去除病因和诱因

避免接触引起哮喘发作的变应原或其他非特异性刺激因素, 防止感染。

（二）药物治疗

治疗哮喘的药物根据其机制可分为控制药物和缓解药物。控制药物指需要长期使用的药物, 主要用于治疗气道慢性炎症, 维持哮喘临床控制, 亦称抗炎药。缓解药物指按需使用的药物, 能迅速解除支气管痉挛从而缓解哮喘症状, 亦称为解痉平喘药。

1. 解痉平喘药

（1）β_2 受体激动剂　分为短效 β_2 受体激动剂（SABA）和长效 β_2 受体激动剂（LABA）。其中 SABA 是控制哮喘急性发作的首选药物, 如沙丁胺醇、特布他林等。用药方法有定量吸入、口服或静脉注射。LABA 在我国目前临床使用的吸入型主要有沙美特罗、福莫特罗、茚达特罗等, 推荐与糖皮质激素联合使用。

（2）茶碱类　是目前治疗哮喘有效的药物之一, 有抗炎和松弛支气管平滑肌、增强膈肌收缩力的作用。可口服或静脉给药。

（3）抗胆碱药物　有舒张支气管和减少黏液分泌的作用。与 β_2 受体激动剂联合吸入有协同作用。异丙托溴铵为短效抗胆碱药物, 主要用于哮喘急性发作治疗。长效抗胆碱药物包括噻托溴铵等, 主要用于哮喘合并 COPD 以及 COPD 患者的长期治疗。

2. 抗炎药物

（1）糖皮质激素　是目前控制哮喘发作最有效的抗炎药物。其作用机制是抑制气道变应性炎症, 降低气道高反应性, 可通过吸入、口服和静脉给药。吸入治疗是目前推荐长期治疗哮喘最常用的方法。常用吸入药物有倍氯米松、布地奈德等。静脉给药用于重度或严重哮喘发作时, 症状缓解后逐渐减量, 然后改为口服和吸入药物维持。

（2）白三烯调节剂　可通过调节白三烯的生物活性而发挥抗炎作用, 常用的有孟鲁司特、扎鲁司特等。

3. 生物靶向药物　为哮喘新药开发热点。抗 IgE 单克隆抗体, 如奥马珠单抗, 主要用于中至重度过敏性哮喘; 抗 IL-5 单克隆抗体, 如美泊利珠单抗, 用于高嗜酸性粒细胞血症哮喘。

4. 抗组胺药物及其他　酮替芬可用于伴有变应性鼻炎的哮喘患者。和第一、二代组胺 H_1 受体拮抗剂如氯雷他定、西替利嗪、阿司咪唑、氮卓斯汀及其他抗变态反应药物如曲尼司特等均对哮喘具有抗过敏治疗作用。色甘酸钠可以用于预防过敏性哮喘的发作。

可用于伴有变应性鼻炎的哮喘患者。

考点 哮喘的药物治疗

（三）急性发作期治疗

目的是尽快缓解气道痉挛，纠正低氧血症，恢复肺功能，防治并发症。

1. 吸氧　持续低流量吸氧，注意加湿保温和气道通畅。如果病情恶化缺氧不能改善时，可进行机械通气。

2. 解痉平喘　雾化吸入 β₂ 受体激动剂；静脉应用氨茶碱；静脉滴注糖皮质激素。

3. 控制感染　静脉滴注有效抗感染药物。

4. 补液、纠正酸碱失衡及电解质紊乱。

5. 其他　湿化气道，促进排痰，处理并发症等。

（四）慢性持续期和缓解期的治疗

对哮喘患者进行健康教育、有效控制环境、避免诱发因素，要贯穿整个哮喘治疗过程。慢性持续期治疗主要目的是争取长期缓解，预防复发。此期要在持续评估和监测患者呼吸控制水平的基础上，定期根据长期治疗分级方案作出调整，以维持患者的控制水平。

（五）免疫治疗

1. 特异性免疫疗法（脱敏疗法）　如采用特异性变应原（如螨、动物毛、花粉等）反复做定期皮下注射，剂量、浓度由低至高，使患者产生免疫耐受性而脱（减）敏。

2. 非特异性免疫疗法　如注射卡介苗多糖核酸、转移因子等生物制品抑制变应原反应的过程。

四、主要护理诊断/问题

1. 低效性呼吸型态　与支气管痉挛、气道炎症等因素有关。

2. 清理呼吸道无效　与痰液黏稠、气道黏液栓形成等因素有关。

3. 知识缺乏：缺乏自我监测病情及正确使用吸入器等相关知识。

4. 潜在并发症：自发性气胸、纵隔气肿、肺不张。

五、护 理 措 施

（一）一般护理

1. 休息与活动　提供安静、舒适的休息环境，保持室内空气流通，病室不能放置花草、地毯，不养宠物。哮喘发作时，协助患者取适当的半卧位或坐位，安置患者伏桌休息，以减轻患者体力消耗。

2. 饮食护理　提供清淡、易消化、热量充足、富含维生素的食物。忌食易过敏的食物，戒烟戒酒。哮喘发作时，鼓励每日饮水 2000ml 以上，必要时遵医嘱静脉补液，稀释痰液，以防痰栓形成阻塞气道。

（二）心理护理

对急性发作期的患者，护士应加强巡视，安慰患者，使患者产生信任和安全感，减轻紧张、恐惧心理。

（三）病情观察

监测生命体征、呼吸音及肺部哮鸣音变化，观察发绀程度，注意痰液的量、黏稠度和能否顺利排出；如患者呼吸无力、发绀明显、说话不连贯、大汗淋漓、心率增快、奇脉、哮鸣音减少、呼吸音减弱或消失等，提示病情严重或出现并发症，应迅速通知医生救治。

（四）对症护理

1. 氧疗护理　给予鼻导管或面罩供氧，氧流量一般为 2 ～ 4L/min，可根据病情和动脉血气分析结果进行及时调整。病情加重遵医嘱应准备行机械通气。

2. 促进排痰　保持呼吸道通畅，痰液黏稠不易咳出时，可行雾化吸入，以湿化呼吸道促进排痰；但不宜行超声雾化吸入，因超声雾化的雾滴颗粒过小，易进入支气管末梢气道或肺泡成为异物刺激，引起支气管平滑肌痉挛，导致哮喘症状加重。

3. 定量雾化吸入器和干粉吸入器的使用方法

（1）定量雾化吸入器（MDI）　用药时开盖摇匀药液，尽量深呼气至不能再呼时，将 MDI 的喷嘴置于口中，双唇包住喷口，以深慢的方式经口吸气，同时用手指按压喷药，至吸气末屏住呼吸 10 秒，利于药物沉降至气管远端，然后缓慢呼气。休息 3 分钟后可再重复 1 次。对于难以掌握 MDI 吸入方法的儿童、老人或重症患者可在 MDI 上加贮药罐，雾化释出的药物在瓶中停留数秒，患者可从容吸入，并可减少雾滴在口咽部沉积引起的刺激，增加雾化吸入的效果。

（2）干粉吸入器　经常使用的有蝶式吸入器、都保装置及准纳器。护士应指导患者将药物正确装入干粉吸入器，吸入前先呼气，然后用口唇含住吸喷嘴用力深吸气，屏气5 ～ 10秒，用后关闭容器。

（五）用药护理

1. β_2 受体激动剂　常见不良反应有头痛、头晕、心悸、肌肉震颤、心律不齐等，该类药物不宜长期、单一、过量使用，心功能不全、高血压、甲亢患者慎用。

2. 茶碱类药物　主要不良反应包括胃肠道、心脏和中枢神经系统的毒性，可引起恶心、呕吐、头痛、失眠、血压下降、心律失常等，严重者可导致室性心动过速、抽搐甚至死亡；静脉注射药物浓度不宜过高、速度不宜过快，以免引起严重副作用。

3. 抗胆碱药　偶见口干、口苦感。

4. 糖皮质激素　激素吸入治疗的全身性不良反应少，主要为口咽部真菌感染、咳嗽、声音嘶哑和局部皮肤变薄等。应叮嘱患者吸入激素后立即漱口、洗脸并做好口腔护理；静脉应用或口服激素时，需密切观察患者有无呕血、黑便现象，监测血清电解质，注意血糖和血压的变化，口服激素宜在饭后进行，以减轻对胃肠道的刺激。停用激素时应按医嘱逐渐减量，患者不能自行停药或减量。

5. 白三烯调节剂　不良反应主要是胃肠道症状，少数有皮疹、血管性水肿、转氨酶升高，停药后可以恢复。

6. 生物靶向药物　目前该类药物临床使用时间尚短，其远期疗效与安全性有待进一步观察。

7. 其他　酮替芬有镇静、头晕和嗜睡等不良反应，慎用于高空作业者、驾驶员；色甘酸钠及尼多酸钠，有咽喉不适、胸闷，偶见皮疹，孕妇慎用。

考点　支气管哮喘的用药护理

六、健康教育

1. 疾病知识指导　防止吸入花粉、烟尘和刺激性的烟雾；避免食用易过敏的食物；不饲养宠物、避免接触动物皮毛、不使用皮毛制品；应用色甘酸钠雾化吸入或口服酮替芬或注射哮喘菌苗等，预防哮喘发作。尽早规律地控制治疗。

> **链 接**
>
> ### 探视患者，别送鲜花
>
> 　　鲜花是常见的变应原，可能引发或加重呼吸道等器官的多种疾病。卖花者常在花篮上喷洒香精增香，更容易诱发过敏性疾病，加重皮肤及呼吸道的病情。对花粉敏感的人群要比对青霉素过敏的人群多得多。目前已证明，至少有 200 多种花粉可诱发人体出现异常变化。另外，植物在夜间要消耗大量氧气，与患者争夺室内氧气，直接影响患者的康复。因此建议：在探视呼吸道疾病、过敏性疾病、有伤口或免疫力低下的患者时，不要送鲜花。

2. 保健知识指导　养成良好的生活习惯，避免身心过劳，注意防寒保暖，戒除烟酒，避免辛辣刺激食物，坚持体育锻炼，增强体质和抗病能力。有条件者指导应用峰流速仪监测呼气流量峰值（PEF），将每日的症状、用药情况和 PEF 等记入哮喘日记，如出现 PEF 下降，提示早期哮喘的发生。

3. 心理 - 社会指导　哮喘患者可有抑郁、焦虑、恐惧等心理问题，给予心理疏导，鼓励患者积极参加体育活动，保持乐观情绪。此外应指导患者充分利用社会支持系统，动员家属及朋友参与对哮喘患者的管理，为其身心康复提供各方面的支持。

考点　支气管哮喘的健康教育

第 6 节　肺炎患者的护理

案例 2-4

　　患者，男性，25 岁。因高热、咳嗽、咳痰 3 天入院，3 天前淋雨受凉后出现寒战、发热，咳嗽、胸痛、咳铁锈色痰。患者焦虑不安，神志清，急性面容，呼吸急促，T 39.2℃、P 98 次 / 分、R 28 次 / 分、BP 100/75mmHg，右下肺闻及支气管呼吸音。血常规：WBC $16×10^9$/L。X 线胸片示右下肺大片阴影。

问题： 1. 该案例中患者患有何病？请对患者进行护理评估。

　　　　2. 该患者有哪些护理问题？

　　　　3. 作为该患者主管护士的你将对患者采取什么护理措施？

肺炎是指终末气道、肺泡和肺间质的炎症，可由病原微生物感染、理化因素（如有害气体、化学物质、放射线、食物或呕吐物的吸入等）、免疫损伤等引起。

肺炎可根据解剖学、病因及患病环境进行分类。

1. 解剖学分类　大叶性（肺泡性）肺炎、小叶性（支气管性）肺炎和间质性肺炎。

2. 病因分类　分为细菌性肺炎、病毒性肺炎、非典型病原体（如军团菌、支原体和衣原体等）所致肺炎、真菌性肺炎、其他病原体所致肺炎和理化因素所致肺炎等，其中细菌性肺炎是最常见的肺炎。

3. 患病环境分类

（1）社区获得性肺炎　是指在医院外罹患的感染性肺实质炎症，包括有明确潜伏期的病原体感染，入院后在平均潜伏期内发病的肺炎。常见病原体有肺炎链球菌。

（2）医院获得性肺炎　亦称医院内肺炎，是指患者入院时不存在、也不处于潜伏期，于入院48小时后在医院内发生的肺炎。主要病原菌为革兰氏阴性杆菌。多见于年老体弱、营养不良、慢性呼吸系统疾病及长期使用免疫抑制剂致机体免疫功能低下者。

本节主要介绍肺炎链球菌肺炎。

考点　肺炎的分类

一、概　述

肺炎链球菌肺炎是由肺炎链球菌感染引起的肺实质炎症，约占社区获得性肺炎的半数，是最常见的感染性肺炎。冬季与初春为本病高发季节，发病人群多为既往体健的青壮年、老年人及婴幼儿。

（一）病因及诱因

1. 病因　由肺炎链球菌引起，为革兰氏阳性球菌。

2. 诱因　受凉、淋雨、疲劳、醉酒、病毒感染史、长期使用免疫抑制剂等。

（二）发病机制

肺炎链球菌为上呼吸道的正常菌群，当机体呼吸道局部防御功能下降、全身免疫力低下时，肺炎链球菌进入肺泡导致发病。其致病力主要是荚膜对肺组织的侵袭作用，不会引起原发性肺组织的坏死或形成空洞，所以病变消散后肺组织结构多无损坏，不留纤维瘢痕。

（三）病理

典型的病理改变可分为4期：充血期、红色肝变期、灰色肝变期、消散期。因早期使用抗生素治疗，典型的病理分期已很少见。

二、护理评估

（一）健康史

询问患者既往健康状况，有无慢性呼吸系统及全身性疾病，有无吸烟、酗酒史，是否长期使用肾上腺糖皮质激素、免疫抑制剂药物。询问有无导致患者机体防御机制下降的诱发因素存在，如受凉、淋雨、疲劳等，有无身体其他部位感染灶，有无接触变应原或遭受理化因素影响等。

（二）身心状况

1. 症状

（1）全身症状　起病急骤，先有寒战，继之高热。体温可高达 41℃，呈稽留热型。可有头痛、全身不适、食欲减退。部分患者可有恶心、呕吐等消化道症状；严重者出现烦躁、意识障碍等神经精神症状。

（2）呼吸系统症状　①咳嗽、咳痰：早期干咳，可有少量黏液痰，以后咳黏液脓性痰，咳铁锈色痰为其特征性表现。②胸痛：多发生于患侧，咳嗽、深呼吸时加剧。③呼吸困难：病变范围较广时，可出现呼吸困难和发绀。

2. 体征　急性病容、鼻翼扇动、口唇和鼻周可有单纯疱疹，典型者可有肺实变体征，患侧呼吸运动减弱、语颤增强、叩诊浊音、病变处可闻及支气管呼吸音及湿啰音，累及胸膜时，可闻及胸膜摩擦音。

考点　肺炎链球菌肺炎的临床表现

3. 并发症

（1）感染性休克　重症患者出现，又称为休克型肺炎。最常发生在病程的 72 小时内，尤其是发病的 24 小时内。临床表现为血压突然下降（多在 80/60mmHg 以下）、烦躁不安、嗜睡、意识模糊，面色苍白、四肢厥冷、脉搏细速、唇指发绀、少尿或无尿。

考点　感染性休克的表现

（2）其他并发症　胸膜炎、脓胸、心包炎等。

链接

我国重症肺炎的标准

符合下列 1 项主要标准或 ≥ 3 项次要标准者可诊断。

主要标准：①需要气管插管行机械通气治疗。②脓毒症休克经积极液体复苏后仍需要血管活性药物治疗。次要标准：①呼吸频率 ≥ 30 次 / 分。②氧合指数 ≤ 250mmHg（1mmHg=0.133kPa）。③多肺叶浸润。④意识障碍和（或）定向力障碍。⑤血尿素氮 ≥ 7.14mmol/L。⑥收缩压 < 90mmHg 需要积极液体复苏。

---

4. 心理 - 社会状况　由于起病急骤，短期内高热等全身中毒症状，患者常出现焦虑不安。当出现休克型肺炎等严重并发症时，常有紧张、恐惧心理。

（三）辅助检查

1. 血液检查　血白细胞计数升高，中性粒细胞多在 80% 以上，伴核左移。年老体弱、酗酒、免疫功能低下者的白细胞计数可不升高，但中性粒细胞百分比仍升高。

2. 痰液检查　痰直接涂片作革兰氏染色及荚膜染色镜检，如发现典型的革兰氏阳性、

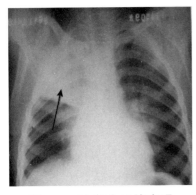

图 2-6　肺炎的 X 线表现

↑示片状均匀致密阴影

带荚膜的双球菌或链球菌，即可初步作出病原学诊断。痰培养 24 ～ 48 小时可以确定病原体。聚合酶链反应（PCR）及荧光标记抗体检测可提高病原学检测率。

3. 胸部 X 线检查　早期可见肺纹理增粗，发展为肺实变表现为肺叶、肺段分布一致的片状均匀致密阴影（图 2-6），病变累及胸膜时，可见肋膈角变钝或少量胸腔积液征象。

考点　肺炎链球菌肺炎的 X 线检查的特点

三、治疗要点

（一）抗感染治疗

肺炎链球菌性肺炎治疗的主要环节，首选青霉素，效果不佳时可使用阿莫西林克拉维酸、头孢曲松、阿奇霉素、左氧氟沙星等。抗菌疗程一般为 5 ～ 7 天，或在热退后 3 天停药，或由静脉用药改为口服用药，维持数日。

考点　肺炎链球菌肺炎的治疗

（二）对症和支持治疗

有低氧血症者给予吸氧；以干咳为主者，酌情使用镇咳药，如右美沙芬等；若痰量过多或有脓痰导致咳痰不畅，可予以氨溴索、乙酰半胱氨酸等利于排痰。

（三）并发症的治疗

一旦出现感染性休克，应积极采取下列治疗措施。

1. 补充血容量　首先输注右旋糖酐，以扩充血容量，降低血液黏稠度，改善微循环，预防弥散性血管内凝血（DIC）的发生，然后输注其他药物。注意输液速度不宜过快过多，宜在中心静脉压监测下调整速度，以防止诱发肺水肿和心力衰竭。

2. 血管活性药物　使用合适的血管活性药物，使收缩压维持在 90 ～ 100mmHg，保证重要器官的血液供应。

3. 纠正酸中毒　常用 5% 碳酸氢钠溶液静脉滴注。

4. 抗感染　宜选用 2 ～ 3 种广谱抗生素，早期、联合、足量静脉给药。

5. 其他　病情严重者可使用糖皮质激素。

考点　肺炎链球菌肺炎的抢救配合

四、主要护理诊断 / 问题

1. 体温过高　与细菌引起肺部感染有关。

2. 清理呼吸道无效　与支气管分泌物多、痰液黏稠等因素有关。

3. 疼痛：胸痛　与肺部炎症累及胸膜有关。

4. 气体交换受损　与肺部炎症、肺泡呼吸面积减少有关。

5. 潜在并发症：休克型肺炎。

五、护理措施

（一）一般护理

1. 休息　病室应安静、舒适、温湿度适宜，室温 18 ～ 20℃，湿度 50% ～ 60%，患者采取有利于呼吸的体位（半卧位或者高枕卧位），以减轻体力和氧的消耗。胸痛患者可取患侧卧位，以减轻疼痛。

2. 饮食　给予足够热量、高蛋白、高维生素的易消化流质或者半流质饮食，鼓励患者多饮水，每日 1500 ～ 2000ml，以补充丢失的水分并利于排痰。脱水严重者应遵医嘱补液，但对老年人或有心脏病患者需注意补液不可过多过快，以免诱发急性肺水肿。

（二）心理护理

加强与患者及家属的沟通，主动询问和关心患者，对焦虑不安的患者做好解释工作，介绍肺炎的相关知识，给予心理支持。

（三）病情观察

严密观察生命体征，当出现高热骤降至常温以下，脉搏细速、呼吸浅快、烦躁不安、四肢厥冷、少尿等休克征象时，应立即报告医师并配合抢救。

（四）对症护理

1. 高热的护理　患者应卧床休息，寒战时应注意保暖，高热时以物理降温为主，不宜使用阿司匹林等解热药。大量出汗者应及时更换衣服和被褥，做好口腔和皮肤的护理。

2. 咳嗽、咳痰的护理　鼓励患者深呼吸，指导有效咳嗽；协助翻身拍背及胸部叩击，促进排痰，以保持呼吸道通畅，有利于肺部气体交换；痰液黏稠不易咳出时，鼓励多饮水，应用祛痰药或给予雾化吸入。出现呼吸困难及发绀时给予吸氧，流量 2 ～ 4L/min。病情危重的患者，应准备气管插管和呼吸机辅助通气。

3. 胸痛的护理　嘱患者取患侧卧位，指导患者深呼吸和咳嗽时用手按压患侧胸部以限制患侧胸部活动，从而减轻疼痛。胸痛明显者可应用少量镇痛剂，如可待因。对烦躁、谵妄者遵医嘱给予地西泮等镇静剂。

（五）用药护理

遵医嘱使用抗生素，注意观察疗效和不良反应。用药前应详细询问过敏史，凡对青霉素类药物过敏者，禁止使用此类药物，并不再做皮肤过敏试验，以免发生意外。有药物过敏或药疹等病史者，应该在病史中及病例卡的显著部位标明禁用此类药物。

（六）感染性休克的护理

1. 体位　安置患者绝对卧床，取仰卧中凹位，头胸抬高 20°，下肢抬高 30°，以利于呼吸和静脉回流。

2. 吸氧　给予中、高流量吸氧，保持 PaO_2 > 60mmHg。

3. 补充血容量　是抗休克最基本的措施。迅速建立两条静脉通道。一条静脉通道扩容及应用抗生素等，扩容时输入低分子右旋糖酐；另一条通道纠正酸中毒及使用血管活性药物，常使用 5% 碳酸氢钠纠正酸中毒。

4. 注意保暖　忌用热水袋，以防血管扩张导致血压下降。

5. 疗效观察　严密监测患者的生命体征和尿量变化，如果患者口唇红润、肢体变暖、神志渐清醒、表情安静、脉搏有力、收缩压＞ 90mmHg、尿量＞ 30ml/h，提示血容量已补足。如果血容量已补足，但尿量＜ 400ml/d，尿比重＜ 1.018，应注意是否合并急性肾衰竭。

6. 用药护理　遵医嘱输入多巴胺、间羟胺等血管活性药物，根据血压调整滴速，收缩压维持在 90 ～ 100mmHg 为宜，以保证重要器官的血液供应，改善微循环。有明显酸中毒时可应用 5% 碳酸氢钠静脉滴注，因其配伍禁忌较多，宜单独输入。联合使用广谱抗菌药物控制感染时，注意药物疗效和不良反应。

考点 感染性休克的护理

六、健 康 教 育

1. 疾病知识指导　向患者宣传肺炎的基本知识，强调预防的重要性。平时应注意锻炼身体，尤其要加强耐寒锻炼，对老年人及患有慢性病的患者尤应注意气温变化，随时增减衣服，预防上呼吸道感染。对老年体弱、免疫功能减退的患者，推荐注射肺炎链球菌疫苗，预防再次感染。

2. 保健知识指导　增加营养，保证充足的休息时间，以增强机体对感染的抵抗能力。指导患者按医嘱用药，出院后定期随访，出现高热、心率加快、胸痛等症状应及时就诊。

3. 心理 - 社会指导　肺炎患者发病时常出现发热、咳嗽咳痰、胸痛等不适感，导致因疼痛而害怕咳嗽，从而影响预后，需要积极鼓励并及时给予帮助，并告诉患者肺炎经积极治疗，一般可以彻底痊愈，以减轻患者忧虑，取得配合。

第 7 节　支气管扩张患者的护理

案例 2-5

　　患者，女性，60 岁。慢性咳嗽、咳大量脓痰伴反复咯血 10 年余，既往年幼时有过百日咳病史。1 周前感冒后咳嗽加重，痰量增加，每日约 150ml，伴有臭味，昨晚突然咯血、胸闷前来就诊。护理体检：T 38.3℃，P 95 次 / 分，R 30 次 / 分，BP 120/85mmHg。胸部 X 线检查示：左下肺纹理增粗，呈卷发状阴影，阴影内有液平面。

问题： 1. 该案例中患者患有何病？请对患者进行护理评估。

　　　　2. 该患者有哪些护理问题？

　　　　3. 作为该患者主管护士的你将对患者采取什么护理措施？

一、概 　 述

支气管扩张是指支气管及其周围组织的慢性炎症导致管壁肌肉和弹性组织破坏，最终管腔形成不可逆性扩张、变形。主要临床表现为慢性咳嗽，咳大量脓性痰和（或）反复咯血。随着医疗水平的提高，麻疹、百日咳疫苗的预防接种，患病率已明显降低。

（一）病因及发病机制

1. 支气管 - 肺组织感染和阻塞　婴幼儿百日咳、麻疹、支气管炎是支气管 - 肺组织感染所致支气管扩张最常见的原因。婴幼儿时期支气管处于发育阶段，管腔细、管壁薄、易阻塞。感染引起支气管阻塞，阻塞又加重感染，两者互为因果，促使支气管扩张的发生与发展。继发于支气管 - 肺组织感染的支气管扩张好发于左下肺；肺结核所致的支气管扩张多位于上肺。

2. 支气管先天性发育障碍和遗传因素　较少见，如遗传性 α_1- 抗胰蛋白酶缺乏症、先天性免疫缺乏症等与遗传因素有关，也可伴有支气管扩张。

3. 全身性疾病　类风湿性关节炎、系统性红斑狼疮、人类免疫缺陷病毒（HIV）感染等，可同时伴有支气管扩张。

考点 *支气管扩张的病因*

（二）病理

支气管扩张常发生于段或亚段支气管壁的破坏和炎症改变。受累的管壁结构破坏后被纤维组织替代，形成柱状、囊状和不规则扩张三种类型。累及相应肺实质可有纤维化、肺气肿、支气管肺炎等。

二、护 理 评 估

（一）健康史

询问有无与支气管扩张相关的呼吸系统感染病史，有无各种可导致支气管阻塞的原发病变，有无支气管先天性发育障碍和遗传因素存在等。

（二）身心状况

1. 症状

（1）慢性咳嗽和大量脓痰　咳嗽呈阵发性，与体位的改变有关，引起的原因是支气管扩张部位的分泌物，随体位变化发生移动，刺激支气管黏膜引起咳嗽和排痰。其严重程度可用痰量估计：< 10ml/d 为轻度，10 ～ 150ml/d 为中度，> 150ml/d 为重度。当感染急性发作时，痰液呈黄绿色脓性，痰量明显增多，痰液静置后有分层的特征：上层为泡沫，中层为浑浊黏液，下层为坏死组织沉淀物。合并厌氧菌感染时，痰液有恶臭味。

（2）反复咯血　患者大多有不同程度的咯血症状，咯血量与病情严重程度、病变范围有时并不一致。部分患者仅有反复咯血，临床称之为"干性支气管扩张"，病变多在引流较好的上叶支气管。

（3）反复肺部继发感染　同一肺段反复发生肺炎且迁延不愈。

（4）慢性感染中毒症状　可出现发热、乏力、食欲减退、消瘦、贫血等，儿童可影响发育。

2. 体征　早期或干性支气管扩张，多无明显肺部体征，典型患者常可闻及下胸部及背部固定而持久的局限性粗湿啰音，有时出现哮鸣音。慢性反复感染者，可伴有消瘦、贫血、发绀、杵状指（趾）等。

考点　支气管扩张的临床表现

3. 心理 - 社会状况　大量或反复咯血者，易出现焦虑、紧张和恐惧心理。

（三）辅助检查

1. 实验室检查　①血液检查：急性感染时白细胞总数和中性粒细胞增多，反复咯血者可出现贫血。②痰液检查：痰液涂片或细菌培养及药敏试验可发现致病菌并指导临床选用抗菌药物。

2. 影像学检查

（1）胸部 X 线检查　早期无异常或仅见患侧肺纹理增多、增粗。典型 X 线表现呈轨道征和卷发样阴影，感染时阴影内出现液平面。

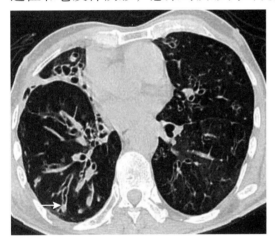

图 2-7　支气管扩张 CT 表现

➡ 示囊状改变

（2）胸部 CT 检查　可显示管壁增厚的柱状扩张或成串成簇的囊状改变。高分辨率 CT 能够显示以次级肺小叶为基本单位的肺内细微结构，对支气管扩张有确诊价值（图 2-7）。

（3）支气管造影检查　因其为创伤性检查，已逐渐被 CT 取代，仅用于准备外科手术的患者。

考点　支气管扩张的辅助检查

3. 纤维支气管镜检查　有助于发现出血部位或阻塞原因，还可进行局部灌洗和取灌洗液做细菌学和细胞学检查等。

三、治疗要点

1. 治疗基础疾病　对活动性肺结核伴支气管扩张应积极抗结核治疗。

2. 控制感染　出现急性感染征象时，抗菌药物治疗是关键。可根据病情选用，必要时参考细菌培养及药敏试验结果选择抗菌药物。轻症者一般口服半合成青霉素如阿莫西林、第一代头孢菌素、喹诺酮类等药物；重症患者需选用敏感抗菌药物联合静脉给药，如第三代头孢菌素加用氨基糖苷类；有厌氧菌感染者，加用甲硝唑、替硝唑或克林霉素。体温恢复正常，全身中毒症状消失后 1 周左右可停药。

3. 促进痰液引流　可减少继发感染和减轻全身中毒症状。应用祛痰药、支气管扩张剂以稀释脓痰、促进痰液排出并缓解支气管痉挛，再经体位引流清除痰液，必要时还可经纤维支气管镜吸痰，同时进行局部灌洗并注入抗菌药物。

4. 咯血治疗　详见本章第 8 节。对于药物治疗无效的大量咯血可以采用支气管动脉栓塞术。

> **链接**
>
> **支气管动脉栓塞术**
>
> 　　支气管动脉栓塞术是一种治疗各种原因引起的支气管动脉损害所造成的咯血的手术。其适应证包括：①治疗各种原因引起的支气管动脉损害所造成的咯血；②阻断胸部肿瘤的血供；③治疗胸壁窦道和出血。

　　5. 外科治疗　病变较局限、全身状况良好、经内科治疗无效者可考虑手术切除病变肺段或肺叶。

　　6. 其他治疗　对反复出现支气管扩张急性感染的患者，推荐行流感疫苗或肺炎链球菌疫苗接种。

考点　支气管扩张的治疗要点

四、主要护理诊断 / 问题

　　1. 清理呼吸道无效　与痰多黏稠和无效咳痰有关。

　　2. 营养失调：低于机体需要量　与慢性感染导致机体消耗增加而摄入不足有关。

　　3. 有窒息的危险　与痰多黏稠、大量咯血而不能及时排出有关。

五、护 理 措 施

（一）一般护理

　　1. 休息　保持室内空气新鲜及适宜的温湿度。病情加重时需卧床休息，大量咯血患者应绝对卧床休息。

　　2. 饮食　提供高热量、高蛋白、富含维生素的饮食，过冷或过热食物易诱发咳嗽而引起咯血，咯血期间食物以温凉为宜。鼓励多饮水，以利于痰液稀释和排出。

（二）心理护理

　　介绍支气管扩张最新的治疗进展，帮助患者树立战胜疾病的信心，缓解焦虑不安情绪。

（三）病情观察

　　观察患者生命体征是否平稳，痰液的色、质、量、气味及与体位的关系；注意有无咯血、咯血量和性状，有无呼吸困难及缺氧情况，警惕窒息等并发症的表现，并备好抢救药品和物品以配合抢救。

（四）对症护理

　　保持呼吸道通畅并指导有效咳嗽和排痰的方法，雾化吸入支气管扩张剂，以稀释痰液和缓解支气管痉挛，提高排痰效果，必要时实施体位引流（详见中科云教育平台实训 1）。

（五）用药护理

　　遵医嘱应用抗菌药物、祛痰药及支气管扩张剂等，注意观察药物疗效及不良反应。

六、健康教育

1. 疾病知识指导　向患者及家属阐明支气管扩张的发生和发展与呼吸道感染和阻塞密切相关，积极防治百日咳、麻疹、支气管肺炎、肺结核等呼吸道感染，及时治疗上呼吸道慢性病灶（如扁桃体炎、鼻窦炎等）。教会患者体位引流的方法并掌握有效咳嗽及排痰技巧。

2. 保健知识指导　说明加强营养和建立良好的生活习惯对机体康复的重要作用，鼓励参加适当的体育锻炼，以增强机体免疫力和抗病能力。注意生活规律、劳逸结合，避免过度活动或情绪激动而诱发咯血。一旦发现症状加重如痰量增多、咯血、呼吸困难加重、畏寒、发热、胸痛等应及时就诊。

3. 心理 - 社会指导　由于支气管扩张病情往往迁延难愈，而且呈进行性加重，导致患者缺乏治病信心，易产生消极情绪，鼓励患者树立治病信心，做好长期和疾病抗争的心理准备。

第 8 节　肺结核患者的护理

案例 2-6

　　患者，女性，28 岁。潮热、盗汗、咯血 1 个月。患者自觉每天下午发热、夜间睡觉时出汗、咳嗽、偶尔痰中带血，咳嗽多为干咳伴有胸闷，发病以来食欲差、消瘦。护理体检：T 38.2℃，P 90 次 / 分，R 22 次 / 分，BP 100/75mmHg。精神差，气管居中，右锁骨下闻及细湿啰音。痰液涂片抗酸染色见结核分枝杆菌；X 线胸片示右锁骨下片絮状阴影，边缘模糊。

问题： 1. 该案例中患者患有何病？请对患者进行护理评估。

　　　　 2. 该患者有哪些护理问题？主要的护理问题是什么？

　　　　 3. 护士应给患者采取什么护理措施？

一、概　述

　　肺结核是指发生在肺组织、气管、支气管和胸膜的结核，包含肺实质的结核、气管支气管结核和结核性胸膜炎。结核病是严重危害人类健康的全球流行传染性疾病之一。因此，结核病的防治是一个严重、需要高度重视的公共卫生问题。

（一）病因及发病机制

1. 病原体　结核病的病原菌为结核分枝杆菌复合群，包括结核分枝杆菌、牛分枝杆菌、非洲分枝杆菌和田鼠分枝杆菌。人肺结核的致病菌 90% 以上为结核分枝杆菌。结核分枝杆菌具有以下生物学特性：

（1）抗酸性　结核分枝杆菌耐酸染色呈红色，可抵抗盐酸酒精的脱色作用，故又称抗酸杆菌。

（2）生长缓慢　结核分枝杆菌为需氧菌，其生长是相当缓慢的，培养时间一般为

2 ～ 8 周。

（3）对外界环境抵抗力强　结核分枝杆菌对干燥、酸、碱、冷有较强的抵抗力。在干燥的环境中，可存活 6 ～ 8 个月甚至数年，阴湿环境中能生存 5 个月以上。结核分枝杆菌对热、光照和紫外线照射非常敏感，在烈日下暴晒 2 ～ 7 小时可被杀死；紫外线灯照射 30 分钟有明显杀菌作用；煮沸 5 分钟即可被杀死。70% 乙醇接触 2 分钟即可杀菌。将痰吐在纸上直接焚烧是最简易的灭菌方法。

考点　结核分枝杆菌的特点及有效灭菌方法

（4）菌体结构复杂　结核分枝杆菌菌体成分复杂，主要是类脂质、蛋白质及多糖类。与结核病的组织坏死、干酪液化、空洞发生以及结核变态反应有关。

2. 肺结核的传播

（1）传染源　主要是痰中带菌的肺结核患者，尤其是未经治疗者。传染性的大小取决于痰内细菌量的多少。

（2）传播途径　飞沫传播是肺结核最重要的传播途径。患者在咳嗽、咳痰、打喷嚏时，可产生大量的含有结核菌的微粒排到空气中进行飞沫传播。

3. 易感人群　婴幼儿、老年人、HIV 感染者、糖尿病、麻疹、长期使用糖皮质激素或免疫抑制剂等免疫力低下者，以及生活贫困、居住拥挤、营养不良者均为结核病的易感人群。

考点　肺结核的传播与易感人群

（二）结核分枝杆菌感染和肺结核的发生与发展

1. 人体感染后的反应

（1）免疫反应　人体对结核菌的免疫力有非特异性免疫力和特异性免疫力两种，后者是通过接种卡介苗或感染结核菌后所获得的免疫力，其免疫力强于前者，但两者保护作用都是相对的。

（2）迟发型变态反应　在结核菌侵入人体后 4 ～ 8 周，机体组织对结核菌及其代谢产物可发生Ⅳ型（迟发型）变态反应。此时如用结核菌素作皮肤试验，呈阳性反应。

2. 原发感染与继发感染

（1）原发感染　原发感染是指机体首次感染结核分枝杆菌。人体初次感染后，若结核杆菌未被吞噬细胞完全清除，并在肺泡巨噬细胞内外生长繁殖，这部分肺组织即出现炎性病变，称为原发病灶。

（2）继发感染　继发感染是指初次感染后再次感染结核分枝杆菌，多为原发感染时潜伏下来的结核菌重新生长、繁殖所致。

（三）结核病的基本病理改变

渗出、增生（结核结节形成）和干酪样坏死，肺功能因不可逆病理改变大部或全部丧失。由于在结核病的病理过程中，破坏和修复常同时进行，故上述基本病变可同时存在于一个病灶中，多以某一病变为主，且可相互转变。

二、护理评估

（一）健康史

询问有无与结核患者密切接触史、疫苗接种史，有无导致机体免疫功能降低的病情，如麻疹、糖尿病、艾滋病、营养不良、慢性疾病或使用糖皮质激素、免疫抑制剂等；有无过度疲劳、妊娠、分娩等结核病的诱发因素。

（二）身心状况

1. 症状

（1）全身症状　最常见的表现为发热，多为午后低热，伴盗汗、乏力、食欲减退、体重减轻等。

（2）呼吸系统症状　①咳嗽、咳痰：是肺结核最常见症状。早期为干咳或有少量黏痰，伴继发感染时，痰呈黏液脓性或脓性。②咯血：近50%患者可发生不同程度的咯血。炎性病灶的毛细血管扩张，通透性增加可引起痰中带血，小血管损伤或结核空洞内血管瘤破裂，则可致中量咯血、大量咯血，甚至发生失血性休克。③胸痛：结核病变波及胸膜可引起胸痛，并随呼吸及咳嗽加重。④呼吸困难：多见于慢性重症肺结核或大量胸腔积液患者。

2. 体征　肺结核好发于上叶尖后段，肩胛间区或锁骨上下部位听到细湿啰音；当肺部渗出病变范围较大或有干酪样坏死时可出现相应的肺实变体征，有结核性胸膜炎时可出现胸腔积液体征；当慢性纤维空洞性肺结核或胸膜粘连增厚时，患侧胸廓塌陷、气管向患侧移位。

考点　肺结核的临床表现

3. 并发症　可并发自发性气胸、脓气胸、支气管扩张、慢性肺源性心脏病。结核分枝杆菌随血行播散可并发淋巴结、脑膜、骨及泌尿生殖器官等肺外结核。

4. 临床类型（图2-8）

（1）原发性肺结核　多见于儿童或者边远地区的成年人。症状多轻微，类似感冒，病灶多位于肺通气较好部位。X线胸片表现为哑铃形阴影，即原发病灶、淋巴管炎和肿大的肺门淋巴结，形成典型的原发复合征。原发病灶一般吸收较快，不留任何痕迹。

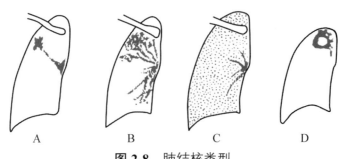

图2-8　肺结核类型

A. 原发性肺结核；B. 浸润性肺结核；C. 血行播散性肺结核；D. 慢性纤维空洞性肺结核

（2）血行播散性肺结核　包括急性血行播散性肺结核（急性粟粒性肺结核）及亚急性、慢性血行播散性肺结核。急性血行播散性肺结核，小儿多见，起病急、全身中毒症状重，半数以上合并结核性脑膜炎。X线胸片表现为双肺满布粟粒状阴影，常在症状出现2周左右出现，其大小、密度和分布均匀，结节直径2mm左右。亚急性、慢性血行播散性肺结核，起病慢，中毒症状轻。

（3）继发性肺结核　包括浸润性肺结核、纤维空洞性肺结核、结核球和干酪性肺炎等。多见于成人，其中最常见的类型是浸润性肺结核，X线胸片表现为片状、絮状阴影，可融合形成空洞。慢性纤维空洞性肺结核是肺结核的重要传染源。

（4）气管、支气管结核　发生在气管、支气管的黏膜、黏膜下层、平滑肌、软骨及外膜的结核病，是结核病的特殊临床类型。

（5）结核性胸膜炎　包括结核性干性胸膜炎、结核性渗出性胸膜炎和结核性脓胸。干性胸膜炎主要表现为胸痛，渗出性胸膜炎主要表现为呼吸困难。

考点　肺结核的临床类型及特点

5.心理-社会状况　肺结核病程长，患者社会交往减少，常产生孤独、自卑、多疑心理；因担心对学习、工作等的不良影响，常出现焦虑和情绪不稳。

（三）辅助检查

1.影像学检查　是胸部X线检查诊断肺结核的重要方法，对进行临床分型，确定病变部位、范围、性质，选择治疗方法和判断疗效具有重要价值（图2-9）。

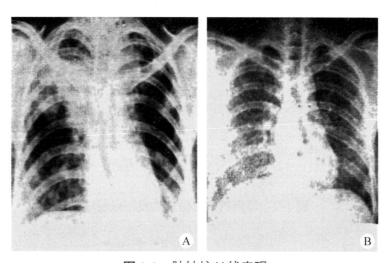

图 2-9　肺结核 X 线表现
A.浸润性肺结核；B.血行播散性肺结核

考点　胸部 X 线检查的价值

2.痰结核分枝杆菌检查　确诊肺结核最特异的方法，也是制定化疗方案和考核治疗效果的主要依据。肺结核患者的排菌具有间断性和不均匀的特点，故应多次查痰。痰菌阳性说明病灶是开放性的，并具有传染性。

考点　痰结核分枝杆菌检查的意义

3. 结核菌素核酸检测　是一种半巢式快速荧光定量聚合酶链反应（PCR）技术，可以在2小时内快速、简便地在新鲜痰液中直接检出是否含有结核菌核酸,敏感性和特异性较高。

4. 结核菌素试验　主要用于检出结核分枝杆菌的感染，进行结核感染的流行病学调查。目前临床广泛应用的是结核菌素的纯蛋白衍生物（PPD）。

（1）试验方法　在前臂屈侧中上部 1/3 处皮内注射 0.1ml（5U）PPD，48～72 小时后观察和记录结果。

（2）结果判断　48～96 小时（一般为 72 小时）观察反应，结果判断以局部硬结直径为依据：< 5mm 为阴性反应，5～9mm 为一般阳性反应，10～19mm 为中度阳性反应，≥ 20mm 或不足 20mm 但有水疱或坏死为强阳性反应。

（3）临床意义　成人结核菌素试验阳性仅表示曾受过结核分枝杆菌感染或接种过卡介苗，并不表示患病，但 3 岁以下婴幼儿结核菌素试验强阳性有诊断价值，表示有新近感染的活动性结核。成人阴性反应可视为未受过结核分枝杆菌的感染，但出现下列情况，如结核感染后 4～8 周以内处于变态反应前期、重症结核病、应用糖皮质激素或免疫抑制剂、危重患者、免疫系统缺陷、严重营养不良等，结核菌素反应可呈假阴性。

考点　结核菌素试验

三、治疗要点

合理使用敏感的抗结核药物是治愈结核病的主要方法，活动性肺结核患者均需进行化学药物治疗。

（一）化疗原则

早期、规律、全程、适量、联合。达到早期杀菌、避免耐药，降低毒副作用、提高疗效和减少复发的治疗目的。

考点　肺结核的化疗原则

（三）常用的抗结核药物

常用的抗结核药物及不良反应见表 2-2。

表 2-2　常用的抗结核药物及不良反应

药名（缩写）	主要不良反应
异烟肼（H，INH）	周围神经炎、偶有肝功能损害
利福平（R，RFP）	肝功能损害、过敏反应
链霉素（S，SM）	听力障碍、眩晕、肾功能损害、口周麻木、过敏性反应
吡嗪酰胺（Z，PZA）	胃肠道不适、肝功能损害、高尿酸血症
乙胺丁醇（E，EMB）	球后视神经炎
对氨基水杨酸钠（P，PAS）	胃肠道反应、过敏反应、肝功能损害

考点　抗结核药物的不良反应

（三）治疗方案

整个化疗方案包括强化和巩固两个阶段。强化期旨在有效杀灭繁殖菌，迅速控制病情；巩固期的目的是杀灭生长缓慢的结核菌，以提高疗效，减少复发。总疗程为 9 ～ 12 个月，其中初治方案为强化期 3 个月 / 巩固期 6 ～ 9 个月，复治方案为 2HRZSE/6HRE 或 3HRZE/6HR，或 2HRZSE/1HRZE/5HRE。

（四）对症治疗

1. 毒性症状　在有效抗结核治疗 1 ～ 2 周内多可消失，无须特殊处理。有高热或大量胸腔积液者，可在使用抗结核药物的同时，加用糖皮质激素（如泼尼松），通常使用中小剂量，疗程在 1 个月以内。

2. 咯血　若少量咯血，以卧床休息、止咳等对症治疗为主；中等或大量咯血时，应严格卧床休息，按医嘱应用垂体后叶素，必要时可经支气管镜局部止血。

考点　咯血的治疗措施

（五）手术治疗

手术治疗适用于化学药物治疗无效，多重耐药的厚壁空洞、大块干酪灶、结核性脓胸、支气管胸膜瘘和大量咯血保守治疗无效者。

链 接

我国部分地区肺结核病的免费治疗

《全国结核病防治规划（2001—2010 年）》指导原则中指出：我国是世界上 22 个结核病高负担国家之一，结核患者数量居世界第二位，其中 80% 在农村。结核病是我国农村因病致贫、因病返贫的主要疾病之一。我国结核病防治工作实行分类指导，对西部地区和贫困人群给予重点帮助。实行肺结核病治疗费用"收、减、免"政策，对没有支付能力的传染性肺结核患者实行免费治疗。

四、主要护理诊断 / 问题

1. 营养失调：低于机体需要量　与机体消耗增加、食欲下降有关。
2. 体温过高　与结核分枝杆菌感染有关。
3. 有孤独的危险　与结核患者实施呼吸道隔离有关。
4. 知识缺乏：缺乏结核病治疗的相关知识。
5. 潜在并发症：咯血、窒息。

五、护 理 措 施

（一）一般护理

1. 休息　保持病室空气流通、环境整洁，应注意休息，避免疲劳；痰菌阳性的肺结核患者最好安排住单间，每日紫外线照射消毒。大量胸腔积液、咯血、高热等严重结核毒性症状者，应卧床休息，恢复期可适当增加户外活动，加强体质锻炼，如散步、打太极拳等；有效抗结核治疗 4 周以上且痰涂片证实无传染性或传染性极低的患者，应恢复正常的家庭和社会生活，可减轻患者的社会隔离感和焦虑情绪。

2. 饮食　肺结核是一种慢性消耗性疾病，保证足够的营养对满足机体基本需要、增强修复能力很重要。①给予高热量、高蛋白、富含维生素的食物，如鱼、肉、蛋、奶、豆制品等动、植物蛋白和新鲜蔬菜、水果。②鼓励患者多饮水，每日不少于1500ml，必要时静脉补液。

（二）病情观察

注意血压、脉搏、呼吸、瞳孔、意识状态等方面的变化，严密观察咯血的量、颜色、性质、出血的速度及有无烦躁不安等窒息先兆，发现异常立即通知医生，并积极配合处理。每周测1次体重并记录，以判断患者营养状况是否改善。

（三）对症护理

1. 发热护理　注意室内通风，保持病房适宜的温、湿度。发热者应多饮水，必要时给予物理降温或小剂量解热镇痛药。盗汗患者睡眠时盖被不宜太厚，应及时帮助患者擦干身体和更换汗湿的衣服、被单等。

2. 咯血护理　见本章第2节。

3. 窒息的抢救　见本章第2节。

（四）用药护理

大量咯血患者可使用垂体后叶素，其可收缩小动脉，减少肺血流量，减轻咯血。垂体后叶素静脉滴注时速度不能过快，以免引起恶心、便意、心悸、面色苍白等不良反应。高血压、冠心病患者及孕妇忌用。鼓励患者坚持全程化疗，指导患者正确用药、建立按时服药的好习惯和学会识别药物的不良反应，一旦出现药物不良反应需及时与医生沟通后按医嘱进行调整，不要擅自停药，以防治疗失败和诱发产生耐药菌株，增加治疗的困难和经济负担。

（五）心理护理

充分理解和尊重患者，向患者介绍肺结核病的知识，告知其肺结核病是可以治愈的，树立战胜疾病的信心。指导患者家属关心爱护患者，给予患者精神上的支持，减轻患者的心理压力。

六、健 康 教 育

（一）疾病知识指导

1. 控制传染源　是预防传染的最主要措施。早期发现患者并登记管理，及时给予合理化学治疗和良好护理，是预防结核病疫情的关键。

2. 切断传播途径　痰菌阳性者需独居一室，离开病室应戴口罩，避免与他人面对面讲话。注意个人卫生，咳嗽、打喷嚏时用双层纸遮掩口鼻，严禁随地吐痰，可将痰吐于纸袋中焚烧处理，或将痰液吐入含1%含氯消毒液的有盖容器中混合浸泡消毒1小时后弃去，触痰液的双手须用流水清洗。餐具用后应先煮沸5分钟再清洗，剩余饭菜煮沸5

分钟后弃去；同桌共餐时使用公筷，被褥、书籍在烈日下暴晒 6 小时以上。

3. 保护易感人群　给未受过结核分枝杆菌感染的新生儿、儿童及青少年接种卡介苗（活的无毒牛型结核菌苗），使人体对结核分枝杆菌产生获得性免疫力，以减少感染后的发病和减轻发病后的身体状况。对受结核分枝杆菌感染易发病的高危人群，如 HIV 感染者、糖尿病患者等，可应用预防性化学治疗。

（二）保健知识指导

宣传结核病的基本知识，合理安排休息和保证营养，避免劳累、情绪波动及呼吸道感染，戒烟、戒酒，加强体育锻炼，增强体质。鼓励有条件的患者选择空气新鲜、气候温和的地方疗养。告知家属在结核病全程化疗过程中应督促患者按医嘱规律、全程服药，以提高治疗成功率。定期进行胸片、肝肾功能和痰液结核菌检查，了解治疗反应和病情变化。

（三）心理 – 社会指导

主动与患者建立相互信任的关系，亲切和气地对患者进行入院宣教，消退患者生疏感，解除其顾虑和惊恐，帮助患者树立战胜疾病的信念。向患者及家属仔细讲解结核病的传播途径及消毒隔离的防护措施，在把握自我防护的状况下，鼓励亲友按时探视，让患者体会到亲友关怀，消除其孤独感。

考点　肺结核的健康教育

第 9 节　肺源性心脏病患者的护理

案例 2-7

患者，男性，76 岁。慢性咳嗽、咳痰 15 年，气促 5 年，复发加重 1 周。15 年前患者开始每受凉后出现咳嗽、咳脓痰，多在冬春季节。5 年前，开始活动后感心悸、胸闷、气促，诊断为"慢性支气管炎，肺气肿"。1 周前因受凉后上述症状复发并加重，伴双下肢水肿。该患者有近 40 年吸烟史。护理体检：T 38.3℃，P 115 次 / 分，R 30 次 / 分，BP 140/95mmHg。神清，颈静脉充盈，桶状胸，叩诊呈过清音。肺动脉瓣第二心音 P_2 亢进，三尖瓣区闻及收缩期杂音。双下肢轻度凹陷性水肿。PaO_2 75mmHg，$PaCO_2$ 55mmHg，SpO_2 92%。心电图：右心房肥大，P 波高尖。

问题： 1. 该案例中患者患有何病？最主要的诊断依据是什么？

2. 该患者主要的护理问题是什么？

3. 如何对患者进行氧疗？

一、概　　述

慢性肺源性心脏病简称慢性肺心病，是由于支气管、肺、胸廓、肺动脉血管等慢性病变导致肺动脉高压，右心负荷加重，从而引起了右心室肥厚、扩大，最终发生右心衰竭的心脏病。慢性肺心病是我国呼吸系统的常见病，患病率随着年龄增长而增高，其主要的原因为慢性阻塞性肺疾病（COPD）。

（一）病因

1. 支气管、肺疾病　最多见为慢性阻塞性肺疾病，占 80%～90%，其次为支气管哮喘、支气管扩张、尘肺、重症肺结核、肺纤维化。

2. 胸廓运动障碍　较少见，严重的脊柱后侧凸、脊椎结核、胸膜广泛粘连及胸廓成形术后等造成胸廓和脊柱畸形。

3. 肺血管疾病　少见，肺小动脉炎、慢性血栓栓塞性肺动脉高压，以及原因不明的肺动脉高压。

考点　慢性肺源性心脏病的最主要病因

（二）发病机制

1. 肺动脉高压的形成　气道的反复感染、低氧血症和（或）高碳酸血症，导致一系列体液因子和肺血管的变化，使肺血管阻力增加、肺动脉血管重构，肺动脉高压形成。其中缺氧是肺动脉高压形成的最重要因素，而肺动脉高压的形成是肺心病发生的关键环节（图 2-10）。

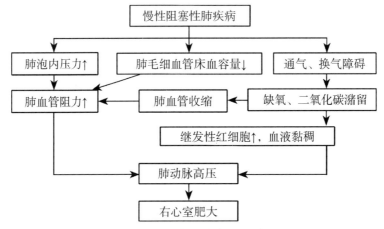

图 2-10　肺源性心脏病的发病机制

> **链接**
>
> **肺动脉高压**
>
> 　　肺动脉高压是由心肺和血管疾病引起的以肺血管阻力进行性增加为特征的临床常见病症。按病因可分为原发性和继发性肺动脉高压。诊断标准：在海平面、静息状态下，右心导管测量平均肺动脉压（mean pulmonary artery pressure，mPAP）≥ 25mmHg。肺动脉压升高的程度分为三度：轻度 26～35mmHg；中度 36～45mmHg；重度＞ 45mmHg。

2. 右心室肥大和右心功能不全　长期肺循环阻力增加，右心负担加重，右心室代偿性肥厚，随着病情发展，肺动脉压持续升高，超过右心室的负荷时，右心室急性扩张，最后右心失代偿而导致右心衰竭。

考点　慢性肺源性心脏病的主要发病机制

二、护理评估

（一）健康史

了解患者既往史，有无 COPD、支气管哮喘、支气管扩张、重症肺结核、尘肺等慢性肺部疾病，以及严重胸廓、脊柱畸形、神经肌肉疾病等病史；了解此次患病的诱发因素、表现特点和诊治经过等。

（二）身心状况

1.肺心功能代偿期

（1）症状　咳嗽、咳痰、气促，活动后可有心悸、呼吸困难、乏力和活动耐力下降，急性感染可加重上述症状。

（2）体征　可有不同程度的发绀和肺气肿体征，以及肺动脉高压和右心室肥厚的体征。

2.肺心功能失代偿期

（1）呼吸衰竭　是肺功能不全的晚期表现。常因急性呼吸道感染诱发而致。症状：呼吸困难加重、夜间更甚，发绀明显，甚至出现烦躁、谵妄、嗜睡、昏迷、抽搐等肺性脑病的表现。体征：明显发绀，球结膜充血、水肿，严重者有颅内压升高的表现，腱反射减弱和消失，出现病理反射。周围血管扩张，如皮肤潮红、多汗。

（2）右心衰竭　症状：明显气促、心悸、食欲缺乏、恶心、呕吐、腹胀。体征：严重发绀、颈静脉怒张、肝大并有压痛、肝颈静脉回流征阳性、下肢水肿、心率增快，严重者有腹水，可出现心律失常，三尖瓣区收缩期吹风样杂音，并可闻及舒张期奔马律。

考点　肺心功能失代偿期的表现

3.并发症　低氧血症和高碳酸血症，使多个重要脏器受累，出现严重并发症，如肺性脑病、心律失常、酸碱失衡及电解质紊乱、消化道出血、弥散性血管内凝血（disseminated intravascular coagulation，DIC）等。

4.心理 - 社会状况　由于病程长、疗效差，生活质量下降，家庭及社会支持系统失衡等，长期治疗增加家庭的经济负担，以及医疗费用保障不足，会导致患者悲观、绝望等心理。

（三）辅助检查

1.血液检查　红细胞和血红蛋白可增高，系慢性缺氧所致，全血黏度和血浆黏度增加；合并感染时，白细胞总数增加，中性粒细胞增高或有核左移。

2.胸部 X 线检查　除原发病及急性肺部感染的特征外，尚可见右下肺动脉扩张、肺动脉段突出等肺动脉高压和右心室增大的 X 线表现。

3.心电图检查　心电图表现为右心房肥大图形，P 波尖而高耸，其振幅 ≥ 0.25mV，以 Ⅱ、Ⅲ、aVF 导联表现最为突出，又称"肺型 P 波"，以及右心室肥大的改变（图 2-11）。

4.超声心电图　可显示肺动脉内径增大、右心室流出道内径增宽、右心室内径增大、心室壁和室间隔增厚。

5.血气分析　出现低氧血症、高碳酸血症，当 $PaO_2 < 60mmHg$ 和（或）$PaCO_2 > 50mmHg$ 时，提示呼吸衰竭。

6.其他检查　肺功能检查对早期或缓解期肺心病患者有意义。肺心病急性加重期通过痰细菌学检查可指导抗生素的选用。

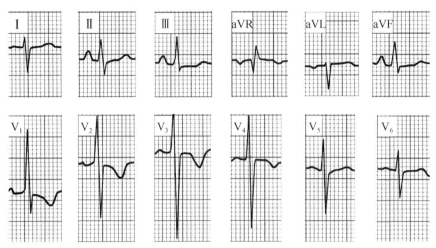

图 2-11　肺心病心电图改变

Ⅱ、Ⅲ、aVF 导联见肺型 P 波

三、治疗要点

治疗原则：以治肺为主，治心为辅。控制感染，保持呼吸道通畅，改善呼吸功能，纠正缺氧和二氧化碳潴留，纠正呼吸和心力衰竭。

（一）肺心功能代偿期

以中西医结合的综合措施为原则，防治原发病，去除诱发因素，避免或减少急性发作，对于明显气流受限的患者使用吸入性糖皮质激素联合长效 β_2 受体激动剂等。提高机体免疫功能，延缓病情的发展。

（二）肺心功能失代偿期

1. 控制感染　积极控制感染是治疗的关键，可根据痰培养及药物敏感试验选择抗生素。

2. 保持呼吸道通畅　合理用氧（通常采用低浓度、低流量、持续吸氧），纠正缺氧和二氧化碳潴留，改善呼吸功能。有明显气流受限的患者给予抗炎平喘治疗，如布地奈德／福莫特罗粉吸入剂、沙美特罗／氟替卡松粉吸入剂。使用氨溴索、乙酰半胱氨酸、溴己新等祛痰药物，翻身、拍背、胸壁震荡等。

3. 控制呼吸衰竭　根据基础病因的不同，采取相应措施，纠正呼吸衰竭，减轻心脏负荷。因慢阻肺导致的肺心病，合理氧疗纠正缺氧，必要时给予无创正压通气或气管插管有创正压通气治疗。

4. 控制心力衰竭　慢性肺心病患者一般在积极控制感染，改善呼吸功能后，心力衰竭便能得到改善；对治疗无效的重症患者，适当选用利尿、强心或血管扩张药物控制心力衰竭，慎用镇静剂。

（1）利尿剂　有减少血容量，减轻右心负荷，消除水肿的作用。以缓慢、小量和间歇用药为原则，常用药物有氢氯噻嗪，或选用保钾利尿药，如氨苯蝶啶。

（2）强心剂　患者对洋地黄类药物耐受性降低，易发生洋地黄中毒，原则上选用作用快、排泄快的药物小剂量应用，一般为常规剂量的 1/2 或 2/3 量。常用药物有毒毛花苷 K 或毛花苷 C 加入 10% 葡萄糖溶液缓慢静脉注射。用药前应注意纠正缺氧，防治低钾血症，以免发生药物中毒反应。

（3）控制心律失常　一般经过肺心病的抗感染、纠正缺氧等治疗后，心律失常往往可自行消失；如果持续存在，根据心律失常的类型选用药物。

（4）血管扩张剂　可减轻心脏前、后负荷，降低肺动脉压，如酚妥拉明、硝普钠、硝苯地平、卡托普利等。

考点　肺心病的治疗要点

四、主要护理诊断 / 问题

1. 气体交换受损　与呼吸肌疲劳、肺泡呼吸面积减少有关。
2. 清理呼吸道无效　与分泌物过多、痰液黏稠及咳嗽无力有关。
3. 活动耐力下降　与心、肺功能减退有关。
4. 体液过多　与体循环淤血、心输出量减少、肾血流灌注量减少有关。
5. 营养失调：低于机体需要量　与咳嗽、呼吸困难、体循环淤血等引起的食欲减退有关。
6. 焦虑　与病程长、疗效差、经济负担重有关。
7. 潜在并发症：肺性脑病、酸碱失衡及电解质紊乱。

五、护 理 措 施

（一）一般护理

1. 休息　保持环境安静、舒适、空气清新，维持适宜的温度及湿度，避免强烈光线刺激和噪声。协助患者采取舒适卧位，如半卧位或坐位，以减少机体耗氧量，肺心功能失代偿患者应卧床休息。

2. 饮食　摄取低盐、低热量、清淡、易消化和富含维生素及纤维素的饮食。限制钠盐摄入，钠盐 < 3g/d，入液量限制在 1 ～ 1.5L/d。根据患者饮食习惯，少量多餐。应用排钾利尿剂的患者注意钾的摄入，鼓励患者多吃含钾量高的食物和水果，如山药、香蕉等，保持大便通畅。避免含糖量高的饮食，以免引起痰液黏稠。

（二）心理护理

进行适当引导和安慰，减轻心理压力，使患者了解到充分的休息、良好的心态对心肺功能恢复的重要性。

（三）病情观察

密切观察患者的生命体征及意识状态，注意有无发绀、呼吸困难及其严重程度；有无心悸、胸闷、腹胀、尿量减少、下肢水肿等右心衰竭表现；密切观察患者有无头痛、烦躁不安、神志改变等肺性脑病的表现。

（四）对症护理

1. 促进排痰 加强巡视，保持呼吸道通畅。指导患者深吸气后咳嗽，翻身拍背，酌情采用胸部叩击和震荡、体位引流、吸痰等方法以利排痰，保持气道通畅。对昏迷患者，可进行机械吸痰。

2. 氧疗护理 根据缺氧和二氧化碳潴留程度不同，合理给氧。患者缺氧伴二氧化碳潴留时，则持续（＞15h/d）、低流量（1～2L/min）、低浓度（25%～29%）给氧，使 PaO_2 控制在 60mmHg 或略高。其原因是当缺氧伴二氧化碳潴留时，呼吸中枢对二氧化碳的刺激已不敏感，主要依靠缺氧来刺激颈动脉窦、主动脉体这些外周化学感受器来维持呼吸，低浓度吸氧，以防止因缺氧完全纠正外周化学感受器失去低氧的刺激而抑制自主呼吸，加重缺氧和二氧化碳潴留。

氧疗有效指标：患者呼吸困难减轻、呼吸频率减慢、发绀减轻，心悸缓解、活动耐力增加或 PaO_2 达到 60mmHg 以上、$PaCO_2$ 呈逐渐下降趋势。

考点 慢性肺源性心脏病的氧疗护理

3. 皮肤护理 水肿明显者应加强皮肤护理，避免腿部和踝部交叉受压，保持衣服宽大、柔软，在受压部位垫气圈或海绵垫，有条件者用气垫床，帮助患者抬高下肢，促进静脉回流，定时更换体位，预防压疮（压力性损伤）。

（五）用药护理

1. 利尿剂 利尿剂尽可能在白天给药，以免因频繁排尿而影响患者夜间睡眠。用利尿药后易出现低钾、低氯性碱中毒，使用排钾利尿药时遵医嘱补钾。避免过度脱水，以免引起血液浓缩、痰液黏稠不易排出。

2. 强心剂 遵医嘱给药，注意药效并观察毒性反应。由于肺心病患者长期处于缺氧状态，对洋地黄类药物耐受性很低，故疗效差、易中毒，注意观察药物毒性反应。

3. 呼吸兴奋剂 遵医嘱使用呼吸兴奋剂，注意保持呼吸道通畅，适当增加吸入氧浓度，用药过程中如出现恶心、呕吐、震颤甚至惊厥，提示药物过量，及时通知医生。

4. 镇静剂、麻醉剂 对二氧化碳潴留、呼吸道分泌物较多的重症患者慎用镇静剂、麻醉剂、催眠剂，如必须使用，用药后必须密切观察是否抑制呼吸中枢和咳嗽反射情况。

考点 肺心病的用药护理

六、健 康 教 育

1. 疾病知识指导 教会患者呼吸训练的方法，如腹式呼吸和缩唇呼吸，并嘱家属督促其长期坚持；教会患者和家属观察病情，如患者感到呼吸困难加重、咳嗽剧烈、咳痰、尿量减少、水肿明显，或家属发现患者神志淡漠、嗜睡或兴奋躁动、口唇发绀，提示病情变化或加重，及时就诊。

2. 保健知识指导 对该病进行三级预防。向患者宣传及时控制呼吸道感染、增强体质、改善心肺功能、防止肺心病进一步发展的重要性；积极防治呼吸道慢性疾病，避免各种诱发因素；增加营养，保证足够的蛋白质及热量的供应，以补充机体消耗，增加抗病能力。

3. 心理 - 社会指导　主动为患者耐心地介绍医院环境，耐心解答患者疑问，夜间加强巡视，以增加患者的安全感。给予较多心理支持，以协助患者正确认识和对待病情，鼓励患者经过积极治疗可以延长寿命以减少其紧张和焦虑情绪，并帮助患者不断提高生活质量。

第 10 节　呼吸衰竭患者的护理

案例 2-8

　　患者，男性，68 岁。慢性咳嗽，咳痰 7 年，活动后气短、心悸 2 年，发热 3 天。咳黄色脓痰，但不易咳出。护理体检：T 38.8℃，P 102 次 / 分，R 26 次 / 分，BP160/100mmHg，神志清楚，口唇发绀，呼吸费力，双侧下肢水肿，颈静脉怒张，桶状胸，两肺干啰音，心律齐，未闻及杂音，腹部（－），膝反射正常，巴宾斯基征（－）。实验室检查：RBC 5.6×10^{12}/L，Hb167g/L，WBC 14.5×10^9/L。血气分析：PaO$_2$ 50mmHg，PaCO$_2$ 60mmHg。

问题： 1. 该患者可能的诊断是什么？诊断依据是什么？

　　　　2. 该患者主要的护理问题是什么？

　　　　3. 此患者应采取何种氧疗？为什么？

　　呼吸衰竭是指在静息状态下各种原因引起的肺通气和（或）换气功能严重障碍，不能维持足够的气体交换，导致缺氧和（或）二氧化碳潴留，从而出现病理生理改变和相应临床表现的综合征。依据动脉血气分析，即在静息状态、海平面、呼吸空气的条件下，动脉血氧分压（PaO$_2$）< 60mmHg（8.0kPa），伴或不伴二氧化碳分压（PaCO$_2$）> 50mmHg（6.7kPa），并除外心内解剖分流和原发于心输出量降低等因素所致的低氧，即为呼吸衰竭。

　　按动脉血气分析分为 I 型呼吸衰竭和 II 型呼吸衰竭。

　　按起病急缓，将呼吸衰竭分为急性呼吸衰竭和慢性呼吸衰竭。

一、急性呼吸衰竭患者的护理

（一）概述

1. 概念　指因某些突发因素引起肺的通气和（或）换气功能迅速出现障碍，在短时间里发生的呼吸衰竭。

2. 病因及发病机制

（1）呼吸系统疾病　如严重呼吸系统感染、急性呼吸道阻塞性病变、重度或危重哮喘、各种原因引起的急性肺水肿、肺血管疾病，可导致肺通气和（或）换气障碍。

（2）中枢神经系统疾病　急性颅内感染、颅脑外伤、脑血管病变（脑出血、脑梗死）等抑制呼吸中枢。

（3）其他　脊髓灰质炎、重症肌无力、有机磷中毒及颈椎外伤等可损伤神经肌肉传导系统，引起通气不足。

（二）护理评估

1. 健康史　了解有无引起急性呼吸衰竭的致病因素；了解有无直接或间接抑制呼吸中枢的疾病；了解有无损伤神经 - 肌肉传导系统的疾病等。

2. 身心状况　急性呼吸衰竭的临床表现是低氧血症所致的呼吸困难和多脏器功能障碍。

（1）呼吸困难　是呼吸衰竭最早出现的症状。多数患者有明显的呼吸困难，可表现为频率、节律和幅度的改变。较早表现为呼吸频率增快，病情加重时出现呼吸困难，辅助呼吸肌活动加强，如"三凹征"。中枢性疾病或中枢神经抑制性药物所致的呼吸衰竭，表现为呼吸节律改变，如潮式呼吸、比奥呼吸等。

（2）发绀　是缺氧的典型表现。当动脉血氧饱和度低于90%时，可在血流量较大的口唇、指甲出现发绀。因发绀的程度与还原血红蛋白含量有关，贫血者则发绀不明显或不出现。严重休克等原因引起末梢循环障碍的患者，即使动脉血氧分压正常，也可出现发绀，称为周围性发绀。而真正由于动脉血氧饱和度降低引起的发绀，称作中心性发绀。

（3）精神神经症状　急性缺氧可出现精神错乱、躁狂、昏迷抽搐等症状。

（4）循环系统表现　多数患者有心动过速、严重者伴有低氧血症、酸中毒，可引起心肌损害，也可引起周围循环衰竭、血压下降、心律失常、心搏停止。

（5）消化和泌尿系统症状　严重呼吸衰竭对肝、肾功能均有影响，部分患者可出现丙氨酸氨基转移酶与血尿素氮升高。因胃肠道黏膜屏障功能受损，导致胃肠道黏膜充血水肿、糜烂渗血或应激性溃疡，引起上消化道出血。

考点　急性呼吸衰竭的临床表现

3. 辅助检查

（1）动脉血气分析　对判断呼吸衰竭和酸碱失衡的严重程度及指导治疗均具有重要意义。pH 可反映机体的代偿状况，有助于鉴别急性或慢性呼吸衰竭。当 $PaCO_2$ 升高、pH 正常时，称为代偿性呼吸性酸中毒；若 $PaCO_2$ 升高、pH < 7.35，则称为失代偿性呼吸性酸中毒。需注意，检查结果由于受到多种因素影响，具体分析时一定要结合临床情况。

（2）肺功能检测　可判断通气功能障碍的性质（阻塞性、限制性或混合性）以及是否合并换气功能障碍，并对通气和换气功能障碍的严重程度进行判断。

（3）胸部影像学检查　包括普通 X 线胸片、胸部 CT 和放射性核素肺通气 / 灌注扫描、肺血管造影及超声检查等。

（三）治疗要点

1. 保持呼吸道通畅　主要方法有：①若患者昏迷，应使其处于仰卧位，头后仰，托起下颌并将口打开。②清除气道内分泌物及异物。③必要时建立人工气道。

2. 氧疗　对于急性呼吸衰竭患者，应给予氧疗。确定吸氧浓度的原则是保证 PaO_2 迅速提高到 60mmHg 或动脉血氧饱和度（SpO_2）达 90% 以上的前提下，尽量降低吸氧浓度。

Ⅰ型呼吸衰竭的患者氧合功能障碍而通气功能基本正常，予以较高浓度（> 35%）给氧可迅速缓解低氧血症而不引起 CO_2 潴留。对于伴有高碳酸血症的急性呼吸衰竭，则需要低浓度给氧。

3. 高压氧治疗　用于外呼吸功能正常，而氧在血液的运输过程发生障碍所导致的呼吸衰竭，如一氧化碳中毒、氰化物中毒等，治疗中注意氧疗的监护与调整。

4. 增加通气量，改善 CO_2 潴留

（1）呼吸兴奋剂　适用于以中枢抑制为主导致通气量不足而引起的呼吸衰竭，对以肺水肿、弥漫性肺纤维化等病变导致肺换气功能障碍为主的呼吸衰竭患者，则不宜使用。

（2）正压机械通气　机械通气能维持必要的肺泡通气量，降低 $PaCO_2$；改善肺的气体交换效率，使呼吸肌得以休息，以利于恢复呼吸肌功能。正压机械通气可分为经气管插管进行的有创正压通气及经鼻 / 面罩进行的无创正压通气（noninvasive positive pressure ventilation，NPPV）。

链接

正压机械通气

当机体出现严重的通气和（或）换气功能障碍时，以人工辅助通气装置（有创或无创正压呼吸机）来改善通气和（或）换气功能，即为正压机械通气。无创正压通气无须建立有创人工气道，简便易行，与机械通气相关的严重并发症发生率低。但患者应具备以下基本条件：①清醒能够合作；②血流动力学稳定；③不需要气管插管保护（即患者无误吸、严重消化道出血、气道分泌物过多且排痰不利等情况）；④无影响使用鼻 / 面罩的面部创伤；⑤能够耐受鼻 / 面罩。

（3）体外膜肺氧合　是体外生命支持技术中的一种，通过将患者静脉血引出体外后经氧合器进行充分的气体交换，然后再输入患者体内。这是严重呼吸衰竭 / 循环衰竭的终级呼吸支持方式，主要目的是代替心肺功能，减少呼吸机相关性肺损伤的发生，为原发病的治疗争取时间。

5. 病因治疗　在解决急性呼吸衰竭本身造成危险的前提下，针对不同病因选取治疗方法是治疗的根本所在。

考点 急性呼吸衰竭的治疗要点

（四）主要护理诊断 / 问题

1. 气体交换受损　与呼吸衰竭有关。

2. 有感染的危险　与气管插管及使用呼吸机有关。

3. 急性意识障碍　与缺氧、二氧化碳潴留有关。

4. 潜在并发症：水、电解质紊乱，上消化道出血。

（五）护理措施

1. 一般护理　患者收住于 ICU，协助患者取舒适体位，卧床休息。遵医嘱采取各种对症治疗，配合抢救。

2. 病情观察　严密观察呼吸困难的程度及呼吸频率、节律和深度，记录生命体征、意识状态，监测并记录出入量。重点观察以下情况：

（1）神志　神志与精神的改变，对发现肺性脑病先兆极为重要。如精神恍惚、白天嗜睡、夜间失眠多语或躁动多为肺性脑病表现。

（2）呼吸　注意呼吸幅度、频率、节律的变化。若呼吸变浅、减慢、节律不齐或呼吸暂停，为呼吸中枢受抑制的表现。

（3）心率与血压　病程早期心率加速、血压上升，后期心脏功能失代偿可致心率减慢、血压下降。

（4）痰　注意痰量、性状及排痰是否通畅。如痰量增多，黄色脓性，表示感染加重，若原有大量痰液突然减少，常见于快速利尿，导致痰液黏稠形成痰栓堵塞小支气管等情况。

3. 对症护理

（1）保持呼吸道通畅　改善通气，及时清除痰液。清醒患者鼓励用力咳痰，对于痰液黏稠患者，予以雾化吸入，稀释痰液。对于咳嗽无力或昏迷患者，予以定时协助翻身拍背，促进排痰，必要时机械吸痰，保持呼吸道通畅。

（2）危重或昏迷患者可气管插管或气管切开，使用人工机械呼吸机。

4. 用药护理　遵医嘱使用抗生素来控制呼吸道感染。对烦躁不安、失眠患者慎用镇静剂以防引起呼吸抑制。使用呼吸兴奋剂如尼可刹米、洛贝林等，必须保持呼吸道通畅，并注意观察用药后反应，及时调整用药量和给药速度。近年来由于正压通气的广泛应用，这两种药物应用不断减少，已被多沙普仑取代，该药对于镇静催眠药过量引起呼吸抑制和慢阻肺并发急性呼衰者均有显著呼吸兴奋效果。

（六）健康教育

1. 疾病知识指导　向患者及家属介绍急性呼吸衰竭发生、发展和病情恶化的原因、诱因，以及针对不同病因采取适当的治疗措施的重要性，对于病情危重的患者建立人工气道及机械通气的必要性。

2. 保健知识指导　持续监测患者的呼吸、脉搏、血压，一定要保持呼吸道通畅，维持血氧饱和度在90%以上，一旦生命体征下降明显及时通知医生；如有发绀或呼吸加快加深，需警惕并做好急救准备。

3. 心理-社会指导　告诉患者及家属急性呼吸衰竭处理及时，可以度过危险期，减轻患者及家属的焦虑和恐惧，增加患者及家属治疗的信心。

二、慢性呼吸衰竭患者的护理

（一）概述

1. 病因及发病机制

（1）呼吸道病变　支气管的炎症、痉挛、异物等阻塞气道，引起通气不足，导致通气/血流比例失调，发生缺氧和二氧化碳潴留。

（2）肺组织病变　慢性阻塞性肺疾病（COPD）、重症哮喘、肺炎、严重肺结核、弥漫性肺纤维化、急性呼吸窘迫综合征（acute respiratory distress syndrome，ARDS）等，引起肺容量、通气量减少，通气/血流比例失调导致肺动脉分流，引起缺氧和二氧化碳潴留。

（3）胸廓病变　常见于胸廓外伤、气胸、大量胸腔积液、胸廓畸形等，影响胸廓运动，导致通气减少。

（4）神经肌肉病变　如脑血管疾病、颅脑外伤、脑炎、多发性神经炎、脊髓颈段或高位胸段损伤等。直接或间接抑制呼吸中枢，导致缺氧或合并二氧化碳潴留而发生呼吸衰竭。

引起慢性呼吸衰竭的众多病因中，以 COPD 最为常见；呼吸道感染是慢性呼吸衰竭最常见的诱因。

考点 慢性呼吸衰竭的病因

2. 分类及特点　根据血气分析的变化将呼吸衰竭分为：

（1）Ⅰ型呼吸衰竭　又称缺氧性呼吸衰竭，缺氧而无二氧化碳潴留，主要为换气功能障碍的疾病（通气/血流比例失调、弥散功能损害和肺动-静脉分流），如急性呼吸窘迫综合征（ARDS）。

（2）Ⅱ型呼吸衰竭　又称高碳酸性呼吸衰竭，缺氧伴二氧化碳潴留，常见于肺泡通气不足，如慢性阻塞性肺疾病（COPD）。

考点 慢性呼吸衰竭的类型

（二）护理评估

1. 健康史　了解患者有无基础疾病如 COPD、重症哮喘、肺气肿、重症肺结核等病史；有无呼吸道感染等诱因；了解生活环境和是否吸烟及烟量。

2. 身心状况

（1）症状　除原发病症状外，主要是缺氧和 CO_2 潴留引起的呼吸困难和多脏器功能受累的表现，与急性呼吸衰竭大致相似。

1）呼吸困难：是最早、最突出的症状，有呼吸频率、节律、深度的改变。表现为呼吸费力伴呼气延长，严重时呼吸浅快，点头或提肩呼吸，并发二氧化碳潴留时，出现浅慢呼吸或潮式呼吸，严重时会出现间歇样呼吸。

2）发绀：是缺氧的典型表现，尤其以口唇、指（趾）甲等处较为明显。贫血者可不明显或不出现，而红细胞增多者发绀更明显。

3）精神神经症状：轻度缺氧有注意力不集中、定向力减退，随缺氧加重逐渐出现烦躁、嗜睡，甚至昏迷。轻度 CO_2 潴留表现为兴奋症状，如烦躁、多汗、昼睡夜醒等；中度 CO_2 潴留表现为皮肤温暖、红润多汗、球结膜充血水肿等外周血管扩张症状；严重时出现肌群抽搐、神志恍惚、昏迷等 CO_2 麻醉现象，称肺性脑病。

4）循环系统症状：早期心率增快、血压升高，晚期心率减慢、血压下降、心律不齐等。

5）其他：严重呼吸衰竭对肝、肾功能和消化系统都有影响。如转氨酶升高，部分有黄疸；尿中有蛋白、红细胞和管型；部分可因应激性溃疡而出现上消化道出血。

（2）体征 外周体表静脉充盈、皮肤潮红、温暖多汗及球结膜充血水肿；血压早期升高，后期下降；心率多数增快；部分患者可出现视神经乳头水肿，瞳孔缩小，腱反射减弱或消失，锥体束征阳性等。

考点 慢性呼吸衰竭的临床表现

（3）心理 - 社会状况 由于受长期慢性基础疾病的折磨，特别是呼吸困难，患者常出现焦虑、恐惧、绝望等心理，加上病情突然加重，采用人工气道或机械通气时，患者出现情绪低落、精神错乱，甚至不配合治疗。部分患者过分依赖呼吸机，撤机时会对自主呼吸缺乏信心。

3. 辅助检查

（1）动脉血气分析 $PaO_2 < 60mmHg$，伴或不伴 $PaCO_2 > 50mmHg$，作为呼吸衰竭重要的诊断依据。

（2）血 pH 及电解质测定 主要有低氧血症、高碳酸血症、酸中毒、高钾血症等。$PaCO_2$ 增高大于 45mmHg，提示呼吸性酸中毒；减少小于 35mmHg，提示呼吸性碱中毒。

考点 慢性呼吸衰竭的血气分析

（三）治疗要点

慢性呼吸衰竭治疗的基本原则：治疗原发病、保持气道通畅、纠正缺氧和改善通气，维持心、脑、肾等重要器官的功能，预防和治疗并发症。治疗前首先注意呼吸系统有无需要紧急处理的急症，如张力性气胸、大量胸腔积液、大片肺不张或大量痰堵塞等。

1. 保持呼吸道通畅 是呼吸衰竭最基本、最重要的治疗措施。是有效吸氧、缓解二氧化碳潴留的重要环节。主要方法有：清除呼吸道的分泌物及异物；积极使用支气管扩张药物；必要时建立人工气道。

2. 合理氧疗 吸氧是治疗呼吸衰竭必需的措施。吸氧有利于提高肺泡内 PaO_2、动脉 PaO_2 和 SaO_2，增加可利用氧，减轻组织损伤，恢复脏器功能，提高机体耐受力。氧疗应使动脉 $PaO_2 > 60mmHg$ 或 $SaO_2 > 90\%$。慢性呼吸衰竭时，低氧血症常伴高碳酸血症，呼吸中枢化学感受器对 CO_2 的反应性差，呼吸的维持主要靠低氧血症对颈动脉体和主动脉体化学感受器的兴奋作用。如高浓度吸氧，解除了低氧对外周化学感受器的刺激，会导致呼吸变浅变慢，肺泡通气量下降，$PaCO_2$ 随之上升，严重者可致 CO_2 麻醉状态。故应给予低浓度、低流量持续给氧，从而在改善严重缺氧的同时能保持轻度缺氧对化学感受器的刺激作用，避免肺泡通气量减少及呼吸抑制。

3. 机械通气 对于呼吸衰竭严重，经上述处理不能有效地改善症状可考虑机械通气。

4. 控制感染 呼吸道感染是呼吸衰竭的最常见诱因，应选用敏感有效的抗生素。

5. 呼吸兴奋剂 在呼吸道通畅前提下使用，常用的呼吸兴奋剂有尼可刹米、洛贝林等，来增加通气。

6. 纠正酸碱平衡失调　以机械通气的方法能较为迅速地纠正呼吸性酸中毒，补充盐酸精氨酸和氯化钾可同时纠正潜在的碱中毒。

考点　慢性呼吸衰竭的治疗要点

（四）主要护理诊断 / 问题

1. 低效性呼吸型态　与肺通气不足、通气 / 血流比例失调、肺泡弥散障碍有关。

2. 清理呼吸道无效　与呼吸道分泌物多而黏稠、咳嗽无力、意识障碍或人工气道有关。

3. 焦虑　与呼吸困难、病情危重、死亡威胁等有关。

4. 营养失调：低于机体需要量　与食欲减退、久病消耗增多、人工气道有关。

5. 有受伤的危险　与意识障碍、气管插管及机械呼吸有关。

6. 潜在并发症：消化道出血、感染等。

（五）护理措施

1. 一般护理

（1）休息　病室保持安静、空气新鲜、温湿度适宜。协助患者取舒适体位（半卧位或坐位有利于改善呼吸状态），卧床休息，尽量减少活动。

（2）饮食　给予高热量、高蛋白、富含维生素的易消化、少刺激性的流食或半流食，做好昏迷患者的饮食护理。

2. 心理护理　多了解和关心患者的心理状况，尤其是使用呼吸机者，要学会与其进行语言或非语言交流以安慰患者情绪，指导并协助患者分散注意力，缓解其紧张和焦虑。

3. 病情观察　严密观察呼吸困难的程度、呼吸频率、节律和深度，并记录患者的生命体征、意识状态、皮肤黏膜色泽、尿量变化等，监测并记录出入量，并配合进行血气分析和血生化的监测；观察呕吐物和粪便性状，观察有无神志恍惚、烦躁、抽搐等肺性脑病表现。

4. 对症护理

（1）合理氧疗

1）氧疗的意义、指征和原则：①意义：能提高动脉血氧分压，纠正缺氧，减轻组织损伤，恢复脏器功能。②指征：慢性呼吸衰竭 $PaO_2 < 60mmHg$ 是氧疗绝对指征。③原则：是在气道通畅的前提下，Ⅰ型呼吸衰竭的患者可在短时间内间歇给予高浓度（＞ 35%）或高流量（4 ～ 6L/min）吸氧；Ⅱ型呼吸衰竭的患者应给予低浓度（25% ～ 29%）、低流量（1 ～ 2L/min）持续吸氧，使 $PaO_2 > 60mmHg$ 或 SaO_2 在 90% 以上，以防因缺氧纠正过快使外周化学感受器失去低氧的刺激导致呼吸抑制，加重 CO_2 潴留。

2）吸氧方法：有鼻导管、鼻塞、面罩、气管内和呼吸机给氧。临床常用简便的方法是鼻导管、鼻塞法吸氧，吸氧过程中应注意保持吸入氧气的湿化，输送氧气的面罩、导管、气管应妥善固定，并保持通畅，定期更换消毒，防止交叉感染。吸入氧浓度的计算方法是：

吸入氧浓度（%）=21+4×氧流量（L/min）。

3）疗效判断：给氧过程中若呼吸困难缓解、心率减慢、发绀减轻、尿量增多、神志清醒、皮肤转暖，提示氧疗有效，可考虑终止氧疗，停止吸氧前必须间断吸氧数日，若无不适症状方可停止。若呼吸过缓或意识障碍加深，要警惕二氧化碳潴留，应根据动脉血气分析结果和患者的临床表现，及时调整吸氧的流量和浓度。

考点 慢性呼吸衰竭的氧疗护理

（2）保持呼吸道通畅　气道通畅是改善呼吸功能的重要环节。做好咳嗽咳痰的护理。建立人工气道，做好气管插管或气管切开的准备，当病情严重时配合医生建立人工气道，进行机械通气。做好人工气道和机械通气的常规护理，如保持气管切开伤口无菌，吸引器和呼吸器的消毒，以及密切观察呼吸机的工作状况和详细记录各项数据等。

5. 用药护理　严格按医嘱给药，并密切观察药物的疗效和不良反应。长期应用抗生素的患者，注意其有无"二重感染"。呼吸兴奋剂静脉滴注不宜过快，若出现恶心、呕吐、烦躁、面色潮红及皮肤瘙痒等不良反应，提示呼吸兴奋剂过量，需减量或停用。对烦躁不安、夜间失眠的患者禁用麻醉剂、慎用镇静剂，防止引起呼吸抑制。

（六）健康教育

1. 疾病知识指导　向患者及家属介绍慢性呼吸衰竭发生、发展和病情恶化的原因、诱因；慢性肺心病的管理与预防是医务工作者的一项重要任务，向患者说明积极治疗基础疾病和避免诱因可延缓呼吸功能恶化的进程。

2. 保健知识指导　劝告吸烟者戒烟；指导患者保持规律生活，多食高热量、高蛋白、富含多种维生素、易消化饮食，加强营养，注意休息；注意预防呼吸道感染，鼓励患者进行耐寒锻炼（如冷水洗脸）和呼吸肌功能锻炼（腹式呼吸法、缩唇呼吸法），以增强抗病能力、改善呼吸功能。强调家庭氧疗的重要性，并指导患者及家属学会氧疗的方法和注意事项；指导患者及家属观察病情变化，出现异常立即就诊。

3. 心理 - 社会指导　在进行心理疏导时应注意语言和非语言的交流，让患者保持心情舒畅，消除其不良情绪，避免紧张和焦虑，配合治疗。

第 11 节　急性呼吸窘迫综合征患者的护理

案例 2-9

　　患者，男性，38 岁。因急性重症肺炎入院，发病后 24 小时，护士查房时发现患者出现烦躁、呼吸窘迫。护理体检：T 39.5℃、P 112 次 / 分、R 36 次 / 分、BP 120/75mmHg，口唇发绀，呼吸费力，肺部听诊检查可闻及少许湿啰音。动脉血气分析：PaO_2 50mmHg，$PaCO_2$ 30mmHg。X 线胸片：可见密度增高的大片状阴影，立即给予高浓度吸氧后症状无缓解。

问题： 1. 该患者可能的诊断是什么？诊断依据是什么？

　　　　2. 该患者主要的护理问题是什么？

一、概　　述

急性呼吸窘迫综合征（ARDS）是一种由肺炎、非肺部感染、创伤、输血、烧伤、误吸或休克等危险因素引起的急性弥漫性炎症性肺损伤。由此产生的损伤会导致肺血管和肺泡上皮通透性增加引起肺水肿。临床上以呼吸窘迫和顽固性低氧血症为特征，肺部影像学表现为双肺弥漫性渗出性病变。

（一）病因

1. 肺内因素（直接因素）　指对肺的直接损伤，包括吸入胃内容物、毒气、烟尘及长时间吸入纯氧、肺挫伤、淹溺、重症肺炎等。

2. 肺外因素（间接因素）　包括各种类型的休克、败血症、严重的非胸部创伤、大量输血、急性重症胰腺炎、弥散性血管内凝血、大面积烧伤、体外循环、脂肪栓塞、药物或麻醉品中毒等。

（二）发病机制

急性肺损伤（ALI）和 ARDS 的发病机制仍不十分清楚。目前认为，除上述危险因素对肺泡膜造成直接损伤外，更重要的是多种炎症细胞及其释放的炎性介质和细胞因子间接介导的肺炎症反应，进一步损伤肺泡膜，使肺泡表面活性物质减少或消失，肺泡萎缩、肺不张、肺通气与血流比例失调，引起肺的氧合功能障碍，导致顽固性低氧血症。

二、护 理 评 估

（一）健康史

了解有无肺内因素如胃内容物的吸入、毒气吸入、肺挫伤、淹溺、重症肺炎等造成的直接肺损伤；了解有无肺外因素如各种类型的休克、败血症、急性重症胰腺炎、输血相关急性肺损伤等。

（二）身心状况

1. 症状　除原发病的表现外，常在受到发病因素攻击（严重创伤、休克、误吸胃内容物等）后 72 小时内（几乎不超过 7 天）突然出现进行性呼吸困难、发绀，常伴有烦躁、焦虑、出汗，患者常出现呼吸窘迫，感到胸廓紧束、严重憋气，一般氧疗不能改善，也不能用其他心肺疾病所解释。部分患者出现咳嗽、咳痰，甚至咳血水样痰或少量咯血。因合并脓毒血症、多器官功能衰竭导致患者死亡。

2. 体征　早期多无阳性体征或闻及少量细湿啰音；后期可闻及水泡音及管状呼吸音。

考点　急性呼吸窘迫综合征的症状和体征

3. 心理 - 社会状况　ARDS 患者因呼吸困难、预感病情危重、可能危及生命等，常会产生紧张、焦虑情绪。

（三）辅助检查

1. 胸部 X 线　早期无异常或出现肺纹理增多，边缘模糊。继之出现斑片状并逐渐融合成大片状浸润阴影，大片阴影中可见支气管充气征。后期可出现肺间质纤维化改变。

2. 动脉血气分析 后期可出现 $PaCO_2$ 升高和 pH 降低。氧合指数（PaO_2/FiO_2）是诊断 ARDS 的必要条件，正常值为 $400 \sim 500mmHg$，ARDS 时，$PaO_2/FiO_2 \leqslant 300mmHg$。

> **链 接**
>
> **氧合指数**
>
> 氧合指数是通过动脉血氧分压除以吸入氧的百分比得出来的数值，正常值一般为 $400 \sim 500mmHg$。如果氧合指数低于 $300mmHg$，通常表明呼吸功能障碍。氧合指数是评价患者病情轻重的指数之一，例如，急性呼吸窘迫综合征，氧合指数的分度是：$201 \sim 300mmHg$ 为轻度，$101 \sim 200mmHg$ 为中度，$\leqslant 100mmHg$ 为重度。重度急性呼吸窘迫综合征患者需要进行气管插管、上呼吸机等方式进行治疗。

考点 急性呼吸窘迫综合征的动脉血气分析

3. 床边肺功能监测 肺顺应性降低，无效腔通气量比例（VD/VT）增加，但无呼气流速受限。

4. 心脏超声和肺动脉导管检查 通常仅用于与左心衰竭鉴别有困难时，一般肺动脉楔压（PAWP）$< 12mmHg$，若 $> 18mmHg$ 则支持左心衰竭的诊断。

三、治疗要点

ARDS 的治疗原则：积极治疗原发病、氧疗、机械通气和调节液体平衡、加强营养支持等。

（一）治疗原发病

病因治疗是 ARDS 的首要原则和基础，应积极寻找原发病灶并予以彻底治疗。感染是 ARDS 的最常见诱因，对病因不明确的 ARDS，都应怀疑感染的可能。

（二）氧疗

迅速纠正低氧血症、尽快提高 PaO_2 是抢救 ARDS 最重要的措施。高浓度（$> 50\%$）给氧，尽快使 $PaO_2 \geqslant 60mmHg$ 或 $SaO_2 \geqslant 90\%$，轻症可面罩给氧，大多数患者需要机械通气供氧。

一般需用面罩予以高浓度（$> 50\%$）给氧，氧疗目标建议维持 SaO_2 为 $88\% \sim 95\%$。未插管的患者推荐给予经鼻高流量氧疗。

考点 急性呼吸窘迫综合征的氧疗方法

（三）机械通气

一旦诊断为 ARDS 应尽早机械通气。轻症患者可试用无创正压通气（NPPV），无效或病情加重时应尽快气管插管行有创机械通气，以提供充分的通气和氧合，支持器官功能。ARDS 患者的机械通气需采用肺保护性通气，主要措施如下：

1. 呼气末正压通气（PEEP） 适当的 PEEP 可以使萎陷的小气道和肺泡重新开放，防止肺泡随呼吸周期反复开闭，并可减轻肺泡水肿，从而改善肺泡弥散功能和通气与血流比例，减少分流，达到改善氧合功能和肺顺应性的目的。

2. 小潮气量　由于 ARDS 导致肺泡萎陷和功能性残气量减少，有效参与气体交换的肺泡数减少，因此要求以小潮气量通气，以防止肺泡过度充气。

3. 通气模式的选择　目前尚无统一的标准，压力控制通气可以保证气道吸气压不超过预设水平，避免肺泡过度扩张而导致呼吸机相关性肺损伤。联合使用肺复张法、俯卧位辅助通气等可进一步改善氧合。

（四）调节液体平衡

为了减轻肺水肿适当使用利尿剂。必要时需放置肺动脉导管监测肺毛细血管楔压（PCWP），指导液体管理。

一般 ARDS 早期不宜输胶体液，防止毛细血管通透性增加，胶体液可渗入肺间质加重肺水肿。

（五）加强营养支持

ARDS 时机体处于高代谢状态，应补充足够的营养。由于在禁食 24～48 小时后即可以出现肠道菌群异位，且全静脉营养可引起感染和血栓形成等并发症，因此宜早期（入 ICU 24～48 小时内）开始胃肠营养。

四、主要护理诊断 / 问题

1. 低效性呼吸型态　与不能进行有效呼吸有关。
2. 清理呼吸道无效　与呼吸道感染、分泌物过多或黏稠、咳嗽无力有关。
3. 焦虑　与呼吸窘迫、疾病危重以及对环境和事态失去自主控制有关。
4. 潜在并发症：误吸、呼吸机相关性肺炎、呼吸机相关性肺损伤。

五、护 理 措 施

（一）一般护理

1. 休息　帮助患者取半卧位或坐位，严重时可趴伏在床桌上。为减少体力消耗，降低耗氧量，患者需卧床休息，并尽量减少自理活动和不必要的操作。ARDS 在必要时可采用俯卧位辅助通气，以改善氧合。

2. 饮食　给予高热量、高蛋白、高维生素、易消化、产气少的食物。鼓励清醒患者自行进食，昏迷患者给予鼻饲提供营养，鼻饲期间观察有无腹胀、腹泻或便秘等不适。必要时遵医嘱静脉补充营养。

（二）心理护理

了解和关心患者的心理状况，特别是对建立人工气道和使用机械通气的患者，应加强巡视，安慰患者情绪，指导并协助患者分散注意力，缓解其紧张和焦虑。

（三）病情观察

严密监测呼吸频率、节律和深度，呼吸困难的程度，观察有无发绀、球结膜水肿、肺部有无异常呼吸音及啰音；使用人工呼吸机时若出现头晕、口周和四肢麻木、视物模糊、抽搐等症状是因过度通气引起的呼吸性碱中毒时二氧化碳排出过多导致。监测心率、心律、血压、意识状况及神经精神症状，如有肺性脑病的表现，应及时通知医生。观察和记录每小时尿量和液体出入量，监测动脉血气分析和生化检查结果，了解电解质和酸碱平衡情况等。

（四）氧疗护理

1. 氧疗的意义、原则　氧疗能提高肺泡内氧分压，从而减轻组织损伤，恢复脏器功能。遵医嘱给予高浓度氧气（ > 50% ）以提高氧分压（ $PaO_2 \geqslant 60mmHg$ 或 $SaO_2 \geqslant 90\%$ ）。

2. 疗效判断　吸氧后呼吸困难缓解、发绀减轻、心率减慢，表示氧疗有效；通过普通面罩进行高浓度氧疗后，若不能有效地改善患者的低氧血症，应做好气管插管和机械通气的准备。

3. 注意事项　氧疗时应注意保持吸入氧气的湿化，以免干燥的氧气对呼吸道产生刺激作用，并导致气道黏液栓形成。向患者及家属说明氧疗的重要性，嘱其不要擅自停止吸氧或变动氧流量。

考点 急性呼吸窘迫综合征的氧疗护理

（五）用药护理

严格按医嘱给药，并密切观察药物的疗效和不良反应。患者使用呼吸兴奋剂时应保持呼吸道通畅，适当提高吸入氧分数，静脉滴注时速度不宜过快，注意观察呼吸频率、节律、神志变化以及动脉血气的变化，以便调节剂量。

（六）俯卧位通气治疗护理

严格按照规范操作，在操作前评估患者各项指标如生命体征、镇静状态、人工气道等；选择合适的方法，安排好分工，并注意操作后的护理。

六、健 康 教 育

1. 疾病知识指导　向患者及家属讲解疾病的发生、发展和转归，使患者理解康复保健的意义与目的。指导患者及家属观察病情变化，出现异常立即就诊。

2. 保健知识指导　根据患者的具体情况指导患者制定合理的活动与休息计划，避免劳累、情绪激动等不良因素刺激。增强体质，减少出入公共场所，预防呼吸道感染，避免各种诱发因素，进行冷水洗脸等耐寒锻炼；鼓励患者改善膳食结构，加强营养；避免吸入刺激性气体，劝告吸烟者戒烟。

3. 心理 - 社会指导　患者因病情危急出现呼吸困难的情况，多伴随各种不良的情绪，使患者用非语言的交流方式表达其需求；及时向家属通报患者病情，适当安排探视，缓解患者焦虑、恐惧的不良心理反应。

自 测 题

A₁ 型题

1. 呼吸系统疾病最常见的致病因素是（　　）

　　A. 感染　　　　　　B. 理化因素

　　C. 过敏因素　　　　D. 变态因素

　　E. 全身性疾病

2. 吸气性呼吸困难常见于（　　）

　　A. 上呼吸道梗阻性病变

　　B. 肺血管病变

　　C. 胸膜病变

　　D. 支气管病变

　　E. 肺组织病变

3. 大量咯血是指 24 小时咯血量超过（　　）

　　A. 200ml　　B. 300ml　　　C. 400ml

　　D. 500ml　　E. 600ml

4. 咳脓臭痰提示患者为（　　）

　　A. 肺炎链球菌感染　B. 铜绿假单胞菌感染

　　C. 厌氧菌感染　　　D. 真菌感染

　　E. 其他化脓菌感染

5. 慢性支气管炎最突出的症状是（　　）

　　A. 长期反复咳嗽　　B. 反复咳脓性痰

　　C. 间歇少量咯血　　D. 逐渐加重的呼吸困难

　　E. 活动后喘息

6. 慢性支气管炎合并慢性阻塞性肺气肿时主要的临床表现是（　　）

　　A. 突然发作呼吸困难

　　B. 进行性呼吸困难

　　C. 心悸

　　D. 咳粉红色泡沫痰

　　E. 咯血

7. 指导肺气肿患者学习缩唇呼吸，错误的动作是（　　）

　　A. 经鼻腔缓慢吸气　B. 短暂屏气

　　C. 口唇缩拢缓慢呼气　D. 呼与吸之比为 1 : 2

　　E. 避免大口吸气与呼气

8. 支气管哮喘首选的支气管扩张剂是（　　）

　　A. 异丙肾上腺素　　B. 氨茶碱

　　C. 氯喘　　　　　　D. 氢化可的松

　　E. 沙丁胺醇

9. 医院获得性肺炎最常见的病原菌为（　　）

　　A. 肺炎链球菌　　　B. 流感嗜血杆菌

　　C. 革兰氏阴性杆菌　D. 支原体

　　E. 厌氧菌

10. 肺炎链球菌肺炎高热患者降温不宜采用（　　）

　　A. 温水擦身　　　　B. 酒精擦浴

　　C. 口服退热药　　　D. 大血管区放置冰袋

　　E. 鼓励饮水

11. 肺炎出现下列症状提示有感染性休克可能的是（　　）

　　A. 体温 38.5 ～ 39.5℃

　　B. 血压在 80/60mmHg 以下

　　C. 脉搏大于 90 次 / 分

　　D. 四肢温暖、潮湿

　　E. 白细胞计数 10×10^9/L

12. 支气管扩张的典型临床表现为（　　）

　　A. 慢性咳嗽，咳黏液或泡沫状痰，气急，低热，两肺底湿啰音

　　B. 慢性咳嗽，咳大量脓痰，反复咯血，常有肺部感染、局限性肺下部湿啰音

　　C. 发热，刺激性咳嗽，咳黏液脓性痰；两肺呼吸音增粗，散布干湿啰音

　　D. 高热，咳嗽，咳黏液血性痰，一侧胸痛和呼吸音减低

　　E. 发热，咳黏液血性痰，两肺底湿啰音

13. 护士帮助支气管扩张患者进行体位引流时，不正确的是（　　）

　　A. 引流前向患者讲解配合方法

　　B. 根据病变的部位选择合适的体位

　　C. 每次引流时间可从 5 ～ 10 分钟开始，根据患者情况进行调整

　　D. 饭后立即进行

　　E. 若患者出现咯血、头晕等，立即终止引流

14. PPD 实验结果可直接判断为强阳性的是皮肤硬结平均直径在（　　）

　　A. 3～5mm　　　　B. 6～9mm

　　C. 12～14mm　　　D. 15～19mm

　　E. ≥ 20mm

15. 支气管扩张患者如有厌氧菌感染，则痰的特征为（　　）

　　A. 痰量与体位改变有关

　　B. 每日痰量可达数百毫升

　　C. 痰呈黄绿色

　　D. 痰放置后可分为 3 层

　　E. 痰有恶臭味

16. 可成为重要社会传染源的肺结核类型是（　　）

　　A. 原发性肺结核

　　B. 急性血行播散性肺结核

　　C. 浸润性肺结核

　　D. 慢性纤维空洞性肺结核

　　E. 结核性胸膜炎

17. 诊断肺心病的主要依据是（　　）

　　A. 肺动脉高压及右心室肥厚

　　B. 肺性脑病

　　C. 肺气肿体征

　　D. 长期慢性支气管炎及肺部疾病史

　　E. 心电图见 "肺型 P 波"

18. 慢性肺源性心脏病发生的关键环节是（　　）

　　A. 肺动脉高压　　　B. 左心室扩大

　　C. 右心室扩大　　　D. 体循环淤血

　　E. 心功能不全

19. 肺心病、心力衰竭的治疗中最主要的是（　　）

　　A. 控制感染，改善通气功能

　　B. 应用利尿剂

　　C. 应用强心剂

　　D. 应用脱水剂

　　E. 糖皮质激素的应用

20. 排出痰液的护理措施，下列哪项不妥（　　）

　　A. 痰液黏稠可使用祛痰剂

　　B. 限制水分摄入，以免痰液生成过多

　　C. 对症使用有效的中成药

　　D. 行蒸汽吸入或药物超声雾化吸入

　　E. 对痰多而无力咳出者协助翻身拍背，或导管插入吸痰

21. 慢性呼吸衰竭最常见的病因是（　　）

　　A. COPD　　　　　B. 呼吸道感染

　　C. 肺结核　　　　　D. 肺肿瘤

　　E. 胸廓畸形

22. 呼吸衰竭患者最早、最突出的表现是（　　）

　　A. 发绀　　　　　　B. 呼吸困难

　　C. 心率加快　　　　D. 血压下降

　　E. 肝、肾功能损害

23. 急性呼吸窘迫综合征最主要的病理改变是（　　）

　　A. 肺血管通透性增强

　　B. 肺间质和肺泡水肿

　　C. 肺泡 Ⅱ 型上皮细胞受损

　　D. 低氧血症

　　E. 通气与血流比值失调

24. 急性呼吸窘迫综合征患者在使用人工呼吸机时，若通气过度可出现（　　）

　　A. 皮肤潮红、出汗　B. 表浅静脉充盈消失

　　C. 呼吸浅快　　　　D. 呼吸性酸中毒

　　E. 呼吸性碱中毒

A₂ 型题

25. 程先生，35 岁。被诊断为肺炎，咳铁锈色痰，最有可能感染的是（　　）

　　A. 金黄色葡萄球菌　B. 肺炎链球菌

　　C. 冠状病毒　　　　D. 白念珠菌

　　E. 肺炎支原体

26. 周先生，74 岁。慢性阻塞性肺疾病病史 30 年，今日中午在家抬重物时，突然感右侧胸部刺痛，逐渐加重，伴气急、发绀。此患者最可能发生的是（　　）

　　A. 急性心肌梗死　　B. 胸腔积液

　　C. 自发性气胸　　　D. 肺栓塞

　　E. 支气管阻塞

27. 乔先生，66 岁。患慢性阻塞性肺疾病，出院

后拟进行长期家庭氧疗，护士应告知患者每日吸氧的时间是不少于（　　）

A. 5 小时　　　　　B. 8 小时

C. 10 小时　　　　D. 12 小时

E. 15 小时

28. 陈先生，68 岁。患慢性支气管炎伴阻塞性肺气肿，近日痰不易咳出，常有喘鸣、头痛、烦躁，白天嗜睡，夜间失眠，应考虑（　　）

A. 脑疝先兆　　　　B. 呼吸性酸中毒

C. 肺性脑病　　　　D. 窒息先兆

E. 休克早期

29. 患者，女性，25 岁。因春游赏花，出现咳嗽、咳痰伴喘息，呼气性呼吸困难。查体：喘息貌，口唇发绀，在肺部可闻及广泛哮鸣音。诊断为支气管哮喘。下面哪种是最有效的抗炎药物（　　）

A. 氨茶碱　　　　　B. 糖皮质激素

C. 色甘酸钠　　　　D. 氯苯那敏

E. 沙丁胺醇

30. 患者，男性，50 岁。因支气管哮喘发作到某医院就诊，因护士操作不当，快速静脉注射某药后，患者出现头晕、心悸、心律失常、血压剧降，此药可能是（　　）

A. 沙丁胺醇　　　　B. 氨茶碱

C. 异丙托溴铵　　　D. 地塞米松

E. 色甘酸钠

31. 患者，女性，18 岁。支气管哮喘 3 年，同时使用几种气雾剂治疗。用药顺序正确的是（　　）

A. 先用支气管扩张剂，再用茶碱类气雾剂

B. 先用激素类气雾剂，再用支气管扩张剂

C. 先用激素类气雾剂，再用茶碱类气雾剂

D. 先用支气管扩张剂，再用激素类气雾剂

E. 先用茶碱类气雾剂，再用支气管扩张剂

32. 患者，女性，23 岁。每次使用某品牌香水后，均会诱发哮喘发作。此时，患者来门诊就诊，护士给其做健康教育时，应告知其预防哮喘发作最有效的方法是（　　）

A. 注射疫苗　　　　B. 脱敏疗法

C. 脱离变应原　　　D. 预防性服用氨茶碱

E. 吸入沙丁胺醇

33. 患者，男性，26 岁。患有重症支气管哮喘，目前出现严重的呼吸困难。护士在观察患者时，发现患者张口抬肩、用力喘气、额部出汗、烦躁不安，呈端坐位，有发绀、出汗、颈静脉怒张、胸腹反常运动、哮鸣音消失等体征，其中提示其病情严重的体征是（　　）

A. 颈静脉怒张　　　B. 胸腹反常运动

C. 发绀　　　　　　D. 哮鸣音消失

E. 奇脉

34. 患者，男性，20 岁。突发发作性呼气性呼吸困难，怀疑哮喘，去医院就诊时病情已经缓解，有助于诊断的血象变化是（　　）

A. 白细胞计数增高　B. 单核细胞增高

C. 淋巴细胞增高　　D. 嗜酸性粒细胞增高

E. 嗜碱性粒细胞增高

35. 护士指导哮喘患者使用定量雾化吸入器（MDI），让患者按要求重复一次，以检验是否能正确使用。结果发现不正确的步骤是（　　）

A. 打开盖子，摇匀药液

B. 深呼气至不能再呼

C. 将 MDI 喷嘴置于口中，双唇包住咬口

D. 以慢而深的方式经口吸气

E. 吸气末屏气 20 秒后缓慢呼气

36. 周先生，25 岁。突起畏寒、发热 1 天，伴咳嗽、右胸痛，痰呈铁锈色。查体：体温 40℃，血压 86/54mmHg，右上胸语颤增强，有管状呼吸音，白细胞 $26.2×10^9$/L，X 线示右上肺大片致密阴影，诊断为（　　）

A. 右上肺干酪性肺炎

B. 肺炎克雷伯菌肺炎

C. 肺炎链球菌肺炎伴胸膜炎

D. 肺炎链球菌肺炎伴休克

E. 肺结核

37. 患者，男性，28 岁。以突然畏寒、高热、咳

嗽 1 天就诊。体检：右下肺呼吸音低，可闻及湿啰音，胸片示右下肺有大片炎性阴影，拟诊为肺炎链球菌肺炎，首选的药物为（　　）

A. 头孢菌素　　　　B. 林可霉素

C. 链霉素　　　　　D. 青霉素

E. 氯霉素

38. 患者，男性，17 岁。平素健康，1 周前感冒并伴有轻度咳嗽，昨晚突然咯血，开始为 2～3 口血痰，继之大口咯血。查体：左下肺闻及湿啰音，余未见具体病灶，追问既往史得知年幼时患过百日咳。咯血原因最可能（　　）

A. 肺结核　　　　　B. 支气管扩张

C. 肺炎　　　　　　D. 支气管哮喘

E. 急性支气管炎

39. 刘女士，24 岁。患支气管扩张 8 年，常反复咯血。因剧咳而致大量咯血 1 天入院。住院期间突然出现咯血终止，患者表情恐怖，张口瞪目，两手乱抓，应考虑发生下列何种紧急状况（　　）

A. 肺梗死　　　　　B. 窒息

C. 休克　　　　　　D. 呼吸衰竭

E. 心力衰竭

40. 张女士，24 岁。咳嗽 2 个月，咳白色黏痰，内带血丝；午后低热，面颊潮红，疲乏无力，常有心悸、盗汗，较前消瘦。经 X 线摄片检查，发现右上肺第 2 前肋部位有云雾状淡薄阴影。痰菌 3 次检验阴性。你认为以下哪项护理不必要（　　）

A. 住院隔离

B. 给予高热量、高维生素、高蛋白饮食

C. 按医嘱给予抗结核药物治疗，并观察药物不良反应

D. 对患者的食具、用品、痰等进行消毒

E. 定期复查 X 线检查以了解病灶情况

41. 患儿，男性，1 岁半，PPD 试验硬结直径 13mm，局部有少许水疱。未接种过卡介苗，护士考虑该患儿可能是（　　）

A. 免疫功能低下

B. 体内有新的结核病灶

C. 非典型结核分枝杆菌感染

D. 原发免疫缺陷病

E. 既往有结核感染

42. 患者，男性，65 岁。低热、咳嗽并痰中带血丝 3 个月。胸片显示左肺上叶不张。少量胸膜腔积液。为确诊，进一步检查应首选（　　）

A. 胸部 CT　　　　B. 剖胸探查

C. 胸腔镜检查　　　D. 支气管镜检查

E. 经胸壁穿刺活组织检查

43. 某肺心病患者，血气分析示 PaO_2 45mmHg，$PaCO_2$ 75mmHg。应给予哪种氧疗法（　　）

A. 持续低流量、低浓度给氧

B. 持续高流量、高浓度给氧

C. 间歇低流量、低浓度给氧

D. 间歇高流量、高浓度给氧

E. 间歇高流量、乙醇湿化给氧

44. 赵女士，55 岁。因肺心病急诊入院。急诊室给予静脉输入抗生素、吸氧，现准备用平车送入病区，护送途中下列哪项是错误的（　　）

A. 护送中注意保暖　B. 安置合适卧位

C. 注意安全　　　　D. 注意观察病情

E. 暂停输液、吸氧

45. 肺心病患者进行强心、利尿治疗，不正确的措施是（　　）

A. 快速、大量使用利尿剂

B. 快速、小剂量使用洋地黄

C. 使用洋地黄前应纠正缺氧

D. 使用洋地黄前应数脉搏

E. 使用后，密切观察疗效

46. 患者，男性，63 岁。因呼吸衰竭入院，应用辅助呼吸和呼吸兴奋剂过程中，出现恶心、呕吐、烦躁、面颊潮红、肌肉颤动等现象，考虑为（　　）

A. 肺性脑病先兆　　B. 呼吸兴奋剂过量

C. 痰液堵塞　　　　D. 通气量不足

E. 呼吸性碱中毒

47. 某慢性肺源性心脏病患者，喘憋明显，略有烦躁。在治疗过程中应慎用镇静剂，以避免

（　　　）

 A. 洋地黄中毒　　　B. 双重感染

 C. 脱水、低血钾　　D. 诱发肺性脑病

 E. 加重心力衰竭

48. 患者，男性，73 岁。COPD 15 年，肺心病 5 年，体质虚弱，近日来因上呼吸道感染，大量脓痰不易咳出，神志恍惚，昏睡。护士为其清理呼吸道最适宜的护理措施是（　　　）

 A. 指导有效咳嗽　　B. 胸部叩击

 C. 湿化气道　　　　D. 体位引流

 E. 机械吸痰

49. 李某，60 岁。呼吸衰竭，进行氧疗中呼吸困难缓解、心率减慢、发绀减轻。表明（　　　）

 A. 缺氧不伴有二氧化碳潴留

 B. 缺氧伴有二氧化碳潴留

 C. 需加用呼吸兴奋剂

 D. 需调整给氧浓度和流量

 E. 氧疗有效，维持原治疗方案

50. 林先生，70 岁。慢性支气管炎、肺气肿病史多年，今日中午进餐时米粒呛入气管引起剧烈咳嗽后，突然呼吸困难，伴右胸刺痛，逐渐加重。最可能是（　　　）

 A. 心肌梗死　　　　B. 肺栓塞

 C. 自发性气胸　　　D. 胸腔积液

 E. 支气管阻塞

51. 患者，男性，70 岁。患慢性支气管炎合并肺气肿 30 年，近日因感冒诱发肺部感染，导致 Ⅱ 型呼吸衰竭，其护理诊断是（　　　）

 A. 呼吸道阻塞　与感染有关

 B. 呼吸道阻塞　与痰液增多、黏稠有关

 C. 呼吸衰竭　与气体交换受损有关

 D. 呼吸衰竭　与呼吸道阻塞有关

 E. 气体交换受损　与呼吸道阻塞有关

52. 患者，男性，28 岁。在火灾中吸入有毒烟雾后出现呼吸困难，鼻导管吸氧未见好转。入院后动脉血气分析示 PaO_2 50mmHg，$PaCO_2$ 55mmHg。X 线：双肺可见密度增高的大片状阴影。临床诊断为急性呼吸窘迫综合征。该

患者最主要的治疗方法是（　　　）

 A. 吸氧　　　　　　B. 抗感染

 C. 维持有效循环　　D. 机械正压通气

 E. 营养支持

53. 患者，女性，30 岁。因“高热 3 天，伴呼吸困难”以“肺部感染”入院，入院后给予面罩吸氧未见好转，患者精神紧张。查体：脉搏 114 次/分，呼吸 36 次/分，血压 115/75mmHg。动脉血气分析：PaO_2 50mmHg，$PaCO_2$ 35mmHg。X 线胸片：双肺可见大片致密阴影，考虑存在 ARDS，目前首先应给予的有效处理是（　　　）

 A. 镇静　　　　　　B. 物理降温

 C. 静脉输液　　　　D. 机械通气

 E. 鼻导管给氧

A_3/A_4 型题

（54～56 题共用题干）

 王女士，35 岁。咳嗽 1 周，近两日咯血数次，每次咯血量不等，最多一次达 300ml，护理体检左侧肺上部呼吸音减弱，患者精神紧张。

54. 该患者目前最主要的护理诊断/问题是（　　　）

 A. 气体交换受损　　B. 有感染的危险

 C. 有窒息的危险　　D. 清理呼吸道无效

 E. 有体液不足的危险

55. 入院后第 2 天，该患者突然出现咯血不畅、表情恐怖、两手乱抓、大汗淋漓，进而意识突然丧失，护士应首先考虑患者发生了（　　　）

 A. 休克　　　　　　B. 左心衰竭

 C. 支气管哮喘　　　D. 窒息

 E. 呼吸衰竭

56. 这时护士应首先采取的措施是（　　　）

 A. 开放静脉通道

 B. 立即通知医师

 C. 判断患者昏迷程度

 D. 给予高流量吸氧

 E. 立即取头低足高 45° 俯卧位，面部侧向一边，轻拍背部

（57、58 题共用题干）

 王先生，75 岁。慢性咳嗽、咳痰、喘息 20 年，

活动后气急4年，诊断为慢性支气管炎、慢性阻塞性肺气肿。

57. 对该患者进行护理体检，胸廓有可能出现（　　）

A. 扁平胸　　　　　B. 桶状胸

C. 鸡胸　　　　　　D. 胸廓一侧隆起

E. 胸廓一侧凹陷

58. 针对王先生的护理诊断/问题：气体交换受损，护理措施不妥的是（　　）

A. 取坐位或半卧位

B. 指导患者正确咳嗽

C. 指导患者缩唇呼吸

D. 指导患者加快呼吸频率

E. 指导患者腹式呼吸

（59、60题共用题干）

患者，男性，25岁。以突然畏寒、高热，伴恶心、呕吐就诊。体检：T 40℃，P 120次/分，R 28次/分，BP 60/40mmHg，右下肺呼吸音低，可闻及湿啰音，血常规 WBC 2×10^9/L，中性粒细胞0.9，诊断为感染性休克。

59. 对该患者治疗中，首先应采取的措施是（　　）

A. 补充血容量

B. 选用氨基糖苷类抗生素

C. 尽早使用退热药

D. 尽早进行胃镜检查

E. 进行体位引流

60. 对该患者的护理措施错误的是（　　）

A. 给予患者休克卧位

B. 给予保暖

C. 迅速建立静脉通道

D. 低流量吸氧

E. 输液速度先快后慢

（61、62题共用题干）

胡先生，30岁。儿童时曾患麻疹肺炎，被诊断为支气管扩张已10余年，近1周来咳嗽、咳痰加重，痰呈脓性，每日约500ml，伴低热。

61. 胡先生所患支气管扩张的发病基本因素是（　　）

A. 全身免疫功能低下

B. 支气管防御功能退化

C. 支气管平滑肌痉挛

D. 支气管感染和阻塞

E. 支气管变态反应性炎症

62. 由支气管扩张基本发病因素而引起的最主要的护理诊断/问题是（　　）

A. 体温过高　　　　B. 清理呼吸道无效

C. 气体交换障碍　　D. 潜在咯血

E. 潜在窒息

（63～65题共用题干）

患者，男性，65岁。咳嗽30年，近日咳大量脓痰，气憋，下肢水肿。

63. 首先应考虑何病（　　）

A. 支气管扩张　　B. 慢性阻塞性肺疾病

C. 支气管哮喘　　D. 慢性肺脓肿

E. 肺癌感染

64. 下肢水肿应考虑何故（　　）

A. 肺心病伴右心衰竭

B. 低蛋白血症

C. 摄盐过多

D. 下肢静脉血栓

E. 合并肾炎

65. 本病最主要的治疗原则是（　　）

A. 扩张支气管　　B. 低浓度吸氧

C. 消除肺部感染　D. 治疗心力衰竭

E. 祛痰药

（66、67题共用题干）

患者，男性，58岁。反复咳嗽、咳痰20年，近1个月上述症状加重伴气促、双下肢水肿、纳差，自服氢氯噻嗪25mg，3次/天，双下肢水肿稍好转，但气促加重，并出现心悸、烦躁不安、四肢抽搐，被家人送入医院。

66. 此时最急需的辅助检查是（　　）

A. 肾功能　　　　　B. 脑电图

C. 腹部B超　　　　D. 血气分析

E. X线胸片

67. 经吸氧4～6L/min、头孢拉定、氨茶碱治疗

1 天，患者开始出现白天嗜睡，此时最可能的原因是（　　）

A. 烦躁不安后疲劳

B. 低氧血症未纠正

C. 二氧化碳潴留加重

D. 并发代谢性酸中毒

E. 抗生素不敏感，感染加重

（68、69 题共用题干）

张先生，28 岁。既往体健。近 3 个月来午后低热、夜间盗汗、食欲减退、乏力消瘦。近 1 周来高热、咳嗽、咳痰，伴咯血。胸部 X 线检查显示右肺上叶有片状模糊阴影，痰结核菌检查阳性。临床诊断：肺结核。

68. 按结核病分型应诊断为（　　）

A. 原发性肺结核

B. 急性血行播散性肺结核

C. 浸润性肺结核

D. 慢性纤维空洞性肺结核

E. 结核性胸膜炎

69. 其护理诊断不包括（　　）

A. 体温过高　　　　B. 组织灌注量改变

C. 活动无耐力　　　D. 有窒息的危险

E. 营养失调

（70～72 题共用题干）

患者，男性，78 岁。慢性咳嗽、咳痰 20 余年，近 5 年来活动后气急，1 周前感冒后痰多，不断加剧，近 2 天嗜睡。实验室检查：WBC 18.6×10⁹/L，中性粒细胞 0.9，动脉血 pH 7.29，PaO_2 48mmHg，$PaCO_2$ 80mmHg。诊断：Ⅱ型呼吸衰竭。

70. 该患者氧疗原则是（　　）

A. 间断高流量、高浓度吸氧

B. 持续高流量、高浓度吸氧

C. 持续低流量、低浓度吸氧

D. 氧浓度可高可低

E. 以上都不正确

71. 如患者出现头痛、头涨、神志恍惚、烦躁、谵语，应考虑（　　）

A. 呼吸性酸中毒　　B. 肺性脑病

C. 窒息先兆　　　　D. 休克早期

E. 脑疝出现

72. 若经药物治疗无效，患者自主呼吸停止，应立即给予（　　）

A. 气管切开进行机械通气

B. 气管插管进行机械通气

C. 清理呼吸道

D. 高浓度吸氧

E. 胸外心脏按压

（73～75 题共用题干）

患者，男性，35 岁。发热 2 日，今晨起呼吸困难，鼻导管吸氧未见好转。查体：体温 39.5℃，脉搏 115 次/分，呼吸 29 次/分，血压 110/70mmHg。双肺闻及细湿啰音及管状呼吸音。动脉血气分析：PaO_2 50mmHg，$PaCO_2$ 45mmHg。胸部 X 线检查：双肺可见密度增高的大片状阴影。临床诊断为急性呼吸窘迫综合征。

73. 该患者最主要的护理诊断是（　　）

A. 低效性呼吸型态

B. 清理呼吸道无效

C. 焦虑

D. 活动无耐力

E. 知识缺乏

74. 给患者氧疗时应采取（　　）

A. 高浓度、高流量给氧

B. 低浓度、低流量间断给氧

C. 低浓度、低流量持续给氧

D. 短期高压给氧

E. 无须给氧

75. 对诊断最有意义的辅助检查方法是（　　）

A. 胸部 X 线检查　　B. 动脉血气分析

C. 血生化检查　　　D. 痰液检查

E. CT 检查

（梁晓雁　姚海燕）

第3章
循环系统疾病患者的护理

第1节 概　　述

循环系统的组成包括心脏和血管两大部分，故循环系统疾病也合称为心血管疾病。循环系统的主要生理作用是为全身组织和器官运送血液，将氧、营养物质和激素等供给组织，并将组织代谢废物运走，以保证人体正常新陈代谢的需要。心血管疾病根据病因分为先天性和后天性两大类。先天性心血管疾病，为心脏或大血管在胎儿期发育异常而引起的，如室间隔缺损、动脉导管未闭、法洛四联症等；后天性心血管疾病，为出生后心脏受到外来因素或机体内在因素影响而发病。病因可分为动脉粥样硬化性疾病、高血压性疾病、风湿性疾病、肺源性疾病、贫血性疾病、感染性疾病、内分泌及代谢性疾病等。

一、循环系统的结构和功能

（一）心脏

1.心腔　心脏位于胸腔的中纵隔内，是一个圆锥形、中空的肌性器官，分四个腔室，即左心房、左心室、右心房、右心室。左、右心房之间为房间隔，左、右心室之间为室间隔。左心房、左心室之间的瓣膜为二尖瓣，右心房、右心室之间的瓣膜为三尖瓣，位于左心室与主动脉之间的瓣膜为主动脉瓣，位于右心室与肺动脉之间的称为肺动脉瓣。

2.心壁　心壁可分为3层：内层为心内膜，由薄层结缔组织与内皮细胞构成；中层为心肌层，是构成心壁的主体，分为心房肌和心室肌，心房肌较薄，心室肌较厚；外层为心外膜，即心包的脏层，紧贴于心脏表面，与心包壁层之间形成一个腔隙为心包腔，含有少量浆液，起润滑作用。

3.心脏传导系统　位于心壁内，由特殊分化的心肌细胞组成，主要功能是产生和传导冲动，控制心脏的节律性活动。心脏传导系统包括窦房结、结间束、房室结、房室束（希氏束）、左右束支及其分支和浦肯野纤维。

4.心脏的血液供应　供应心脏的动脉是左、右冠状动脉，均发自升主动脉起始部。

（二）血管

血管分为动脉、静脉和毛细血管三类。动脉是将血液从心运输到全身各部毛细血管的血管。动脉管壁由平滑肌、弹力纤维和胶原纤维构成，能在各种血管活性物质的作用下收缩和舒张，改变血流的外周阻力，影响血压，又称"阻力血管"；静脉是将毛细血管内的血液运回心的血管，容量大，人体内的血液半数以上存在于静脉中，又称为"容量血管"；毛细血管是极其微细的血管，介于动、静脉之间，管壁薄且分布范围广，并互联成网，是血液与组织之间进行物质交换的场所，又称"功能血管"。

（三）血液循环

人体血液循环分为体循环和肺循环。

1. 体循环　血液由左心室泵出，经主动脉及其分支到达全身毛细血管，再经过各级静脉到达上、下腔静脉，回到右心房中，此过程为体循环。

2. 肺循环　血液从右心室泵出，经肺动脉瓣进入肺动脉及其分支到达肺泡毛细血管，进行气体交换后变成动脉血，再经左、右肺静脉进入左心房，此过程为肺循环。

（四）循环系统的神经 – 体液调节

循环系统受交感神经和副交感神经的双重支配。当交感神经兴奋时，产生兴奋作用，使心率加快，心肌收缩力增强，外周血管收缩，血管阻力增加，血压升高；当副交感神经兴奋时，产生抑制效应，引起心率减慢，心肌收缩力下降，外周血管扩张，血管阻力减小，血压下降。体液调节因素有肾素 - 血管紧张素 - 醛固酮系统、某些激素和代谢产物等。

二、辅 助 检 查

（一）心电图检查

心电图检查包括普通心电图、24 小时动态心电图、运动试验心电图、食管导联心电图、人工心脏起搏心电图等。

1. 普通心电图　是循环系统疾病患者最常用的无创性检查之一，是诊断心律失常和冠心病最早、最常用、最基本的诊断方法。

2. 24 小时动态心电图　别称 Holter 心电图，能记录患者连续 24 小时甚至更长时间内日常生活或工作状态下的心电活动情况。

3. 运动试验心电图　目前临床上常采用的运动方式是平板或踏车运动，可用于早期冠心病的诊断和心功能的评价。

（二）实验室检查

实验室检查包括血常规、血培养、心肌坏死标志物、生化检查、肝肾功能、血电解质和免疫学检查等。

（三）心脏影像学检查

心脏影像学检查包括 X 线检查、CT 检查、MRI 检查、超声心动图和心血管造影等。

第 2 节　循环系统疾病常见症状与体征的护理

循环系统疾病常见症状体征有心源性呼吸困难、心源性水肿、心悸、心前区疼痛和心源性晕厥等。

一、心源性呼吸困难

（一）概述

1. 概念　心源性呼吸困难是指各种心血管疾病引起的呼吸困难。患者自觉空气不足，呼吸费力，并伴有呼吸频率、节律与深度的异常，严重时可出现皮肤发绀、端坐呼吸。

2. 病因　最常见的病因是左心衰竭引起的肺淤血，亦见于右心衰竭、心包积液、心脏压塞时。

考点　心源性呼吸困难的病因

（二）护理评估

1. 健康史　询问患者既往有无高血压、冠状动脉粥样硬化性心脏病、心脏瓣膜病等病史；发病前有无体力活动、感染或情绪激动等诱发因素。了解心源性呼吸困难的发作时间、发展过程及减轻或缓解的方法，了解其发生与活动的关系，患者是否有精神紧张、焦虑不安等心理。

2. 身心状况

（1）心源性呼吸困难按程度不同可分为以下几种　①劳力性呼吸困难：最早出现也是病情最轻的一种。其呼吸困难在体力活动时发生或加重，休息后缓解或消失。系因运动时回心血量增多，加重了肺淤血。最初多发生在进行较重体力活动时，随着病情进展，进行较轻活动时亦可出现，如穿衣、吃饭等。②夜间阵发性呼吸困难：是左心衰竭的典型表现。患者于夜间睡眠过程中突然胸闷、气急而憋醒，被迫坐起或下床，醒后惊恐不安。轻者于数分钟或数十分钟内症状缓解，重者常有发绀、咳嗽、咳粉红色泡沫痰，发展为急性肺水肿。③端坐呼吸：是严重肺淤血的表现，为左心衰竭晚期的重要症状。患者完全休息时也感气急，不能平卧，被迫取端坐位或半卧位以缓解呼吸困难。因端坐位可减少回心血量，减轻肺循环淤血，且膈肌下降使肺活量增加，有利于缓解呼吸困难。④急性肺水肿：是心源性哮喘的进一步发展，是左心衰竭呼吸困难最严重的表现形式。

考点　心源性呼吸困难的表现形式

（2）心源性呼吸困难与肺源性呼吸困难的鉴别　表 3-1。

表 3-1　心源性呼吸困难与肺源性呼吸困难的鉴别

项目	心源性呼吸困难	肺源性呼吸困难
发病年龄	多在青壮年以后起病	多在儿童或青年时期起病
基础病史	动脉硬化、高血压或冠心病史	家族史或哮喘发作病史
诱发条件	劳累、剧烈活动或情绪激动等	感染、季节变化或接触过敏物质等
痰液标本	粉红色泡沫样痰	白色黏液样或泡沫样痰
心脏体征	左心增大、心动过速或瓣膜杂音	心脏形态正常
胸部体征	双肺底可闻及湿啰音	双肺弥漫性干啰音、哮鸣音
影像检查	心影改变，肺门充血	肺纹理有改变

（3）心理 - 社会状况　随着心功能不全的发展，患者呼吸困难症状逐渐加重，严重影响日常生活及睡眠质量，患者常有焦虑、紧张和忧郁，甚至可出现恐惧感。

3. 辅助检查　血氧饱和度和血气分析，可判断缺氧程度及酸碱失衡状况，胸部 X 线检查可帮助了解心脏病变及肺淤血、肺水肿或肺部感染的情况。

（三）主要护理诊断 / 问题

1. 气体交换受损　与肺淤血、肺水肿或并发感染有关。

2. 活动无耐力　与呼吸困难所致能量消耗和机体缺氧有关。

（四）护理措施

1. 一般护理

（1）休息与活动　保持病室安静、整洁，利于患者休息。根据患者呼吸困难的类型和程度采取适当的休息方式和体位。劳力性呼吸困难者，应减少活动量，活动时以不引起症状为宜；夜间阵发性呼吸困难者，应加强夜间巡视，协助患者坐起；患者呼吸困难明显时应卧床休息，协助患者采取半卧位或端坐位；注意患者体位的舒适与安全，可用枕或软垫支撑肩、臂、膝部，以免受压，必要时加用床挡，防止坠床。

考点　心源性呼吸困难患者的休息体位

（2）饮食护理　应给予低盐、高纤维素、易消化饮食，避免辛辣刺激性饮食；注意少量多餐，避免过饱，避免食用产气食物。

2. 吸氧　保持呼吸道通畅。根据病情的轻重选择不同的氧流量和吸氧方式，氧流量一般为 2 ～ 4L/min，肺心病患者应以 1 ～ 2L/min 的速度持续吸氧，急性左心衰竭患者宜以 6 ～ 8L/min 的速度吸氧。氧疗方法包括鼻导管吸氧、面罩吸氧、无创正压通气（NPPV）吸氧等。

3. 心理护理　呼吸困难患者常因影响日常生活及睡眠而心情烦躁、焦虑。应与患者家属一起安慰鼓励患者，树立战胜疾病的信心。稳定患者情绪，以降低交感神经兴奋性，有利于呼吸困难的缓解。

4. 病情观察　密切观察呼吸困难有无缓解，发绀是否减轻，听诊肺部湿啰音是否减少，监测 SpO_2、动脉血气分析结果是否正常等。若出现呼吸困难加重、烦躁、口唇发绀或 SpO_2 降低到 90% 以下，立即报告医生。

（五）健康教育

指导患者积极治疗原发病，保持良好心态，注意休息，避免过劳、情绪激动，预防感染，以免诱发心源性呼吸困难。定期门诊复查，防止病情进展。

二、心源性水肿

（一）概述

1. 概念　心源性水肿是指由心血管疾病引起的液体在组织间隙积聚过多。

2. 病因　最常见的病因是右心衰竭，也可见于全心衰竭、渗出性心包炎或缩窄性心包炎。

（二）护理评估

1. 健康史　详细询问导致水肿的病因和诱因；了解水肿初始出现的部位、程度及发展速度；了解患者日常饮水量、摄盐量、尿量等情况；既往有无治疗，曾用药物名称、剂量、方法及疗效。了解是否存在循环系统疾病，如右心衰竭或全心衰竭等。

2. 身心状况

（1）水肿的特征　水肿早期出现于身体下垂部位，如足踝、小腿，长期卧床患者则出现于腰骶部，逐渐蔓延累及大腿、生殖器和腹壁，严重者可发展为全身性水肿，表现为胸、腹腔积液。水肿呈对称性发展，指端加压水肿部位，局部可出现凹陷。

（2）伴随症状　因循环障碍，水肿部位可出现皮肤青紫、感觉迟钝，易发生破溃、压疮和感染；因水肿发生和利尿剂的使用，可伴有尿量、体重或腹围等改变及水、电解质紊乱。

考点　心源性水肿的症状特点

（3）心源性水肿与肾源性水肿的鉴别（表 3-2）。

表 3-2　心源性水肿与肾源性水肿的鉴别

项目	心源性水肿	肾源性水肿
诱因	水钠摄入过多	多见于感染
病因	右心衰竭或全心衰竭	急、慢性肾炎，肾病综合征等
部位	早期出现于身体下垂部位，如卧位时腰骶部，立位时足踝等处，严重者可出现全身水肿	多从眼睑、颜面部开始，可发展为全身水肿
指压试验	阳性	阳性
饮食原则	低盐、低脂、易消化饮食	低盐、适量蛋白、足够热量饮食

（4）心理 - 社会状况　患者因水肿久不消退而导致形象改变，易出现焦虑、烦躁，或因病情反复而失去信心。

3. 辅助检查　血尿常规检查、血生化检查等，了解有无低蛋白血症及电解质紊乱等；评估超声心动图以了解患者的心功能及心脏结构。

（三）主要护理诊断 / 问题

1. 体液过多　与水钠潴留、体循环淤血有关。

2. 有皮肤完整性受损的危险　与水肿、营养不良有关。

（四）护理措施

1. 一般护理

（1）休息与活动　轻度水肿者应限制活动，重度水肿者应卧床休息，合并腹水或胸腔积液者宜采取半卧位，并抬高下肢，有利于水肿消退。

（2）饮食护理　给予低盐、低脂、易消化的饮食，少食多餐。限制含钠量高的食物，如咸菜、香肠等腌制食物，罐头、味精、海产品等。根据病情适当限制液体摄入，应遵循"量出为入"原则。

考点　心源性水肿患者的饮食护理

（3）皮肤护理　保持床褥柔软、干燥，内衣宽松、舒适，定时协助或指导患者更换体位，翻身时动作轻柔，避免擦伤皮肤，经常按摩踝、足跟等处，严重水肿者可使用气垫床；保持局部皮肤清洁、干燥，发生会阴部水肿时，男患者可用托带支撑阴囊部；一旦皮肤发生破损或溃烂时，遵医嘱进行相应的护理措施。

2. 心理护理　向患者解释心源性水肿出现的原因和特点，告知患者病情控制后水肿随之会缓解或消失，从而减轻患者的紧张和焦虑。

3. 病情观察　准确记录 24 小时出入液体量，每日测量体重；注意观察水肿的消长情况，有腹水者应每天测量腹围 1 次。

（五）健康教育

指导患者积极治疗原发病。向患者及家属说明低盐饮食的重要性，摄取高蛋白、富营养、清淡、易消化的饮食，多食蔬菜、水果，预防便秘。注意保护水肿部位的皮肤。定期门诊复诊。

三、心　悸

（一）概述

1. 概念　心悸是患者自觉心脏跳动或心慌，并伴有心前区不适感。

2. 病因　常见病因有：①心脏搏动增强：见于二尖瓣、主动脉瓣的器质性病变（如二尖瓣、主动脉瓣关闭不全）和全身性疾病（如发热、贫血、甲亢）等。②心律失常：如心动过速、心动过缓、期前收缩、心房颤动等。③生理性因素：如剧烈运动、精神过度紧张及大量吸烟、饮酒、饮浓茶和咖啡等因素。④应用某些药物，如阿托品、肾上腺素、氨茶碱等。心悸严重程度与病情不一定成正比。初发或突发的心律失常，或在安静状态下或注意力集中时，心悸较明显；心悸持续时间较久者，可因逐渐适应，心悸感减轻。心悸一般无危险性，心率和心律正常者亦可有心悸，但少数由严重心律失常引起者可发生晕厥或猝死。心悸时，要评估脉搏、心率、心律的变化情况。

（二）护理评估

1. 健康史　询问患者有无心血管系统疾病、贫血及甲状腺功能亢进症等病史；发作前有无情绪激动、剧烈活动、吸烟及饮酒等诱发因素；了解患者既往发作情况及缓解方式，以及对日常生活、工作的影响。

2. 身心状况

1）心悸的严重程度并不一定与病情成正比，初次、突发的心律失常，心悸多较明显；慢性心律失常者，因逐渐适应可无明显心悸。心悸一般无危险性，但少数由严重心律失常所致者可发生猝死，因此需要对其原因和潜在危险性作出判断。

2）心理 - 社会状况：患者因突然出现心悸或心悸久不消失，造成心理上的紧张，甚至会产生焦虑，这种不良情绪使交感神经兴奋，心脏负荷增加而迫使心悸症状加重，故应指导患者正确面对疾病，减轻紧张，保持良好的心态，积极配合医护人员治疗。

3. 辅助检查　心电图检查可判断有无心律失常、心肌缺血等情况；心肌酶谱、血红蛋白、血糖、甲状腺功能检查、超声心动图及胸片等检查结果，可协助判断心悸的病因。

（三）主要护理诊断 / 问题

1. 活动无耐力　与心悸发生时心前区不适、胸闷等有关。

2. 舒适度减弱　与各种原因所致的心脏搏动感增强有关。

（四）护理措施

1. 一般护理

（1）休息与体位　保持环境安静、舒适。心悸明显者应卧床休息，可取半卧位，但应避免左侧卧位。协助患者做好生活护理，避免和减少不良刺激。心悸严重影响睡眠者，可遵医嘱服用少量镇静剂。必要时给予中等流量氧气吸入。

（2）饮食护理　建立良好的生活及饮食习惯，避免辛辣、刺激性的食物，避免过饱，禁饮浓茶、咖啡和酒。

2. 心理护理　向患者解释焦虑不安的情绪可加重心悸；对无器质性心脏病的心悸患者，应保持情绪稳定；指导家属关心、陪伴患者，增强患者战胜疾病的信心，提高患者对疾病的应对力，使患者情绪稳定，保持良好的心理状态，积极配合治疗以期早日康复。

3. 病情观察　伴有严重心律失常的心悸患者应密切观察心率和心律的变化，必要时实施心电监护，发现异常或出现晕厥或抽搐时，应立即报告医生并配合抢救。

（五）健康教育

指导生理性心律失常患者正确对待心悸症状，保持乐观、稳定的情绪，积极参加社会活动，建立良好的生活秩序，以减轻心悸感。告知病理性心律失常患者，应建立良好的生活习惯，避免不良刺激而诱发心律失常的发作。

四、心前区疼痛

（一）概述

1. 概念　心前区疼痛是指由各种理化因素刺激支配心脏、主动脉或肋间神经的感觉神经纤维而引起的心前区或胸骨后疼痛。

2. 病因　最常见的原因为心绞痛、急性心肌梗死，多因冠状动脉供血不足、心肌暂时或持久缺血、缺氧所致。其次是急性主动脉夹层、急性心包炎、心血管神经症等。

考点　心前区疼痛的病因

（二）护理评估

1. 健康史　了解患者有无心血管疾病病史和家族史；有无糖尿病及高脂血症；发作是否与精神因素有关；详细询问心前区的疼痛部位、性质、严重程度和持续时间及缓解方式等，有无伴随心律失常或心力衰竭等表现。

2. 身心状况

（1）疼痛的部位与性质　①典型心绞痛疼痛部位在胸骨体中、上段的后方，波及心前区，可向左肩臂内侧放射，多为紧缩性疼痛，常由精神刺激或体力活动所诱发，经休息或含服硝酸甘油后症状缓解或消失。②急性主动脉夹层患者可出现胸骨后或心前区撕裂性剧痛或烧灼痛，向背部放射。③急性心包炎引起的疼痛可因呼吸或咳嗽而加剧，呈刺痛，持续时间较长。④心血管神经症者，可出现心前区针刺样疼痛，疼痛部位常不固定。

（2）常见疾病胸痛特点鉴别　见表 3-3。

表 3-3　常见疾病胸痛特点鉴别

类型	特点
心绞痛	发作前常有情绪激动或体力活动等诱因，疼痛位于胸骨体中、上段后方，呈压迫样和紧缩样，经休息和含服硝酸甘油后可缓解
心肌梗死	疼痛前多无明显诱因，持续时间长，程度重，可出现严重心律失常和心力衰竭，经休息和硝酸甘油治疗无效
心血管神经症	可出现心前区针刺样疼痛，疼痛部位常不固定
急性心包炎	疼痛位于心前区，呈尖锐样刺痛，与呼吸运动有关，可因咳嗽、变换体位而加重疼痛
急性主动脉夹层	突发的、剧烈的、腰腹或心前区撕裂样剧痛，伴有难控性高血压

（3）心理 - 社会状况　由于疼痛反复发作，严重影响工作和日常生活，患者可出现忧郁、焦虑及恐惧等心理。

3. 辅助检查　心电图、超声心动图、胸部 X 线检查及心肌酶检查等可协助判断疼痛的原因。

（三）主要护理诊断 / 问题

1. 疼痛　与冠状动脉供血不足、炎症累及心包或精神紧张有关。

2. 恐惧　与剧烈疼痛伴濒死感有关。

（四）护理措施

1. 一般护理　疼痛发作时，嘱患者立即停止活动，卧床休息；安慰患者，减轻其紧张和不安感；避免过度体力劳动、用力排便、情绪激动、饱餐及寒冷等，以免诱发疼痛发作。

2. 心理护理　心前区疼痛发作时，护士应陪伴在患者身旁，告知患者疼痛的可控性，增加患者的安全感；指导患者采用放松技术如深呼吸、全身肌肉放松；病情允许时可让患者收听广播、看电影、看报纸杂志等转移患者对疼痛的注意力。

3. 病情观察　观察患者疼痛发作的部位、性质、持续时间、诱因及缓解方式。是否伴有面色苍白、皮肤湿冷、脉搏细速等休克体征；注意观察疼痛发作时的心率与心电图变化。

考点　心前区疼痛的护理措施

（五）健康教育

告知器质性心脏病患者，必须积极治疗原发病，养成良好的生活习惯，避免劳累及情绪激动，以减少疼痛发作。鼓励患者积极参加运动锻炼，进行心理辅导，消除思想负担。自测病情，当疼痛部位、性质、时间及特点发生改变时，及时就诊。

五、心源性晕厥

（一）概述

1. 概念　心源性晕厥系因心输出量骤减、中断或严重低血压而引起脑供血骤然减少或停止而出现的短暂意识丧失，常伴有肌张力丧失而跌倒的临床征象。一般认为，脑血流中断 2～4 秒即产生黑矇，可出现肌张力降低或丧失，但不伴意识丧失；脑供血中断 5～10 秒出现晕厥；严重晕厥发作，脑供血中断大于 10 秒，患者可出现四肢抽搐、呼吸暂停、发绀等表现，称为阿 - 斯综合征（Adams-Stokes syndrome），是病情严重而危险的征兆。

考点　心源性晕厥的概念

2. 病因　常见病因包括严重心律失常（如房室传导阻滞、病窦综合征）和器质性心脏病（如严重主动脉瓣狭窄、梗阻性肥厚型心肌病、急性心肌梗死、心脏压塞）。

（二）护理评估

1. 健康史　了解患者有无严重心律失常、心肌缺血性疾病病史；有无脑动脉硬化、低血糖及重度贫血等病史；发病前有无诱发因素，如活动或用力、恐惧、紧张及剧痛等；询问晕厥发生时间、历时长短及缓解方式。

2. 身心状况

（1）心源性晕厥的特点　多在活动或用力时发生短暂的意识丧失或伴有抽搐，可伴有发绀、呼吸困难、心律不齐等表现。

（2）心理 - 社会状况　患者醒后自觉病情严重，思想负担沉重，而出现紧张、焦虑等情绪。

3. 辅助检查　心电图、超声心动图等检查，有助于心源性晕厥的病因诊断。

（三）主要护理诊断 / 问题

1. 有受伤的危险　与晕厥发作有关。

2. 焦虑　与晕厥频繁发作有关。

（四）护理措施

1. 一般护理　向患者解释晕厥的原因、诱因和预防发作、防止外伤的方法。嘱患者避免剧烈活动；告知患者如有晕厥先兆时，如头晕、黑矇时应立即下蹲或平卧，以免摔伤。晕厥发作频繁者应卧床休息，加强生活护理。

2. 心理护理　解释发病原因，消除患者的恐惧感，给患者以心理支持，稳定患者情绪，减轻其精神压力。

3. 病情观察　密切观察患者生命体征、神志、瞳孔及尿量等，动态监测心电图，患者一旦出现意识丧失、大动脉搏动消失、呼吸停止及抽搐，应立即配合医师进行抢救。

4. 对症护理　给予吸氧，准备好各种抢救药品及器械并及时做好抢救配合工作。当晕厥发作时，立即将患者平卧于空气流通处，放低头部，松解衣领并保持呼吸道通畅。

（五）健康教育

向患者及家属解释晕厥产生的原因及防止外伤的方法，指导患者积极治疗原发病，保持良好的心态，避免单独外出，以免发生意外。

第 3 节　心力衰竭患者的护理

心力衰竭是由各种心脏结构或功能性疾病导致心室充盈和（或）射血能力受损而引起的综合征。常因心肌收缩力减弱使心输出量不能满足机体代谢的需要，器官、组织血液灌注不足，同时出现肺循环和（或）体循环淤血。心力衰竭的临床类型按其发展速度可分为急性和慢性，以慢性居多；按其发生的部位可分为左心衰竭、右心衰竭和全心衰竭，其中以左心衰竭最为常见。

一、慢性心力衰竭

案例 3-1

　　患者，男性，56 岁。高血压病史 10 年。近半年劳累后有咳嗽、胸闷、气喘。近半个月来，夜间常憋醒，坐起约半小时缓解，今晨，患者突发呼吸困难、频繁咳嗽、咳出大量粉红色泡沫痰，急诊入院。护理体检：T 36.6℃，P 126 次 / 分，R 31 次 / 分，BP 190/116mmHg。呼吸急促，口唇发绀，面色灰白。双肺满布湿啰音及哮鸣音。心率 126 次 / 分，律齐，心尖区闻及舒张期奔马律。腹平软，肝脾未触及肿大。双下肢无水肿。

问题：1. 为更好地护理患者，还应对患者进行哪些护理评估？

　　　2. 该患者主要的护理问题是什么？

　　　3. 护士应对患者采取哪些护理措施？

（一）概述

慢性心力衰竭也称慢性充血性心力衰竭，是大多数心血管疾病的最终归宿，也是最主要的死亡原因。

1. 基本病因

（1）原发性心肌损害　最常见的有冠心病心肌缺血和（或）心肌梗死；其次为心肌炎、心肌病，其中以病毒性心肌炎及原发性扩张型心肌病多见；心肌代谢障碍性疾病以糖尿病心肌病最多见。

（2）心脏负荷过重

1）压力负荷（后负荷）过重：如高血压、主动脉瓣狭窄主要导致左心室压力负荷增加。肺动脉高压、肺动脉瓣狭窄主要引起右心室压力负荷过重。

2）容量负荷（前负荷）过重：如二尖瓣、主动脉瓣关闭不全等引起的血液反流；先天性心脏病如室间隔缺损及动脉导管未闭引起的血液分流；甲亢、慢性贫血引起的持续性血流加速，回心血量增多；妊娠等引起的全身性血容量增多。

考点　慢性心力衰竭的基本病因

2. 诱因　常见诱因有感染、心律失常、过多过快的输血/输液、过度体力劳动或情绪激动、治疗不当等。其中呼吸道感染是最常见、最重要的诱因。

考点　慢性心力衰竭最常见诱因

3. 发病机制　心力衰竭是一个慢性的发展过程，在各种病因的作用下，心脏为了保证有效的血液循环，发生代偿性肥厚、扩大，在代偿过程中，心肌细胞、胶原纤维网等均发生相应变化，即心室重塑，是心力衰竭发生发展的基本病理机制。同时交感神经兴奋、肾素-血管紧张素-醛固酮系统激活及内分泌各种体液因子共同参与代偿。但这种代偿是有限的，当心肌肥厚到一定程度，可造成心肌损伤、坏死；持续的心脏扩大使心肌耗氧量增加，加重心肌损伤；神经内分泌系统长期活性增加不仅加重血流动力学紊乱，还直接损伤心肌细胞，最终导致失代偿，不能维持心输出量，发生心力衰竭。

（二）护理评估

1. 健康史　询问患者有无慢性心力衰竭的病因，如风湿性心瓣膜病、冠心病、高血压、心肌炎、扩张型心肌病、慢性肺心病等；了解有无导致心力衰竭的诱因，如感染、心律失常、过多过快的输血输液等；询问患者既往和目前的检查与治疗情况。

2. 身心状况

（1）左心衰竭　主要表现为肺循环淤血和心输出量降低。

1）症状：①心源性呼吸困难：不同程度的呼吸困难是左心衰竭最主要的症状。最早表现为劳力性呼吸困难，最典型表现是夜间阵发性呼吸困难，严重表现为端坐呼吸，最严重表现为急性肺水肿。②咳嗽、咳痰和咯血：肺泡和支气管黏膜淤血可引起咳嗽与咳痰，痰多呈白色浆液性泡沫状痰，偶见痰中带血丝，当肺淤血明显加重或有肺水肿时，咳粉红色泡沫痰。长期慢性肺淤血引起肺静脉压力升高，肺循环和支气管循环间的侧支循环形成，可使支气管黏膜下血管扩张，此种血管一旦破裂可致大量咯血。③心输出量降低为主的症状：表现为乏力、疲倦、头晕、嗜睡或失眠、心悸、发绀、少尿等，主要是由心、脑、肾及骨骼肌等脏器组织血液灌注不足及代偿性心率加快所致。长期慢性的肾血流量减少可致血尿素氮、血肌酐升高并出现肾功能不全的相应症状。

2）体征：除原发心脏疾病的体征外，还可出现心界向左下扩大、心率加快、舒张期奔马律及肺动脉瓣第二心音亢进。部分患者可出现交替脉。肺部可闻及湿啰音。

考点　左心衰竭的最主要症状

（2）右心衰竭　主要表现为体循环淤血。

1）症状：消化道症状是右心衰竭常见的症状，由胃肠道及肝淤血所致，常见有食欲缺乏、恶心、呕吐、腹痛和腹胀等。肾脏淤血引起尿量减少、夜尿增多。

考点　右心衰竭的主要症状

2）体征：①水肿：轻者见于身体下垂部位如足踝和胫前部（图 3-1A），常于晚间出现，休息后可消失，严重的可呈现全身性水肿，并伴有胸腔积液、腹水。②颈静脉征：颈静脉怒张是右心衰竭的主要体征（图 3-1B），而肝颈静脉回流征阳性更具有特征性。③肝大和压痛：肝脏因淤血而增大，常伴有压痛，长期肝内淤血可导致心源性肝硬化。④心脏体征：除原有心脏病的体征外，右心衰竭时可因右心室显著扩大而出现三尖瓣关闭不全的反流性杂音。

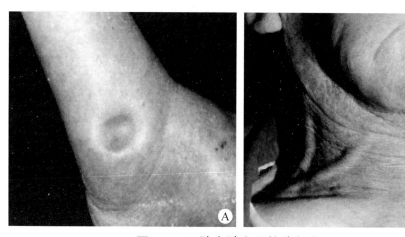

图 3-1　下肢水肿和颈静脉怒张

A. 下肢水肿；B. 颈静脉怒张

考点　右心衰竭的特征性体征

（3）全心衰竭　临床常见先有左心衰竭，而后出现右心衰竭。当右心衰竭继发于左心衰竭时，右心输出量减少，肺淤血缓解，因此呼吸困难等肺淤血症状反而有所减轻。

（4）心功能分级　根据患者自觉的活动能力，采用美国纽约心脏病协会（NYHA）心功能分级方法分成四级（表 3-4）。

表 3-4　NYHA 心功能分级方法

心功能分级	特点
Ⅰ级	心脏病患者日常活动不受限，一般活动不引起乏力、心悸、呼吸困难等心衰症状
Ⅱ级	体力活动轻度受限，休息时无自觉症状，一般活动可出现心衰症状，休息后很快缓解
Ⅲ级	体力活动明显受限，休息时无症状，低于平时一般活动即引起心衰症状，休息较长时间后方可缓解
Ⅳ级	休息时也有症状，任何体力活动均会引起不适。如无须静脉给药，可在室内或床边活动者为Ⅳ a 级；不能下床并需静脉给药支持者为Ⅳ b 级

考点 心功能分级

链　接

6 分钟步行试验

　　6 分钟步行试验是一项简单易行、安全、方便的试验，主要用于评价心血管或呼吸系统疾病患者的运动能力、医疗干预疗效以及预后评估。用以评定慢性心力衰竭患者的运动耐力的方法。要求患者在平直走廊里尽可能快地行走，测定 6 分钟的步行距离，若 6 分钟步行距离＜150m，表明为重度心功能不全；150～450m 为中度；＞450m 为轻度心功能不全。本试验除用以评估患者的运动耐力和心脏储备功能外，常用以评价心力衰竭的治疗效果及预后。

　　（5）心理 - 社会状况　由于心力衰竭的反复发作，患者长期受疾病折磨，体力活动又受到限制，甚至不能从事任何体力活动，生活上需要他人照顾。家属和亲人也可因长期照顾患者感到疲劳，从而忽视患者的心理感受，常使患者焦虑、内疚。

　　3. 辅助检查

　　（1）血液检查　临床上常用利钠肽（BNP）和 N 端 B 型利钠肽原（NT-pro BNP）检查，是心力衰竭诊断、患者管理、临床事件风险评估中的重要指标。未经治疗的患者若 BNP 或 NT-pro BNP 水平正常可基本排除心力衰竭诊断，已接受治疗者 BNP 或 NT-pro BNP 水平高则提示预后差。但很多疾病均可引起利钠肽升高，因此特异性不高。其他血液检查还包括血常规、肝肾功能、电解质、肌钙蛋白、血糖、血脂等。

　　（2）心电图检查　心力衰竭并无特异性心电图表现，但能帮助判断心肌缺血、既往心肌梗死、传导阻滞及心律失常等。

　　（3）胸部 X 线检查　心影外形及大小可为病因诊断提供重要依据，心脏扩大的程度和动态改变能间接反映心功能状态。肺淤血表现，主要为肺门血管阴影增强、肺纹理增加等，特征性 X 线表现为克利 B 线（Kerley B 线，肺野外侧清晰的水平线状影，是肺小叶间隔内积液的表现）；急性肺泡性肺水肿时，可见肺门阴影呈蝴蝶状。

　　（4）超声心动图　可显示各心腔大小变化、心瓣膜结构及功能情况，左室射血分数（LVEF）可反映心脏收缩功能，正常 LVEF≥50%，LVEF≤40% 为收缩功能障碍。多普勒超声是临床上最实用的判断心脏舒张功能的方法。

　　（5）心导管检查　对急重症心力衰竭患者必要时可行右心漂浮导管检查，可测定肺毛细管楔压（PCWP）和心脏指数（CI），可直接反映左心功能。

（三）治疗要点

慢性心力衰竭宜采取长期的综合性治疗措施。治疗目的是缓解症状、提高运动耐量、改善生活质量、阻止或延缓心室重塑（心室重塑是指心室损伤和负荷增加所产生的大小、形态和组织结构变化的过程），防止心肌损害进一步加重，降低病死率。

1. 病因治疗　对所有可能引起心功能受损的疾病，在未引起心脏结构改变之前应尽早进行有效治疗。

2. 消除诱因　常见的诱因是感染，尤其是呼吸道感染，应积极选用有效抗生素控制感染。心律失常特别是心房颤动也是诱发心力衰竭的常见原因，对于心室率很快的房颤应尽快控制心室率，如有可能应及时复律。

3. 药物治疗

（1）利尿剂　利尿剂通过排钠排水减轻心脏的容量负荷，是心力衰竭治疗中改善症状的"基石"，但不能作为单一治疗。原则上在慢性心力衰竭急性发作和明显体液潴留时应用。常用利尿剂有袢利尿剂，如呋塞米（速尿）；噻嗪类利尿剂，以氢氯噻嗪为代表；保钾利尿剂包括螺内酯、阿米洛利、氨苯蝶啶等。利尿剂的适量应用至关重要，一般控制体重下降 0.5 ～ 1kg/d 直至达到水钠潴留纠正后的目标体重。

考点　利尿剂的治疗

（2）肾素 - 血管紧张素 - 醛固酮系统（renin angiotensin aldosterone system，RAAS）抑制剂

1）血管紧张素转换酶抑制剂（angiotensin converting enzyme inhibitor，ACEI）：通过抑制肾素 - 血管紧张素系统，发挥扩血管作用，改善血流动力学，更重要的是在改善心室重塑中起关键作用，从而延缓心力衰竭进展、降低远期死亡率。ACEI 的治疗应从小剂量开始，患者能够耐受后逐渐加量，至适量后长期维持终身用药，避免突然撤药。ACEI 种类很多，如卡托普利、贝那普利、雷米普利、培哚普利等。

2）血管紧张素受体拮抗剂（ARB）：心力衰竭患者治疗首选 ACEI，当 ACEI 引起干咳、血管性水肿而不能耐受时，可改用 ARB。常用药物有氯沙坦、缬沙坦、坎地沙坦等。

3）醛固酮受体拮抗剂：螺内酯是应用最广泛的醛固酮受体拮抗剂，可抑制心血管重塑、改善心力衰竭的远期预后。

考点　肾素 - 血管紧张素 - 醛固酮系统（RAAS）抑制剂的作用

（3）β 受体拮抗剂　可抑制交感神经激活对心力衰竭代偿的不利作用，抑制心室重塑，长期应用能显著地减轻患者的症状、改善预后、降低心力衰竭患者的病死率，提高患者的生活质量。因其具有负性肌力作用，应待心力衰竭病情稳定，已无液体潴留后小剂量开始使用。常用药物有美托洛尔、比索洛尔、卡维地洛等。

考点　β 受体拮抗剂的作用

（4）正性肌力药物

1）洋地黄类药物：最常用。

洋地黄的药理作用：可增强心肌收缩力，抑制心脏传导系统，兴奋迷走神经，对抗心力衰竭时交感神经兴奋的不利影响。

洋地黄的适应证和禁忌证：

适应证：伴有快速房颤/房扑的收缩性心力衰竭是应用洋地黄的最佳指征。

禁忌证：病态窦房结综合征、二度及以上房室传导阻滞患者，心肌梗死急性期（＜24小时），尤其是有进行性心肌缺血者，预激综合征伴房颤或心房扑动，梗阻性肥厚型心肌病。肺源性心脏病常伴有低氧血症，与心肌梗死、缺血性心肌病均易发生洋地黄中毒，应慎用；肥厚型心肌病患者增加心肌收缩性可能使原有的血流动力学障碍加重，禁用洋地黄；严重窦性心动过缓或房室传导阻滞患者在未植入起搏器前禁用。

常用的洋地黄制剂及用法：地高辛是最常用的洋地黄制剂。地高辛0.125～0.25mg/d，老年人、肾功能受损者、低体重患者可0.125mg，1次/天或隔天1次，应监测地高辛血药浓度。去乙酰毛花苷（西地兰）、毒毛花苷K均为快速起效的静脉注射用制剂，适用于急性心力衰竭或慢性心力衰竭加重时，特别适用于心力衰竭伴快速房颤者。

洋地黄中毒表现：①消化系统表现：表现为食欲缺乏、恶心、呕吐等，常是洋地黄中毒的首发症状。②心脏表现：洋地黄中毒最重要的反应是各类心律失常，最常见的是室性期前收缩，多表现为二联律；快速房性心律失常伴有传导阻滞是洋地黄中毒的特征性表现。洋地黄可引起心电图ST-T改变（称为"鱼钩"样改变），但不能据此诊断为洋地黄中毒。③神经系统表现：表现为头痛、视物模糊、黄视、绿视等。

洋地黄中毒的处理：①立即停用洋地黄。②如血钾低可口服或静脉补钾，同时停用排钾利尿药。③对快速性心律失常者，如血钾低给予补钾，血钾不低可用利多卡因或苯妥英钠。电复律一般禁用，因易致心室颤动。有传导阻滞及缓慢性心律失常者可用阿托品静脉注射。

考点 洋地黄的作用、中毒反应和中毒的处理

2）非洋地黄类正性肌力药：① β 受体兴奋剂：静脉使用多巴胺能增强心肌收缩力，扩张血管，特别是肾小动脉扩张，而心率加快不明显，有利于心力衰竭的治疗。多巴酚丁胺是多巴胺的衍生物，两者均只能短期使用，在慢性心力衰竭加重时起到帮助患者渡过难关的作用，连续使用超过72小时可能出现耐药，长期使用将增加死亡率。②磷酸二酯酶抑制剂：主要药物有米力农、氨力农，能增强心肌收缩力。仅对难治性心力衰竭、心脏术后急性收缩性心力衰竭的患者短期应用。

（5）扩血管药物　慢性心力衰竭的治疗并不推荐血管扩张药物的应用，仅伴有高血压或心绞痛的患者可考虑联合治疗，对存在心脏流出道或瓣膜狭窄的患者应禁用。

4.非药物治疗　如心脏再同步化治疗、左心室辅助装置、心脏移植、细胞替代治疗等。

（四）主要护理诊断/问题

1. 气体交换受损　与左心衰竭致肺循环淤血有关。

2. 体液过多　与右心衰竭致体循环淤血、水钠潴留有关。

3. 活动无耐力　与心输出量下降有关。

4. 潜在并发症：洋地黄中毒。

（五）护理措施

1. 一般护理

（1）休息　适当安排休息与活动。了解患者目前的心功能状态和日常活动量。向患者解释休息是心力衰竭的基本治疗措施，包括体力和精神上的休息，可使心脏负荷减轻，利于心功能的恢复。根据患者心功能状态决定其活动量。心功能 Ⅰ 级：不限制一般体力活动，鼓励参加体育锻炼，但应避免剧烈运动；心功能 Ⅱ 级：适当限制体力活动，增加午睡时间，不影响轻体力劳动或家务劳动，鼓励运动康复；心功能 Ⅲ 级：严格限制一般体力活动，鼓励患者日常生活自理，每天下床行走；心功能 Ⅳ 级：绝对卧床休息，取坐位或半卧位，将患者所需用物如茶杯、餐具、眼镜、书报等置于伸手可及之处，照顾其在床上或床旁使用便器。

考点　根据心功能分级合理安排休息与活动

（2）饮食　给予低盐、低脂、清淡易消化、避免产气的饮食。且少量多餐，以免加重胃肠道淤血。限制含钠量高的食品如腊制品、海产品、味精、啤酒、碳酸饮料等，可用糖、醋、蒜调味以增进食欲。

2. 心理护理　对高度紧张、焦虑、精神不易放松的患者，除借助小剂量镇静药外，更重要的是取得患者对医护人员的信赖。护士应及时掌握患者的情绪变化，给予足够的关注和精神安慰，鼓励其说出内心感受，指导患者进行自我心理调适。对患者及家属进行健康教育，让他们知道心理因素对疾病的影响，如焦虑、紧张等精神应激在心力衰竭的发病中起重要作用。

3. 病情观察　观察患者呼吸困难、咳嗽、咳痰、乏力、恶心及腹胀等心力衰竭症状的变化情况；监测呼吸的频率、节律以及心率、心律的变化；监测发绀的程度及肺部啰音的变化；观察水肿出现或变化的时间、部位、性质及程度等，每日测量体重和腹围，准确记录 24 小时出入液量；同时观察水肿局部皮肤有无感染及压疮的发生。控制输液量和输液速度，滴速以 20～30 滴/分为宜，防止输液速度过快。

4. 对症护理

（1）氧疗护理　氧疗仅用于存在低氧血症（$SpO_2 < 90\%$）时，根据缺氧程度调节氧流量，使患者 $SpO_2 \geqslant 95\%$。

（2）心源性呼吸困难的护理　见第 3 章第 2 节。

5. 用药护理

（1）应用洋地黄类药物的护理　①洋地黄用量个体差异很大，老年人、心肌缺血缺氧、低钾血症、低镁血症、肾功能减退等情况对其较敏感，应严密观察患者有无中毒反应。②与奎尼丁、胺碘酮、阿司匹林等药物合用，可增加中毒机会，在给药前应了解是否使用了以上药物。③必要时监测血药浓度。④严格按医嘱给药，用毛花苷C或毒毛花苷K时务必稀释后缓慢（10～15分钟）静脉注射，密切观察患者情况，有中毒症状应立即通知医生并协助处理。

考点 应用洋地黄类药物的护理

（2）应用利尿药的护理　袢利尿药和噻嗪类利尿药最主要的不良反应是低钾血症，从而诱发心律失常或洋地黄中毒，应监测血钾。患者出现低钾血症时常表现为乏力、腹胀、肠鸣音减弱等。服用排钾利尿药时多补充含钾丰富的食物，如鲜橙汁、柑橘、香蕉、枣、无花果、杏等，必要时遵医嘱补充钾盐。口服补钾宜在饭后，以减轻胃肠道不适。噻嗪类利尿药的其他不良反应有胃部不适、呕吐、腹泻、高血糖、高尿酸血症等。非紧急情况下，利尿药的应用时间以早晨或日间为宜，避免夜间排尿过频而影响患者的休息。

考点 利尿药的护理

（3）应用ACEI的护理　其主要不良反应包括干咳、低血压、肾损害、头晕、高钾血症、血管神经性水肿等。在用药期间需监测血压、血钾和肾功能，避免体位的突然改变。若患者出现不能耐受的咳嗽或血管神经性水肿应停止用药。

考点 应用ACEI的护理

（六）健康教育

1. 疾病知识指导　①向患者和家属介绍心力衰竭的病因和诱因、积极治疗原发病，避免各种诱发因素，积极预防上呼吸道感染，防止过度劳累，保持情绪稳定，控制输液速度等；告知可能出现的并发症及自我护理的方法。育龄妇女应注意避孕。②强调严格按时、按量服药，不随意增减或撤换药物的重要性；服洋地黄的患者偶尔出现漏服，不应补服，以免中毒，并应教会患者自我用药监测，如服洋地黄时要学会自测脉率，若脉率小于60次/分，并有厌食、恶心、呕吐，要考虑是否为洋地黄中毒；用血管扩张药者，改变体位时动作不宜过快，以防发生直立性低血压。③出院后应经常自测脉搏，观察体重、尿量，有无足踝部水肿、气急加重、夜间平卧时出现咳嗽、夜尿增多等症状，若出现异常应及时就诊。

2. 保健知识指导　①饮食宜清淡、低盐、易消化、富含营养、含适量纤维素，多食蔬菜、水果，防止便秘，排便不可用力，以免诱发心力衰竭。劝戒烟酒。②合理安排活动与休息，根据心功能状态进行体力活动锻炼，即使心功能恢复，也应尽量从事轻体力工作，避免重体力劳动和过劳；避免精神紧张、兴奋，睡眠要充足。

3. 心理-社会指导　指导患者积极调整心态，放松心情，消除紧张、焦虑和恐惧的心理，树立战胜疾病的信心。积极主动配合治疗，争取把疾病的风险降到最低。同时，鼓励家属给予患者积极的支持，以利于患者情绪稳定和疾病的治疗。

二、急性心力衰竭

（一）概述

急性心力衰竭是指心力衰竭的症状和体征急性发作和（或）急性加重的一种临床综合征，可表现为急性新发或慢性心力衰竭急性失代偿。临床以急性左心衰竭最常见，多表现为急性肺水肿。

1. 病因　常见病因包括：急性心肌坏死和（或）损伤（最主要），如急性冠脉综合征、重症心肌炎、心肌病等和急性血流动力学障碍（如急性瓣膜功能障碍、高血压危象、心脏压塞、严重心律失常等）。常见诱因包括：感染是主要诱因，其次为劳累过度或应激反应（指情绪激动、饱食、输液过多过快及外伤等原因）及心肌缺血。

2. 发病机制　心脏解剖或功能的突发异常，使心输出量急剧降低，左心室舒张末压迅速升高，肺静脉回流不畅，肺静脉压快速升高，肺毛细血管楔压随之升高使血管内液体外渗到肺间质和肺泡内形成急性肺水肿。

（二）护理评估

1. 健康史　了解有无引起急性心力衰竭的原发病因，如急性广泛性心肌梗死、严重的二尖瓣狭窄、高血压危象等；有无严重心律失常、静脉输液过多过快等。

2. 身心状况

（1）症状　急性左心衰竭患者病情发展常极为迅速且十分危重。表现为突发严重呼吸困难、强迫坐位、发绀、大汗淋漓、烦躁，同时频繁咳嗽、咳大量粉红色泡沫样痰。严重者可因脑缺血而致神志模糊。

（2）体征　突发严重呼吸困难、端坐呼吸、烦躁不安，并有恐惧感，呼吸频率可达 $30 \sim 50$ 次 / 分，频繁咳嗽，咳粉红色泡沫痰，心率增快，心尖部常可闻及奔马律，两肺满布湿啰音和哮鸣音。肺水肿早期血压可一过性升高，如不能及时纠正，严重者可出现心源性休克。

考点　急性左心衰竭的身心状况

（3）心理 - 社会状况　因病情突然加重、咳喘有窒息感，患者极度烦躁，易产生濒死恐惧心理。病情变化突然，家属心理极度紧张和恐惧使患者更加恐慌。

（三）辅助检查

1. 胸部 X 线检查　早期肺间质水肿时，上肺静脉充盈、肺门血管阴影模糊，肺水肿时肺门呈蝴蝶状，严重者表现为弥漫及两肺野的大片阴影。

2. 漂浮导管　漂浮导管显示肺动脉楔压增高、心脏指数（CI）降低。

3. BNP/ NT-proBNP　所有急性呼吸困难和疑诊急性心力衰竭患者均推荐检测 BNP 或 NT-proBNP 水平，阴性者基本可以排除急性心力衰竭。

（四）治疗要点

急性肺水肿属危急重症，应积极而迅速地抢救，其急救原则为：减轻心脏负荷、增强心肌收缩力、解除支气管痉挛、去除诱因及病因治疗。常用治疗措施：

1. 体位　立即取半卧位或端坐位，双腿下垂，以减少静脉回流。

2. 吸氧　首先应保证气道开放，立即采用高浓度、高流量、乙醇湿化鼻导管间断吸氧。面罩给氧适用于伴呼吸性碱中毒及未合并二氧化碳潴留的患者，病情危重者应采用面罩呼吸机持续加压（CPAP）或双水平气道正压（BiPAP）给氧。

3. 镇静　吗啡静脉注射，可使患者镇静，减少躁动，还可扩张小血管，从而减轻心脏的负荷。吗啡 3 ～ 5mg 静脉注射，必要时每间隔 15 分钟重复 1 次，共 2 ～ 3 次。

4. 快速利尿剂　静脉给予呋塞米，可快速利尿，并有扩张静脉作用，有利于缓解肺水肿。呋塞米 20 ～ 40mg 于 2 分钟内静脉注射，必要时 4 小时后可重复 1 次。

5. 血管扩张剂　可选用硝普钠、硝酸甘油、重组人脑利钠肽、乌拉地尔等血管扩张药，硝普钠可同时扩张动、静脉，可以减轻心脏前负荷和后负荷，改善心脏功能。

6. 洋地黄制剂　可选用毛花苷 C，首剂可给 0.4 ～ 0.8mg 稀释后静脉缓慢注射，此药最适合用于有快速心室率的心房颤动并心室扩大伴左心室收缩功能不全者。

7. 氨茶碱　解除支气管痉挛，并有一定的增强心肌收缩、扩张外周血管的作用。

8. 机械辅助治疗　主动脉内球囊反搏可用于冠心病急性左心衰竭。对极危重患者，有条件的医院可应用左心室辅助装置（LVAD）和临时心肺辅助系统。

考点　急性左心衰竭的治疗要点

（五）主要护理诊断 / 问题

1. 气体交换受损　与急性肺水肿有关。

2. 恐惧　与突发病情加重而担心疾病的预后有关。

3. 潜在并发症：心源性休克、猝死。

（六）护理措施

1. 一般护理

（1）休息　安置患者于重症监护病房，立即协助患者取端坐位，双腿下垂，以减少回心血量。

（2）饮食　病情危重期间需禁食，病情稳定后给予低热量、低盐、清淡易消化饮食，少量多餐，避免进食产气食物，以免影响膈肌活动加重呼吸困难。

2. 心理护理　抢救过程中医护人员必须保持镇静、操作熟练，使患者产生信任和安全感，同时避免在患者面前讨论病情，以减少误解。症状缓解后分析产生恐惧的原因，鼓励患者说出内心感受，指导患者进行自我放松，如深呼吸、放松疗法等，并向患者解释恐惧对心脏的影响，使患者主动配合，保持情绪稳定。

3. 病情观察　采用多功能监护仪，监测血压、脉搏、呼吸、血氧饱和度等，并做好详细记录。根据监测结果调整输液速度；根据血氧饱和度判断缺氧情况，随时调整吸氧浓度。检查血电解质、血气分析有无异常。如出现血压下降、四肢厥冷、意识障碍等休克表现时，应立即报告医师，配合抢救。

4.对症护理

（1）氧疗　给予高流量吸氧，6～8L/min，并通过 20%～30% 的乙醇湿化，以降低肺泡内泡沫的表面张力使泡沫消散，改善通气，增加气体交换面积。严重者采用面罩呼吸机持续加压（CPAP）或双水平气道正压（BiPAP）给氧，一方面可以改善气体交换功能，另一方面减轻肺水肿。

考点　急性左心衰竭氧疗的护理

（2）心源性呼吸困难的护理　见第 3 章第 2 节。

5.用药护理　迅速开放两条静脉通道，按医嘱正确使用药物，观察药物不良反应。控制静脉输液速度，一般为每分钟 20～30 滴。在使用吗啡过程中注意有无呼吸抑制、心动过缓等。用利尿剂要严格记录尿量。血管扩张剂使用时注意输液速度和血压变化，防止低血压发生。硝普钠见光易分解，代谢产物为氰化物和硫氰酸盐，应现用现配，避光使用。用药时间不宜连续超过 24 小时，密切观察血压，根据血压的变化调节滴速，有条件者可用输液泵控制，维持收缩压在 90～100mmHg。洋地黄制剂静脉使用时要稀释，推注速度宜缓慢。

考点　急性左心衰竭用药的护理

（七）健康教育

1.疾病知识指导　向患者及家属讲解急性心力衰竭的诱因，应积极治疗原有心脏疾病。在日常静脉输液中，嘱患者要主动告知医护人员自己有心脏病史，以便在输液时控制输液量及滴速。

2.心理 - 社会指导　指导患者积极调整心态，放松心情，消除紧张、焦虑和恐惧的心理，树立战胜疾病的信心。并向患者解释恐惧对心脏的影响，使患者主动配合，保持情绪稳定。同时，鼓励家属给予患者积极的支持，以利于患者情绪稳定和疾病的治疗。

第 4 节　心律失常患者的护理

案例 3-2

　　患者，女性，36 岁。因心悸、乏力及胸闷 2 周入院。护理体检：体温 36.8℃，脉搏 96 次 / 分，节律不整齐，血压 110/70mmHg，两肺呼吸音粗，未闻及啰音，心率 121 次 / 分，心律不规则，第一心音强弱不等，心尖区可闻及舒张期隆隆样杂音。

问题：1.该患者的脉率和心律有何特点？

　　　2.对该患者首先考虑进行哪项辅助检查？

　　　3.该患者主要的护理诊断 / 问题是什么？

一、概　述

心律失常是指心脏冲动的频率、节律、起源部位、传导速度或激动次序的异常。正常心脏冲动起源于窦房结，先后经结间束、房室结、希氏束、左右束支及浦肯野纤维到达心室（图 3-2）。

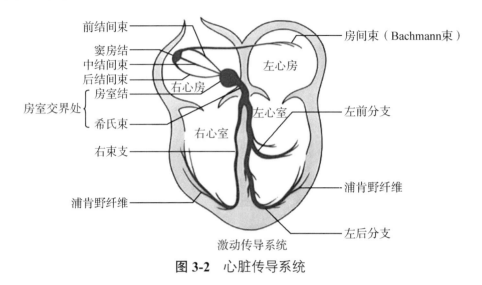

图 3-2　心脏传导系统

（一）心律失常的分类

1. 按其发生机制分类

（1）冲动形成异常

1）窦性心律失常　包括窦性心动过速、窦性心动过缓、窦性心律不齐和窦性停搏。

2）异位心律　①主动性异位心律：包括期前收缩（房性、房室交界性、室性）、阵发性心动过速（室上性、室性）、非阵发性心动过速（房性、房室交界性、室性）、心房扑动与颤动、心室扑动与颤动；②被动性异位心律：包括逸搏和逸搏心律。

（2）冲动传导异常　如房室传导阻滞、束支传导阻滞、室内阻滞、预激综合征等。

2. 按照心律失常发生时心率的快慢分类

（1）快速性心律失常　包括期前收缩、心动过速、扑动和颤动等。

（2）缓慢性心律失常　包括窦性心动过缓、房室传导阻滞等。

（二）病因和发病机制

1. 病因

（1）心脏疾病　各种器质性心脏病是引发心律失常最常见的原因，包括冠状动脉粥样硬化性心脏病、高血压心脏病、风湿性心脏病（简称风心病）、心肌炎、心肌病、先天性心脏病、心力衰竭等，可出现各种心律失常。

（2）心外疾病　发热、甲状腺功能亢进症、贫血、休克、电解质紊乱等可引起心动过速与期前收缩；甲状腺功能减退症、颅内疾病、严重缺氧、阻塞性黄疸等可引起窦性心动过缓。

（3）药物影响　肾上腺素、异丙肾上腺素、阿托品等药物可致窦性心动过速；β受体阻断剂、胺碘酮、非二氢吡啶类钙通道阻滞剂、拟胆碱药等可致窦性心动过缓；洋地黄中毒常引起室性心律失常；奎尼丁、胺碘酮中毒可出现阵发性室性心动过速、心室扑动与颤动。

（4）生理因素　健康人在情绪激动、体力活动过多、睡眠不佳、烟酒过量、饮浓茶或咖啡等情况下，可引起窦性心动过速或诱发期前收缩；健康的青年人、运动员及睡眠状态可出现窦性心动过缓。

（5）其他　如心导管检查、心脏手术、麻醉、电击、溺水等可引发心律失常。

2. 发病机制　与心脏电生理特性密切相关，可分为冲动形成的异常和冲动传导的异常。

二、护理评估

（一）健康史

询问有无冠心病、风湿性心脏病、心肌炎、心肌病、高血压心脏病、肺心病等病史；有无发热、甲亢或甲减、贫血、休克、缺氧、电解质和酸碱平衡失调等；是否正在服用阿托品、洋地黄、肾上腺素等；有无心脏手术或创伤；有无情绪紧张或激动、过劳、剧烈运动、饱餐、饮酒或浓茶或咖啡、吸烟等诱发因素。

（二）身心状况

心律失常的表现取决于心律失常的类型、心室率的快慢、发作持续时间长短、对血流动力学的影响，也与引发心律失常基础疾病的严重程度有关。

1. 症状

（1）窦性心律失常　成人窦性心律的频率超过 100 次/分，称为窦性心动过速，通常逐渐开始并逐渐终止，患者可无症状或有心悸。成人窦性心律的频率低于 60 次/分，称为窦性心动过缓，可有头晕、乏力及胸闷等心输出量下降的表现。

（2）期前收缩　偶发期前收缩可无症状，亦可有心悸或心跳暂停感。频发室性期前收缩可致头晕、乏力甚至晕厥等症状，原有的心脏病可因此诱发或加重心绞痛和心力衰竭。

考点　*最常见的心律失常*

（3）阵发性心动过速　①阵发性室上性心动过速时，患者多表现为心悸、乏力及胸闷，重者可出现头晕、黑矇、晕厥、心绞痛及心力衰竭。②阵发性室性心动过速发作时，患者多有晕厥、呼吸困难、低血压甚至抽搐及心绞痛。

（4）扑动与颤动　是一种较阵发性心动过速频率更快的主动性异位心律。心房颤动患者多有心悸、乏力及胸闷，严重者可引起心力衰竭、心绞痛和晕厥；心室颤动为临床最严重的心律失常，一旦发生，患者可立即出现意识丧失、抽搐，继之呼吸心跳停止甚至死亡。

考点　*最严重的心律失常*

（5）房室传导阻滞　一度房室传导阻滞常无症状；二度房室传导阻滞可有乏力、

头晕、心悸和心搏脱漏感；三度房室传导阻滞是一种严重的心律失常，临床症状取决于心室率的快慢与伴随病变，症状有头晕、疲乏、晕厥、心绞痛、心衰等。若心室率过慢导致脑缺血，患者可出现暂时性意识丧失，甚至抽搐，即阿-斯综合征，严重者可猝死。

2. 体征

（1）窦性心律失常　窦性心动过速，心率超过 100 次 / 分；窦性心动过缓，心率低于 60 次 / 分；节律整齐。

（2）期前收缩　心律不规则，心搏提前出现，之后有一较长的代偿间歇，第一心音多增强，第二心音多减弱或消失，桡动脉搏动减弱或消失。

（3）阵发性心动过速　阵发性室上性心动过速心律规则，第一心音强弱一致；阵发性室性心动过速心律略不规则，第一心音强弱不一致。

（4）房、室颤动　心房颤动第一心音强弱不等，心室律绝对不规则，脉率慢于心率（脉搏短绌）；心室颤动时，脉搏触不到，听诊心音消失，血压亦无法测到。

考点　心房颤动的临床特点

（5）房室传导阻滞　一度房室传导阻滞第一心音强度减弱。二度Ⅰ型房室传导阻滞患者第一心音强度逐渐减弱并有心搏脱漏，二度Ⅱ型患者第一心音强度恒定，亦有间歇性心搏脱漏。三度房室传导阻滞第一心音强度经常变化，间或听到响亮而清晰的第一心音（大炮音）。

3. 心理 - 社会状况　患者由于心律失常引起的躯体不适及反复发作，常出现精神紧张、焦虑不安，当病情加重时恐惧、悲观。

（三）辅助检查

1. 心电图检查　是诊断心律失常最常用的无创性检查技术。

考点　诊断心律失常最常用的辅助检查

（1）窦性心律失常　正常心脏的起搏点位于窦房结，起源于窦房结的心律称为窦性心律，成人频率为 60 ～ 100 次 / 分。心电图特征：P 波在Ⅰ、Ⅱ、aVF 导联直立，在 aVR 导联倒置，PR 间期 0.12 ～ 0.20 秒（图 3-3）。窦性心律失常是指窦房结冲动发放频率、节律的异常或窦性冲动向心房传导受阻导致的心律失常。

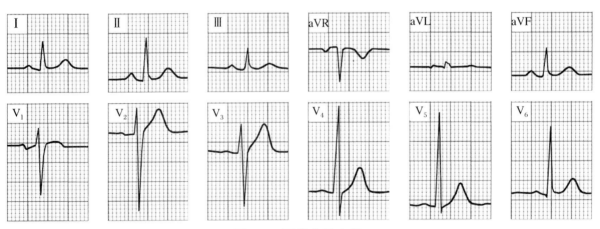

图 3-3　正常窦性心律

窦性心动过速：窦性 P 波规律出现，成年人频率大多在 100 ~ 150 次 / 分，PP 间期 ＜ 0.60 秒（图 3-4）。

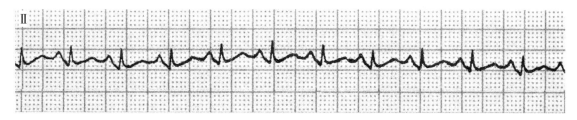

图 3-4　窦性心动过速

窦性心动过缓：窦性 P 波规律出现，频率 ＜ 60 次 / 分，PP 间期 ＞ 1.0 秒（图 3-5）。常伴窦性心律不齐（不同 PP 间期之差 ＞ 0.12 秒）。

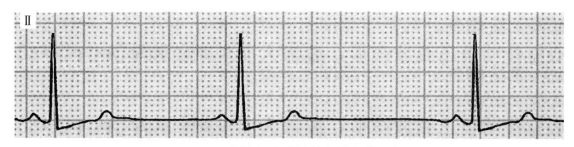

图 3-5　窦性心动过缓并窦性心律不齐

（2）期前收缩　窦房结以外的异位起搏点提前发出冲动，引起心脏提前收缩又称为期前收缩，也称为过早搏动，是临床最常见的心律失常。期前收缩可为偶发（ ＜ 5 次 / 分）或频发（ ＞ 5 次 / 分）；每个窦性搏动之后出现 1 个期前收缩，称为二联律；每 2 个窦性搏动之后出现 1 个期前收缩称为三联律；每个窦性搏动之后接连出现 2 个期前收缩，称为成对出现的期前收缩；期前收缩的 QRS 波群发生在前一次心搏的 T 波之上，称 R on T 型期前收缩；期前收缩由多个异位起搏点引起，称为多源性期前收缩。

房性期前收缩：P 波提前出现，其形态与窦性 P 波有所不同，提前发生的 P 波 PR 间期 ＞ 0.12 秒；P 波后的 QRS 波群形态大多正常；多为不完全性代偿间歇（期前收缩前后 2 个窦性 RR 间期之和小于 2 个正常 RR 间期）（图 3-6）。

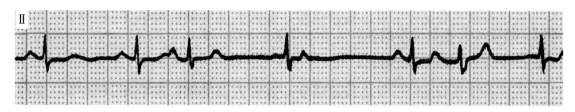

图 3-6　房性期前收缩

房室交界性期前收缩：提前出现的 QRS 波群，其形态与窦性心律 QRS 波群基本相同；逆行 P′ 波可位于 QRS 波群之前、之中、之后；多数为完全性代偿间期（即期前收缩前后 2 个窦性 RR 间期之和等于 2 个正常 RR 间期）（图 3-7）。

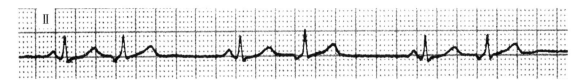

图 3-7 房室交界性期前收缩

室性期前收缩：提前出现的 QRS 波群宽大、畸形，时限＞ 0.12 秒；QRS 波群前无 P 波；T 波方向与 QRS 波群主波方向相反；多为完全代偿性间歇（图 3-8）。

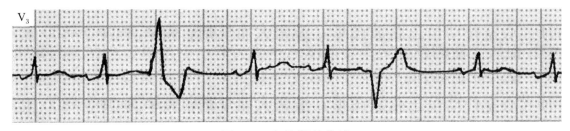

图 3-8 室性期前收缩

考点 室性期前收缩的心电图特点

（3）阵发性心动过速 心脏的异位起搏点连续出现 3 次或 3 次以上的期前收缩，称阵发性心动过速。特点是突发突止。

阵发性室上性心动过速（简称室上速）：心率为 150 ～ 250 次 / 分，节律规则；QRS 波群形态正常；P 波常不易辨认；起始突然，通常由一个房性期前收缩触发（图 3-9）。

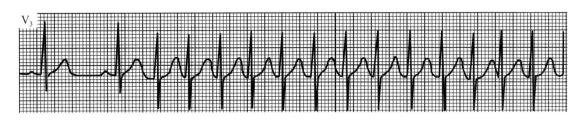

图 3-9 阵发性室上性心动过速

阵发性室性心动过速（简称室速）：3 个或 3 个以上的室性期前收缩连续出现，通常起始突然；心室率一般为 100 ～ 250 次 / 分，心律规则或略不规则；QRS 波宽大畸形，时限＞ 0.12 秒；T 波方向与 QRS 波群主波方向相反，可有心室夺获与室性融合波（图 3-10）。

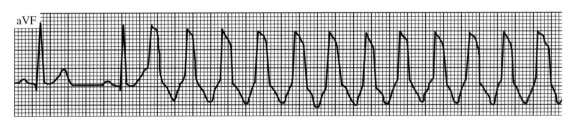

图 3-10 阵发性室性心动过速

（4）心房扑动与颤动

心房扑动：P 波消失，代之以 250 ～ 350 次 / 分、间隔均匀、形状相似的锯齿状心房扑动波（F 波）；F 波与 QRS 波群成某种固定的比例，最常见的比例为 2 ：1 房室传导，当房室传导比率不恒定时，可引起心室律不规则；QRS 波群形态一般正常（图 3-11）。

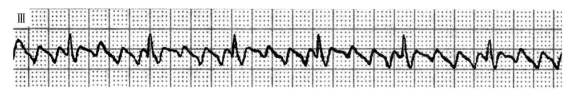

图 3-11　心房扑动

心房颤动：P 波消失，代之以形态各异、大小及间隔不等的心房颤动波（f 波），心房率为 350 ～ 600 次 / 分；心室率绝对不等；QRS 波群形态一般正常，当心室率过快发生室内差异性传导时 QRS 波群可增宽、变形（图 3-12）。

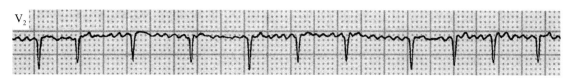

图 3-12　心房颤动

考点　心房颤动的心电图特点

（5）心室扑动与颤动

心室扑动：呈正弦波图形，波幅大而规则，频率为 150 ～ 300 次 / 分（通常在 200 次 / 分以上），有时难与室速鉴别（图 3-13）。

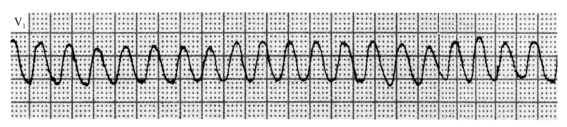

图 3-13　心室扑动

心室颤动：波形、振幅与频率均极不规则，无法辨认 QRS 波、ST 段与 T 波（图 3-14）。

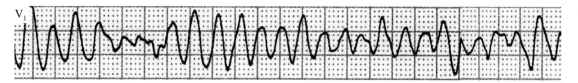

图 3-14　心室颤动

（6）房室传导阻滞

一度房室传导阻滞：PR 间期超过 0.20 秒；每个 P 波后均有 QRS 波群，其形态与时限正常（图 3-15）。

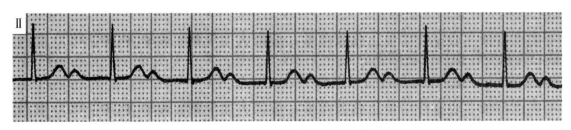

图 3-15 一度房室传导阻滞

二度房室传导阻滞

Ⅰ型：是最常见的二度房室传导阻滞类型。PR 间期进行性延长直至 P 波不能下传，RR 间期进行性缩短直至心室脱漏，以后又周而复始（图 3-16）。

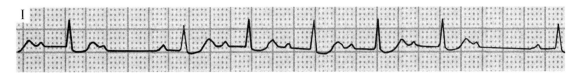

图 3-16 二度房室传导阻滞Ⅰ型

Ⅱ型：PR 间期恒定不变（正常或延长）。数个 P 波之后有 1 个 QRS 波群脱漏，形成 2∶1、3∶1、3∶2 等不同比例房室传导阻滞（图 3-17）。

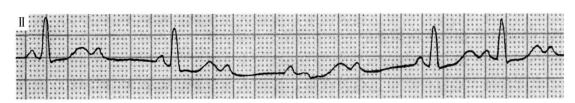

图 3-17 二度房室传导阻滞Ⅱ型

三度房室传导阻滞：P 波完全不能下传，心房与心室活动各自独立，P 波与 QRS 波群无固定关系；PP 间期相等，RR 间期相等，P 波频率快于 QRS 频率；QRS 波群形态与心室起搏点位置有关，心室起搏点如位于希氏束及其附近，QRS 波群正常，如位于室内传导系统的远端，QRS 波群增宽（图 3-18）。

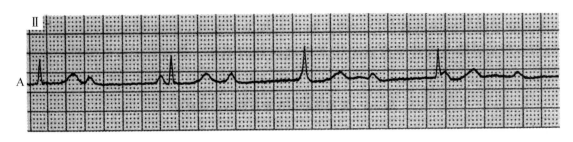

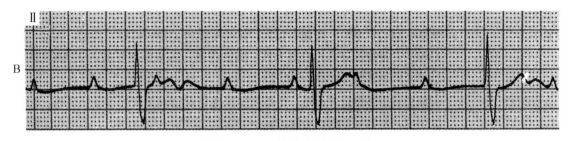

图 3-18　三度房室传导阻滞

2.动态心电图检查　对常规心电图检查不易发现的心律失常有着比较重要的意义。

3.其他检查　食管心电图、临床心脏电生理检查等，有助于鉴别复杂的心律失常。

三、治 疗 要 点

病因治疗是治疗心律失常的根本措施，应积极治疗原发病，去除诱因。对于心律失常本身的治疗，主要取决于其对血流动力学的影响。对血流动力学影响较小者无须治疗；症状明显，有严重血流动力学障碍的心律失常，采取相应有效的治疗措施。

1.窦性心律失常　窦性心动过速、窦性心动过缓无症状者通常无须治疗。窦性心动过速必要时可用 β 受体拮抗剂如美托洛尔等以减慢心率。窦性心动过缓有症状者，可使用阿托品、异丙肾上腺素等药物提高心率，严重者可考虑心脏起搏治疗。

2.期前收缩　房性期前收缩通常无须治疗，有明显症状或因房性期前收缩触发室上性心动过速者，可给予普罗帕酮、β 受体拮抗剂等药物；对非器质性心脏病且无明显症状的室性期前收缩，不必使用药物治疗，症状明显者可选用 β 受体拮抗剂、美西律、普罗帕酮等药物。

3.阵发性心动过速

（1）阵发性室上性心动过速　患者心功能、血压正常的情况下可尝试刺激迷走神经的方法终止阵发性室上性心动过速：Valsalva 动作（深吸气后屏气，再用力做呼气动作），将面部浸没于冰水内做潜水动作、刺激咽部诱发恶心，有经验者可行颈动脉窦按摩（患者取仰卧位，单侧按摩 5 ～ 10 秒，切忌双侧同时按摩）。药物治疗首选腺苷，无效时改用维拉帕米；对伴心力衰竭的患者，可首选洋地黄制剂，其他患者已较少应用。食管心房调搏术常能有效终止发作。以上治疗无效应施行同步直流电复律。导管射频消融术可以根治。

考点　阵发性室上性心动过速发作时首选治疗方法

（2）阵发性室性心动过速　终止室速发作可首先给予静脉注射利多卡因或普鲁卡因胺，也可选用普罗帕酮，但普罗帕酮不宜用于心力衰竭或心肌梗死的患者。药物治疗无效时，施行同步直流电复律。如病情严重，应紧急施行同步直流电复律。

考点　阵发性室性心动过速治疗首选药

4. 扑动与颤动

（1）心房扑动　直流电复律是终止心房扑动最有效的方法。血流动力学稳定者，可选用β受体阻断剂、钙通道阻滞剂、洋地黄制剂以减慢心室率。顽固性房扑药物治疗无效者，可选择射频消融术根治。

（2）心房颤动　应用β受体阻断剂或钙通道阻滞剂、洋地黄制剂以控制心室率；有复律指征时，可采取胺碘酮等药物复律、同步直流电复律恢复窦性心律；必要时可施行射频消融术。并发体循环栓塞是慢性房颤极重要的并发症，可给予华法林抗凝治疗。

> **链接**
>
> **导管射频消融治疗快速性心律失常**
>
> 　　射频能量是一种低电压高频电能。射频消融仪通过导管头端的电极释放射频电能，在导管头端与局部心肌内膜之间电能转化为热能，达到一定温度后，特定的局部心肌细胞脱水、变性、坏死，自律性和传导性能均发生改变，从而使心律失常得以根治。

（3）心室扑动与心室颤动　有条件者立即行非同步直流电复律，同时配合胸外心脏按压、人工呼吸，并经静脉注射复苏药物和抗心律失常药物等。

考点 心室颤动的首选治疗方法

5. 房室传导阻滞　一度与二度Ⅰ型房室传导阻滞心室率不太慢者，无须特殊处理，二度Ⅱ型与三度房室传导阻滞如心室率显著缓慢应及时提高心室率以改善症状，可用阿托品、异丙肾上腺素治疗，有条件者应尽早安置临时或永久心脏起搏器。

四、主要护理诊断/问题

1. 活动无耐力　与心律失常导致心输出量减少有关。
2. 焦虑　与心律失常反复发作、治疗效果不佳有关。
3. 有受伤的危险　与心律失常引起的头晕或晕厥有关。
4. 潜在并发症：心力衰竭、猝死。

五、护　理　措　施

（一）一般护理

1. 休息　非器质性心脏病且无症状或症状较轻的心律失常患者，鼓励其正常工作和生活，注意劳逸结合，保持心情舒畅；当出现胸闷、心悸、头晕等不适时，应保证充分的休息，可采取高枕卧位、半卧位或其他舒适体位，尽量避免左侧卧位，因该体位患者较易感觉心脏搏动而加重不适感；严重心律失常发作时，如阵发性室性心动过速、二度Ⅱ型及三度房室传导阻滞等，应绝对卧床休息，减少心肌耗氧量。

考点 心律失常休息体位的选择

2. 饮食　给予低脂、易消化、清淡、富含营养的饮食，少量多餐，避免饱餐，戒烟酒，避免咖啡、浓茶，多食纤维素丰富的食物，保持大便通畅。心动过缓者应避免排便时过度屏气，以免因迷走神经兴奋而加重心动过缓。

（二）心理护理

向患者解释病情，说明心律失常的可治性，解除其思想顾虑，缓解焦虑或恐惧心理。告知患者精神紧张或情绪激动可诱发或加重心律失常，使其保持心情舒畅，心态平和。在护理操作及特殊治疗前向患者做必要的解释，以增加患者的安全感。指导患者采用放松技术，如全身肌肉放松、缓慢深呼吸，鼓励患者参加力所能及的活动，以分散注意力。

（三）病情观察

1. 观察生命体征，房颤患者要求两人同时测量心率与脉率，应至少测量1分钟；观察有无胸闷、心悸、头晕、晕厥、呼吸困难等症状，并观察其程度、持续时间及对日常生活的影响程度；观察心电图、血气分析、电解质及酸碱平衡情况。对严重心律失常的患者，给予持续心电监护。发现频发、多源性、成对、联律出现或 R on T 现象的室性期前收缩，阵发性室性心动过速，二度Ⅱ型或三度房室传导阻滞，室扑、室颤等，应立即报告医师并配合抢救。

2. 对症护理 心悸、心前区疼痛、心源性晕厥的护理见第3章第2节。

3. 用药护理 严格遵医嘱给予抗心律失常药物，静脉滴注药物时尽量用输液泵调节滴速。观察药物疗效和不良反应，必要时监测心电图，观察用药前、用药中及用药后的心率、心律、PR间期及QT间期的变化。常用抗心律失常药物不良反应及注意事项见表3-5。

表 3-5　常用抗心律失常药物不良反应及注意事项

药物名称	不良反应	注意事项
奎尼丁	窦性停搏、房室传导阻滞、QT间期延长、室性心动过速等心脏毒性反应；其他有胃肠道反应、视听觉障碍、意识模糊、皮疹、发热等	给药前测量血压、心率、心律，如血压低于90/60mmHg，心率小于60次/分，或心律不规则时报告医师
普罗帕酮	房室传导阻滞、诱发和加重心力衰竭；其他有恶心、呕吐、眩晕及视物模糊	餐时或餐后服用可减少胃肠道刺激
利多卡因	窦房结抑制、室内传导阻滞、低血压；眩晕、感觉异常、意识模糊、谵妄、昏迷	注意给药的剂量和速度。过敏、肝肾功能障碍者禁用
普萘洛尔	低血压、心动过缓、心力衰竭；加重哮喘与慢性阻塞性肺疾病；糖尿病患者可能引起低血糖	给药前测量患者心率，当心率低于50次/分时及时停药
胺碘酮	心动过缓、肺纤维化、肝功能损害、甲状腺功能亢进或减退、角膜色素沉着、胃肠道反应	静脉给药应选择大血管，密切观察穿刺部位情况，用药期间监测肝功能、甲状腺功能、肺功能等
维拉帕米	低血压、心动过缓、房室传导阻滞等	严重心衰、高度房室传导阻滞及低血压者禁用
腺苷	短暂窦性停搏、室早或非持续性室性心动过速等心脏不良反应；其他有面部潮红、呼吸困难、胸部压迫感，持续时间不足1分钟	可能促使或加重支气管痉挛

考点 抗心律失常药物的不良反应

4. 介入治疗的护理　应用心脏电复律、人工心脏起搏、导管射频消融术等方法治疗时, 应向患者介绍各种治疗方法的大致过程、必要性和安全性, 并准备好各种器材和物品, 做好术前、术中和术后护理。

六、健康教育

1. 疾病知识指导　①向患者及家属讲解心律失常的常见病因、诱因及防治知识; ②向患者说明继续按医嘱用药的重要性, 不可擅自增减药量或撤换药物, 教会患者观察药物疗效和不良反应, 如有异常应及时就诊; ③教会患者及家属测量脉搏, 至少每日1次, 每次1分钟以上, 并做好记录。对于反复发生严重心律失常的患者, 要教会家属初期心肺复苏术, 以备紧急使用。

2. 保健知识指导　①指导患者改变不良的生活习惯, 少食多餐, 戒烟酒, 避免摄入刺激性食物及饮料, 如咖啡、浓茶等, 保持大便通畅, 避免用力排便而加重心律失常; ②避免精神过度紧张, 保持乐观稳定的情绪; 不要过分注意心悸的感受, 学会分散注意力; 合理安排休息与活动, 避免劳累; ③有晕厥史的患者避免从事高空作业、驾驶等有危险的工作, 有头晕、黑蒙时立即平卧, 以免晕厥发作时摔伤。

3. 心理 - 社会指导　指导患者积极调整心态, 放松心情, 消除紧张、焦虑和恐惧的心理, 树立战胜疾病的信心。并向患者解释恐惧对心脏的影响, 使患者主动配合, 保持情绪稳定。同时, 鼓励家属给予患者积极的支持, 以利于患者情绪稳定和疾病的治疗。

第5节　心脏瓣膜病患者的护理

案例 3-3

　　患者, 女性, 35岁。活动后心悸、气促3年, 加重伴双下肢水肿1周。护理体检: 体温38.2℃, 脉搏100次/分, 呼吸28次/分, 血压115/80mmHg, 半卧位, 双颊紫红, 口唇发绀, 咽红。双肺底可闻及湿啰音。心界向左扩大, 心率100次/分, 律齐, 心尖部可闻及舒张期隆隆样杂音。肝肋下2cm, 质软, 有压痛。双下肢凹陷性水肿。

问题: 1. 该案例中患者患有何病? 请对患者进行护理评估。
　　　　2. 该患者主要的护理问题是什么?
　　　　3. 你将对患者采取什么护理措施?

一、概　　述

　　心脏瓣膜病是由多种原因引起的单个或多个瓣膜结构 (包括瓣叶、瓣环、腱索或乳头肌) 的功能或结构异常, 导致瓣膜口狭窄和 (或) 关闭不全的一类心脏病。当瓣膜狭窄时, 心腔压力负荷增加; 瓣膜关闭不全时, 心腔容量负荷增加。这些血流动力学改变可导致心房或心室结构改变及功能失常, 最终出现心力衰竭、心律失常等临床表现。

（一）病因

心脏瓣膜病的常见病因有炎症、黏液样变性、退行性改变、先天畸形、缺血性坏死、创伤等，其中风湿炎症导致的瓣膜损害称为风湿性心脏病（rheumatic heart disease，RHD），简称风心病，是我国最常见的心脏瓣膜病，风湿热是其主要病因，是由 A 组乙型溶血性链球菌感染所致，主要累及 40 岁以下人群，2/3 的患者为女性。其中以二尖瓣受累最为常见，其次是主动脉瓣。本节重点介绍风心病。

考点　风心病的病因，最常累及的瓣膜

（二）血流动力学变化

1. 二尖瓣狭窄　正常成人二尖瓣口面积为 4 ~ 6cm²，当瓣口面积减少至 1.5 ~ 2cm²（轻度狭窄）时，左心房压力升高，左心房代偿性扩大、肥厚。当瓣口面积减少至 1 ~ 1.5cm²（中度狭窄）甚至减少至 1cm² 以下（重度狭窄）时，左心房内压持续升高，致失代偿，肺静脉压力增高，最终导致肺循环淤血。长期肺循环淤血导致肺动脉高压，增加右心室负荷，右心室扩大、肥厚，最终导致右心衰竭。

2. 二尖瓣关闭不全　当二尖瓣关闭不全时，左心室部分血液反流回左心房，使左心房容量负荷增加，左心房扩张、肥厚，引起肺淤血和肺动脉高压，从而引起右心衰竭。同时，左心房内增多的血液在舒张期又流入左心室，使左心室容量负荷增加，左心室扩张、肥厚，最终导致左心衰竭。

3. 主动脉瓣狭窄　正常成人主动脉瓣口面积为 3 ~ 4cm²。当瓣口面积 ≤ 1cm² 时，左心射血阻力增加，使左心室向心性肥厚。失代偿时，左心室排血减少而心肌耗氧量增加，出现心绞痛、左心衰竭和脑供血不足。

4. 主动脉瓣关闭不全　由于主动脉瓣关闭不全，主动脉内血液在舒张期反流入左心室，左心室容量负荷增加，使左心室扩张、肥厚，最终导致左心衰竭。若反流量大，主动脉舒张压显著降低，可引起冠状动脉灌注不足导致心肌缺血。此时主动脉因血液反流导致舒张压下降，而在心室收缩时，左心室大量血液进入主动脉使收缩压增高，故脉压增大。

考点　二尖瓣、主动脉瓣狭窄和关闭不全的血流动力学变化

二、护 理 评 估

（一）健康史

询问有无反复发作的扁桃体炎或咽峡炎；有无呼吸道感染、风湿活动、劳累、情绪激动、心律失常、妊娠等使病情加重的诱因。

（二）身心状况

1. 二尖瓣狭窄

（1）症状　一般在二尖瓣中度狭窄时才有明显症状。①呼吸困难：为最常见的早期症状，最初为劳力性呼吸困难，随着狭窄程度加重，可出现夜间阵发性呼吸困难、端坐呼吸，

甚至急性肺水肿。②咳嗽：常于夜间睡眠或劳动后出现，为干咳或伴泡沫痰，冬季明显。③咯血：可表现为痰中带血、大量咯血、咳粉红色泡沫痰。痰中带血为支气管内膜微血管或肺泡内毛细血管破裂所致；大量咯血可为首发症状，是由于严重的二尖瓣狭窄，左心房压力及肺静脉压突然增高时，黏膜下的支气管静脉淤血、扩张而破裂出血所致；粉红色泡沫痰，为急性肺水肿的特征。④其他。如声音嘶哑、吞咽困难，为左心房扩大、左肺动脉扩张压迫左喉返神经、食管所致；右心衰竭时可出现食欲减退、恶心、腹胀等消化道症状。

考点 二尖瓣狭窄最常见的早期症状

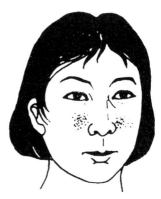

图 3-19 二尖瓣面容

（2）体征　严重二尖瓣狭窄患者呈"二尖瓣面容"（两颊紫红，口唇发绀）（图 3-19）。心尖区可触及舒张期震颤，心尖区闻及舒张中、晚期隆隆样局限性杂音是最典型的体征。若心尖区闻及第一心音亢进及开瓣音，提示瓣膜尚有弹性。肺动脉瓣第二心音亢进或伴分裂，提示肺动脉高压。右心衰竭时可出现体循环淤血的体征，如颈静脉怒张、肝大、肝颈静脉回流征阳性、下肢水肿等。

2. 二尖瓣关闭不全

（1）症状　轻度二尖瓣关闭不全可终身无症状，严重反流时由于心输出量减少，首发症状是疲乏无力，肺淤血的症状如呼吸困难出现较晚。

（2）体征　心尖区闻及全收缩期吹风样杂音是二尖瓣关闭不全最重要的体征，可向左腋下、左肩胛下区传导。心尖搏动增强并向左下移位，心界向左下扩大。第一心音减弱。

3. 主动脉瓣狭窄

（1）症状　出现较晚，呼吸困难、心绞痛、晕厥为典型三联症。

（2）体征　主动脉瓣第一听诊区可闻及粗糙响亮的吹风样收缩期杂音，是主动脉瓣狭窄最主要的体征，可向颈部传导。心尖搏动相对局限、呈抬举性；可触及收缩期震颤。

4. 主动脉瓣关闭不全

（1）症状　患者可多年无症状，或仅有心悸、心前区不适和头晕、头部搏动感，少数人有心绞痛，病变严重者可出现左心衰竭症状。

（2）体征　心尖搏动向左下移位。主动脉瓣第二听诊区（胸骨左缘第 3、4 肋间）闻及舒张期高调叹气样杂音是本病最主要的体征；杂音向心尖部传导，前倾坐位及呼气末较清楚。严重主动脉瓣关闭不全者，动脉收缩压增高、舒张压降低，脉压增大，出现水冲脉、枪击音、毛细血管搏动征等周围血管征。

5. 联合瓣膜病　是指 2 个或 2 个以上瓣膜病变同时存在，最常见的类型是二尖瓣狭窄伴主动脉瓣关闭不全。

考点 常见心瓣膜病的典型体征

6. 并发症

（1）充血性心力衰竭　是最常见的并发症和主要死亡原因，以左心衰竭为主，呼吸道感染等为常见诱因。

（2）心律失常　以心房颤动最常见，多见于二尖瓣狭窄患者。

（3）栓塞　以脑栓塞最常见，常见于二尖瓣狭窄伴有心房颤动的患者。

考点　风心病最常见的并发症和死亡的主要原因

（4）肺部感染　较常见，因长期肺淤血所致，可引发或加重心力衰竭。

（5）感染性心内膜炎　较少见。

7. 心理 - 社会状况　心脏瓣膜病患者，随着瓣膜损害加重，心功能逐渐减退，出现心力衰竭、栓塞等各种并发症时，影响工作和生活，导致患者烦躁、焦虑。风湿活动反复发作，躯体不适，病程漫长，疗效不明显等使患者心理负担沉重，对生活失去信心，易产生悲观、厌世心理。

（三）辅助检查

1. 超声心动图　是诊断心脏瓣膜病最有价值的方法，不仅能显示瓣膜的形态及活动情况、心腔大小，还可探及和测定心腔内血流情况，有助于心脏瓣膜病的病因诊断及判断病变的程度。

考点　诊断心脏瓣膜病最有价值的方法

2. X 线检查　二尖瓣狭窄表现为左心房及右心室增大，心影呈梨形，发生心力衰竭时，常有肺淤血及肺水肿征象。二尖瓣关闭不全可见左心房、左心室增大征象。主动脉瓣狭窄心影正常或轻度扩大，常见主动脉根部狭窄后扩张。主动脉瓣关闭不全可见左心室增大呈靴形心，主动脉增宽。

3. 心电图　二尖瓣狭窄时可见二尖瓣型 P 波（图 3-20）及右心室肥厚的表现；二尖瓣关闭不全时，主要表现为左心室肥厚及非特异性 ST-T 改变；主动脉瓣关闭不全和狭窄时，可见左心室肥厚；可有各种心律失常等。

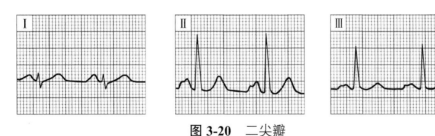

图 3-20　二尖瓣

三、治疗要点

治疗原则：控制病情进展，防治风湿活动，改善心功能，减轻症状，防治并发症。根治须采用介入或手术治疗。

1. 一般治疗　有风湿活动者，应给予抗风湿治疗。风湿热反复发作与风心病的恶化有关，因此预防风湿热复发特别重要，对于既往有风湿热发作或有风心病征象的患者，应进行预防链球菌感染的二级预防。一般应坚持至患者 40 岁甚至终身应用苄星青霉素

120 万 U，每月肌内注射 1 次。

2. 并发症治疗 心力衰竭者给予强心、利尿和血管扩张药；并发感染性心内膜炎者，给足够疗程的抗生素；快速性房颤者应控制心室率，根据情况给予抗凝治疗，以防诱发心力衰竭或栓塞等。

3. 手术及介入治疗 是治疗心脏瓣膜病变的根本办法，包括经皮球囊二尖瓣成形术、瓣膜分离术、瓣膜修复术、瓣膜置换术等。对于适合接受瓣膜成形术的患者，采用经皮球囊二尖瓣成形术的疗效等同或优于外科手术。

四、主要护理诊断 / 问题

1. 活动无耐力 与心输出量减少有关。
2. 气体交换受损 与肺淤血有关。
3. 焦虑 与担心疾病的预后、影响工作和生活有关。
4. 潜在并发症：心力衰竭、心律失常、栓塞、亚急性感染性心内膜炎等。

五、护理措施

（一）一般护理

1. 休息 室内空气新鲜，温、湿度适宜，避免潮湿、阴暗环境。根据病情和心功能状况安排休息和活动。心功能代偿期，适当活动；有风湿活动及心力衰竭等严重并发症时应卧床休息；左心房内有巨大附壁血栓者应绝对卧床休息，协助患者日常生活。

2. 饮食 给予高热量、高蛋白、高维生素、低胆固醇、易消化饮食，少量多餐，不宜过饱。多吃蔬菜、水果，保持大便通畅。并发心力衰竭时应限制钠盐摄入。

（二）心理护理

加强与患者的沟通，了解患者的心理状况，耐心向患者及家属解释病情，介绍治疗方法和目的，消除其紧张、焦虑情绪，积极配合治疗和护理。

（三）病情观察

观察有无皮下环形红斑、皮下结节、关节红肿疼痛等风湿活动的表现；有无反复发生咽炎、扁桃体炎等。观察体温、脉搏、呼吸、血压、意识的变化。观察有无栓塞等并发症出现：①脑栓塞时可出现偏身瘫痪、失语、失明等；②四肢动脉栓塞可有肢体剧痛、局部皮肤苍白、发绀、发凉甚至坏死；③肾栓塞时可出现腰痛、蛋白尿、血尿。④肠系膜动脉栓塞时可有剧烈腹痛、血便；⑤脾栓塞时可有左上腹剧痛、脾大；⑥肺栓塞时为突然出现的剧烈胸痛、气急、发绀、咯血和休克等。一旦发生，立即报告医师并协助处理。

（四）对症护理

心源性呼吸困难、心源性水肿、心悸、心前区疼痛、心源性晕厥的护理见第 3 章第 2 节，咳嗽、咳痰及咯血的护理见第 2 章第 2 节。

（五）用药护理

遵医嘱给予抗生素及抗风湿药物治疗。苄星青霉素在使用前，询问青霉素过敏史，常规青霉素皮试；注射后注意观察过敏反应。

六、健 康 教 育

1. 疾病知识指导　告知患者及家属本病的病因和病程特点，定期门诊复查。有手术适应证者告知患者尽早择期手术，以免失去最佳手术时机。在做内镜检查、拔牙、导尿术、分娩、人工流产等手术操作前应告知医生有关病史，便于预防性使用抗生素，防止发生感染性心内膜炎。告知患者遵医嘱坚持用药的重要性，指导用药方法。

2. 保健知识指导　尽可能改善居住环境中潮湿、阴暗等情况，保持室内空气流通、温暖、干燥，阳光充足。日常生活中适当锻炼，加强营养，提高机体抵抗力。避免重体力劳动、剧烈运动或情绪激动而加重病情。

3. 心理 - 社会指导　鼓励患者树立信心，积极调整心态，放松心情，做好长期与疾病作斗争以控制病情进展的思想准备。育龄妇女，病情较重不能妊娠者，做好患者及其配偶的思想工作。

第 6 节　原发性高血压患者的护理

案例 3-4

患者，男性，62 岁。发现"血压升高"9 年，降压药时服时停，血压波动较大。自诉视物模糊、起床时头晕 2 天。护理体检：T 37℃，P 103 次 / 分，R 23 次 / 分，BP 180/116mmHg，半卧位，神志清楚，焦虑不安，两肺底闻及湿啰音，心尖搏动位于左侧第 6 肋间锁骨中线外 1.5cm，心律齐。其余检查未见异常。

问题： 1. 该患者存在哪些护理问题？

2. 应该采取哪些护理措施？

一、概　　述

原发性高血压是以体循环动脉血压持续性增高为主要表现的临床综合征，是多种心、脑血管疾病的重要病因和危险因素，主要影响重要脏器如心、脑、肾的结构和功能，最终导致器官的功能衰竭。高血压发病率及血压水平随年龄增加而显著增高，但近年来中青年人群中高血压患病率上升趋势更明显。此外，本病患病率男性高于女性，北方高、南方低。

（一）病因

原发性高血压是遗传因素和多种环境因素共同作用，由正常血压调节机制失代偿所致。

1. 遗传因素　原发性高血压具有明显的家族聚集性，提示其有遗传学基础。双亲均有高血压的，其子女高血压的发病概率更高。

2. 环境因素

（1）饮食　①高钠、低钾膳食：钠盐平均摄入量与血压水平和高血压患病率呈正相关，而钾盐摄入量与血压水平呈负相关。高钠、低钾饮食是我国多数高血压患者发病的主要危险因素。②饮酒：饮酒量与血压水平呈线性相关。过量饮酒使血压明显升高；虽然少量饮酒短时间使血压有所下降，但长期少量饮酒可使血压轻度升高。③其他：低钙、高蛋白质、饱和脂肪酸较高也可引起血压增高。

（2）吸烟　是心血管疾病和癌症的主要危险因素之一。被动吸烟显著增加心血管疾病风险。

（3）社会心理因素　人在长期精神紧张、压力、焦虑或长期环境噪声、视觉刺激下可引起高血压，因此城市脑力劳动者高血压患病率超过体力劳动者。

3. 其他因素　肥胖或超重是血压升高的重要危险因素。此外，服用避孕药、阻塞性睡眠呼吸暂停综合征也与高血压的发生有关。

考点　高血压的常见病因

（二）发病机制

原发性高血压的发病目前主要认为与交感神经系统活性亢进、肾性水钠潴留、肾素 - 血管紧张素 - 醛固酮系统（RAAS）激活、胰岛素抵抗、细胞膜离子转运异常以及血管内皮功能异常引起血压正常调节功能失调有关。

二、护 理 评 估

（一）健康史

询问患者有无高血压家族史，有无长期摄入高钠、低钙、低钾和高脂饮食，有无从事高紧张度职业及长期在噪声环境中，有无超重或肥胖、吸烟、服用避孕药及患有睡眠呼吸暂停低通气综合征等。

（二）身心状况

原发性高血压根据起病和病情进展的缓急，以及病程长短分为缓进型和急进型。

1. 缓进型高血压

（1）症状　大多数患者起病缓慢，早期多无症状，可在体格检查测量血压时发现血压升高，少数患者则在出现心、脑、肾等并发症后才被发现。高血压患者可有头晕、头痛、头枕部或颈项板紧、疲劳、耳鸣、心悸等症状，但并不一定与血压水平相关。

（2）体征　听诊时可闻及主动脉瓣第二心音亢进、收缩期杂音或收缩早期喀喇音，少数患者在颈部或腹部可听到血管杂音。长期持续高血压可有左心室肥厚并可闻及第四心音。

（3）并发症

1）脑血管病：包括出血性脑卒中（脑实质出血和蛛网膜下腔出血）和缺血性脑卒中（脑血栓形成、腔隙性脑梗死、短暂性脑缺血发作等）。

2）心力衰竭：左心室后负荷长期增高可致心室肥厚、扩大，最终导致心力衰竭。

3）肾衰竭：长期血压升高可致进行性肾小球硬化，并加速肾动脉粥样硬化的发生，出现蛋白尿、肾功能损害，晚期出现肾衰竭。

4）其他：主动脉夹层表现为突发性胸部剧烈疼痛，是严重的心血管急症，也是猝死的病因之一；有下肢周围血管病变者可以出现间歇性跛行；眼底动脉硬化等。

> **链接**
>
> **主动脉夹层**
>
> 　　高血压可使动脉壁长期处于应急状态，弹力纤维常发生囊性变或坏死，导致夹层形成。血液渗入主动脉壁中层形成夹层血肿，并沿着主动脉壁延伸剥离，形成主动脉壁的真假两腔分离状态，表现为突发性胸部剧烈疼痛，65% ～ 70% 的患者在急性期死于心脏压塞、心律失常等，故早期诊断和治疗非常重要。

考点　缓进型高血压的并发症

2. 恶性或急进性高血压　发病急骤，舒张压持续 ≥ 130mmHg，伴有头痛、视物模糊或失明，眼底检查可发现出血、渗出和视神经盘水肿，常于数月至 1 ～ 2 年内出现严重的心、脑、肾的损害，其中肾损害突出，表现为持续蛋白尿、血尿与管型尿，病情进展迅速，如不及时治疗多因尿毒症而死亡。

3. 高血压急症和亚急症　①高血压急症：是指原发或继发性高血压患者，在某些诱因如紧张、疲劳、寒冷、突然停服降压药物等作用下，血压突然显著升高（一般 > 180/120mmHg），同时伴有进行性心、脑、肾等重要靶器官功能不全的表现。包括高血压脑病、颅内出血（脑出血和蛛网膜下腔出血）、脑梗死、急性心力衰竭、急性冠状动脉综合征、主动脉夹层、肾脏损害、围手术期重度高血压、嗜铬细胞瘤危象等。血压水平高低与急性靶器官损害程度并非成正比，但如血压不能及时控制在合理范围会对脏器功能产生严重影响，甚至危及生命。②高血压亚急症：是指血压显著升高但不伴有靶器官损害。患者可有明显头痛、胸闷、烦躁不安等。血压升高的程度不是区别高血压急症与高血压亚急症的标准，区别两者的唯一标准是前者有靶器官的急性损害。

考点　高血压急症的定义

4. 高血压分类和危险度分层

（1）高血压分类　目前我国采用《中国高血压防治指南（2024 年修订版）》的分类标准，血压水平的定义和分类见表 3-6。在未用抗高血压药的情况下，非同日 3 次测量，成年人收缩压 ≥ 140mmHg 和（或）舒张压 ≥ 90mmHg 可诊断为高血压。

表 3-6 血压水平的定义和分类

类别	收缩压（mmHg）		舒张压（mmHg）
正常血压	< 120	和	< 80
正常高值	120 ～ 139	和（或）	80 ～ 89
高血压	≥ 140	和（或）	≥ 90
1 级高血压（轻度）	140 ～ 159	和（或）	90 ～ 99
2 级高血压（中度）	160 ～ 179	和（或）	100 ～ 109
3 级高血压（重度）	≥ 180	和（或）	≥ 110
单纯收缩期高血压	≥ 140	和	< 90
单纯舒张期高血压	< 140	和	≥ 90

考点 血压水平的定义和分类

（2）高血压危险度分层 分层标准依据：①血压升高水平（1、2、3 级）。②其他心血管危险因素：男性＞ 55 岁，女性＞ 65 岁；吸烟；血胆固醇＞ 5.72mmol/L；糖尿病；早发心血管疾病家族史（发病年龄女性＜ 65 岁，男性＜ 55 岁）。③靶器官损害：左心室肥厚；动脉粥样斑块；蛋白尿和（或）血肌酐轻度升高等。④并发症：脑血管疾病、心脏疾病、肾脏疾病和血管疾病等，将高血压危险度分成低危、中危、高危和极高危（表 3-7）。

表 3-7 高血压患者心血管危险度分层标准

危险因素和病史	血压水平		
	1 级	2 级	3 级
无其他危险因素	低危	中危	高危
1 ～ 2 个危险因素	中危	中危	极高危
≥ 3 个危险因素或糖尿病史或靶器官损伤	高危	高危	极高危
有并发症	极高危	极高危	极高危

考点 高血压患者危险度分层标准

5. 心理 - 社会状况 高血压患者多内向，人际关系敏感，易产生紧张、烦躁、焦虑和恐惧等不良心理反应。同时，因病程长、并发症多而严重，需长期治疗，给患者及家庭带来沉重的经济负担及心理压力。

（三）辅助检查

1. 常规检查 血常规、尿常规、肾功能、血脂、血糖等，必要时进行心电图、X 线检查、超声心动图、眼底检查等，有助于发现高血压对靶器官的损害情况。

2. 特殊检查 如 24 小时动态血压监测，有助于判断血压升高的严重程度，了解其血压变异性和昼夜节律，指导降压治疗和评价降压药物疗效。

三、治疗要点

原发性高血压治疗的目的：将血压降到正常或接近正常，预防和延缓心、脑、肾等靶器官的损害，减低病残率和死亡率。同时应干预患者存在的危险因素（如吸烟、肥胖、高胆固醇血症或糖尿病），并适当处理患者同时存在的各种临床症状。

（一）改善生活行为

改善生活行为适用于所有高血压患者，包括使用降压药物治疗的患者。生活方式干预应作为高血压患者的基础治疗并贯穿治疗全程。

1. 减轻体重　尽量将体重指数控制在 < 25kg/m²。体重降低对改善胰岛素抵抗、高脂血症、糖尿病和左心室肥厚均有益。

2. 减少钠盐摄入、增加钾摄入　每人每日食盐量不超过 6g，补充钙和钾盐。合理膳食，多食蔬菜、水果，减少脂肪摄入。戒烟、限酒。

3. 增加适当运动　运动有利于减轻体重和改善胰岛素抵抗，提高心血管适应能力，稳定血压水平。较好的运动方式是低或中等强度的运动，可根据年龄及身体状况选择慢跑或步行，每周 3 ～ 5 次，每次 30 分钟。

4. 减轻精神压力、保持心态平衡。

5. 睡眠管理　保持良好睡眠。

考点　高血压改善生活行为

（二）降压药物治疗

1. 启动降压药物时机　见表 3-8

表 3-8　启动降压药物时机

血压值	心血管危险因素分度	治疗
正常高值（130 ～ 139/85 ～ 89mmHg）	低危 / 中危	生活方式干预
	高危 / 极高危	生活方式干预 + 药物治疗
初诊高血压（140 ～ 159/90 ～ 99mmHg）	低危 / 中危	生活方式干预（4 ～ 12 周），血压仍不达标加药物治疗
	高危 / 极高危	生活方式干预 + 药物治疗
血压 ≥ 160/100mmHg	极高危	生活方式干预 + 药物治疗

2. 降压药物应用原则　降压药物和治疗方案的选择应遵循个体化原则。药物治疗应从小剂量开始，逐步递增剂量。在确立有效治疗方案并获得血压控制后，应继续治疗，不要随意停止治疗或频繁改变治疗方案。联合用药治疗应采用不同降压机制的药物，可增强药物疗效，减少不良反应。

考点　高血压降压药物应用原则

3. 常用降压药物种类　见表 3-9。

表 3-9　常用降压药物的分类、作用机制及不良反应

药物分类		作用机制	主要不良反应
利尿药	氢氯噻嗪 呋塞米 螺内酯	通过抑制肾小管对钠和水的重吸收，使血容量减少、心输出量下降而降压	低钾、高尿酸血症 低钾、高尿酸血症 高钾血症
β 受体阻断剂	普萘洛尔 美托洛尔	可减慢心率，减弱心肌收缩力，降低心输出量，同时还可抑制肾素的释放	心肌收缩力减弱、心动过缓、房室传导阻滞、诱发支气管哮喘
钙通道阻滞剂	氨氯地平 硝苯地平	通过阻断钙离子进入周围动脉平滑肌细胞，使心肌收缩力降低、外周血管扩张而降压	面红、头痛、头晕、皮肤瘙痒
血管紧张素转换酶抑制剂（ACEI）	卡托普利 依那普利	可减少血管紧张素 II 的生成，使血压下降	干咳、头晕、乏力、上腹不适、皮疹
血管紧张素 II 受体阻滞剂（ARB）	氯沙坦	是直接阻断血管紧张素 II 受体而降压，临床作用与 ACEI 相同	血钾升高、血管性水肿
血管紧张素受体 - 脑啡肽酶抑制剂	沙库巴曲缬沙坦钠	扩张血管、降压、利尿、改善心肌重塑等作用	过敏者、中晚期孕妇禁用

考点 高血压的药物治疗

4. 不同人群降压标准（诊室血压）　①无合并症的一般高血压患者，血压降到 < 140/90mmHg，如能耐受可进一步降到 < 130/80mmHg。②老年高血压患者，年龄 65 ～ 79 岁，血压降到 < 140/90mmHg，如能耐受可进一步降到 < 130/80mmHg；年龄 > 80 岁，血压降到 < 150/90mmHg。③心血管高危 / 极高危以及有合并症的高血压患者，在可耐受条件下，血压降到 < 130/80mmHg。

（三）高血压急症和亚急症的治疗

1. 高血压急症治疗　①迅速降低血压：在监测血压的前提下选择适宜有效的降压药物，静脉给药。硝普钠为首选药物，能同时扩张动脉和静脉，降低心脏前、后负荷。硝酸甘油可扩张静脉和选择性扩张冠状动脉与大动脉。还可选用尼卡地平、拉贝洛尔、地尔硫草等药物降压。②有脑水肿时：应给予甘露醇或呋塞米脱水，减轻脑水肿，降低颅内压。③伴烦躁、抽搐者：用地西泮、巴比妥类药物肌内注射或水合氯醛保留灌肠。④脑出血急性期不应降压治疗，但当患者血压极度升高时，即 > 200/130mmHg，在严密监测血压的情况下将血压控制在不低于 160/100mmHg 的水平。⑤主动脉夹层应迅速降低收缩压至 100 ～ 120mmHg 或更低水平。

考点 高血压急症的治疗

2. 高血压亚急症治疗　需在 24 ～ 48 小时内使血压逐步下降。①如果因为疼痛或急性焦虑引起血压升高者，采用止痛药或者抗焦虑药治疗。②如果血压升高原因不明，给予口服钙拮抗剂（硝苯地平、尼群地平）、ACEI（卡托普利）、β受体阻断剂（拉贝洛尔）、利尿剂（呋塞米）等各种降压药。

四、主要护理诊断 / 问题

1. 疼痛：头痛　与血压升高有关。

2. 有受伤的危险　与头晕、急性低血压反应、视物模糊或意识改变有关。

3. 潜在并发症：高血压急症、心力衰竭、肾衰竭。

4. 焦虑　与血压控制不满意，已发生并发症有关。

5. 知识缺乏：缺乏原发性高血压饮食、药物治疗有关知识。

五、护 理 措 施

（一）一般护理

1. 休息与活动　根据患者年龄和血压水平合理安排休息和活动，保持环境安静，保证充足的睡眠。轻症者可进行一般的体力活动，如步行、打太极拳等，不宜登高、剧烈活动、提取重物等。嘱患者体位变化时动作不宜太快，避免受伤。症状严重或有并发症者，需卧床休息，协助日常生活。

2. 饮食护理　选择低盐、低脂、低热量饮食，每日钠盐摄入应低于 6g，限酒，限制脂肪摄入，适量补充蛋白质，保证充足的钙、钾盐的摄入，多食水果、蔬菜等含粗纤维的食物，预防便秘。

（二）心理护理

情绪激动、精神紧张及不良刺激与本病的形成密切相关，医护人员应态度和蔼、耐心周到，避免对患者产生不良刺激；指导患者使用放松技术，如心理训练、缓慢呼吸、音乐疗法等，使患者保持良好的情绪和心理状态。

（三）病情观察

监测血压并记录，患者如果出现胸闷、心慌、呼吸困难、夜间阵发性咳嗽、不能平卧，提示心力衰竭；如果出现血压急剧升高、剧烈头痛、呕吐、视物模糊、面色及神志改变、瞳孔改变、肢体运动障碍等症状，提示有高血压急症或脑血管意外的可能，应立即通知医师并配合抢救。

（四）对症护理

直立性低血压的预防和护理：嘱患者避免突然改变体位，特别是从卧、坐位起立时动作宜缓慢；服药时间可选在平静休息时，服药后应继续休息一段时间再活动，如在睡前服药，夜间起床排尿时应注意；服药后不宜站立太久，因长时间站立会使下肢血管扩张，血液淤积于下肢，使脑部血流量减少；避免用过热的水洗澡或蒸汽浴，防止周围血管扩张导致脑部供血不足而晕厥。患者如出现恶心、心悸、乏力、出汗、晕厥时，应考虑是直立性低血压，可指导其立即平卧，取头低足高位，以促进静脉血液回流，增加脑部血流量，改善症状。

考点　直立性低血压的预防和护理

（五）用药护理

遵医嘱给予降压药物治疗，测量用药后的血压以判断疗效，并观察药物副作用。一般不常规推荐睡前服用降压药，除非有明确需要控制夜间血压避免升高者，有研究显示与早上服药相比，晚上服用降压药物并不能带来更多心血管获益。使用噻嗪类和袢利尿剂时应注意补钾，防止低钾血症；用β受体阻断剂应注意其抑制心肌收缩力、心动过缓、房室传导时间延长、支气管痉挛等副作用；血管紧张素转换酶抑制剂可有咳嗽、头晕、乏力、肾功能损害等副作用；钙通道阻滞剂硝苯地平有头痛、面红、心动过速、下肢水肿等副作用。

考点　高血压药物治疗的护理

（六）高血压急症的预防和护理

1. 避免危险因素　向患者阐明保持良好的心理状态和遵医嘱服药对于预防高血压急症的重要意义，指导患者遵医嘱服药，不可擅自增加药量或突然停药，同时指导其尽量避免情绪激动、劳累、寒冷刺激等。

2. 病情监测　定期监测血压，发现血压急剧升高、剧烈头痛、呕吐、视物模糊、面色及神志改变、肢体运动障碍等症状，立即通知医师。

3. 高血压急症的护理　①绝对卧床休息，抬高床头，避免一切不良刺激和不必要的活动，协助生活护理。②保持呼吸道通畅，持续吸氧。③烦躁不安者必要时给予镇静剂。④连接好心电、血压、呼吸监护。⑤迅速建立静脉通道，遵医嘱用药，如硝普钠静脉滴注过程中应避光，调整给药速度，严密监测血压变化；脱水剂甘露醇静脉滴注速度宜快等。

考点　高血压急症的护理

六、健康教育

1. 疾病知识指导　①让患者及家属了解高血压疾病的相关知识。了解本身病情，包括高血压水平、危险因素、现存的临床疾病等，告知患者高血压的危险层次及有效治疗的重要性。②避免各种病因及诱因，教会患者及家属识别并发症的方法。③强调长期药物治疗以保持血压相对稳定的重要性。告知降压药物的名称、剂量、用法、疗效和副作用的观察及应对方法。

2. 保健知识指导　①强调低盐、低脂、高钾、高钙、易消化饮食，适量摄入优质蛋白质，多食蔬菜和水果，避免暴饮暴食及刺激性食物，戒烟限酒。②适当运动，指导患者根据年龄及病情选择适当的运动方式，注意劳逸结合。如散步、慢跑、做体操、打太极拳等，避免过于剧烈的运动，以不感疲劳、不加重病情为宜。③自我监测血压，教会患者及家属正确使用血压计，定时测量并记录血压，必要时采用动态血压测量，定期门诊复查，病情变化时立即就医。

3. 心理 - 社会指导　指导患者积极调整心态，放松心情，保持充足睡眠，消除紧张、焦虑和恐惧的心理，树立战胜疾病的信心。积极主动配合治疗，争取把疾病的风险降到最低。

考点　高血压的健康教育

第 7 节　冠状动脉粥样硬化性心脏病患者的护理

一、概　　述

冠状动脉粥样硬化性心脏病指因冠状动脉粥样硬化使血管腔狭窄或阻塞，和（或）因冠状动脉功能性改变（痉挛）导致心肌缺血缺氧或坏死而引起的心脏病，统称冠状动脉性心脏病，亦称为缺血性心脏病。多发生于 40 岁以上的中老年人，男性多于女性，脑力劳动者较多，经济发达国家发病率较高，近年来发病呈年轻化趋势，已成为威胁人类健康的主要疾病之一。

（一）病因

冠心病的基本病因是冠状动脉粥样硬化，动脉粥样硬化的原因尚未完全明确，目前认为是多种危险因素或易患因素作用于不同环节所致。主要的危险因素有：

1. 年龄、性别　多见于 40 岁以上的人群，49 岁以后进展较快。女性与男性相比，发病率较低，因为雌激素有抗动脉粥样硬化的作用，故女性在更年期后发病率迅速增加。年龄和性别属于不可抗拒的危险因素。

2. 血脂异常　总胆固醇、甘油三酯、低密度脂蛋白或极低密度脂蛋白增高，高密度脂蛋白减低。血脂异常是动脉粥样硬化最重要的危险因素。

3. 高血压　是最常见的危险因素。60% ～ 70% 的动脉粥样硬化患者有高血压，高血压者患冠心病的概率比血压正常者高 3 ～ 4 倍。

4. 吸烟　吸烟可造成动脉壁氧含量不足，促进动脉粥样硬化的形成。吸烟者与不吸烟者比较，本病的发病率和病死率增高 2 ～ 6 倍，且与每日吸烟量成正比。

5. 糖尿病和糖耐量异常　糖尿病患者中本病发病率较非糖尿病患者高 2 ～ 5 倍，且动脉粥样硬化进展迅速，糖耐量降低也常见于本病患者。近年来研究发现，胰岛素抵抗和动脉粥样硬化的发生有密切关系。

6. 其他危险因素　包括肥胖，缺少体力活动，常进食高动物脂肪、高胆固醇、高糖和高盐饮食，遗传因素，A 型性格等。

考点　冠心病主要的危险因素

（二）发病机制

对于本病的发病机制，曾有多种学说从不同角度来阐述，主要包括脂质浸润学说、内皮损伤 - 反应学说、平滑肌细胞克隆学说等。

（三）临床类型

1979 年世界卫生组织（WHO）将冠心病分为以下 5 型。

1. 无症状性心肌缺血（隐匿型冠心病）　患者无自觉症状，但静息、动态或负荷试验心电图有 ST 段压低，T 波低平或倒置等心肌缺血性改变。

2. 心绞痛　有发作性胸骨后疼痛，为一过性心肌供血不足引起。

3. 心肌梗死　症状严重，由冠状动脉闭塞致急性心肌缺血性坏死所致。

4. 缺血性心肌病　表现为心脏增大、心力衰竭和心律失常，为长期心肌缺血或坏死导致心肌纤维化而引起。

5. 猝死　因原发性心搏骤停而猝然死亡，多为缺血心肌局部发生电生理紊乱，引起严重的室性心律失常所致。

考点　*冠心病的临床分型*

> **链　接**
>
> **急性冠脉综合征**
>
> 　　急性冠脉综合征是以冠状动脉粥样硬化斑块破裂或侵袭，继发完全或不完全闭塞性血栓形成为病理基础的一组临床综合征，包括急性 ST 段抬高心肌梗死、急性非 ST 段抬高心肌梗死、不稳定型心绞痛和猝死。及时作出正确判断并尽早实施抢救治疗，可以大大降低死亡率。

二、心绞痛患者的护理

案例 3-5

　　患者，女性，55 岁。发作性胸痛半年，每当急走或骑自行车上坡时感觉左胸压榨样疼痛，停止几分钟后缓解，作冠状动脉造影示冠状动脉有狭窄，初步诊断为心绞痛。患者平时喜高盐、高脂饮食，睡眠时间较少，且很担心自己会发生心肌梗死。

问题： 1. 该患者主要护理诊断 / 问题是什么？

　　　　2. 如何对患者进行护理？

（一）概述

心绞痛是在冠状动脉粥样硬化的基础上，由于管腔狭窄、张力改变、痉挛，引起心肌急剧的、暂时性的缺血、缺氧，导致以发作性胸痛或胸部不适为主要表现的一组临床综合征。分为稳定型心绞痛和不稳定型心绞痛。

1. 病因　最常见基本病因是冠状动脉粥样硬化，引起的管腔狭窄或痉挛，也可见于主动脉瓣狭窄、主动脉瓣关闭不全、肥厚型心肌病、严重贫血、甲亢等。

2. 发病机制　当心脏负荷突然增加或冠状动脉痉挛时，冠状动脉血流量不能满足心肌代谢需要，则引起心肌急剧、暂时性的缺血缺氧，酸性代谢产物在心肌内积聚刺激心脏自主神经传入纤维末梢而产生心绞痛。

考点　*心绞痛的病因和发病机制*

（二）护理评估

1. 健康史　详细询问患者职业，有无心脏病、高血压、糖尿病、高血脂、吸烟、肥胖、不良饮食习惯等易患因素；有无引起心脏负荷突然增加的因素如重度贫血、甲亢。

2. 身心状况

（1）症状　稳定型心绞痛以发作性胸痛为主要临床表现，典型的疼痛特点为：

1）诱因：体力劳动、情绪激动、饱餐、寒冷、吸烟、心动过速、休克等。

2）部位：在胸骨体中段或上段之后，可波及心前区，手掌大小范围，界限不清。常放射至左肩、左臂内侧达无名指和小指，或至颈、咽或下颌部。

3）性质：常为压榨样、窒息样或紧缩感、烧灼感，但无针刺或刀割样锐痛。发作时，患者常不自觉地停止原来的活动。

4）持续时间：疼痛出现后常逐步加重，一般持续 3 ～ 5 分钟，很少超过 30 分钟。可数天或数周发作一次，亦可一日内多次发作。

5）缓解方式：休息或舌下含服硝酸甘油可迅速缓解。

考点　*心绞痛典型的疼痛特点*

（2）体征　平时一般无异常体征。心绞痛发作时常见患者面色苍白、心率增快、血压升高、表情焦虑、皮肤发冷或出汗，心尖部听诊有时出现第四或第三心音奔马律，因乳头肌缺血以致功能失调引起二尖瓣关闭不全，可有短暂性心尖部收缩期杂音。

（3）心理 - 社会状况　心绞痛发作时的压榨样、窒息样胸痛以及反复发作，使患者精神高度紧张、恐惧。在缓解期常担心心绞痛再次发作、病情加重而焦虑不安。

（4）辅助检查

1）心电图检查：是发现心肌缺血、诊断心绞痛最常用的方法。①静息时心电图：约半数患者在正常范围，有些患者可出现非特异性 ST 段和 T 波异常。②心绞痛发作时心电图：可出现暂时性心肌缺血引起的 ST 段压低（≥ 0.1mV），有时出现 T 波倒置。而平时有 T 波持续倒置的患者发作时可变为直立（图 3-21）。③心电图负荷试验：最

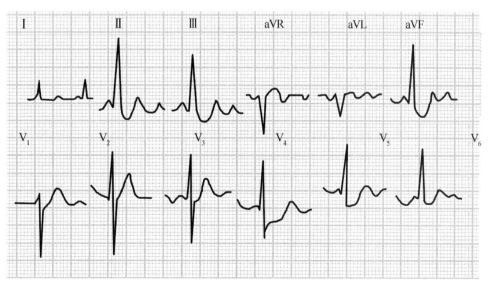

图 3-21　心绞痛发作时心电图的表现

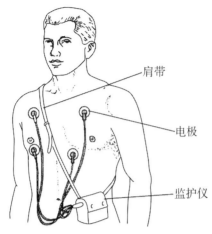

图 3-22 动态心电图连续监测

常用的是运动负荷试验，运动可增加心脏负荷以激发心肌缺血。现代常用的心电图运动负荷试验有运动平板仪和功率自行车两种设备类型。心电图 ST 段水平型或下斜型压低 ≥ 0.1mV 持续 2 分钟为运动试验阳性标准。④心电图连续动态监测：可连续记录并自动分析 24 小时心电图，可从中发现心电图 ST-T 改变和各种心律失常，出现时间还可与患者的活动和症状相对照（图 3-22）。

考点 心绞痛发作时心电图特点

2）放射性核素检查：利用放射性铊心肌显像所示灌注缺损提示心肌供血不足或血供消失，可判断缺血心肌的部位和范围，对心肌缺血诊断较有价值。

3）冠状动脉造影：冠状动脉造影检查对冠心病具有确诊价值，可明确冠状动脉狭窄程度、病变部位、分支走向等，并可用于指导治疗及判断预后（图 3-23）。一般认为冠状动脉管腔狭窄程度达 70% ～ 75% 或以上者，可以确诊为冠心病。

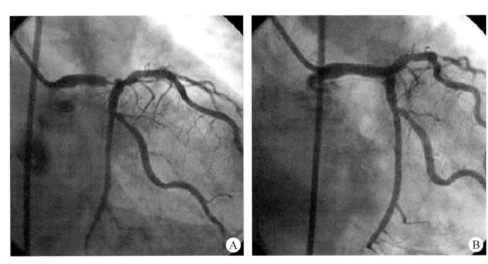

图 3-23 冠状动脉造影提示左冠状动脉主干严重狭窄（A），经皮冠状动脉介入术后血流恢复正常（B）

A. ；治疗前；B. 治疗后

考点 心绞痛冠状动脉造影检查

（三）治疗要点

1. 发作时的治疗

（1）休息　发作时立即停止活动，就地休息。

（2）药物治疗　宜选用作用较快的硝酸酯制剂。这类药物除可扩张冠状动脉，降低阻力，增加冠状动脉循环的血流量外，还可扩张外周血管，减轻心脏负荷，从而缓解心绞痛。硝酸甘油舌下含化，1 ～ 2 分钟即开始起效，约半小时后作用消失。硝酸异山梨酯 5 ～ 10mg 舌下含化，2 ～ 5 分钟显效，作用维持 2 ～ 3 小时。

考点 心绞痛发作时的治疗

2.缓解期的治疗

（1）避免各种诱因，调节饮食，禁烟限酒，减轻工作量和精神负担，一般不需要卧床休息。

（2）选用作用持久的抗心绞痛药物，以防心绞痛发作。①硝酸酯制剂硝酸异山梨酯口服。② β 受体阻断剂可降低血压、减慢心率、降低心肌收缩力和氧耗量，从而缓解心绞痛的发作。常用药物为美托洛尔（倍他乐克）、比索洛尔（康忻）等。该类药可引起直立性低血压，宜从小剂量开始应用。停用时应逐步减量，突然停用有诱发心肌梗死的可能。对有支气管哮喘、心力衰竭及心动过缓的患者禁用。③钙通道阻滞剂可抑制钙离子进入细胞内，抑制心肌收缩，减少心肌氧耗，扩张冠状动脉，解除冠状动脉痉挛，扩张外周血管，减轻心脏负荷，降低血黏度，抗血小板聚集，改善心肌的微循环，缓解心绞痛。常用药物有维拉帕米、硝苯地平缓释制剂等。④抗血小板药物如阿司匹林、双嘧达莫，能预防血栓形成，减少心绞痛发展为心肌梗死的可能性。⑤降血脂药物可选用他汀类如立普妥、洛伐他丁，贝特类如非诺贝特、苯扎贝特等药物。可延缓或阻止动脉硬化进展。⑥中医中药治疗如活血化瘀药物、针刺或穴位按摩等。

（3）介入治疗　目前经皮冠状动脉腔内成形术（PTCA）及支架置入术已广泛应用于心绞痛的治疗。

（4）外科手术治疗　主要施行主动脉-冠状动脉旁路移植手术，引主动脉的血流以改善病变冠状动脉所供心肌的血流供应。

考点　心绞痛缓解期的治疗措施

（四）主要护理诊断／问题

1.疼痛　与心肌缺血缺氧有关。

2.活动无耐力　与心肌氧供失衡有关。

3.焦虑　与疼痛剧烈，反复发作有关。

4.知识缺乏：缺乏控制诱发因素及预防性用药的知识。

5.潜在并发症：心肌梗死、心律失常、猝死。

（五）护理措施

1.一般护理

（1）休息与活动　心绞痛发作时立即停止活动，就地休息，协助患者采取舒适的体位，解开衣领。立即给予硝酸甘油或硝酸异山梨酯嚼碎后舌下含化。缓解期患者一般不需卧床休息，应鼓励患者参加适当的体育锻炼，适当运动有利于侧支循环的建立，提高患者活动耐力。应避免重体力劳动、竞赛活动和推、拉、抬、举、用力排便等屏气用力动作，避免精神过度紧张的工作和长时间工作。

（2）饮食　低脂、低胆固醇、低盐、低热量、高维生素、适量蛋白饮食，少量多餐，多食蔬菜、水果和粗纤维食物，保持大便通畅。戒烟限酒，避免刺激性食物。

> **考点** *心绞痛患者的饮食护理*

2. 心理护理 心绞痛发作时护士应守护在患者身旁，关心、安慰患者，耐心解释病情，消除其紧张、焦虑情绪，以减少心肌耗氧量。

3. 病情观察 心绞痛发作时，应密切观察疼痛的部位、性质、程度、持续时间，严密观察血压、心率、心律变化和有无面色改变、大汗、恶心、呕吐等。如疼痛发作频繁、程度加重、时限延长，应警惕急性心肌梗死的发生，应立即通知医生。

4. 对症护理 疼痛发作时立刻休息，较重的心绞痛发作可使用作用较快的硝酸酯制剂，舌下含服起效最快，反复发作也可以静脉使用，但要注意耐药性可能。

5. 用药护理 心绞痛发作时给予硝酸甘油或硝酸异山梨酯嚼碎后舌下含服，若用药后3～5分钟仍不缓解，可再含服一片。连续3次用药未能缓解者，应考虑心肌梗死的可能。静脉滴注硝酸甘油，应监测血压及心率的变化，注意滴速的调节，并嘱患者及家属切不可擅自调节滴速，以免造成低血压。部分患者用硝酸酯制剂后可出现面部潮红、头部涨痛、头昏、心动过速、心悸等不适，应告诉患者是药物导致的血管扩张，以解除其顾虑。用药时患者应平卧片刻以防直立性低血压。

> **考点** *心绞痛患者用药的护理*

（六）健康教育

1. 疾病知识指导 ①让患者及家属了解心绞痛的相关知识。②指导患者避免诱发心绞痛的因素，如过劳、情绪激动、饱餐、寒冷刺激等。不宜在饱餐或饥饿时洗澡，水温勿过冷过热，时间不宜过长，以防发生意外。③患者出院后应坚持按医嘱服药，并自我监测药物副作用。外出时随身携带硝酸甘油以备应急。硝酸甘油见光易分解，应放在棕色瓶中存放于干燥处，药瓶开封后每6个月更换1次，以防药物受潮、变质而失效。④注意病情自我监测，教会患者及家属心绞痛发作时应采取的方法。如服用硝酸甘油不缓解，或疼痛比以往频繁、程度加重、时间延长，伴出冷汗等，应立即护送到医院就诊，警惕心肌梗死的发生。不典型心绞痛发作时可能表现为牙痛、上腹痛等，为防止误诊，可先按心绞痛发作处理并及时就医。

> **考点** *心绞痛疾病知识指导*

2. 保健知识指导 ①合理饮食：应摄入低热量、低脂、低胆固醇、低盐、高纤维素饮食，多食水果、蔬菜，保持大便通畅。注意少量多餐，避免暴饮暴食，控制体重，戒烟限酒。②适量运动：运动方式以有氧运动为主，注意运动的强度和时间，要因病情和个体差异而不同。③减轻精神压力：合理安排工作和生活，逐渐改变急躁易怒性格，保持平和心态，可采取放松技术或与他人交流的方式缓解压力。

3. 心理 - 社会指导 解释焦虑可加重心脏负荷和心肌缺血，对病情不利，指导患者放松技术，消除紧张、焦虑和恐惧。

三、心肌梗死患者的护理

案例 3-6

　　患者，男性，57 岁。反复胸痛 3 年，频繁发作 2 周，持续胸痛 2 小时入院。3 年前，患者开始出现胸痛，诊断为心绞痛，近 2 周来胸痛发作频繁，每次发作疼痛程度较前加重。2 小时前饱餐后看篮球比赛，突感左胸剧烈压榨样疼痛，并向左肩、左上肢内侧放射，舌下含服硝酸甘油 3 片，疼痛无缓解而急诊入院。既往有长期吸烟、饮酒、高脂饮食史。心电图检查示：$V_1 \sim V_5$ 导联可见病理性 Q 波，ST 段弓背向上抬高，T 波倒置。

问题： 1. 该患者临床诊断是什么？

　　　　2. 该患者主要的护理问题是什么？应该给予哪些护理措施？

（一）概述

　　心肌梗死是在冠状动脉病变的基础上，发生冠状动脉血供急剧减少或中断，使相应的心肌严重而持久地急性缺血导致心肌坏死。临床表现为持久的胸骨后剧烈疼痛、发热、白细胞计数和血清心肌坏死标志物增高及心电图进行性改变。常并发心律失常、心源性休克或心力衰竭，属急性冠脉综合征的严重类型。本病在欧美国家多见，在我国呈逐年增多趋势，男性多于女性，北方地区多于南方。

　　1. 病因　最常见的基本病因是冠状动脉粥样硬化，偶为冠状动脉栓塞、炎症、先天性畸形、痉挛和冠状动脉口阻塞。

考点　心肌梗死常见病因

　　2. 发病机制　冠状动脉粥样硬化造成管腔狭窄和心肌血供不足，而侧支循环尚未充分建立。一旦血供急剧减少或中断，使心肌持续急性缺血达 20 ～ 30 分钟及以上，即可发生心肌梗死。

（二）护理评估

　　1. 健康史　详细询问患者有无冠心病危险因素及心绞痛发作病史，有无休克、脱水、出血、外科手术或严重心律失常以及饱餐、用力排便、重体力活动、情绪过分激动或血压剧升等诱因。

　　2. 身心状况

　　（1）梗死先兆　半数以上的患者在发病前数日有乏力，胸部不适，活动时心悸、气急、烦躁、心绞痛等前驱症状，以新发生心绞痛或原有心绞痛加重最为突出。

考点　心肌梗死先兆的表现

　　（2）症状

　　1）疼痛：是最早、最突出的症状。常发生在清晨安静时，疼痛性质和部位与心绞痛相似，但程度更剧烈，呈难以忍受的压榨、窒息或烧灼样的疼痛伴有烦躁不安、出汗、恐惧及濒死感。持续时间常超过 20min，休息和含服硝酸甘油不能缓解。部分患者疼痛可位于上腹部而被误诊。少数患者无疼痛，开始即表现为休克或急性心力衰竭。

2）全身症状：一般在疼痛发生 24 ～ 48 小时后出现，表现为发热、心动过速、白细胞增高和红细胞沉降率（ESR）增快等，由坏死物质吸收所引起。体温一般在 38℃左右，持续约 1 周。

3）胃肠道症状：疼痛剧烈时常伴有恶心、呕吐、上腹胀痛、肠胀气，与迷走神经受坏死心肌刺激和心输出量降低组织灌注不足等有关。重者可发生呃逆。

4）心律失常：见于 75% ～ 95% 的患者，多发生在起病 24 ～ 48 小时内，24 小时内最多见。心律失常以室性心律失常最多见，尤其是室性期前收缩，频发的、成对出现的、多源性或呈 R on T 现象的室性期前收缩以及阵发性室性心动过速常为心室颤动的先兆。心室颤动是急性心肌梗死早期，特别是入院前的主要死因。前壁心肌梗死易发生室性心律失常，下壁心肌梗死则易发生房室传导阻滞及窦性心动过缓。

5）低血压和休克：因心肌广泛坏死，心输出量急剧下降所致。休克多在起病后数小时至 1 周内发生，患者表现为面色苍白、皮肤湿冷、脉细而快、大汗淋漓、烦躁不安、尿量减少，严重者可出现昏迷。

6）心力衰竭：主要为急性左心衰竭，为梗死后心脏舒缩力显著减弱或不协调所致。表现为呼吸困难、咳嗽、发绀、烦躁等症状，严重者可发生肺水肿，随后可发生颈静脉怒张、肝大、水肿等右心衰竭的表现。右心室心肌梗死者可一开始就出现右心衰竭，伴血压下降。

考点 心肌梗死常见的症状

（3）体征

1）心脏体征：心脏浊音界可正常或轻至中度增大。心率多增快，也可减慢，心律不齐，心尖部第一心音减弱，可闻及第四心音奔马律。部分患者在心前区可闻及收缩期杂音或喀喇音，为二尖瓣乳头肌功能失调或断裂所致。部分患者在起病 2 ～ 3 天出现心包摩擦音，为反应性纤维性心包炎所致。

2）血压：除急性心肌梗死早期血压可增高外，大多数患者都有血压降低。

3）其他：当伴有心律失常、心源性休克、心力衰竭时可出现相应的体征。

考点 心肌梗死常见的体征

（4）并发症

1）乳头肌功能失调或断裂：最常见的并发症。二尖瓣乳头肌因缺血、坏死等使收缩功能发生障碍，造成二尖瓣脱垂及关闭不全。严重者可损害左心功能致使发生急性肺水肿，在数日内死亡。

2）心脏破裂：少见，常在起病 1 周内出现，多为心室游离壁破裂，偶有室间隔破裂。

3）栓塞：多发生于起病后 1 ～ 2 周，如为左心室附壁血栓脱落所致，则引起脑、肾、脾或四肢等动脉栓塞。由下肢静脉血栓脱落所致，则产生肺动脉栓塞。

4）心室壁瘤：主要见于左心室，较大的室壁瘤体检时可见左侧心界扩大，超声心动图可见心室局部有反常搏动，心电图 ST 段持续抬高。

5）心肌梗死后综合征：于心肌梗死后数周至数月内出现，可反复发生，表现为心包炎、胸膜炎或肺炎，有发热、胸痛等症状，可能为机体对心肌坏死组织的过敏反应。

考点　心肌梗死常见的并发症

（5）心理 - 社会状况　急性心肌梗死时持久剧烈的胸痛、濒死感，使患者表现出极度的恐惧。入院后在短期内一系列的检查和治疗措施，使患者紧张和焦虑。家属、亲友探视受限而使患者感到孤独和忧郁。

3. 辅助检查

（1）心电图检查

1）特征性改变：①在面向透壁心肌坏死区的导联上出现宽而深的 Q 波（病理性 Q 波）；②在面向坏死区周围心肌损伤区的导联上 ST 段抬高呈弓背向上型；③在面向损伤区周围心肌缺血区的导联上 T 波倒置；④在背向心肌梗死区的导联则出现相反的改变，即 R 波增高、ST 段压低和 T 波直立并增高。

考点　心肌梗死心电图特征性改变

2）动态性改变：①超急期：起病数小时内，可出现异常高大两肢不对称的 T 波。②急性期：数小时后，ST 段明显抬高，弓背向上，与直立的 T 波连接，形成单相曲线。数小时至 2 天内出现病理性 Q 波，同时 R 波降低。Q 波在 3 ～ 4 天内稳定不变，此后大多永久存在。③亚急性期：在急性心肌梗死早期如不进行治疗干预，抬高的 ST 段可在数天至 2 周左右逐渐回到基线水平，T 波逐渐平坦或倒置。④慢性期（恢复期）：数周至数月后，T 波呈 "V" 形倒置，两肢对称。T 波倒置可在数月至数年内逐渐恢复（图 3-24）。

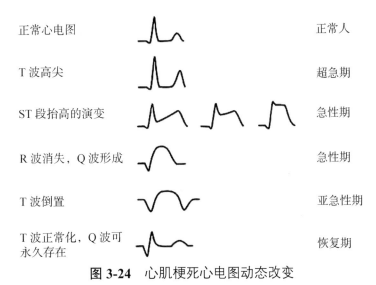

正常心电图		正常人
T 波高尖		超急期
ST 段抬高的演变		急性期
R 波消失，Q 波形成		急性期
T 波倒置		亚急性期
T 波正常化，Q 波可永久存在		恢复期

图 3-24　心肌梗死心电图动态改变

3）定位诊断：可根据出现特征性改变的导联数来判断心肌梗死的定位和范围。如 V_1、V_2、V_3 导联示前间壁，$V_3 \sim V_5$ 导联示局限前壁，$V_1 \sim V_5$ 导联示广泛前壁（图 3-25），Ⅱ、Ⅲ、aVF 导联示下壁（图 3-26），Ⅰ、aVL 导联示高侧壁，$V_7 \sim V_8$ 导联示正后壁等。

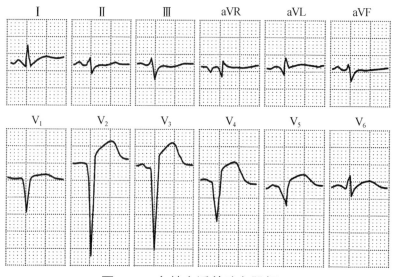

图 3-25　急性广泛前壁心肌梗死

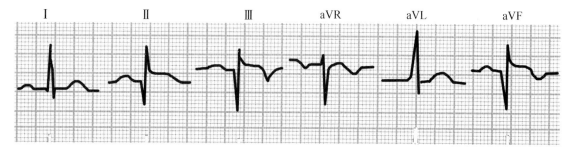

图 3-26　急性下壁心肌梗死

考点　急性心肌梗死心电图定位诊断

（2）超声心动图检查　二维和 M 型超声心动图检查有助于了解心室各壁的运动和左心室梗死面积及功能，诊断室壁瘤和乳头肌功能失调等，为临床治疗及判断预后提供重要依据。

（3）放射性核素检查　可显示心肌梗死的部位和范围。观察心室壁的运动和左心室的射血分数，有助于判定心室的功能、诊断梗死后造成的室壁运动失调和心室壁瘤。

（4）选择性的冠状动脉造影（CAG）　是显示冠状动脉粥样硬化性病变最有价值的有创性检测的手段。可分别显影出左、右冠状动脉至直径小到 100μm 的分支，从而观察冠状动脉的阻塞病变。

考点　急性心肌梗死最有价值的检查

（5）实验室检查

1）血液检查：起病 24 ～ 48 小时后白细胞计数增高，中性粒细胞增多，嗜酸性粒细胞减少或消失；红细胞沉降率增快；C 反应蛋白增高均可持续 1 ～ 3 周。

2）血清心肌坏死标志物检测见表 3-10。

表 3-10 血清心肌坏死标志物检测的临床意义

检查项目	开始升高	高峰	恢复正常	临床意义
肌红蛋白	2 小时	12 小时	24 ～ 48 小时	出现最早，十分敏感，特异性不强
肌钙蛋白 I（cTnI）	2 ～ 4 小时	11 ～ 24 小时	7 ～ 10 天	是诊断心肌坏死最特异和敏感的首选指标
肌钙蛋白 T（cTnT）	3 ～ 4 小时	24 ～ 48 小时	10 ～ 14 天	
肌酸激酶同工酶（CK-MB）	4 小时	16 ～ 24 小时	3 ～ 4 天	不如 cTnI、cTnT 敏感，对早期诊断有较重要的价值
肌酸激酶（CK）	6 ～ 10 小时	12 小时	3 ～ 4 天	敏感性较差，有诊断参考价值
天冬氨酸氨基转移酶（AST）	6 ～ 10 小时	24 小时	3 ～ 6 天	敏感性较差，有诊断参考价值
乳酸脱氢酶（LDH）	6 ～ 10 小时	2 ～ 3 天	1 ～ 2 周	敏感性较差，有诊断参考价值

肌钙蛋白 T（cTnT）和肌钙蛋白 I（cTnI）是诊断急性心肌梗死最特异和敏感的心肌损伤标志物，肌酸激酶同工酶（CK-MB）敏感性和特异性较高，其增高的程度能较准确地反映梗死的范围，其高峰出现时间是否提前可判断溶栓治疗效果。

考点 心肌梗死血清心肌坏死标志物检测

（三）治疗要点

治疗原则是保护和维持心脏功能，挽救濒死的心肌、防止梗死面积的扩大，缩小心肌缺血范围，处理严重心律失常、泵衰竭和各种并发症，防止猝死。

1. 一般治疗

（1）休息 急性期绝对卧床休息，减少探视及不良刺激，解除焦虑。

（2）吸氧 最初几日间断或持续通过鼻导管或面罩吸氧。

（3）监测 在冠心病监护室进行心电图、血压和呼吸的监测，密切观察心律、心率和心功能的变化，除颤仪应随时处于备用状态，必要时进行血流动力学监测。

（4）抗血小板聚集 无禁忌证者给予口服水溶性阿司匹林或嚼服肠溶性阿司匹林，可长期服用。

考点 心肌梗死的一般治疗

2. 解除疼痛

（1）吗啡或哌替啶 吗啡 2 ～ 4mg 静脉注射或哌替啶 50 ～ 100mg 肌内注射，必要时可重复应用。

（2）硝酸酯类药物 舌下含服。通过扩张冠状动脉，增加冠状动脉血流量以及增加静脉容量而降低心室前负荷。

（3）β 受体拮抗剂 能减少心肌耗氧量和改善缺血区的氧供需失衡。

考点 心肌梗死解除疼痛的治疗

3. 再灌注心肌 起病 3 ～ 6 小时内使闭塞的冠状动脉再通，心肌得到再灌注，濒临坏死的心肌可能得以存活或使坏死范围缩小，可改善预后，是积极的治疗措施。

（1）介入治疗　具备施行介入治疗条件的医院在患者明确诊断后，对具备适应证的患者应尽快实施经皮穿刺冠状动脉介入治疗。

（2）溶栓疗法　溶栓治疗是以纤维蛋白溶酶激活剂激活血栓中纤维蛋白溶酶原，使之转变为纤维蛋白溶酶而溶解冠状动脉内的血栓，使闭塞的冠状动脉再通。若无禁忌证一般应在发病6小时内实施，越早效果越好。溶栓剂优先选择特异性纤溶酶原激活物，组织型纤溶酶原激活物（t-PA）阿替普酶是目前最常用的溶栓剂。除此以外常用的溶栓药物还有尿激酶（UK）、链激酶（SK）等。

（3）紧急主动脉 - 冠状动脉旁路移植术　介入治疗失败或溶栓治疗无效有手术指征者，宜争取6～8小时内施行手术。

考点　心肌梗死再灌注心肌的治疗

4. 消除心律失常　心律失常必须及时治疗，以免演变为严重心律失常甚至猝死。室性期前收缩或室性心动过速，立即用利多卡因静脉注射，必要时可重复使用。发生心室颤动时，立即用非同步直流电除颤；室上性和室性心动过速药物疗效不满意时，也应及早用同步直流电复律。对缓慢性心律失常可用阿托品肌内或静脉注射。严重房室传导阻滞宜用临时心脏起搏器。

考点　心肌梗死心律失常的治疗

5. 治疗低血压和心源性休克　心肌梗死时常有心源性休克，也有血容量不足、外周血管舒缩障碍等因素存在，因此应在血流动力学监测下，采用升压药、血管扩张剂、补充血容量、纠正酸中毒和辅助循环装置等抗休克处理，必要时应用糖皮质激素和洋地黄制剂。

6. 治疗心力衰竭　主要是治疗急性左心衰竭，以应用吗啡（或哌替啶）和利尿剂为主，也可选用血管扩张剂减轻左心室负荷。心肌梗死发生后24小时内不宜使用洋地黄制剂。

考点　心肌梗死的治疗

7. 其他治疗

（1）抗凝疗法　目前多用在溶栓治疗后，对防止梗死面积扩大及再梗死有积极疗效。常用药物有肝素，口服抗凝药物有阿司匹林或氯吡格雷。对有出血倾向者、活动性溃疡病、新近手术创口未愈者、血压过高及严重肝肾功能不全者禁用抗凝治疗。

（2）β受体阻断剂和钙通道阻滞剂　在起病的早期，即应用普萘洛尔、美托洛尔或阿替洛尔等β受体阻断剂，尤其是前壁心肌梗死伴有交感神经功能亢进者，可防止梗死范围的扩大，改善预后。钙通道阻滞剂中的地尔硫䓬亦有类似效果。

（3）血管紧张素转化酶抑制剂（ACEI）或血管紧张素受体拮抗剂　ACEI有助于改善恢复期心室重构，减少急性心肌梗死（AMI）的病死率和充血性心力衰竭的发生。

（4）极化液疗法　用氯化钾、胰岛素加入10% 葡萄糖溶液静脉滴注，对恢复心肌细胞膜极化状态，改善心肌收缩功能，减少心律失常有一定的疗效。

8. 并发症处理　并发栓塞者用溶栓和（或）抗凝疗法。心室壁瘤如引起严重心律失常或影响心功能，宜手术切除或同时作主动脉冠状动脉旁路移植手术。心脏破裂和乳头肌功能严重失调都可以考虑手术治疗，但死亡率高。心肌梗死后综合征可用糖皮质激素或吲哚美辛、阿司匹林等治疗。

（四）主要护理诊断/问题

1. 疼痛：胸痛　与心肌缺血坏死有关。

2. 活动无耐力　与心肌氧的供需失调有关。

3. 恐惧　与剧烈疼痛伴濒死感、处于监护病室的环境有关。

4. 有便秘的危险　与进食少、活动少、不习惯床上排便有关。

5. 潜在并发症：心律失常、心力衰竭、心源性休克、猝死。

（五）护理措施

1. 一般护理

（1）休息与活动　发病后第 1～3 天绝对卧床休息，保持环境安静，限制探视，患者翻身、进食、大小便等均由护理人员协助完成，第 4～6 天病情稳定后可逐渐进行主动运动，在床上活动四肢，无并发症者第 2 周帮助患者离床站立和室内缓步走动，第 3 周帮助患者逐步从室内到室外走廊慢走，自理大小便。活动后如出现胸闷、呼吸困难等症状，应立即停止活动卧床休息。

（2）饮食　急性期 1～3 天给予低脂流食，可进食浓米汤、藕粉糊、枣泥汤等食品，经口摄入能量以 500～800kcal 为宜。病情好转后可改为低脂半流食，全日能量 1000～1500kcal，可食用鱼类、鸡蛋清、瘦肉末、面条、面片等食物。选择低盐、低脂、低胆固醇、高维生素、高纤维素、清淡易消化饮食，少量多餐，保证热量供应，避免饱食增加心脏负担。

考点　心肌梗死患者的一般护理

2. 心理护理　及时了解患者的心理状态，耐心做好解释、安慰工作，介绍冠心病监护病房（CCU）的环境、监护仪的作用等，消除患者焦虑、紧张、恐惧等不良情绪。当患者胸痛剧烈时应有护士陪伴在其身旁，给予心理支持，使患者积极配合治疗。

3. 病情观察　急性期应立即送入 CCU 进行心电图、血压和呼吸等监测，必要时监测肺毛细血管楔压和中心静脉压。注意观察心律、心率、心功能的变化。发现频发性、多源性、成对出现、有 R on T 现象的室性期前收缩或严重的房室传导阻滞时，应警惕室颤或心脏停搏的发生，立即通知医生并配合处理。严密监测患者有无心力衰竭和心源性休克以及疼痛变化情况，准备好急救药物和抢救设备，随时准备抢救。

考点　心肌梗死患者的心电监护

4. 对症护理　①止痛：疼痛者遵医嘱给予吗啡或哌替啶止痛。②给氧：鼻导管或面罩吸氧，高流量（4～6L/min）维持 2～3 天，病情稳定后改为间断给氧，流量 1～2L/min。吸氧可提高动脉血氧分压，改善心肌氧合，有助于梗死周围缺血心肌的氧供，缩小梗死的范围以增加心肌氧的供应。③排便：向患者解释床上排便对控制病情的重要意义，防止便秘时用力排便导致病情加重。指导患者采取防止便秘的措施如进食清淡易消化含纤维素丰富的食物，每日清晨给予蜂蜜加适量温开水同饮，适当腹部按摩（按顺时针方向）以促进肠蠕动，急性期遵医嘱常规给予缓泻剂，一旦出现排便困难，应告知医护人员，可使用开塞露肛注通便。

5. 用药护理　使用吗啡时应注意有无呼吸抑制、脉搏加快、血压下降等不良反应。应用硝酸酯类药物时，应随时监测血压变化，严格控制静脉输液量和滴速。烦躁不安者可肌内注射地西泮，并注意观察患者疼痛及其伴随症状的缓解情况。

6. 溶栓护理

（1）溶栓前询问患者 1 年内是否有脑血管病病史、近期（2～4 周）有无活动性出血、消化性溃疡、大手术或外伤史等溶栓禁忌证。常规检查血常规、血小板、出凝血时间和血型，配血备用。

（2）迅速建立静脉通路，保持输液通畅。准确、迅速地配制并输注溶栓药物；常用药物有尿激酶（UK）、链激酶（SK）、组织型纤溶酶原激活物（t-PA）。SK 使用前需作皮试。

（3）观察患者用药后有无寒战、发热、皮疹等过敏反应，是否发生皮肤、黏膜及内脏出血等副作用，一旦出血严重应立即中止治疗，紧急处理。使用溶栓药物后，应定时描记心电图、抽血查心肌酶，询问患者胸痛有无缓解。

（4）溶栓疗效观察　①胸痛 2 小时内基本消失。②心电图抬高的 ST 段于 2 小时内回降＞50%。③2 小时内出现再灌注性心律失常。④血清 CK-MB 峰值提前出现（14 小时以内），或根据冠状动脉造影直接判断冠脉是否再通。

考点 心肌梗死患者溶栓治疗的护理

（六）健康教育

除参见"心绞痛"患者的健康教育措施外，还应注意：

1. 疾病知识指导　①告知患者 AMI 的疾病特点，树立终身治疗的观念，坚持做好危险因素控制有利于延缓疾病进展，改善预后。②指导患者遵医嘱服用 β 受体阻断剂、血管扩张剂、钙通道阻滞剂、降血脂药及抗血小板药物等，告知药物的作用和不良反应，并教会患者定时自测脉搏，定期门诊复查。

2. 保健知识指导　①急性心肌梗死恢复后的患者均应采用低饱和脂肪酸、低胆固醇饮食。②戒烟是心肌梗死后二级预防的重要措施。研究表明，急性心肌梗死后继续吸烟再梗死和死亡危险增高 22%～47%，因此，应积极劝导患者戒烟并实施戒烟计划。③教会患者及家属识别病情变化和紧急自救措施，注意测量血压、呼吸、心率并记录，随时根据病情变化进行咨询或复诊。如出现心前区疼痛、呼吸困难、眩晕等，应予以警惕，及时护送就医。④建议患者出院后继续康复训练，适当运动可以提高患者的心理健康水平和生活质量。康复训练应考虑患者的年龄、心肌梗死前的活动水平和体力状态等，一般分阶段循序渐进增加活动量，提倡小量、重复、多次运动，适当的间隔休息，避免超过心脏负荷。

考点　心肌梗死患者保健知识指导

3. 心理 - 社会指导　心肌梗死后患者由于担心自己今后的工作能力和生活质量而容易产生焦虑、抑郁情绪，应予以充分理解并指导保持乐观、平和的心态，正确对待疾病。对患者生活方式的改变要积极配合与支持，为患者创造一个良好的身心休养环境。

第 8 节　感染性心内膜炎患者的护理

案例 3-7

　　患者，女性，40 岁。高热 1 周入院。1 年来有注射毒品史。护理体检：见 Osler 结节及 Roth 斑，心脏听诊于胸骨左缘第 4 肋间可闻及舒张期叹气样杂音，且向心尖部传导。

问题： 1. 该案例中患者可能的诊断是什么？请对患者进行护理评估。

　　　　2. 该患者主要的护理问题是什么？

　　　　3. 护士将给患者采取什么护理措施？

一、概　述

　　感染性心内膜炎是指心内膜表面有细菌或真菌等病原微生物的感染，并伴有赘生物的形成。赘生物为形态、大小均不一致的血小板和纤维素团块，内含大量微生物和炎性物质。瓣膜是最常受损的部位，但也可发生在间隔缺损、腱索或心脏壁内膜等处。根据病程可分为急性感染性心内膜炎和亚急性感染性心内膜炎。

　　1. 病因　感染性心内膜炎主要致病菌为链球菌和葡萄球菌。急性感染性心内膜炎主要由金黄色葡萄球菌引起，少数可由淋球菌、肺炎链球菌等所致。亚急性感染性心内膜炎以草绿色链球菌感染最常见，其次可为 D 族链球菌或真菌、立克次体等。感染性心内膜炎绝大多数发生于患者原有心脏病的基础上，以风湿性心脏瓣膜病最多见，主要见于二尖瓣或主动脉瓣的病变，亦可见于老年退行性心脏瓣膜病或其他心血管疾病。

考点　感染性内心膜炎的病因

　　2. 发病机制　细菌常在患者进行拔牙、扁桃体摘除术、泌尿系统器械检查或人工流产、心脏手术时侵入血液，附着于心脏或血管破损处，继而血小板聚集，形成血栓和纤维蛋白沉着，细菌在此滋生繁殖，当赘生物破裂时，细菌重新进入血液循环。

二、护理评估

（一）健康史

　　询问患者有无心脏瓣膜病、心肌病及甲亢性心脏病等病史；近期有无上呼吸道感染、咽峡炎、扁桃体炎或身体其他部位感染史；是否进行过拔牙、导尿、泌尿系统器械检查及心脏手术；有无静脉药瘾史。

（二）身心状况

1. 症状　发热是感染性心内膜炎最常见的症状和体征。主要与感染引起的菌血症或败血症有关。急性感染者呈暴发性败血症过程，体温较高，难以控制；患者常有寒战、头痛、周身不适、食欲缺乏、体重下降等。亚急性感染者起病隐匿，全身中毒症状较轻，可有乏力和全身肌肉关节痛等非特异性的全身中毒症状。

2. 体征

（1）心脏杂音　80%～85% 的患者可闻及心脏杂音。系由基础心脏病和（或）心内膜炎所致的瓣膜损害导致。

（2）栓塞和血管病损　栓塞多见于疾病后期。赘生物脱落所引起的栓塞可发生于机体任何部位，以脑栓塞的发生率最高，如剧烈头痛、偏瘫、失明、失语等，还可见于心、肾、脾等处；锁骨、皮肤、睑结膜处可见细小的红色或紫红色瘀点，为血管病损的表现。

（3）周围体征　多为非特异性表现，临床已不多见，系由微血管炎引起，包括：① Osler 结节：为指（趾）垫出现直径 5～15mm 的红色或紫色的痛性结节，较常见于亚急性感染者。② Roth 斑：视网膜的卵圆形出血斑，中心呈白色，多见于亚急性感染者。③ Janeway 损害：常见于手掌和脚底的无痛性出血斑，多见于急性感染者。

（4）脾大、贫血　为本病非特异性体征，多见于亚急性感染性心内膜炎患者，病程晚期可出现重度贫血，脾大多见于病程在 6 周以上者。

3. 并发症　心力衰竭是最常见并发症，其他有心肌梗死、迁移性脓肿、细菌性动脉瘤和身体各部位动脉栓塞等。

4. 急性感染性心内膜炎与亚急性感染性心内膜炎的鉴别　见表 3-11。

表 3-11　急性感染性心内膜炎与亚急性感染性心内膜炎的鉴别

项目	急性感染性心内膜炎	亚急性感染性心内膜炎
病原体	金黄色葡萄球菌	草绿色链球菌
临床表现	中毒症状明显，呈暴发性败血症过程，如高热、寒战等	中毒症状轻，乏力、食欲减退和肌肉关节痛常见
病程	病程进展迅速，数天或数周即可引起瓣膜损害	病程进展缓慢，数周到数月不等
迁移性感染	多见	少见
周围体征	Janeway 损害	Osler 结节、Roth 斑

考点　感染性心内膜炎身心状况

5. 心理 - 社会状况　感染性心内膜炎患者病情危急，早期死亡率高，可在短时间内出现器官衰竭。患者及家属多难以接受现实，容易出现焦虑、失望甚至绝望等情绪。患者可表现为不配合、拒绝治疗。接受心脏手术的患者，他们常担心术中的危险，质疑术后的远期效果。对于经济条件稍差的家庭，治疗费用也是不可忽视的压力。

（三）辅助检查

1. 常规检查　半数以上的亚急性感染者表现为正细胞正色素性贫血，活动期红细胞沉降率增快。白细胞计数正常或轻度升高。尿常规检查中可出现血尿或轻度蛋白尿。

2. 血培养　是诊断感染性心内膜炎最有价值的方法，其阳性率高达 90% 以上。近期未进行抗生素治疗的病例其血培养的阳性率可高达 95% 以上。

3. 超声心动图　可发现心腔内、瓣膜上或血管内有无赘生物的存在，对明确感染性心内膜炎诊断有重要价值。

4. 免疫学检查　25% 的患者可有高丙种球蛋白血症，80% 的患者可出现循环免疫复合物。病程＞6 周的亚急性 IE 患者，50% 的患者类风湿因子阳性。血清补体降低见于弥漫性肾小球肾炎。

三、治疗要点

感染性心内膜炎侵害心脏瓣膜、腱索和乳头肌，并最终发展为慢性心力衰竭。故在积极、合理使用抗生素的同时，应重视维护患者的心脏功能。

1. 抗生素治疗　是本病最重要的治疗措施，用药原则：①早期应用：在 3～5 次血培养标本后即可开始治疗，首选青霉素。②足量长程，即大剂量和长疗程，疗程一般为 4～6周，人工瓣膜心内膜炎需 6～8 周或更长时间，旨在完全消灭藏于赘生物内的致病菌。③抗生素联合应用能起到快速杀菌作用。④静脉用药：以保持血液中药物的浓度，有利于杀灭病原菌。⑤病原微生物不明确时，急性者选用广谱抗生素，亚急性者选用针对大多数链球菌的抗生素。⑥已培养出病原微生物时，根据致病菌对药物的敏感程度选择合适的抗生素。

考点　感染性心内膜炎的抗生素治疗原则

2. 外科治疗　瓣膜修补术、人工瓣膜置换术。

四、主要护理诊断 / 问题

1. 体温过高　与感染有关。

2. 营养失调：低于机体需要量　与发热、食欲缺乏和能量消耗有关。

3. 焦虑　与病程长、病情反复、对治疗和预后不可知有关。

4. 潜在并发症：心力衰竭、动脉栓塞。

五、护理措施

（一）一般护理

1. 休息与活动　保持病室安静、舒适。嘱患者卧床休息，直至感染症状缓解。有心力衰竭症状者绝对卧床休息，以减轻心脏负荷，改善心功能。

2. 饮食指导　给予高热量、高蛋白、易消化的丰富饮食。鼓励患者多进食,同时补充多种维生素和矿物质,增强机体抵抗力。

(二)心理护理

焦虑可使心脏负荷增加,故减轻患者精神负担与限制体力活动同样重要;鼓励患者说出害怕及担忧的心理感受,指导患者进行自我调整,维持良好的心理状态;向患者介绍疾病的相关知识、预后的正确信息,以帮助患者掌握自我护理的方法;对高度焦虑、情绪不易放松的患者可遵医嘱使用小量镇静剂。

(三)病情观察

密切观察患者的生命体征,必要时进行心电监护;观察心脏杂音的部位、强度、有无变化;注意动脉栓塞的相关症状,如肢体活动情况、神志意识变化情况等;观察有无乏力、颈静脉怒张、肝大、水肿等心力衰竭表现。当患者出现可疑症状时,及时通知医生进行处理。

(四)对症护理

发热的患者要密切观察体温变化,每4～6小时测量1次,并准确记录。观察热型的变化,如体温过高应给予酒精擦浴、头置冰袋等物理降温措施;因大量出汗而浸湿的衣物、被单要及时更换。保持患者皮肤及被服的清洁干燥,促进患者舒适;患者高热、大汗时要及时补充水分,鼓励患者多饮水,必要时注意补充电解质。加强口腔护理,预防感染。

(五)用药护理

遵医嘱用药,以控制感染为主。坚持大剂量、足疗程、长时间地使用抗生素,以确保维持有效的血药浓度。有计划有顺序地使用静脉血管,以保证完成长时间的治疗。在用药的过程中,密切观察药物之间的不良反应和副作用,如有异常情况,及时通知医生。

(六)正确采集血标本

正确留取血培养标本,对本病的诊断、治疗十分重要。凡不明原因发热达1周以上,且有心脏病病史或心脏手术史者均应进行多次血培养。未开始抗生素治疗之前,亚急性感染性心内膜炎患者应在第一日每间隔1小时采血1次,一次10～20ml,共3次。如次日未见细菌生长,重复采血3次后,开始抗生素治疗。急性感染性心内膜炎患者应在入院后3小时内,每间隔1小时采血1次,共取3个血标本后开始治疗。已用过抗生素的患者,应停药2～7天后采血。若血培养为阳性,则应做药物敏感试验,以指导临床用药。

考点　感染性心内膜炎患者血标本的采集

六、健 康 教 育

1. 疾病知识指导　①向患者及家属解释本病的病因及致病菌入侵途径等。②指导患者按时按量遵医嘱服药,千万不要擅自停药、改药。告诉患者可能出现的药物不良反应,出现异常时及时通知医生。③教会患者自我观察病情的方法，监测体温变化，观察身体其他部位有无出现动脉栓塞表现等，定期门诊随诊。

2. 保健知识指导　①嘱患者平时注意防寒保暖，避免感冒，少去公共场所，加强营养，增强机体抵抗力，合理安排休息。②指导患者养成良好的口腔卫生习惯和定期牙科检查的习惯，在施行拔牙、扁桃体摘除术等侵入性诊治前应说明自己的病史，以预防性地使用抗生素。③勿挤压痤疮、疖、痈等感染灶，减少病原体入侵的机会。

3. 心理 - 社会指导　指导患者积极调整心态，消除紧张和焦虑的心理，积极主动配合治疗，树立战胜疾病的信心。

第 9 节　心肌炎患者的护理

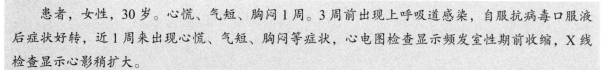

　　患者，女性，30 岁。心慌、气短、胸闷 1 周。3 周前出现上呼吸道感染，自服抗病毒口服液后症状好转，近 1 周来出现心慌、气短、胸闷等症状，心电图检查显示频发室性期前收缩，X 线检查显示心影稍扩大。

问题： 1. 该案例中患者患有何病？请对患者进行护理评估。

　　　　2. 该患者有哪些护理问题？主要的护理问题是什么？

　　　　3. 你将对患者采取什么护理措施？

一、概　　述

心肌炎（myocarditis）是心肌的炎症性病变。其中病毒性心肌炎（viral myocarditis）是由嗜心性病毒感染所引起的心肌急性或慢性炎症，是最常见的感染性心肌炎。其分类包括无症状的心肌局灶性炎症和心肌弥漫性炎症所致的重症心肌炎。临床上多见于儿童和青少年。

1. 病因　最常见的病因为病毒、细菌、真菌、螺旋体、立克次体等感染。各种病毒均可引起病毒性心肌炎，常见的有柯萨奇病毒、孤儿病毒、脊髓灰质炎病毒等，尤其是柯萨奇 B 组病毒为最常见致病原因，占 30% ~ 50%，次之可见于埃可病毒、流感病毒、腺病毒、肝炎病毒、人类免疫缺陷病毒等。

考点 病毒性心肌炎的病因

2. 发病机制　可表现为病毒直接侵犯心肌细胞，使心肌内小血管损伤，由免疫介导反应导致心肌细胞损害，从而出现溶解、心肌间质水肿及充血、多量炎性细胞侵入等炎症改变。

二、护理评估

（一）健康史

询问患者发病前 1 ~ 3 周有无病毒感染史，有无细菌感染、寒冷、酗酒、过度劳累、缺氧或妊娠等诱发因素。

（二）身心状况

1. 全身感染症状　发病前1～3周患者常有上呼吸道感染或肠道感染症状，如发热、恶心、呕吐或腹泻等。病变的广泛程度决定临床表现的轻重。轻者可无任何表现，随后可出现心悸、胸闷、乏力、头晕，重者可发生心力衰竭或严重的心律失常甚至猝死。临床上，近九成的患者以各种心律失常为突出表现，其中室性早搏为最常见的心律失常。

2. 心脏受累症状　患者常出现心悸、胸闷、呼吸困难、心前区隐痛等表现。严重者可发生阿-斯综合征、心源性休克和猝死。

考点　病毒性心肌炎的临床表现

3. 体征　心脏轻至中度增大，显著增大者常提示心肌受损严重；可出现与体温升高不相符的心动过速；各类型心律失常，心尖区第一心音减弱，心音有时呈胎心样；若有心包受累，可闻及心包摩擦音；或出现肺部啰音、颈静脉怒张、水肿等心力衰竭体征。

4. 临床分期　病毒性心肌炎可分为急性期、迁延期和慢性期。急性期一般病程多在半年以内，迁延期病程多在半年以上，1年以上为慢性期。

5. 心理-社会状况　症状轻微者因担心疾病影响学业或工作而焦虑、烦躁不安，常影响休息和治疗；病情严重出现症状和各种心律失常时，患者则因惧怕留下后遗症而顾虑重重、产生恐惧情绪。

（三）辅助检查

1. 血液检查　白细胞计数可升高，急性期出现红细胞沉降率增快，AST、LDH、CK均增高；血清病毒中和抗体效价测定恢复期较急性期呈4倍增长。

2. 心电图检查　对病毒性心肌炎诊断敏感性较高，但特异性差。多有ST-T段改变及各种心律失常，以室性期前收缩和一度房室传导阻滞较为常见，可见心肌肥大和Q-T间期延长等，严重者可见病理性Q波或完全性房室传导阻滞甚至室速或室颤。

3. X线检查　病变广泛者，心影轻至中度扩大。

三、治疗要点

病毒性心肌炎目前尚无特殊的治疗方法，多采取综合治疗措施。纠正心力衰竭和各种心律失常。

1. 休息　急性期要卧床休息，加强营养，给予富含维生素、易消化、高蛋白饮食。

2. 抗病毒治疗　在心肌炎急性期，抗病毒治疗是关键措施，应早期应用抗病毒药物。可选用利巴韦林、干扰素等。

3. 改善心肌代谢，保护心肌　可选用维生素C、辅酶Q10、肌酐等药物。

4. 糖皮质激素　不主张早期应用，对有难治性心力衰竭或房室传导阻滞的重症心肌炎患者可在起病的 10～20 天慎用。

5. 对症治疗　有心力衰竭者给予利尿剂和血管紧张素转换酶抑制剂等药物，因对洋地黄敏感性高，易发生洋地黄中毒，故心肌炎患者慎用洋地黄；有快速心律失常者可选用抗心律失常药物；完全性房室传导阻滞者，可考虑使用临时性心脏起搏器。

考点　病毒性心肌炎的治疗措施

四、主要护理诊断 / 问题

1. 活动无耐力　与心肌细胞损伤、并发心律失常或心力衰竭有关。
2. 恐惧　与害怕疾病危及生命有关。
3. 潜在并发症：心律失常、心力衰竭。

五、护 理 措 施

（一）一般护理

1. 休息与活动　①告知患者合理安排休息可减轻心脏负荷，减少心肌耗氧，是疾病康复的关键措施。嘱患者尽早卧床休息，无症状者急性期卧床不少于 1 个月，重症或伴有心功能不全者应完全卧床至症状消失和心电图检查恢复正常后方可起床轻微活动。协助患者满足每天生活需要。保持环境安静，减少探视，保证患者有充分的时间休息和睡眠。②病情稳定后，与患者及家属合理制定每日活动计划，活动前要做充分准备。逐渐增加活动量，严密观察活动时心率、心律和血压变化，以活动时不出现心慌、心悸、呼吸困难等表现作为控制活动量的标准。

考点　病毒性心肌炎的休息与活动

2. 饮食　指导患者合理饮食，加强营养。给予富含蛋白和维生素、易消化的低盐饮食，尤其是补充富含维生素 C 的新鲜水果和蔬菜（樱桃、猕猴桃、草莓、柿子、红椒等），以促进心肌代谢与修复。少量多餐，避免过饱。多吃新鲜水果和蔬菜，增加粗纤维食物（菠菜、香蕉、韭菜、萝卜等）以防止便秘。禁烟、酒、浓茶和咖啡。心力衰竭患者每日限制钠盐在 1～2.5g，以减少水钠潴留。

（二）心理护理

讲解疾病相关知识，告诉患者经过积极的治疗大多可以痊愈，增强患者对治疗的信心，积极配合治疗和护理，使病情得到缓解；协助患者找出不利于康复的心理因素，强调精神紧张、情绪波动可使病情加重，帮助其缓解不良情绪所造成的心理影响；关心患者，教育患者以正确心态面对现实和挫折，减少工作和家庭等方面的不良刺激。

（三）病情观察

加强心电监护和床边巡视，密切观察生命体征、意识、皮肤黏膜颜色，注意观察有无心力衰竭的症状和体征，如出现气急、咳大量粉红色泡沫样痰、交替脉等情况，或心电图上出现频发性、多源性室性期前收缩等危险信号，应立即通知医生并配合急救。

（四）对症护理

病毒性心肌炎急性期应以卧床休息为主，限制体力活动直至完全恢复。向患者解释急性期适当休息可减轻心脏负荷，减少心肌耗氧量，有利于心功能恢复。

（五）用药护理

遵医嘱使用洋地黄和抗心律失常药物，用药过程中应重点询问患者的反应，监测心率、心律，测血压与脉搏，观察呼吸变化，必要时进行心电监测，以及时发现药物不良反应。静脉输液时，注意输液速度和输液量，避免因输液速度过快或输液量过大而诱发心力衰竭。

六、健康教育

1. 疾病知识指导　①让患者及家属了解心肌炎的相关知识。②避免各种病因及诱因，教会患者及家属识别并发症的方法。③遵医嘱服用药物，注意观察药物疗效及不良反应。④指导患者自测脉率和观察病情，发现异常或有胸闷、心悸等不适及时门诊复诊。

2. 保健知识指导　①向患者及家属说明合理休息和活动、增强营养、定期复查的重要性。②强调病毒性心肌炎患者出院后需继续休息，3～6个月后方可逐渐恢复轻体力活动。③指导患者摄取营养丰富、易消化的饮食，注意补充富含维生素C的食物，如樱桃、红椒、青花菜等。④适当锻炼、注意保暖可增强机体抵抗力。

考点 病毒性心肌炎的保健知识指导

3. 心理-社会指导　病毒性心肌炎患者中青壮年占多数，患病常影响患者的日常生活、学习或工作，易产生焦虑、烦躁等情绪。应及时给予鼓励和心理疏导，向患者说明本病的演变过程和预后，使患者安心休养。

第 10 节　心肌病患者的护理

案例 3-9

　　患者，男性，36岁。运动后心前区疼痛、呼吸困难1小时。1小时前患者打篮球后出现心前区疼痛、呼吸困难入院。护理体检：体温36.2℃，呼吸22次/分，脉搏98次/分，血压120/80mmHg，胸骨左缘第3～4肋间可闻及收缩期粗糙吹风样杂音。

问题：1.该案例中患者患有何病？请对患者进行护理评估。

　　　2.该患者主要的护理问题是什么？采取什么护理措施？

一、概　述

心肌疾病是由不同病因引起的心肌病变导致的心肌机械和（或）心电功能障碍。目前心肌病常见的两大类是：①遗传性心肌病，如肥厚型心肌病。②混合性心肌病，如扩张型心肌病。

1. 扩张型心肌病（DCM）的病因及发病机制　是一类以单侧心腔或双侧心腔扩大并

伴有心脏收缩功能障碍为特征的心肌病。本病病因至今未完全阐明，多主张持续病毒感染是扩张型心肌病的重要原因，与病毒对心肌组织的直接损害及免疫反应异常有关，此外尚有感染、遗传、代谢异常等因素参与，本病好发于青壮年男性，预后差。

2. 肥厚型心肌病（HCM）的病因及发病机制　是一种遗传性心肌病，主要病理改变为左心室或右心室肥厚并累及室间隔、心室腔变小为特征，根据超声心动图检查可将 HCM 患者分为梗阻性、非梗阻性和隐匿梗阻性 3 种类型。患者常有明显家族史，为常染色体显性遗传病，该病是青少年和运动员猝死的主要原因，高强度体力活动和高血压均是本病的促发因素。

二、护理评估

（一）健康史

询问发病前有无病毒等病原体感染史、代谢异常及酒精中毒等情况；有无情绪激动、体力活动、高血压等诱因；询问家族中有无心肌病患者。

（二）身心状况

1. 扩张型心肌病　起病缓慢隐匿，早期多无明显症状，心脏可轻度增大；逐渐出现活动后心悸、乏力、胸闷甚至端坐呼吸、水肿、肝大等充血性心力衰竭的症状和体征，多数患者可听到第三或第四心音。常伴有各种类型的心律失常，部分患者可发生室颤或猝死。

考点　扩张型心肌病的身心状况

2. 肥厚型心肌病（HCM）　临床症状变异性大，有些患者可长期无症状，而有些患者首发症状就是猝死。劳力性呼吸困难、心悸、胸痛是常见症状，伴有流出道梗阻者可有晕厥、意识障碍等表现。突然站立、运动等可加重左心室流出道梗阻，而使上述症状加重。部分患者可在胸骨左缘第 3～4 肋间或心尖部听到收缩期粗糙的吹风样杂音，屏气、含服硝酸甘油可使杂音增强。

考点　肥厚型心肌病的身心状况

3. 心理 - 社会状况　心肌病是一种慢性疾病，需要长期治疗且多预后不佳，故患者常有情绪不稳定、情感脆弱的性格特点，因逐渐丧失劳动力而使患者心情烦躁，甚至产生悲观、绝望心理。

（三）辅助检查

1. 心电图　扩张型心肌病可见各种类型心律失常及 ST-T 改变；肥厚型心肌病常表现为左心室肥大，可见胸前导联出现巨大倒置 T 波。

2. 超声心动图　扩张型心肌病以左心室扩大显著，心肌运动幅度减弱，提示心肌收缩力下降；肥厚型心肌病可示室间隔的非对称性肥厚，左室腔缩小，左室流出道狭窄。

考点　心肌病超声心动图检查

3. 胸部 X 线　扩张型心肌病心影增大明显，常有肺淤血；肥厚型心肌病心影增大多不明显，如有心力衰竭时则心影明显增大。

三、治疗要点

积极预防心源性猝死是原发性心肌病的重要治疗原则。

（一）扩张型心肌病

治疗原则为纠正心力衰竭和各种类型心律失常，预防猝死。

1. 病因治疗　应积极寻找病因，给予相应治疗，如控制感染、严格戒酒或限酒、治疗相应的内分泌疾病或自身免疫病，改善营养失衡。

2. 控制心力衰竭　限制体力活动，合理使用利尿剂和血管扩张剂，慎用洋地黄制剂。

3. 纠正心律失常　遵医嘱使用普萘洛尔、利多卡因、溴苄胺等药物，因其具有负性肌力作用，故应在治疗心力衰竭的前提下使用。

4. 抗凝治疗　血栓栓塞是最常见的并发症，对于有房颤或已有附壁血栓形成或有血栓栓塞病史的患者，须长期服用华法林或新型口服抗凝药物等抗凝治疗。

5. 营养心肌药物　辅酶 Q10、腺苷三磷酸、维生素 C 等可促进心肌代谢。

6. 心脏移植　对心肌疾病引起的终末期心力衰竭，心脏移植是有效的治疗方法。

（二）肥厚型心肌病

治疗原则为弛缓肥厚的心肌以减少左心室流出道梗阻，减少合并症。合并心力衰竭者，治疗药物选择与其他原因引起的心力衰竭相同。胺碘酮能减少阵发性房颤发作，对持续性房颤，可予 β 受体拮抗剂控制心率。药物治疗为基础治疗，常用药物有 β 受体阻断剂和钙离子拮抗剂，内科治疗无效者，可考虑室间隔切除术。

考点　肥厚型心肌病的药物治疗

四、主要护理诊断 / 问题

1. 活动无耐力　与心肌受损、心律失常有关。
2. 焦虑　与疗程长且病情反复有关。
3. 潜在并发症：栓塞、晕厥、猝死。

五、护理措施

（一）一般护理

1. 休息　向患者说明限制活动可使心率减慢，减轻心脏负荷，改善心功能。有心力衰竭症状者应卧床休息，给予半卧位和吸氧。肥厚型心肌病患者活动后有发生晕厥和猝死的危险，应在活动时注意观察有无出汗、头晕等表现，要告诫患者避免较强活动，如跑步、打球等。

2. 饮食　给予低热量、低脂、低盐、高蛋白、高维生素饮食，少食多餐，避免过饱及刺激性饮食，戒烟酒，多食新鲜水果和蔬菜，增加粗纤维饮食，防止便秘。

（二）心理护理

紧张、焦虑的情绪可使交感神经兴奋，肾上腺素分泌增加，进一步使血压升高。因此保持良好心态，减轻压力对患者来说尤为重要。了解和熟悉患者的性格特点及有关心理因素，当患者有情绪波动时，应与患者进行治疗性接触，给患者以直接的心理援助，使其心态平和、稳定，尽可能保持良好的适应能力。

（三）病情观察

密切注意生命体征变化，必要时进行心电监护，发现异常及时报告医生。观察有无乏力、颈静脉怒张、肝大、水肿等心力衰竭表现；观察患者有无猝死表现，如神志不清、抽搐、脉搏血压均消失等，一旦发现立即进行心肺复苏，配合医生积极进行抢救。

（四）对症护理

嘱患者避免劳累、情绪激动、饱餐等，以免诱发胸痛；疼痛发作时，应立即停止活动，就地休息。

（五）用药护理

遵医嘱给予β受体阻断剂和钙通道阻滞剂，可减慢心率，缓解流出道梗阻，增加心输出量，禁止使用硝酸酯类药物，以免加重病情。扩张型心肌病控制心力衰竭使用洋地黄时因其耐受性差，宜从小剂量开始，逐步增加，在使用过程中密切观察有无洋地黄中毒表现，如恶心、呕吐、头痛等；梗阻性肥厚型心肌病患者禁用洋地黄制剂，给予促进心肌代谢药物，如辅酶 Q10、腺苷三磷酸等，观察疗效及副作用。

六、健 康 教 育

1. 疾病知识指导　①让患者及家属了解心肌病的相关知识。② HCM 患者的一级亲属应接受心电图、超声心动图检查和基因筛查，以协助早期诊断。③遵医嘱坚持服药，注意药物的不良反应与副作用，HCM 患者坚持服用 β 受体阻断剂或钙通道阻滞剂，以提高存活年限。④教会患者自测脉率、节律，发现异常或有胸闷、心悸等不适及时就诊。患者有猝死风险者，应教会家属 CPR 技术。

2. 保健知识的指导　①保证充分休息与睡眠，避免劳累，预防上呼吸道感染。②合理饮食，适当锻炼，DCM 患者一般按心功能分级进行活动。HCM 患者应避免竞技性运动或剧烈体力活动，避免情绪激动、持重或屏气用力等，减少晕厥和猝死的危险。

3. 心理 - 社会指导　本病预后常不理想，应密切关注患者的心理变化，及时给予心理疏导，鼓励患者积极配合治疗，把疾病的风险降到最低。

第 11 节　心包疾病患者的护理

案例 3-10

　　患者，男性，43 岁。以"心前区疼痛半个月，加重伴呼吸困难 2 天"入院。患者半个月前受凉后出现心前区剧烈疼痛，呈尖锐刺痛，向左肩部放射，咳嗽、深呼吸时胸痛加重，近 2 天来自觉胸痛略有减轻，出现呼吸困难。护理体检：口唇发绀，颈静脉怒张，下肢水肿，心尖搏动弱，心音低而遥远，心浊音界向两侧扩大，心率 115 次 / 分，律齐，未闻及杂音。双肺可闻及湿啰音。X 线检查：心影向双侧扩大。初步诊断：急性心包炎。

问题： 1. 列出该患者的主要护理诊断 / 问题。
　　　　 2. 说出护士应采取的主要护理措施。

一、概　　述

　　心包为双层囊袋结构，心包腔内有少许浆膜液起润滑作用，心包对心脏有固定及屏障保护作用。心包炎是指多种因素引起的心包脏层和壁层的炎性病变。

（一）分类

　　按病因分类心包炎分为感染性和非感染性。感染性心包炎可由细菌、病毒、真菌、寄生虫等引起；非感染性心包炎可由肿瘤、自身免疫病、代谢性疾病及尿毒症等引起。按病程进展可分为急性心包炎、亚急性渗出性缩窄性心包炎、慢性心包积液、慢性缩窄性心包炎及粘连性心包炎等。临床上以急性心包炎和慢性缩窄性心包炎最常见。

（二）病因

　　1. 急性心包炎　为心包脏层和壁层的急性炎症性疾病。可因病毒感染、细菌感染、自身免疫、肿瘤、尿毒症、主动脉夹层、外伤等因素引起。

　　2. 缩窄性心包炎　是指心脏被致密增厚的纤维化或钙化心包所包围，使心室舒张期充盈受限从而产生的一系列循环障碍的疾病。在我国，缩窄性心包炎以结核性最为常见，其次为非特异性、化脓性，其他还有放射性、自身免疫性、尿毒症、药物等因素引起。

考点 急性和缩窄性心包炎的常见病因

二、护理评估

（一）健康史

　　询问患者有无结核、病毒、细菌等感染病史；有无自身免疫病（如风湿热、系统性红斑狼疮、类风湿性关节炎等）、肿瘤及代谢性疾病病史；有无放射性或外伤等物理因素及心肌梗死等邻近器官疾病。

（二）身心状况

　　1. 急性心包炎　根据病情发展分为纤维蛋白性心包炎和渗出性心包炎。

　　（1）纤维蛋白性心包炎　①症状：心前区、胸骨后疼痛为主要症状，疼痛可放射至颈部、左肩、左臂，也可达上腹部，多呈尖锐性疼痛，常因咳嗽、深呼吸或变换体位而加重。②体征：心包摩擦音是纤维蛋白性心包炎的典型体征，以胸骨左缘第 3～4 肋间、胸骨下端、剑突区较明显。身体前倾坐位、深吸气时可听到摩擦音增强。随病情进展，当积液增多时，摩擦音可消失。

考点　纤维蛋白性心包炎的症状和体征

（2）渗出性心包炎　①症状：呼吸困难是其最突出的症状，与肺淤血、肺或支气管受压有关。②体征：心浊音界向两侧增大，并随体位改变而改变；心尖搏动减弱或消失；心音低钝而遥远；大量心包积液可使收缩压降低，舒张压变化不大，故脉压减小；因累及静脉回流引起颈静脉怒张、肝大、水肿及腹水等。

考点　渗出性心包炎的症状和体征

（3）心脏压塞　短期内出现大量心包积液时可引起急性心脏压塞，表现为心动过速、脉搏细弱、血压下降、脉压变小和静脉压明显升高；如心输出量显著下降还可导致急性循环衰竭、休克等。如积液缓慢积聚，可出现亚急性或慢性心脏压塞，产生体循环静脉淤血征象，表现为颈静脉怒张、奇脉等。

考点　心脏压塞表现

2. 缩窄性心包炎　起病缓慢，多在急性心包炎后 1 年内形成。

（1）症状　常见症状为劳力性呼吸困难，主要与心搏出量降低有关；可伴有疲乏、活动耐力下降、食欲缺乏、上腹胀满或疼痛等症状。可因肺静脉压力增高而出现咳嗽、活动后气促。

（2）体征　颈静脉怒张是其最重要的体征之一。可出现 Kussmaul 征，即吸气时颈静脉充盈更明显。同时可有肝大、腹水、下肢水肿等，心尖搏动减弱或消失，心音减弱，可出现奇脉和心包叩击音。

考点　缩窄性心包炎表现

3. 心理-社会状况　患者因心前区疼痛、呼吸困难等症状逐渐加重，使患者感到紧张、焦虑；急性心脏压塞时患者出现晕厥，使患者感到恐惧。

（三）辅助检查

1. 血清学检查　感染性心包炎常有白细胞计数、中性粒细胞增加及红细胞沉降率增快，自身免疫病可有免疫指标阳性。

2. 心电图检查　急性心包炎时，除 aVR 导联以外的所有常规导联可能出现 ST 段呈弓背向下型抬高，aVR 导联 ST 段压低。这些改变可于数小时至数日后恢复，随着 ST 段回到基线，逐渐出现 T 波低平或倒置，数周至数月可恢复正常，也可能长期存在。缩窄性心包炎可有 QRS 低电压，T 波低平或倒置。

3. X 线检查　渗出性心包炎可见心影向两侧增大，而肺部无明显充血现象，是心包积液的有力证据。缩窄性心包炎心影偏小、正常或轻度增大。

4. 超声心动图检查　急性心包炎可见液性暗区。缩窄性心包炎可见心包增厚、粘连、室壁活动减弱及室间隔矛盾运动等。

5. 心脏 CT 和 MRI　心脏 CT 和 MRI 对慢性缩窄性心包炎的诊断价值优于超声心动图。

6. 心包穿刺术　主要指征是心脏压塞，对积液性质和病因诊断有帮助。

三、治疗要点

1. 急性心包炎的治疗　包括病因治疗、解除心脏压塞及对症治疗。针对不同病因，相应给予抗结核、抗生素、化疗药物等治疗。心包积液多引起心脏压塞时行心包穿刺引流。顽固性复发性心包炎、心包积液反复穿刺引流无法缓解可考虑外科心包切除术。疼痛时给予止痛治疗，必要时可使用吗啡类药物。

考点　急性心包炎的治疗措施

2. 缩窄性心包炎的治疗　唯一有效的治疗为心包切除术，但围手术期风险很高。少部分患者心包缩窄是短期或可逆的，对于近期诊断并且病情稳定的患者，可尝试抗炎治疗 2 ~ 3 个月。对于结核性心包炎推荐抗结核治疗延缓心包缩窄进展，术后应继续抗结核治疗 1 年。

考点　缩窄性心包炎唯一治疗方法

四、主要护理诊断 / 问题

1. 疼痛：心前区疼痛　与心包纤维蛋白性炎症有关。
2. 气体交换受损　与肺淤血、肺或支气管受压有关。
3. 体温过高　与感染有关。
4. 活动无耐力　与心输出量不足有关。
5. 体液过多　与体循环淤血有关。
6. 潜在并发症：心脏压塞。

五、护理措施

（一）一般护理

1. 休息与体位　协助患者采取舒适体位，如半卧位或坐位，提供床上小桌便于伏案休息。疼痛严重时卧床休息，不要用力咳嗽、深呼吸或突然改变体位，以免使疼痛加剧。

2. 饮食护理　给予高热量、高蛋白、高维生素、易消化的饮食，必要时限制钠盐摄入。

3. 吸氧　根据缺氧程度调节氧流量，注意观察氧疗效果。

（二）心理护理

加强与患者的沟通，了解患者的心理状况，耐心向患者及家属解释病情，介绍治疗方法和目的，消除其紧张、焦虑情绪，积极配合治疗和护理。

（三）病情观察

密切观察和记录患者生命体征、意识状态、呼吸困难的程度，了解患者心前区疼痛的变化；密切观察有无心脏压塞的表现，及时通知医生，并做好心包穿刺的准备工作。

（四）配合治疗的护理

1. 用药护理　遵医嘱给予镇痛药，注意观察有无胃肠道症状、出血等不良反应。疼痛剧烈者，可应用阿片类药物。应用抗结核药物、抗生素、糖皮质激素及抗肿瘤药物等治疗时，应做好相应观察与护理。

2. 心包穿刺术的配合与护理

（1）术前护理　向患者说明心包穿刺术的意义和必要性，解除思想顾虑；术前协助患者做心脏超声检查，确定心包积液量，标记穿刺部位；建立静脉通道，备好穿刺包、急救用品和器械；进行心电、血压监测；保护患者隐私，并注意保暖。

（2）术中护理　嘱患者勿剧烈咳嗽或深呼吸；严格无菌操作，抽液过程中随时夹闭胶管，防止空气进入心包腔。抽液要缓慢，一般首次抽液量不超过 200ml，每次抽液量不超过 1000ml，以防急性右室扩张，若抽出鲜血，立即停止抽吸，密切观察有无心脏压塞症状；记录抽液量和性质，按要求留标本送检；注意观察患者的反应，如患者出现心率加快、头晕、出冷汗等情况，应暂停操作，及时协助医师处理。

考点　心包穿刺术的术中护理

（3）术后护理　穿刺后 2 小时内继续心电监护，观察患者生命体征变化。心包引流者做好引流管的护理，记录抽液量、颜色、性质，按医嘱要求送检。

六、健 康 教 育

1. 疾病知识指导　对于急性心包炎患者鼓励坚持正规长期治疗；对缩窄性心包炎患者，讲明行心包切除术的重要性，解除思想顾虑，尽早接受手术治疗。

2. 生活指导　嘱患者注意休息，加强营养，给予高热量、高蛋白、高维生素及易消化饮食，限制钠盐摄入；注意防寒保暖，防止呼吸道感染。

3. 用药指导　告知患者坚持足够疗程药物治疗的重要性，不要擅自停药，防止复发。注意观察药物不良反应，定期随访检查肝肾功能。

自 测 题

A₁ 型题

1. 心源性呼吸困难最常见的病因是（　　）

　A. 右心衰竭　　　　　　　B. 左心衰竭

　C. 心包积液　　　　　　　D. 心脏压塞

　E. 肺动脉栓塞

2. 心源性呼吸困难最早出现的表现是（　　）

　A. 劳力性呼吸困难

　B. 阵发性夜间呼吸困难

　C. 心源性哮喘

　D. 端坐呼吸

　E. 吸气性呼吸困难

3. 关于端坐呼吸的描述，正确的是（　　）

　A. 体力活动时发生，休息可缓解

　B. 多发生在夜间，睡眠中可突然憋醒

C. 体力活动时发生，含硝酸甘油可缓解

D. 睡眠中憋醒，咳嗽咳痰，坐起后缓解

E. 休息时有呼吸困难，不能平卧，被迫取坐位或半卧位

4. 心源性呼吸困难患者宜选择的体位是（　　）

A. 俯卧位 　　　　　B. 仰卧位

C. 左侧卧位 　　　　D. 右侧卧位

E. 半卧位或端坐位

5. 心源性呼吸困难患者输液速度为（　　）

A. 20～30 滴 / 分 　　B. 30～40 滴 / 分

C. 40～50 滴 / 分 　　D. 50～60 滴 / 分

E. 60～70 滴 / 分

6. 护理心源性水肿患者时不正确的是（　　）

A. 控制输液速度

B. 记录 24 小时出入液量

C. 下肢水肿时应取端坐位

D. 低盐、低脂、易消化饮食

E. 保持皮肤清洁、干燥，防止压疮发生

7. 长期半卧位的心源性水肿的患者哪一部位最易引起压疮（　　）

A. 枕部 　　　　B. 背部 　　　　C. 踝部

D. 骶尾部 　　　E. 足跟部

8. 关于劳力性呼吸困难描述正确的是（　　）

A. 发生在休息时

B. 发生在体力劳动时

C. 发生在体力劳动后

D. 发生在夜间睡眠中

E. 发生在半卧位或端坐位时

9. 不属于循环系统疾病常见症状的表现是（　　）

A. 呼吸困难 　　　　B. 发热

C. 心悸 　　　　　　D. 下肢水肿

E. 心前区疼痛

10. 由于心输出量突然降低而出现的晕厥称为（　　）

A. 心搏骤停 　　　　B. 病窦综合征

C. 阿 - 斯综合征 　　D. 倾倒综合征

E. 脑卒中

11. 引起心力衰竭的常见病因是

A. 肺动脉高压 　　　B. 慢性贫血

C. 高血压 　　　　　D. 冠心病

E. 失血性休克

12. 下列疾病中，可导致右心室后负荷过重的是（　　）

A. 房间隔缺损 　　　B. 主动脉瓣关闭不全

C. 动脉导管未闭 　　D. 慢性阻塞性肺气肿

E. 肺动脉瓣关闭不全

13. 诱发或加重心力衰竭最常见的因素是（　　）

A. 呼吸道感染 　　　B. 妊娠和分娩

C. 情绪激动 　　　　D. 严重心律失常

E. 药物使用不当

14. 导致左心衰竭症状的原因主要是（　　）

A. 高血压 　　　　　B. 肺循环淤血

C. 体循环淤血 　　　D. 循环血量减少

E. 心室重构

15. 左心衰竭的重要体征是（　　）

A. 交替脉

B. 心尖区收缩期奔马律

C. 颈静脉怒张

D. 水冲脉

E. 体循环淤血

16. 以下属于右心衰竭表现的是（　　）

A. 咳嗽 　　　　　　B. 咳痰

C. 交替脉 　　　　　D. 肝大

E. 肺部湿啰音

17. 慢性左心功能不全最早出现的症状是（　　）

A. 劳力性呼吸困难

B. 心源性哮喘

C. 水肿

D. 咳粉红色泡沫样痰

E. 食欲降低

18. 鼓励长期卧床的心力衰竭患者在床上活动下肢，其主要目的是（　　）

A. 维持神经兴奋性

B. 防止肌肉功能退行性减退

C. 改善末梢循环

D. 预防下肢静脉血栓

E. 减少回心血量

19. 关于心力衰竭患者的饮食护理措施，应除外（　　）

　　A. 限制钠盐摄入　　B. 高维生素

　　C. 高热量　　　　　D. 易消化

　　E. 少量多餐

20. 对心力衰竭患者加强心肌收缩力的药物治疗为（　　）

　　A. 氢氯噻嗪　　　　B. 呋塞米

　　C. 硝酸甘油　　　　D. 硝普钠

　　E. 地高辛

21. 护士对心房颤动患者主要观察的是（　　）

　　A. P 波的形态　　　B. 代偿间歇的变化

　　C. 脉搏的改变　　　D. 患者的主诉

　　E. 心室率的改变

22. 室性心动过速最常见的病因是（　　）

　　A. 冠心病　　　　　B. 心肌炎

　　C. 心肌病　　　　　D. 心脏瓣膜病

　　E. 感染性心内膜炎

23. 最严重的心律失常是（　　）

　　A. 频发室性期前收缩

　　B. 阵发性室性心动过速

　　C. 二度房室传导阻滞

　　D. 房颤

　　E. 室颤

24. 非同步性电复律适用于（　　）

　　A. 心房扑动　　　　B. 心房颤动

　　C. 心室颤动　　　　D. 室上性心动过速

　　E. 室性心动过速

25. 通过解除紧张情绪能缓解的心律失常是（　　）

　　A. 窦性静止　　　　B. 房性期前收缩

　　C. 心室颤动　　　　D. 室性期前收缩

　　E. 三度房室传导阻滞

26. 心绞痛的疼痛性质是（　　）

　　A. 针扎样刺痛

　　B. 闪电样抽搐，起止突然

　　C. 压榨样闷痛伴窒息感

　　D. 刀割样绞痛，辗转呻吟

　　E. 尖锐性灼痛，咳时加剧

27. 治疗心绞痛奏效最快、持续时间最短的方法是（　　）

　　A. 硝酸甘油片舌下含化

　　B. 硝酸异山梨酯舌下含化

　　C. 亚硝酸异戊酯鼻部吸入

　　D. 硝苯地平含化

　　E. 麝香保心丸口服

28. 心绞痛发作时不正确的处理是（　　）

　　A. 立即送医院

　　B. 精神安慰，稳定患者情绪

　　C. 取半卧位

　　D. 吸氧

　　E. 舌下含化硝酸甘油或硝酸异山梨酯

29. 心绞痛发作时首要的护理措施是（　　）

　　A. 心电监护

　　B. 指导患者放松技术

　　C. 迅速建立静脉通路

　　D. 监测生命体征变化

　　E. 让患者立即停止活动、坐下休息

30. 心绞痛发生时不出现下列哪项心电图改变（　　）

　　A. ST 段降低 ≥ 0.1mV

　　B. T 波平坦、双相或倒置

　　C. ST 段降低，伴 T 波倒置

　　D. QRS 波群 ≥ 0.12 秒

　　E. ST 段抬高

31. 急性心肌梗死最常发生在（　　）

　　A. 安静或睡眠时

　　B. 重体力活动时

　　C. 大量脂肪餐后

　　D. 精神紧张时

　　E. 用力排便时

32. 急性心肌梗死时，下列血清学检查中，升高最早、恢复最快的是（　　）

　　A. 肌红蛋白

　　B. 乳酸脱氢酶（LDH）

C. 肌酸磷酸激酶（CPK）

D. 天冬氨酸氨基转移酶（AST）

E. γ- 谷氨酰转肽酶（γ-GTP）

33. 急性心肌梗死易并发脏器及四肢动脉栓塞的时间多在发病后（　　）

A. 24 小时内　　　　B. 48 小时内

C. 1～2 周　　　　　D. 2～4 周

E. 1～2 个月

34. 亚急性感染性心内膜炎的赘生物最常见的附着部位是（　　）

A. 三尖瓣边缘

B. 二尖瓣和主动脉瓣

C. 肺动脉瓣边缘

D. 三尖瓣基底部

E. 以上都不是

35. 急性感染性心内膜炎的特点不包括（　　）

A. 中毒症状明显

B. 病情发展迅速

C. 迁移性感染少见

D. 病原体主要是金黄色葡萄球菌

E. 数天或数周引起瓣膜损害

A₂ 型题

36. 肖女士，62 岁。高血压病史 15 年。昨日夜间睡眠中突然被憋醒，坐起后呼吸困难明显缓解，该患者的呼吸困难属于（　　）

A. 肺源性呼吸困难

B. 心源性呼吸困难

C. 血源性呼吸困难

D. 中毒性呼吸困难

E. 神经精神性呼吸困难

37. 赵先生，50 岁。患高血压性心脏病 6 年。近 1 年来从事日常活动时则出现心悸、气短，休息后好转，最可能是（　　）

A. 栓塞　　　　　　B. 心房颤动

C. 心力衰竭　　　　D. 心内膜炎

E. 肺部感染

38. 刘女士，61 岁。患高血压心脏病 10 年。护士在护理时发现患者有夜间阵发性呼吸困难、

咳嗽、咳白色泡沫痰，有时痰中带血，应考虑患者发生（　　）

A. 肺梗死　　　　　B. 心肌梗死

C. 左心衰竭　　　　D. 右心衰竭

E. 胸腔积液

39. 王女士，68 岁。既往有高血压病史 15 年余，如发生严重呼吸困难，呼吸频率达 30～40 次 / 分，咳大量粉红色泡沫样痰，乏力，测血压 80/50mmHg，极度烦躁不安，大汗淋漓，护士给予氧气吸入，流量为（　　）

A. 1～2L/min　　　B. 2～4L/min

C. 4～6L/min　　　D. 6～8L/min

E. 8～10L/min

40. 赵先生，50 岁。既往高血压病史 10 年，1 个月前出现疲乏症状，近日出现劳力性呼吸困难，经休息后缓解，患者最可能出现（　　）

A. 慢性左心衰竭

B. 急性肺水肿

C. 高血压危象

D. 慢性右心衰竭

E. 急性左心衰竭

41. 患风湿性心脏病 8 年余，近来上呼吸道感染，肝颈静脉回流征阳性，提示（　　）

A. 心源性休克

B. 主动脉瓣关闭不全

C. 心房颤动

D. 右心功能不全

E. 左心功能不全

42. 患者，女性，患风湿性心脏病，妊娠 32 周。入院时体力活动严重受限，休息时亦乏力、气急、心悸。其心功能属于（　　）

A. Ⅰ级　　　B. Ⅱ级　　　　C. Ⅲ级

D. Ⅳ级　　　E. 无法判断

43. 患者，男性，46 岁。患有心脏病，服用以下药物时，为预防不良反应，应常规测量心率的是（　　）

A. 卡托普利　　　　B. 地西泮

C. 地高辛　　　　　D. 阿司匹林

E. 阿米卡星

44. 患者，男性，46 岁。患有心脏病，上 2 层楼时感心悸、气促，休息 10 分钟后可好转。护士应如何指导该患者的活动量（　　）

A. 日常活动照常，不必限制

B. 可起床稍事活动，增加睡眠时间

C. 卧床休息，限制活动量

D. 增加有氧运动

E. 半坐卧位，日常生活完全依赖他人照顾

45. 某慢性心力衰竭患者，心功能 Ⅳ 级，为减轻心脏负担，宜选用哪种休息方式（　　）

A. 照常活动

B. 照常活动和适当休息

C. 稍事活动，增加间歇休息时间

D. 限制活动，多卧床休息

E. 绝对卧床休息

46. 患者，女性，74 岁。因慢性心力衰竭，心功能 Ⅳ 级入院。经治疗，心功能恢复至 Ⅱ 级，但患者不愿下床活动，护士对其宣教长期卧床的危险，应除外（　　）

A. 活动减少使消化功能减退

B. 易发生便秘

C. 易形成深静脉血栓

D. 易发生扩张型心肌病

E. 长期卧床，致肌肉萎缩

47. 患者，女性，65 岁。急性左心衰竭。入院治疗后心力衰竭症状有所缓解，近 2 日食欲有所改善。护士应给予的正确饮食指导是（　　）

A. 高热量、低蛋白

B. 低热量、低蛋白

C. 高蛋白、低纤维

D. 低盐、易消化

E. 低热量、低纤维

48. 患者，女性，35 岁。风心病合并心力衰竭。应用洋地黄和利尿剂后出现恶心、呕吐，心电图示室性早搏呈二联律及三联律。首先应采取以下哪项护理措施（　　）

A. 补液，稀释体内药物

B. 电击除颤

C. 利多卡因，纠正心律失常

D. 利尿，促进排泄

E. 停用洋地黄药物

49. 患者，女性，60 岁。慢性心力衰竭 3 年，服用呋塞米导致（　　）

A. 低钾、低镁血症　　B. 高钠血症

C. 高钙血症　　　　　D. 高镁血症

E. 尿素氮水平降低

50. 患者，男性，38 岁。因心悸、气促 5 年，突然咯血 2 小时来诊。查体：血压 150/90mmHg，心率 96 次 / 分，律不齐，心尖部可闻及舒张期隆隆样杂音，肺动脉瓣第二心音亢进，双肺底可闻及湿啰音，应首选的药物是（　　）

A. 毛花苷 C

B. 呋塞米（速尿）静脉注射

C. 氨茶碱

D. 止血敏静脉注射

E. 倍他乐克

51. 患者，男性，60 岁。冠心病，心电图示室性期前收缩，其心电图特征正确的是（　　）

A. 提前出现的 QRS 波群，宽大畸形

B. T 波与 QRS 主波方向相同

C. QRS 波群前出现逆行的 P 波

D. 代偿间歇不完全

E. 室性融合波

52. 患者，男性，72 岁。因急性前壁心肌梗死收入院。入院后已行面罩吸氧，建立静脉通路，心电监护示频发、多源性室性期前收缩，护士在床边准备抢救用品，最重要的是（　　）

A. 血氧饱和度仪　　B. 气管切开包

C. 吸痰器　　　　　D. 除颤仪

E. 呼吸机

53. 患者，女性，70 岁。急性下壁心肌梗死，收入 CCU 病房，患者出现下列哪种心律失常最危险（　　）

A. 窦性心动过速

B. 偶发性期前收缩

C. 窦性心律不齐

D. 三度房室传导阻滞

E. 偶发室性期前收缩

54. 患者，女性，29 岁。病毒性心肌炎，护士为其测量脉搏时发现，每隔 1 个正常搏动后出现 1 次期前收缩，称为（　　）

A. 二联律　　　　B. 三联律

C. 成对期前收缩　D. 间歇脉

E. 脉搏短绌

55. 患者，男性，59 岁。心电图主要特征为窦性 P 波消失，代之以大小、形态及规律不一的 f 波，RR 间期完全不规则，见于（　　）

A. 心房颤动　　　B. 心室颤动

C. 期前收缩　　　D. 房室传导阻滞

E. 窦性心律失常

56. 患者，女性，35 岁。风湿性心脏病。今晨起床后发现左侧肢体活动不便，不能行走，口角歪斜，言语不清，该患者可能出现了（　　）

A. 脑出血　　　　B. 脑栓塞

C. 心律失常　　　D. 蛛网膜下腔出血

E. 充血性心力衰竭

57. 患者，女性，36 岁。风湿性心脏病。护士听诊时发现患者心尖区第一心音减弱，心尖区全收缩期粗糙高调的吹风样杂音，向左腋下、左肩胛下区传导，该患者风心病的类型是（　　）

A. 主动脉瓣狭窄

B. 主动脉瓣狭窄并关闭不全

C. 主动脉瓣关闭不全

D. 二尖瓣狭窄

E. 二尖瓣关闭不全

58. 患者，女性，42 岁。因活动后有呼吸困难，近半年有进行性加重，并伴有咳嗽、声音嘶哑。患者既往有风湿热 10 年，常有扁桃体炎发生。心尖搏动呈抬举性，主动脉瓣第一听诊区可闻及粗糙响亮的喷射性收缩期杂音，该患者可能的诊断是（　　）

A. 风湿性心脏病二尖瓣狭窄

B. 风湿性心脏病二尖瓣关闭不全

C. 风湿性心脏病主动脉瓣狭窄

D. 风湿性心脏病主动脉瓣关闭不全

E. 风湿性心脏病二尖瓣狭窄伴关闭不全

59. 患者，女性，40 岁。因"风湿性心脏病伴重度二尖瓣狭窄"入院。给予抗感染和纠正心力衰竭治疗后病情好转，拟于今日出院，护士对患者进行出院指导，告诉患者预防溶血性链球菌感染最重要的措施是（　　）

A. 减少运动，多休息

B. 坚持适度锻炼，防止呼吸道感染

C. 改善居住环境，避免潮湿阴冷

D. 根据天气及时增减衣物

E. 拔牙前预防性使用抗生素

60. 患者，女性，60 岁。慢性支气管炎 15 年，劳力性心悸、呼吸困难 3 年。3 天前肺部感染，昨晚突然出现呼吸困难，端坐床边。咳大量粉红色泡沫样痰。查体：口唇发绀，心尖部触及震颤，听诊闻及心尖部舒张期隆隆样杂音，第一心音增强，两肺布满哮鸣音和湿啰音，考虑可能为（　　）

A. 主动脉瓣关闭不全伴肺部感染

B. 主动脉瓣关闭不全伴心力衰竭

C. 二尖瓣关闭不全伴肺部感染

D. 二尖瓣狭窄伴急性左心衰竭

E. 二尖瓣狭窄伴急性肺水肿

61. 患者，男性，42 岁。有头痛、烦躁、眩晕、心悸、气急、视物模糊、恶心、呕吐等症状，同时伴有尿少。既往有高血压病史，平时血压没有控制。查体：血压 185/115mmHg。考虑患者有高血压危象。高血压危象的诱发因素是（　　）

A. 劳累　　B. 超重　　　C. 脱水

D. 出血　　E. 饱餐

62. 某高血压患者，出现剧烈头痛、烦躁、视物模糊征象来诊。查体：血压 262/127mmHg。心率 180 次 / 分，心浊音界向左下扩大。该患者可能是（　　）

A. 高血压脑病　　　　B. 高血压危象

C. 高血压 3 级　　　　D. 高血压 2 级

E. 高血压 1 级

63. 患者，女性，52 岁。因头痛、头晕 3 天，加重 1 天伴视物不清住院，血压 190/135mmHg，脉搏 95 次/分；眼底检查可见视神经盘水肿；心电图示左心室肥大。首要的处理是（　　）

A. 硝酸甘油舌下含化

B. 硝普钠静脉滴注

C. 静脉注射毛花苷丙

D. 静脉给呋塞米

E. 甘露醇快速静脉滴注

64. 患者，女性，58 岁。因近日睡眠不好、头晕、有时步态不稳而就诊，发现血压高，既往有高血压病史，给予药物治疗。在下列药物中属于降压药物的是（　　）

A. 利多卡因　　　　B. 阿司匹林

C. 硝苯地平　　　　D. 普罗帕酮

E. 地西泮

65. 某高血压患者，同时患有支气管哮喘，他不能使用哪种降压药物（　　）

A. 呋塞米　　　　　B. 阿替洛尔

C. 硝苯地平　　　　D. 卡托普利

E. 哌唑嗪

66. 某高血压患者，吸烟史 20 年，肥胖，测血压为 160/95mmHg，下列健康教育内容错误的是（　　）

A. 保持情绪稳定

B. 适量运动

C. 高热量、高糖饮食

D. 戒烟

E. 控制高血压

67. 患者，男性，35 岁。近半年来血压升高较快，伴心悸、多汗、头痛、烦躁等，上周出现视物模糊。查体：血压 260/127mmHg，心率 180 次/分，心浊音界向左下扩大。该患者的诊断可能是（　　）

A. 高血压 1 级　　　B. 高血压 3 级

C. 高血压脑病　　　　D. 高血压 2 级

E. 高血压危象

68. 高血压患者，病程 10 年，血压 166/106mmHg，伴有左心室肥大，心功能Ⅲ级，曾有过短暂性脑缺血发作，该患者血压属于（　　）

A. 高血压 2 级，中危

B. 高血压 2 级，高危

C. 高血压 3 级，高危

D. 高血压 3 级，中危

E. 高血压 2 级，极高危

69. 患者，男性，58 岁。高血压病史 13 年，患者不宜选用的食物油是（　　）

A. 菜籽油　　　B. 花生油　　　C. 玉米油

D. 大豆油　　　E. 茶油

70. 患者，男性，42 岁。诊断高血压 3 年。性情温和，体态匀称。平素面食为主，饮食清淡，喜食咸菜等腌制食品。目前对其最主要的饮食护理指导是（　　）

A. 低脂饮食　　　　B. 低磷饮食

C. 低钠饮食　　　　D. 低蛋白饮食

E. 低纤维素饮食

71. 某患者急性心肌梗死 2 小时后心电图随访Ⅱ、Ⅲ、aVF 导联出现病理性 Q 波，提示心肌梗死的部位可能是（　　）

A. 后壁　　　　B. 前壁　　　C. 下壁

D. 右侧壁　　　E. 左侧壁

72. 患者，男性，27 岁。3 日前以"急性心肌梗死"急诊入院，经治疗后逐渐恢复，下列饮食合适的是（　　）

A. 低盐普食

B. 高热量饮食

C. 禁食

D. 低热量、低脂、低胆固醇的清淡饮食

E. 流质饮食

73. 患者，女性，34 岁。诊断为"急性心肌梗死"住院治疗，护士嘱患者注意避免便秘和用力排便，目的是防止（　　）

A. 心搏骤停　　　　B. 晕厥

C. 心脏扩大　　　　D. 血管破裂

E. 脑血栓形成

74. 患者，男性，57 岁。高血压、糖尿病病史 5 年，既往无心绞痛病史。近来出现发作性胸闷、胸痛，以胸骨后明显。医生嘱其胸痛发作时可舌下含服硝酸甘油，护士应告知其起效时间是（　　　）

A. 1～2 分钟　　　B. 3～5 分钟

C. 5～10 分钟　　D. 15～20 分钟

E. 20～30 分钟

75. 患者，男性，56 岁。高血压、糖尿病病史 3 年，发作性胸前区剧烈疼痛 4 小时，伴出汗、乏力入院，心电图见 V_1～V_5 导联 ST 段抬高、弓背向上。心电图提示频发室性期前收缩。目前考虑首选的药物是（　　　）

A. 普罗帕酮

B. 地尔硫䓬

C. 美西律（慢心律）

D. 普鲁卡因胺

E. 利多卡因

76. 男性，55 岁，风心病患者。近 10 天发热疑诊为亚急性感染性心内膜炎，最适当的处理是（　　　）

A. 血培养后根据培养结果用药

B. 用抗生素 3 天后待观察体温后再抽血培养

C. 血培养后静脉滴注大量青霉素

D. 血培养后肌内注射青霉素

E. 血培养后肌内注射庆大霉素

77. 患者，男性，30 岁。原有风心病病史，因持续性发热、乏力、纳差来诊。经检查拟诊为亚急性感染性心内膜炎，体格检查时下列哪个体征不可能出现（　　　）

A. 环形红斑

B. 瘀点

C. 心脏杂音无变化

D. 心率 40 次 / 分，心电图示三度房室传导阻滞

E. 脾大伴脾区摩擦音

78. 患者，男性，62 岁。因头痛、背痛、肌肉关节痛来院就诊。查体：可闻及心脏杂音，Janeway 损害，考虑为急性感染性心内膜炎，为明确诊断，最有价值的诊断方法是（　　　）

A. 尿常规　　　　　B. 血常规

C. X 线检查　　　　D. 血培养

E. 心电图

79. 患者，女性，28 岁。因高热 1 周入院，既往尚健康，1 年来有注射毒品史。查体：眼结膜有瘀点，心界不大，心率 110 次 / 分，律齐，各瓣膜区未闻及杂音，两肺听诊阳性，足底可见紫红色结节，有压痛，白细胞计数 $12×10^9$/L，血红蛋白 80g/L。尿常规：蛋白（＋），红细胞 8～10 个 /HP，最可能的诊断为（　　　）

A. 获得性免疫缺陷综合征（AIDS）

B. 斑疹伤寒

C. 急性肾小球肾炎

D. 风湿热

E. 感染性心内膜炎

80. 患者，女性，31 岁。风湿性心脏病史 4 年。近 10 天来发热，疑诊为亚急性感染性心内膜炎，以下哪项处理最恰当（　　　）

A. 做血培养后立即肌内注射青霉素

B. 先用 3 天抗生素再做血培养

C. 做血培养后立即考虑瓣膜置换术

D. 做血培养待结果回报后选择用药

E. 做血培养后立即静脉滴注大剂量青霉素

81. 赵女士，19 岁。2 周前因学习疲劳后感冒，未重视。今日感胸闷、心悸、乏力，心电图示：室性期前收缩。诊断为病毒性心肌炎。针对该患者的健康教育，叙述错误的是（　　　）

A. 急性期严格卧床

B. 避免过劳

C. 避免呼吸道感染

D. 避免酗酒

E. 症状消失后可加强锻炼

82. 孙女士，17 岁。着凉感冒后胸闷气短、恶心呕吐、心悸、乏力、低热。查体：T 38.1℃，心率快，BP 80/60mmHg，心音低钝，低电压。

该患者可能的诊断是（　　）

A.急性心包炎

B.败血症

C.急性病毒性心肌炎

D.急性风湿性心脏炎

E.急性克山病

83. 赵先生，28 岁。一次查体中发现患有肥厚型心肌病，未予治疗，1 年后出现劳累后心悸气短，休息后缓解，遂来院就诊，对该病的治疗原则不正确的是（　　）

A.弛缓肥厚的心肌

B.防止心动过速

C.维持正常窦性心律

D.减轻右心室流出道狭窄

E.抗室性心律失常

84. 刘先生，60 岁。有扩张型心肌病病史，长期口服洋地黄和利尿剂治疗。现患者诉心悸、头痛、恶心，心电图出现室性期前收缩二联律。其原因首先考虑（　　）

A.低钾血症　　　　B.高钾血症

C.心衰加重　　　　D.洋地黄用量不足

E.洋地黄中毒

85. 王先生，28 岁。一次查体中发现患有肥厚型梗阻性心肌病，未予治疗，1 年后出现劳累后心悸、气短，休息后缓解，遂来院就诊，对该病的治疗原则不正确的是（　　）

A.弛缓肥厚的心肌

B.防止心动过速

C.维持正常窦性心律

D.减轻右心室流出道狭窄

E.抗室性心律失常

A₃ 型题

（86 ～ 88 题共用题干）

患者，女性，65 岁。患风湿性心脏病 8 年余，近日上呼吸道感染后出现乏力，稍事活动就心悸、气急，伴有食欲缺乏、肝区胀痛、双下肢轻度水肿。

查体：双肺底湿啰音，肝大，肝颈静脉回流征阳性，心率 128 次 / 分。

86. 护士为患者制定的休息活动计划是（　　）

A.活动不受限制

B.从事轻体力活动

C.可在床上做轻微活动

D.卧床休息、限制活动量

E.严格卧床休息、半卧位

87. 护士告诫患者不适宜的饮食是（　　）

A.低盐饮食

B.高纤维食物

C.少食多餐

D.禁烟酒

E.禁食辛辣、刺激性食物

88. 用地高辛治疗后，患者出现头晕、头痛、恶心、呕吐、黄视。护士查心率为45次 / 分，心律不齐。该护士考虑患者出现的情况是（　　）

A.心力衰竭加重

B.急性前壁心肌梗死

C.洋地黄中毒

D.心源性休克

E.全心衰竭

（89、90 题共用题干）

患者，女性，52 岁。因"风湿性心脏病二尖瓣狭窄、心房颤动"入院。

89. 该患者常见的脉搏是（　　）

A.洪脉　　　　B.丝脉　　　　C.绌脉

D.缓脉　　　　E.速脉

90. 护士为其测量脉率、心率，正确的方法是（　　）

A.只测脉率或心率

B.先测脉率，再测心率

C.先测心率，再测脉率

D.一人同时测心率和脉率，共测 1 分钟

E.两人同时分别测量心率与脉率，应至少测量 1 分钟

（葛　楠　张晓萍　陈　璐）

第**4**章
消化系统疾病患者的护理

第1节 概 述

消化系统由消化管和消化腺两大部分组成，前者包括口腔、咽、食管、胃、小肠、大肠和肛门（图 4-1）；后者包括唾液腺、肝、胰腺、胃腺、肠腺等。临床上通常将口腔到十二指肠之间的消化管称为上消化道，将空肠以下部分称为下消化道。消化系统的主要生理功能是摄取、转运和消化食物，吸收营养和排泄废物，为生命活动提供物质和能量，此外，还可以分泌多种激素参与机体生理功能的调节。

一、消化系统的结构与功能

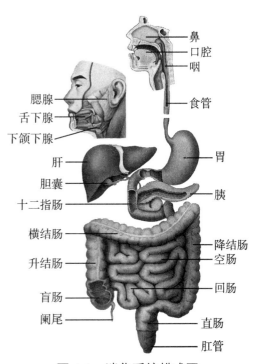

图 4-1 消化系统模式图

1. 食管 食管是连接咽和胃的通道，全长约 25cm，有 3 处生理性狭窄。3 个狭窄处是食管内异物容易滞留的部分，亦是食管肿瘤的好发部位。

2. 胃 胃上连食管，下续十二指肠，分为贲门部、胃底、胃体和幽门部 4 部分，成人胃容量约为 1500ml，胃壁由黏膜层、黏膜下层、肌层及浆膜层组成。胃还具有内、外分泌的功能。其中泌酸的腺体主要分布在胃底和胃体。

3. 小肠 小肠上起自幽门，下接盲肠，由十二指肠、空肠和回肠构成，为消化管中最长的一段，呈 "C" 形，分上部、降部、水平部、升部 4 段。升部与空肠相连，在连接处被屈氏韧带固定，此处为上、下消化道的分界及空肠起点的标志。小肠为消化、吸收的重要场所。

4. 大肠 大肠是消化道的下段，包括盲肠、阑尾、结肠、直肠和肛管，全长约 1.5m。大肠的主要功能是吸收水分和盐类，并吸收结肠内细菌产生的维生素 B 和维生素 K，最后使食物残渣浓缩形成粪便排出体外。

5. 肝胆 肝脏是机体代谢的枢纽。肝脏的主要功能有以下几方面：①参与物质代谢：是机体糖类、蛋白质、脂肪、维生素合成代谢最主要的场所；是合成白蛋白和某些凝血因子的唯一场所。②解毒保护作用。③生成胆汁。胆囊为储存和浓缩胆汁的器官。

6.胰腺　胰腺具有外、内分泌的双重功能。胰腺的外分泌功能主要是分泌胰液，内含多种消化酶，有分解消化糖类、蛋白质和脂肪的作用。胰腺中的胰岛是内分泌腺，主要分泌胰岛素，参与调节糖代谢。胰腺还分泌胰多肽、胰高血糖素等多种激素，这些激素对维持正常的代谢有重要作用。

二、辅助检查

（一）化验检查

1.粪便检查　粪便检查是胃肠道疾病的一项重要常规检查。

2.血液、尿液检查　常用的有肝功能试验，有助于诊断肝胆疾病；血、尿淀粉酶测定用于急性胰腺炎的诊断；肿瘤标志物检测，如甲胎蛋白（AFP）对原发性肝癌有较特异性的诊断价值。

3.腹水检查　腹水检查对肝硬化、腹腔细菌性感染、腹膜结核、腹腔恶性肿瘤等疾病的诊断有重要意义。

（二）内镜检查

内镜检查包括胃镜、十二指肠镜、胆道镜、小肠镜、胰管镜、腹腔镜和结肠镜等，其中胃镜和结肠镜最为常用，可诊断出大部分常见胃肠道疾病。

（三）活组织检查和脱落细胞检查

临床常采用消化道内镜、经皮穿刺、外科手术取活组织进行病理检查。脱落细胞检查是在内镜直视下冲洗消化管腔，收集脱落细胞进行检查。

（四）影像学检查

影像学检查包括超声检查、X线检查、计算机体层成像（CT）、磁共振成像（MRI）、放射性核素检查和正电子发射体层成像（PET）。腹部B型超声检查可观察肝、胆、胰、脾等脏器的病变。CT和MRI的敏感度和分辨力高，可显示轻微的密度改变而发现疾患。PET可与CT、MRI互补提高消化系统肿瘤诊断的准确性。

第 2 节　消化系统疾病常见症状与体征的护理

一、恶心、呕吐

（一）概述

1.概念　恶心为上腹部不适、紧迫欲吐的感觉。呕吐是指通过胃的强烈收缩迫使胃或部分小肠内容物经过食管反流由口腔排出体外的现象。多数患者先有恶心，继而出现呕吐，也可以单独发生。持久而剧烈的呕吐可导致脱水、电解质紊乱、营养不良等严重情况。

2.病因　最常见的病因为消化系统疾病，如急慢性胃炎，消化性溃疡，急性胃扩张，幽门梗阻，胃癌，肝、胆、胰腺的急性炎症，胃肠道功能紊乱等。也可见于神经系统疾病、前庭神经症、药物因素、中毒、全身性疾病、精神因素等。

3. 分类　呕吐可分为反射性、中枢性和前庭障碍性呕吐。

（二）护理评估

1. 健康史　了解患者恶心、呕吐发生的时间、诱因和相关疾病病史；了解呕吐次数，呕吐物的量、性状、气味、成分及颜色等；询问是否有腹痛、腹泻、寒战、发热、黄疸等伴随症状。

2. 身心状况

（1）恶心的特点　患者多有上腹部不适及胀满感，恶心一般为呕吐前驱症状，大部分合并有呕吐，同时可伴有迷走神经兴奋的表现，如皮肤苍白、头晕、出汗、流涎、血压降低及心动过缓等。

（2）呕吐的特点　呕吐出现时间、频度及呕吐物的量与性状因病种而异。消化性溃疡并发幽门梗阻所致的呕吐常发生在餐后，呕吐物量较大，含酸性发酵宿食，不含胆汁，吐后症状可缓解；低位肠梗阻的呕吐物常有粪臭味；上消化道出血的呕吐物呈咖啡色，若出血量大、速度快者可呈鲜红色；急性胰腺炎可出现频繁剧烈呕吐，呕吐物为胃内容物，可有胆汁；有机磷农药中毒呕吐物有大蒜味；中枢神经系统疾病多呈喷射性呕吐，与饮食无关，吐后无轻松感；前庭功能障碍引起的呕吐与头部位置改变相关，多有恶心先兆；晨起呕吐多见于早孕、尿毒症等。

考点　各类疾病呕吐的特点

（3）伴随症状　呕吐伴有腹痛、腹泻、发热者，常见于急性胃肠炎、细菌性食物中毒、霍乱等；呕吐伴右上腹痛、寒战、发热及黄疸者，应考虑急性胆囊炎或胆石症；呕吐呈喷射性，伴剧烈头痛以及不同程度意识障碍见于颅内压增高；伴眩晕、眼球震颤者多见于前庭器官疾病；持久而剧烈的呕吐可导致脱水、电解质紊乱、代谢性碱中毒等；意识障碍患者呕吐时，易发生误吸甚至窒息等严重情况。

（4）心理 - 社会状况　长期或反复的恶心与呕吐，可引起患者烦躁不安，甚至产生焦虑和恐惧等不良心理反应。

3. 辅助检查　必要时对呕吐物做毒物分析或细菌培养，呕吐量大者需做血液生化检查，了解有无水、电解质紊乱及酸碱失衡等。并根据病情选择性地进行肝肾功能检查、X 线、B 超、心电图、CT、MRI、内镜及脑脊液检查等。

（三）主要护理诊断 / 问题

1. 有体液不足的危险　与大量呕吐引起体液丧失和摄入量不足有关。

2. 营养失调：低于机体需要量　与呕吐导致营养物质丢失过多，摄入不足有关。

3. 活动无耐力　与频繁呕吐导致水、电解质紊乱有关。

4. 焦虑　与频繁呕吐，不能正常进食有关。

（四）护理措施

1. 一般护理

（1）休息与活动　提供安静、舒适的环境，病室内应开窗通风，保持空气清新，以减少不良刺激，保证休息睡眠。呕吐时应协助患者采取合适的体位，病情轻者可取坐位，病情重或体力差者，采取侧卧位，防止发生误吸。清醒者吐毕即漱口，意识障碍者应立即清除口腔呕吐物，并及时清理被污染的衣服及环境。

（2）饮食护理　提供高热量、高蛋白、清淡、易消化的食物，少食多餐，增进食欲，避免辛辣、油腻和刺激性饮食。呕吐剧烈不能进食或有严重水、电解质紊乱时，遵医嘱静脉补液。

2. 心理护理　向患者解释精神紧张不利于呕吐的缓解，耐心解答患者提出的问题，稳定患者的情绪，以消除紧张和恐惧的心理。

3. 病情观察　观察患者呕吐的时间、次数、方式，呕吐与进食的关系，呕吐物的性质、量、颜色、气味及成分等。定时监测生命体征，观察患者有无血容量不足（尿少、口渴、心率增快、呼吸急促、血压下降等）的现象。准确记录每日的出入液量，定期测体重，可做补液参考。随时观察实验室检查结果，及时了解水、电解质、酸碱平衡情况。观察患者有无肺部感染甚至窒息等情况。

4. 对症护理

1）指导患者应用放松技术，如缓慢深呼吸、交谈、听音乐、阅读等转移注意力，以减轻和控制恶心、呕吐。

2）遵医嘱给予止吐剂，如甲氧氯普胺，观察药物的疗效及不良反应。

3）及时补充水和电解质，能进食者可给予少量多次口服补液，不能进食、严重呕吐或伴水、电解质紊乱者，需静脉补液纠正。

4）配合医生针刺内关、足三里、中脘等穴位以缓解症状。

（五）健康教育

1. 疾病知识指导　向患者和家属解释恶心、呕吐的病因，指导患者缓解恶心、呕吐的方法，消除诱因。

2. 保健知识指导　指导患者建立良好的生活方式，选择清淡、易消化的食物，少食多餐，增进食欲，避免辛辣、油腻和刺激性饮食。

3. 心理 - 社会指导　指导患者保持良好的精神状态，积极治疗原发疾病。

二、腹　痛

（一）概述

1. 概念　腹痛指腹部的感觉神经纤维受到某些致病因素（如炎症、肿瘤、缺血、损伤及理化因子等）刺激后，产生冲动传至痛觉中枢所导致的疼痛或不适感。

2. 病因　引起腹痛的病因很多，腹腔脏器炎症：胃肠炎、阑尾炎、胆囊炎及胰腺炎等；空腔脏器阻塞或扩张：肠梗阻、肠套叠、胆道和泌尿系统结石、胆道蛔虫等；脏器扭转或破裂：肠扭转、肠绞窄、肝破裂及脾破裂等；胃及十二指肠溃疡；腹部肿瘤：肝癌、胃癌、胰腺癌等；腹外脏器疾病：急性心肌梗死和下叶肺炎等。

考点　腹痛常见病因

3. 分类 临床上按起病缓急、病程长短分为急性腹痛和慢性腹痛两类。急性和慢性腹痛没有截然的时间分界线，但在临床实践中，一般将疼痛持续时间超过 6 个月的患者视为慢性腹痛。

（二）护理评估

1. 健康史 询问有无腹痛发生的相关诱因或病史，了解腹痛与进食、活动体位、情绪等因素的关系；起病的缓急，持续的时间，腹痛的部位、程度和性质；有无伴随症状，如恶心、呕吐、发热、寒战等；有无精神紧张、焦虑不安等心理反应。根据患者既往史推测可能的病情，如有消化性溃疡病史要考虑穿孔；有酗酒、暴饮暴食史应考虑急性胰腺炎；对于育龄期妇女，需注意评估患者是否妊娠，包括异位妊娠。

2. 身心状况

（1）腹痛的特点 腹痛的部位、性质、程度、放射部位及伴随症状常与疾病有关。胃、十二指肠溃疡引起的腹痛多在中上腹部，常有节律性和周期性；急性胰腺炎常出现中上腹部剧烈疼痛，为持续性刀割样痛或绞痛，并阵发性加剧；胆道蛔虫症的典型表现为阵发性剑突下钻顶样疼痛；胆石症或泌尿系统结石常为急性绞痛，阵发性加剧；急性弥漫性腹膜炎表现为突发全腹持续性剧痛伴腹肌紧张；慢性肝炎、肝淤血常表现为慢性右上腹胀痛。

考点 腹痛的特点

（2）伴随症状 伴黄疸者见于急性胆囊炎、肝外胆管结石等；伴休克及贫血者可能是腹腔脏器破裂（如肝、脾或异位妊娠破裂等）；伴休克无贫血者见于胃肠穿孔、肠扭转、绞窄性肠梗阻、急性出血坏死性胰腺炎等；心肌梗死和重症肺炎等腹腔外疾病，也可有腹痛与休克，需警惕；伴呕吐常见于食物中毒、胃肠道梗阻，若呕吐物有酸酵味，常提示为幽门梗阻，呕吐物有粪臭味提示为小肠梗阻；伴腹泻者见于肠道炎症、溃疡或肿瘤；伴血便者多见于阿米巴痢疾、肠癌等；伴血尿者见于泌尿系统结石等。

（3）心理 - 社会状况 长期慢性腹痛或急性剧烈腹痛，可使患者产生烦躁、焦虑甚至恐惧等情绪反应。

3. 辅助检查 根据不同病情进行相应实验室检查，必要时做内镜检查，有助于明确腹痛的病因和病情监测。

（三）主要护理诊断 / 问题

1. 疼痛：腹痛 与腹腔脏器或腹外脏器的炎症、肿瘤、溃疡、穿孔、缺血或功能性疾病有关。

2. 焦虑 与剧烈腹痛、反复或持续腹痛不易缓解有关。

（四）护理措施

1. 一般护理

（1）休息与活动 病室内注意清洁、光线柔和、环境安静，保持患者情绪稳定。协助患者保持舒适的体位以减轻疼痛。急性腹痛患者应卧床休息，减少能量消耗，取仰卧或侧卧位，下肢屈曲，使腹部肌肉放松，减轻疼痛；慢性腹痛患者保证充足的睡眠，注意劳逸结合。

（2）饮食护理　急性腹痛患者在未明确诊断时宜禁食，必要时给予静脉补液、胃肠减压；慢性腹痛患者，应进食营养丰富、易消化、富含维生素的饮食。

2. 心理护理　关心、安慰患者，建立良好的护患关系，增强患者治疗疾病的信心，有针对性地对患者进行心理疏导，缓解紧张、焦虑心理，有利于增强患者对疼痛的耐受性。

3. 病情观察　注意观察患者的生命体征，神志，腹痛的部位、性质及程度等变化，发作的时间、频率、持续时间及伴随症状。观察非药物性缓解疼痛和（或）药物止痛治疗的效果。如疼痛特征突然改变，且经一般处理疼痛不能减轻反而加重，应立即报告医生，警惕并发症（如溃疡穿孔等情况）的发生，并协助处理。

4. 对症护理

（1）非药物缓解疼痛的方法

1）行为疗法：指导式想象、音乐疗法、深呼吸、冥想、聊天等，以转移患者的注意力，减轻疼痛。

2）局部热疗法：除急腹症以外，给予疼痛局部热敷，解除肌肉痉挛达到止痛效果。

3）针灸止痛：根据不同疾病和腹痛部位选择穴位针灸以缓解疼痛。

（2）药物止痛　按医嘱合理使用镇痛药，观察疗效及不良反应。严禁在未确诊前随意使用强效镇痛药或激素，以免掩盖症状，延误病情。癌性疼痛应遵循按需给药的原则，疼痛缓解或消失后及时停药，减少药物副作用及患者对药物的耐药性、成瘾性。

（五）健康教育

1. 疾病知识指导　向患者和家属宣传引起腹痛的有关知识、预防措施和护理要点，阐明积极治疗原发病和预防诱因的重要性。

2. 保健知识指导　指导患者规律进食，注意饮食卫生。

3. 心理 - 社会指导　指导患者缓解紧张、焦虑心理，积极配合治疗，树立战胜疾病的信心。

三、腹　　泻

（一）概述

1. 概念　腹泻指排便次数增多，粪质稀薄或带有黏液、脓血、未消化的食物。

2. 病因　腹泻多由肠道疾病引起，其他原因主要有药物副作用、全身性疾病、急性中毒、过敏和心理因素等。急性腹泻多由食物中毒、肠道感染、药物不良反应、变态反应等引起。慢性腹泻主要是由慢性肠道感染、非感染性疾病、肠道肿瘤、溃疡性结肠炎、甲亢、尿毒症等引起。

3. 分类　一般来说，急性腹泻病程为 2 ～ 3 周，而慢性腹泻病程＞ 4 周。我国学者把慢性腹泻定义为病程＞ 4 周，或间歇期在 2 ～ 4 周内的复发性腹泻。

（二）护理评估

1. 健康史　了解患者腹泻发生的时间、诱因和相关疾病病史；了解腹泻次数以及粪便的量、性状、气味、成分及颜色；是否伴随腹痛及疼痛部位，有无发热、恶心呕吐、里急后重等伴随症状。

2. 身心状况

（1）腹泻的特点　急性腹泻起病急，多伴有腹痛，排便次数可达每日 10 次以上，易引起水、电解质紊乱及酸碱失衡；慢性腹泻起病缓慢，持续时间较长，常可导致营养缺乏、消瘦、贫血。细菌性痢疾、溃疡性结肠炎、结肠癌所致的腹泻，排便次数多、粪便量少，多呈黏液脓血便；小肠炎症、食物中毒所致的急性腹泻，每日排便次数多，粪便呈稀水样，可有未消化的食物残渣；阿米巴痢疾粪便呈暗红色果酱样；霍乱粪便呈米泔水样；上消化道出血可出现柏油样便。

考点 腹泻特点

（2）伴随症状　伴发热者见于急性细菌性痢疾、伤寒、肠结核、肠道淋巴瘤、克罗恩（Crohn）病；伴里急后重者，提示病变在乙状结肠下端、直肠，如直肠炎、细菌性痢疾；伴消瘦明显者见于肠道恶性肿瘤、肠结核等；伴有重度失水者见于霍乱、细菌性食物中毒等；伴关节痛或关节肿胀，见于 Crohn 病、溃疡性结肠炎、系统性红斑狼疮等。

（3）心理 - 社会状况　慢性腹泻迁延不愈，可影响工作、学习、生活，加之劳累、食欲缺乏、情绪紧张等因素，可加重腹泻。因此，患者会产生焦虑、恐惧、抑郁等不良情绪。

3. 辅助检查

（1）粪便检查　肉眼观察粪便的颜色、气味、量、黏稠度，有无食物残渣、脓血等，常规进行新鲜粪便标本显微镜检查，必要时作粪便细菌学检查。

（2）血液生化检查　严重腹泻者，应及时监测水、电解质、酸碱平衡等变化。

（三）主要护理诊断 / 问题

1. 腹泻　与肠道疾病、饮食不当和全身疾病有关。

2. 有体液不足的危险　与严重腹泻导致失水有关。

3. 营养失调：低于机体需要量　与长期腹泻、消化吸收障碍有关。

（四）护理措施

1. 一般护理

（1）休息与活动　保持病室环境清洁，提供较安逸的如厕和清洗条件。肠道传染病引起的腹泻，应严格进行隔离消毒。急性腹泻全身症状明显者应卧床休息，慢性腹泻或轻症者应注意多休息。注意腹部保暖，可用热水袋热敷腹部，以减轻肠道蠕动，减少排便次数，并有利于腹痛等症状的减轻。

（2）饮食护理　根据病情遵医嘱采取禁食、流食、半流食、软食或普食。急性腹泻患者应该禁食，必要时给予静脉补液。慢性腹泻患者应该摄入清淡流质或半流质食物，逐渐过渡到普食。饮食应选择营养丰富、低脂、少渣、少纤维、易消化食物，适当补充水分和钠盐。少食多餐，避免生冷、刺激性食物。

考点　腹泻的饮食护理

2. 心理护理　慢性腹泻治疗效果不明显，患者往往对预后感到担忧。告知精神紧张可加重腹泻，积极配合检查、治疗对疾病康复至关重要。通过解释、鼓励来增强患者战胜疾病的信心。

3. 病情观察　观察患者排便次数，粪便的颜色、气味、量、黏稠度，有无食物残渣、脓血等；有无腹痛、里急后重、恶心、呕吐、发热等伴随症状；有无口渴、疲乏无力、尿量减少等失水表现；严格记录每日出入液量，监测生命体征及血液生化检查结果，观察有无水、电解质、酸碱失衡等；定期测量患者体重，注意有无营养不良的发生。

4. 对症护理

（1）肛周皮肤护理　排便次数多时，因粪便的刺激，可使肛周皮肤糜烂和感染，排便后应用温水清洗肛周，用柔软布巾拭干，保持清洁干燥。必要时涂抹无菌凡士林油或抗生素软膏以保护肛周皮肤，减轻疼痛，促进损伤处愈合；保证衣物、床单的清洁、柔软，避免刺激肛周皮肤。

（2）遵医嘱给予抗生素、止泻剂、解痉剂、镇痛剂等药物治疗，并观察药物的疗效及不良反应，对腹泻诊断不明者应慎用止泻剂。严重腹泻者应及时补充水、电解质和营养物质，以维持水、电解质和酸碱平衡。

（五）健康教育

1. 疾病知识指导　向患者及家属宣传引起腹泻的相关知识、预防措施和护理要点。

2. 保健知识指导　指导患者养成良好生活习惯，作息和进食规律，注意饮食卫生，少食多餐，避免生冷、刺激性食物。

3. 心理 - 社会指导　指导患者保持良好的心理状态，避免精神刺激，消除紧张、焦虑心理，积极配合治疗原发病。

四、黄　疸

（一）概述

1. 概念　黄疸是由于血清中胆红素浓度升高（＞ 34.2μmol/L），致使皮肤、黏膜、巩膜及其他组织、体液发生黄染的现象。常分为溶血性黄疸、肝细胞性黄疸、胆汁淤积性黄疸。

2. 分类与病因　①溶血性黄疸，如自身免疫溶血性贫血、新生儿溶血、不同血型输血及毒蛇咬伤等。②肝细胞性黄疸，如病毒性肝炎、肝硬化、肝癌等。③胆汁淤积性黄疸，如毛细胆管型病毒性肝炎、原发性胆汁性肝硬化及胆总管结石、炎症、肿瘤、蛔虫阻塞等。

（二）护理评估

1. 健康史　评估患者黄疸的部位、程度；黄疸的发生与饮食有无关系；询问既往有无肝脏疾病、胆道疾病等病史；近期有无血制品输注史或与肝炎患者密切接触史。

2. 身体状况

（1）黄疸的特点　黄疸出现的部位主要是软腭、巩膜及皮肤，以巩膜最明显。①溶血性黄疸：黄疸程度较轻，巩膜呈浅柠檬色，不伴皮肤瘙痒，尿呈酱油色（血红蛋白尿），粪便颜色加深。②肝细胞性黄疸：皮肤和黏膜呈浅黄至深黄色，皮肤偶有瘙痒，尿色加深，粪便颜色改变不明显。③胆汁淤积性黄疸：黄疸较严重，皮肤呈暗黄色，完全阻塞者颜色更深，甚至呈黄绿色，并有皮肤瘙痒及心动过速，尿色深如浓茶，粪便颜色变浅或呈白陶土色。

（2）伴随症状　伴寒战、发热、头痛、呕吐、腰痛、贫血，多为急性溶血；伴脾大、贫血，多见于慢性溶血；伴恶心、呕吐、食欲缺乏、肝区不适等，多见于病毒性肝炎；伴腹水，多见于肝硬化、肝癌腹膜转移；短期内肝脏缩小者，见于急性或亚急性重型肝炎；伴寒战、高热、右上腹部剧烈疼痛，见于急性梗阻性化脓性胆管炎、肝脓肿等；胆汁淤积性黄疸者因脂溶性维生素 K 吸收不良，常有出血倾向。

考点　各类疾病黄疸的特点

（3）心理 - 社会状况　黄疸导致患者皮肤、黏膜颜色异常，使患者容颜发生改变，易出现焦虑、抑郁等负性情绪。同时原发病给患者带来的不适和痛苦常使上述不良情绪加重，患者甚至出现悲观、恐惧等心理反应。

3. 辅助检查　血液生化和尿常规检查可初步判断黄疸的类型。超声检查、X 线检查、内镜逆行胰胆管造影、上腹部 CT 扫描及 MRI 等对黄疸的病因诊断有较大帮助。

（三）主要护理诊断 / 问题

1. 有皮肤完整性受损的危险　与胆盐沉着，刺激皮肤神经末梢引起皮肤瘙痒有关。

2. 自我形象紊乱　与黄疸所致皮肤黏膜和巩膜发黄有关。

（四）护理措施

1. 一般护理

（1）休息与活动　嘱患者保证充分休息，保持室内安静、舒适。

（2）饮食护理　给予清淡、易消化、富含维生素的饮食。适当进食粗纤维食品，保持大便通畅。蛋白质摄入量应根据肝功能情况而定。禁烟、酒及刺激性食物。阻塞性黄疸患者脂溶性维生素 K 吸收不良可由肌内注射补充。

2. 心理护理　多关心、安慰患者，向患者及家属介绍疾病的相关知识，帮助患者消除心理顾虑，树立治疗信心。

3. 病情观察　观察患者皮肤黏膜颜色、尿色、粪便颜色的变化。

4. 对症护理　对皮肤瘙痒患者讲解皮肤瘙痒发生的原因，教会患者进行皮肤自我护理的方法。嘱患者应穿着布制、柔软、宽松的内衣裤，经常换洗，并保持床单清洁、干燥，使皮肤有舒适感，以减轻皮肤瘙痒。每天用温水擦拭全身皮肤一次，避免使用热水、肥皂擦洗，不使用化妆品。避免用手搔抓，以防止皮肤破损而发生感染。瘙痒严重者可遵医嘱局部涂擦止痒剂或服用抗组胺药。

考点　黄疸的皮肤护理

（五）健康教育

1. 疾病知识指导　向患者及家属讲解引起黄疸的病因、诱因及治疗护理要点等；指导患者积极治疗原发病；急性病毒性肝炎应隔离治疗。

2. 保健知识指导　指导患者生活规律，注意休息，饮食卫生、清淡、易消化，戒烟酒，保持大便通畅。

3. 心理 - 社会指导　指导患者积极调整心态，保持轻松愉快的心情，积极主动配合治疗，树立战胜疾病的信心。

第 3 节　胃炎患者的护理

胃炎是指胃内各种刺激因素引起胃黏膜的炎症反应，显微镜下表现为组织学炎症。常伴有胃上皮损伤和细胞再生，是最常见的消化系统疾病之一。临床上通常分为急性胃炎、慢性胃炎和特殊类型胃炎。急性胃炎与慢性胃炎临床最常见，本节予以重点阐述。

一、急性胃炎患者的护理

案例 4-1

患者，男性，50 岁。中午在外就餐，2 小时后出现上腹痛，伴恶心、呕吐，呕吐物为胃内容物。护理体检：T 37℃，R 20 次 / 分，P 84 次 / 分，BP120/80mmHg，上腹部压痛（＋），无放射痛，肠鸣音亢进。

问题： 1. 该患者目前的主要护理诊断 / 问题是什么？

2. 应采取的护理措施有哪些？

（一）概述

急性胃炎是指各种病因引起的急性胃黏膜非特异性炎症。

1. 病因及发病机制

（1）药物　常引起胃黏膜炎症的药物是非甾体抗炎药（NSAID），如阿司匹林、吲哚美辛，某些抗肿瘤化疗药、铁剂或氯化钾口服液等。这些药物可直接损伤胃黏膜上皮层，其中 NSAID 可通过抑制胃黏膜生理性前列腺素的合成，削弱胃黏膜的屏障作用。

（2）应激　如严重创伤、手术、多器官衰竭、败血症、精神紧张等，可致胃黏膜微循环障碍、缺氧，黏液分泌减少，局部前列腺素合成不足，屏障功能损坏；也可增加胃酸分泌，大量 H^+ 反渗，损伤血管和黏膜，引起糜烂和出血。

（3）乙醇　乙醇具有的亲脂和溶脂性能，可直接破坏胃黏膜屏障。

（4）创伤和物理因素　大剂量放射线照射等可导致胃黏膜糜烂、出血甚至溃疡。

2. 分类　急性胃炎可分为急性单纯性胃炎和急性糜烂出血性胃炎。

（二）护理评估

1. **健康史** 询问患者是否有大面积烧伤、大手术、休克等应激病史；询问患者近期是否服用非甾体抗炎药、抗肿瘤药物等；有无不洁饮食史；了解患者的生活、饮食习惯，是否长期饮酒、喝咖啡或浓茶，或食用刺激性食物等；了解患者有无黑便或呕血，并评估呕吐物和排泄物的量及性状；评估患者对疾病的认知程度及心理状态，有无焦虑、抑郁等情绪。

2. **身心状况** 急性起病，症状轻重不一，不同类型的急性胃炎临床表现也不同。

（1）症状

1）急性单纯性胃炎：多由感染因素引起，多在进食被污染食物 24 小时内出现，主要表现为上腹不适、疼痛、恶心、呕吐、食欲减退。由沙门菌、金黄色葡萄球菌及其毒素致病者起病更快，病情较重，多伴有水样腹泻、畏寒、发热，严重者有脱水、酸中毒或休克等表现。

2）急性糜烂出血性胃炎：轻者大多无明显症状，或仅有上腹不适、腹部隐痛、腹胀、食欲减退等消化不良的表现；胃部常有少量出血，为间歇性、可自止，但也可发生大出血引起呕血和（或）黑便。

（2）体征 上腹部压痛是常见体征。

考点 急性胃炎主要症状和体征

（3）心理-社会状况 由于急性起病，或有上腹不适、恶心、呕吐、腹泻、脱水、呕血、黑便等表现，会使患者紧张不安，甚至出现焦虑、恐惧情绪。

3. 辅助检查

（1）粪便检查 有胃黏膜出血者粪便潜血试验阳性。

（2）纤维胃镜检查 具有确诊意义。宜在消化道出血发生后 24 ～ 48 小时内进行，因为有些病变可在短期内消失。镜下可见以弥漫分布的多发性糜烂、出血灶和浅表溃疡为特征的急性胃黏膜损害。

考点 急性胃炎确诊的检查方法

（三）治疗要点

1. **去除病因** 积极治疗原发病和创伤。

2. **药物治疗** 使用 H_2 受体拮抗药、质子泵抑制药抑制胃酸分泌，胃黏膜保护剂促进胃黏膜修复和止血。药物引起者应停用 NSAID 等药物。

3. **对症治疗** 腹痛者可给予阿托品或山莨菪碱；脱水时，注意补充水和电解质，纠正酸碱失衡；有呕血、黑便时，按上消化道出血治疗原则采取综合性措施进行处理。

（四）主要护理诊断 / 问题

1. 疼痛：腹痛 与胃黏膜损害有关。

2. 知识缺乏：缺乏有关本病的病因及防治知识。

3. 潜在并发症：上消化道出血。

（五）护理措施

1. 一般护理

（1）休息与活动　提供安静、舒适的环境，以保证良好的睡眠，患者应注意休息，减少活动，避免劳累。急性应激引起者应卧床休息。

（2）饮食护理　饮食应定时定量，少食多餐，进少渣、温热、半流质饮食。如有少量出血可给牛奶、米汤等温凉流质食物中和胃酸，有利于胃黏膜的修复。如有急性大出血或呕吐频繁者应禁食。

2. 心理护理　患者紧张、焦虑可加重胃黏膜缺血，护理人员应耐心解答患者及家属提出的问题，安慰和稳定患者的情绪，告知患者有关疾病的知识，说明只要及时治疗和有效护理，均能获得满意疗效。

3. 病情观察　注意观察腹部症状的变化，有无上腹不适、腹部隐痛、腹胀、食欲减退等消化不良的表现；密切观察有无上消化道出血的征象，如呕吐物的颜色、量、性状、粪便颜色，同时监测粪便潜血试验，以便早发现病情变化。

4. 对症护理　腹痛者遵医嘱给予热敷、按摩、针灸或药物等缓解疼痛。

5. 用药护理　禁用或慎用对胃黏膜有刺激性的药物，如阿司匹林、吲哚美辛等；对出血量大者应立即建立静脉通道，遵医嘱给予补液，并根据病情调整输液速度，补充水、电解质，必要时给予输血，以保证患者的有效循环血量。

（六）健康教育

1. 疾病知识指导　应向患者及家属讲解急性胃炎的有关知识、预防方法和有效护理措施，帮助患者寻找并及时去除发病因素，以控制病情的进展。

2. 保健知识指导　指导患者进食应定时、有规律，不可暴饮暴食，避免过冷、过热、辛辣等刺激性食物和饮料。避免使用对胃黏膜有损害的药物，必须用时需在医生指导下加用保护胃黏膜药物。

3. 心理 - 社会指导　指导患者运用行为疗法放松心情，消除紧张、焦虑的心理，生活要有规律，保持轻松愉快的心情。

二、慢性胃炎患者的护理

案例 4-2

患者，男性，50 岁。主诉中上腹部间断性疼痛不适 2 年，发作后加重 1 小时。患者近 2 年出现中上腹部疼痛不适，间断性发作，伴反酸、嗳气，食欲减退，每次发作均与饮食不当有关，口服药物后能缓解。患者于 1 小时前饱餐后突感腹胀、腹痛，疼痛难忍，伴恶心、呕吐，呕吐物为胃内容物。

问题：1. 该患者存在哪些护理诊断 / 问题？

　　　2. 如何对该患者进行健康教育？

（一）概述

慢性胃炎是指多种病因引起的胃黏膜慢性炎性病变。临床常见，其发病率在各种胃病中居首位。各个年龄段均可发病，且随年龄增长发病率逐渐增高。

1.病因与发病机制

（1）幽门螺杆菌（Hp）感染　目前认为 Hp 感染是慢性浅表性胃炎最主要的病因。其机制是：Hp 具有鞭毛结构，能与胃黏膜上皮细胞紧密接触，直接侵袭胃黏膜；Hp 分泌的尿素酶能分解尿素产生 NH_3，中和胃酸，有利于 Hp 定居；Hp 产生的细胞毒素，可造成胃黏膜损害和炎症；Hp 抗体可造成自身免疫损伤。

考点 慢性胃炎最重要的病因

（2）十二指肠 - 胃反流　胃肠的慢性炎症及动力异常，长期存在反流，可导致胃黏膜慢性炎症。

（3）饮食与环境因素　高盐饮食，长期饮烈酒、浓茶、咖啡，摄取过热、过冷、过于粗糙的食物等，可导致胃黏膜屏障的反复损伤。流行病学资料显示，饮食中缺乏新鲜蔬菜和水果与胃黏膜萎缩关系密切。

（4）自身免疫　自身免疫性胃炎以富含壁细胞的胃体黏膜萎缩为主。患者血清中存在自身抗体，如壁细胞抗体，伴恶性贫血者还可查到内因子抗体，可使壁细胞数目减少，导致胃酸分泌减少或缺失，还可引起维生素 B_{12} 吸收不良导致恶性贫血。

（5）其他　老年人胃黏膜的局部血管因素可使黏膜营养不良、分泌功能下降和屏障功能降低，长期消化吸收差、食物单一均可使胃黏膜修复再生功能降低，长期服用非甾体抗炎药等，均可引起慢性胃炎。

2.分类　基于内镜和病理诊断分类：分为萎缩性和非萎缩性两大类。慢性萎缩性胃炎又分为多灶萎缩性胃炎和自身免疫性胃炎两大类。多灶萎缩性胃炎病变以胃窦为主，多由幽门螺杆菌感染引起，相当于以往命名的 B 型胃炎；自身免疫性胃炎病变主要位于胃体部，相当于以往命名的 A 型胃炎。特殊类型胃炎的分类：包括化学性、放射性、淋巴细胞性、肉芽肿性、嗜酸细胞性以及其他感染性疾病所致，临床上较少见。

链接

癌前病变和癌前疾病

恶性肿瘤的发生是一个逐渐演变的过程，人体某些器官的一些良性病变容易出现细胞异常增生，具有恶变倾向，这些异常增生称为癌前病变。癌前病变是恶性肿瘤发生前的一个特殊阶段，并非所有癌前病变都会变成恶性肿瘤。癌前病变常常继发于某些慢性疾病，患这些疾病的人比其他人得癌症的机会要大大增加，因而这些疾病就被称为癌前疾病或癌前状态。目前有关胃癌的癌前状态中属于癌前病变的有肠型化生和异型增生，属于癌前疾病的有慢性萎缩性胃炎、胃息肉、残胃炎、胃溃疡。

（二）护理评估

1.健康史　询问患者饮食习惯，是否长期摄入过冷、过热、粗糙、刺激性食物，酗酒，高盐饮食，饮浓茶、浓咖啡等；有无肝、胆、胰疾病引起的十二指肠液反流病史；有无长期服用阿司匹林、吲哚美辛、糖皮质激素等药物史；有无长期情绪焦虑、紧张等因素。

2. 身心状况

（1）症状　慢性胃炎病程迁延，进展缓慢。缺乏特异性症状，并且症状的轻重与胃黏膜的病变程度并非一致。多数无症状或有不同程度的消化不良症状，如上腹痛或不适、饱胀、食欲减退、嗳气、反酸、恶心和呕吐等。重者可出现营养不良、消瘦、贫血；尤其是自身免疫性胃炎患者由于维生素 B_{12} 缺乏导致恶性贫血。

考点　慢性胃炎的主要临床症状

（2）体征　多不明显，可有上腹部轻压痛。

（3）心理 - 社会状况　因慢性胃炎病程迁延、疗效不佳，病情时轻时重，少数患者因担心癌变，易产生焦虑及恐惧等心理。

3. 辅助检查

（1）纤维胃镜及胃黏膜活组织检查　是诊断慢性胃炎最可靠的方法。非萎缩性胃炎可见胃黏膜充血、水肿（红白相间）、粗糙不平、有出血点，显微镜下炎性细胞浸润，胃腺正常。萎缩性胃炎可见黏膜呈颗粒状、色泽灰暗，皱襞变细、平坦，黏膜变薄而使血管透现，显微镜下除炎性细胞浸润外，还有黏膜变薄、腺体减少或消失（图 4-2）。

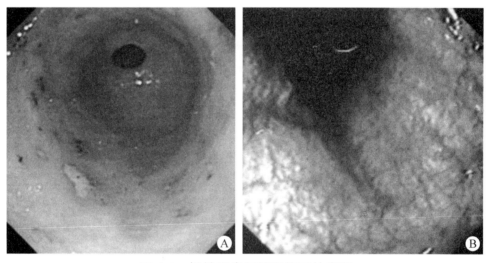

图 4-2　慢性胃炎纤维胃镜下的表现

A. 慢性非萎缩性胃炎伴出血、糜烂；B. 萎缩性胃炎

考点　慢性胃炎最可靠的诊断方法

（2）Hp 检测　对慢性胃炎患者做 Hp 检测是必要的。目前临床上可做血清 Hp 抗体测定、活检标本培养、涂片或尿素酶试验检测出 Hp。此外，可做 ^{13}C 或 ^{14}C 尿素呼气试验，敏感度和特异性较高。

（3）胃液分析　自身免疫性胃炎胃酸缺乏。慢性多灶萎缩性胃炎胃酸分泌正常或偏低。

（4）血清学检查　自身免疫性胃炎患者抗壁细胞抗体、抗内因子抗体可呈阳性，血清促胃液素水平明显升高。慢性多灶萎缩性胃炎患者血清促胃液素水平正常或偏低。

（三）治疗要点

治疗原则是积极去除病因，根除幽门螺杆菌感染，对症处理，防治癌前病变。

1. 生活方式干预　饮食习惯的改变和生活方式的调整是慢性胃炎治疗的重要部分，建议患者清淡饮食，避免刺激、粗糙食物，避免过多饮用咖啡、大量饮酒和长期吸烟。对于需要服用抗血小板药物、NSAID 的患者，是否停药应权衡获益和风险，酌情选择。

2. 病因治疗

（1）根除幽门螺杆菌感染　对 Hp 相关的胃炎，单独应用（表 4-1）所列药物均不能有效根除 Hp，这些抗生素在酸性环境下不能正常发挥其抗菌作用，需要联合质子泵抑制药（PPI）抑制胃酸后才能使其发挥作用。目前推荐的治疗方案是 PPI+ 胶体铋 +2 种抗生素的四联疗法，疗程 14 天。由于各种抗生素耐药情况有所不同，抗生素及疗程的选择应根据具体情况而定。

表 4-1　具有杀灭和抑制 Hp 作用的药物

名称	药物
抗生素	克拉霉素、阿莫西林、甲硝唑、替硝唑、四环素、喹诺酮类抗生素
PPI	奥美拉唑、埃索美拉唑、兰索拉唑、泮托拉唑、雷贝拉唑
铋剂	枸橼酸铋钾、果胶铋、次碳酸铋

（2）其他病因治疗　因非甾体抗炎药引起者应立即停药并根据情况给予制酸药或胃黏膜保护剂等；因十二指肠 - 胃反流引起者可使用助消化、改善胃肠动力等药物；自身免疫性胃炎可根据具体情况考虑是否使用糖皮质激素；胃黏膜营养因子缺乏引起的胃炎，需补充复合维生素，改善胃肠营养。

考点　根除幽门螺杆菌治疗方案

3. 对症处理　对于上腹胀满者，可选用胃动力药、理气类中药；有恶性贫血时可肌内注射维生素 B_{12}。

4. 胃黏膜异型增生的治疗　异型增生是癌前病变，应定期随访，给予高度重视。对已经明确的重度异型增生宜予以预防性手术治疗，目前多采用内镜下胃黏膜切除术。

（四）主要护理诊断 / 问题

1. 疼痛：腹痛　与胃黏膜炎性病变有关。

2. 营养失调：低于机体需要量　与厌食、消化吸收不良等有关。

3. 焦虑　与病情反复、病程迁延，担心癌变有关。

4. 知识缺乏：对慢性胃炎病因和预防知识缺乏。

（五）护理措施

1. 一般护理

（1）休息与活动　提供安静、舒适的环境，避免环境中的不良刺激，保证充足的休息与睡眠。急性发作或合并消化道出血时应卧床休息。恢复期生活要规律,病情缓解后参加正常工作,适当参加体育锻炼,避免劳累和情绪紧张。

（2）饮食护理　①饮食原则:规律进食、少食多餐、细嚼慢咽、软食为主、避免刺激性食物。②与患者共同制定饮食计划,指导患者及家属改进烹饪技巧,增加食物的色、香、味,刺激患者食欲。选用高热量、高蛋白、高维生素、易消化饮食,避免摄入过咸、过甜、过辣的刺激性食物,戒除烟酒。③胃酸含量低者可适当食用刺激胃酸分泌或酸性的食物,如浓肉汤、鸡汤、山楂、食醋等;胃酸含量高者应指导患者避免食用酸性和多脂肪食物,可进食牛奶、菜泥、面包等。

考点　慢性胃炎的饮食护理

2. 心理护理　关心、安慰患者,向患者及家属解释发病原因、疾病经过和转归,指导患者分散注意力及放松疗法,稳定患者情绪,解除其紧张、焦虑、恐惧心理,树立治疗信心。对于有胃癌前状态者要严密随访观察。

3. 病情观察　主要观察患者腹痛的部位、性质、程度,观察呕吐物与粪便的颜色、量及性状等,及时发现病情变化。如有大出血或穿孔征象,及时报告医生进行抢救。

4. 对症护理　腹痛患者应卧床休息,可通过转移注意力、做深呼吸等方法,或遵医嘱应用局部热敷、按摩、止痛药物等缓解腹痛,观察药物的疗效及不良反应,如患者疼痛仍不能缓解或疼痛性质变化,及时报告医生。

5. 用药护理　注意观察药物的疗效及不良反应。解痉止痛药应餐前服用,制酸剂宜在餐后服用;促胃肠动力药,可加速胃排空,宜在餐前服用,不宜与解痉药合用。

考点　慢性胃炎的用药护理

（六）健康教育

1. 疾病知识指导　向患者及家属讲解本病的病因和预后,指导患者避免诱发因素。

2. 生活方式指导　指导患者保持心情愉快,生活规律;注意饮食卫生,养成良好的进餐习惯,定时定量,细嚼慢咽,食物应多样化,注意补充多种营养物质,保证摄入足量的蛋白质及维生素,少吃腌制、富含硝酸盐和亚硝酸盐的食物,避免过冷、过热、辛辣刺激性食物和饮料,避免刺激性食物,戒除烟酒;指导患者注意饮食卫生,餐前便后洗手,避免 Hp 粪—口或口—口传播。

3. 心理 - 社会指导　向患者说明忧虑、焦急的情绪会诱发和加重病情。告知患者本病经过正规治疗是可以逆转的,对于胃黏膜异型增生者应严密随访,即使有恶变,及时手术也可获得满意的疗效,帮助患者树立信心,消除焦虑、恐惧心理,使患者配合治疗。

第4节　消化性溃疡患者的护理

案例4-3

　　患者，男性，35岁。反复上腹疼痛5年，呕血、黑便2小时。近5年来反复上腹疼痛，空腹和夜间明显，进食后可缓解。昨晚应酬喝酒后，上腹疼痛加重，呕血1次，排黑便2次，遂由家人送入院。患者主要从事业务销售工作。护理体检：T 37.2℃，P 108次/分，BP 90/60mmHg。剑突下压痛明显。

问题： 1. 该患者主要护理诊断/问题是什么？相应的护理措施有哪些？

　　　　 2. 该患者快速尿素酶测定结果显示Hp阳性，治疗上选用什么药物？

一、概　述

　　消化性溃疡（peptic ulcer，PU）是指胃肠黏膜发生的炎性缺损，通常与胃酸和胃蛋白酶自身消化作用有关。好发于胃和十二指肠，即胃溃疡（GU）和十二指肠溃疡（DU）。临床以慢性病程、周期性发作和节律性上腹部疼痛为主要特点。胃溃疡好发于胃角和胃小弯，十二指肠溃疡好发于球部。消化性溃疡是消化系统的常见病，十二指肠溃疡多见于青壮年，胃溃疡多见于中老年。

（一）病因

　　1. Hp感染　为消化性溃疡重要的发病原因和复发因素之一。其主要依据为消化性溃疡患者中Hp感染率高。在DU中的检出率约为90%，在GU中的检出率为70%～80%；根除Hp可促进溃疡愈合和明显降低溃疡复发。

　　2. 药物　长期服用非甾体抗炎药（NSAID）、糖皮质激素、氯吡格雷、双膦酸盐、西罗莫司等药物的患者易于发生PU。其中非甾体抗炎药是导致PU的最常用药物，包括布洛芬、吲哚美辛、阿司匹林等，非甾体抗炎药可直接作用于胃、十二指肠黏膜，损害黏膜屏障，还可抑制前列腺素合成，削弱其对黏膜的保护作用。

　　3. 胃酸和胃蛋白酶　消化性溃疡的最终形成是由于胃酸/胃蛋白酶对黏膜的自身消化所致。因胃蛋白酶活性是pH依赖性的，在pH > 4时胃蛋白酶便失去活性，所以胃酸分泌增多不仅破坏胃黏膜屏障，还能激活胃蛋白酶，从而降解蛋白质分子，损伤黏膜，故胃酸在溃疡的形成过程中起关键作用，是溃疡形成的直接原因。

　　4. 其他因素　①吸烟：烟草中的尼古丁成分可引起胃酸分泌增加、幽门括约肌张力降低、胆汁及胰液反流增多，从而削弱胃肠黏膜屏障。②遗传：消化性溃疡有家庭聚集现象，O型血者易患DU等，被认为可能与Hp感染因素有关。③胃十二指肠运动异常：胃排空增快，可使十二指肠壶腹部酸负荷增大；胃排空延缓，可引起十二指肠液反流入胃，增加胃黏膜侵袭因素。

考点　消化性溃疡的主要病因

（二）发病机制

消化性溃疡的发生是多种因素相互作用的结果，其基本机制是对胃十二指肠黏膜有损害作用的侵袭因素和黏膜自身防御 / 修复因素之间失去平衡而导致。

总之，胃酸 / 胃蛋白酶的损害作用增强和（或）胃、十二指肠黏膜防御 / 修复机制减弱是本病发生的根本环节。但胃和十二指肠溃疡发病机制也有所不同，GU 的发病主要是防御 / 修复因素减弱，DU 的发病主要是侵袭因素增强。

二、护理评估

（一）健康史

评估有无慢性胃炎史，是否长期服用阿司匹林、布洛芬、吲哚美辛等，有无消化性溃疡家族史，有无长期饮浓茶、咖啡及过冷、过热、辛辣刺激、粗糙食物和烟酒嗜好等，发病前有无精神紧张、焦虑或过度疲劳等诱发或加重因素。

（二）身心状况

临床表现轻重不一，部分患者可无症状或症状较轻，或以出血、穿孔等并发症为首发表现。典型的消化性溃疡有以下临床表现。

1. 症状

（1）腹痛　中上腹痛、反酸是消化性溃疡的典型症状。特点：①慢性过程：腹痛长期反复发作，病史可达数年至数十年。②周期性发作：发作与缓解相交替，发作期可为数天、数周或数月，发作常有季节性，多在秋冬或冬春之交发病。③节律性疼痛：与进食时间相关的节律性上腹痛为本病的主要特点，也是鉴别胃溃疡与十二指肠溃疡的要点（表4-2）。

表 4-2　胃溃疡与十二指肠溃疡腹部疼痛的区别

鉴别项目	胃溃疡	十二指肠溃疡
疼痛部位	剑突下正中或偏左	上腹正中或偏右
疼痛性质	钝痛、灼痛或胀痛	钝痛、灼痛或饥饿样痛
疼痛发作时间	常在餐后 0.5 ~ 1 小时出现，即饱痛	常于进食 2 ~ 3 小时后出现，即空腹痛，也可在夜间痛
疼痛持续时间	经 1 ~ 2 小时后逐渐缓解，直至下餐进食后再出现疼痛	持续至下餐进食后或服制酸药物后缓解
疼痛规律	进食—疼痛—缓解	疼痛—进食—缓解

（2）其他　常伴反酸、嗳气、恶心、呕吐、腹胀、食欲减退等消化不良的症状；或有失眠、多汗等自主神经功能失调的表现。

考点　消化性溃疡腹痛的特点

2. 体征　溃疡活动时上腹可有轻压痛，缓解期无明显体征。

3. 并发症

（1）出血　上消化道出血作为消化性溃疡尤其是 NSAID 溃疡最常见的并发症，临床表现取决于出血的量和速度，轻者仅表现为呕血与黑便，重者可出现周围循环衰竭，甚至休克。

（2）穿孔　溃疡病灶向深部发展穿透浆膜层则并发急性穿孔，是最严重的并发症。表现为突发的剧烈腹痛，迅速蔓延至全腹，并出现腹肌紧张、弥漫性腹部压痛、反跳痛，肝浊音界缩小或消失，肠鸣音减弱或消失等体征，部分患者出现休克。慢性穿孔的症状不如急性穿孔剧烈，往往表现为腹痛节律的改变，常放射至背部。

（3）幽门梗阻　多由十二指肠溃疡或幽门管溃疡引起。溃疡急性发作时因炎症水肿可引起暂时性梗阻，慢性溃疡愈合后形成瘢痕可致永久性梗阻。主要表现为上腹胀痛，餐后加重，且有反复大量呕吐，呕吐物含酸性发酵宿食。严重呕吐可致脱水和低氯低钾性碱中毒，常继发营养不良。清晨空腹振水音、胃蠕动波及插胃管抽液量＞200ml 是幽门梗阻的特征性表现。

（4）癌变　少数胃溃疡可发生癌变。对有长期胃溃疡病史、年龄在 45 岁以上、胃溃疡上腹痛的节律性消失、经严格内科治疗 4～6 周无效、粪便隐血试验持续阳性者，应考虑癌变，需进一步检查和定期随访。

考点　消化性溃疡主要并发症

4. 心理 - 社会状况　由于本病病程长，病情反复，在患者和家属中可能产生两种截然不同的心理反应，一种是对疾病认识不足，持无所谓的态度；一种是过于紧张、焦虑，特别是并发出血、梗阻时，患者易产生恐惧心理。这两种消极反应都不利于疾病的康复。

（三）辅助检查

1. 胃镜及胃黏膜活组织检查　是确诊消化性溃疡首选的检查方法。胃镜检查可直接观察溃疡部位、病变大小和性质，还可在直视下取活组织做病理学检查及幽门螺杆菌检测（图 4-3）。

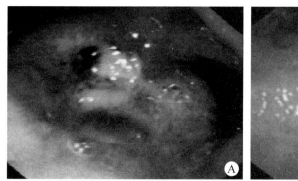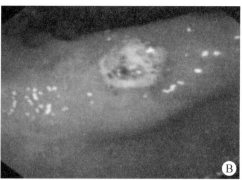

图 4-3　消化性溃疡胃镜下的表现

A. 十二指肠溃疡；B. 胃溃疡

2. X 线钡剂检查　龛影是溃疡的 X 线检查直接征象，对溃疡有确诊价值；激惹和变形等间接征象，提示可能有溃疡的发生。

3. 幽门螺杆菌检测　是消化性溃疡的常规检查项目，其结果可作为选择根除幽门螺杆菌治疗方案的依据。

4. 粪便隐血试验　阳性提示溃疡活动期，如胃溃疡患者持续阳性，提示癌变的可能。

考点　消化性溃疡的主要确诊手段

三、治疗要点

本病的治疗目的是消除病因、控制症状、促进溃疡愈合、防止复发和防治并发症。

1. 一般治疗　注意休息，劳逸结合，饮食规律，戒烟、酒，消除紧张、焦虑情绪，停用或慎用非甾体抗炎药等。

2. 药物治疗

（1）降低胃酸药物

1）抑制胃酸分泌的药物：抑酸治疗是缓解消化性溃疡症状、愈合溃疡的最主要措施。质子泵抑制药（PPI）是首选药物。① H_2 受体拮抗药：常用药物有西咪替丁、雷尼替丁和法莫替丁等。② PPI：抑酸作用比 H_2 受体拮抗药强而持久、促进溃疡愈合的速度快、溃疡愈合率高、不良反应少。常用药物有奥美拉唑、兰索拉唑和泮托拉唑等。

2）弱碱性抗酸药：如氢氧化铝、铝碳酸镁及其复方制剂等，能中和胃酸，缓解疼痛，促进溃疡愈合，因其疗效差，不良反应较多，现很少应用，仅作为止痛的辅助用药。

（2）保护胃黏膜药物　常用铋剂、硫糖铝、前列腺素类药物等。

（3）根除幽门螺杆菌药物　对于有幽门螺杆菌感染的消化性溃疡，无论初发或复发、活动或静止、有无并发症，均应予以根除幽门螺杆菌治疗。目前推荐 PPI+ 铋剂 +2 种抗生素的四联疗法，疗程 14 天。

考点　消化性溃疡药物治疗的措施

3. 手术治疗　对于大量出血经内科治疗无效、急性穿孔、瘢痕性幽门梗阻、胃溃疡疑有癌变、正规内科治疗无效的顽固性溃疡者可选择手术治疗。

四、主要护理诊断 / 问题

1. 疼痛：腹痛　与胃酸刺激溃疡面、引起化学性炎症或并发穿孔等有关。
2. 营养失调：低于机体需要量　与疼痛所致摄食减少或频繁呕吐有关。
3. 焦虑　与溃疡反复发作、迁延不愈或出现并发症使病情加重有关。
4. 潜在并发症：出血、穿孔、幽门梗阻、癌变。
5. 知识缺乏：缺乏溃疡病防治知识。

五、护理措施

（一）一般护理

1. 休息与活动　溃疡活动期且症状较重或有并发症者，应适当卧床休息与活动。病情较轻者应适当运动，以分散注意力。

2.饮食护理

（1）饮食原则　规律进食、少食多餐、细嚼慢咽、软食为主、避免刺激性食物。

（2）食物选择　选择营养丰富、易消化、低脂、适量蛋白质的食物，如脱脂牛奶、鸡蛋和鱼等；主食以面食为主，因其柔软、含碱且易消化，不习惯面食者则以软米饭或米粥代替；避免食用辛辣、油炸、过酸、过咸、粗纤维多的蔬菜及浓茶、咖啡等刺激性强的食物，以减少胃酸分泌。戒烟忌酒。

考点 消化性溃疡的饮食指导

（二）心理护理

正确评估患者及家属的心理反应，告知患者及家属，经过正规治疗和积极预防，溃疡是可以痊愈的，并说明不良情绪会诱发和加重病情，使患者树立信心，消除紧张、恐惧心理。

（三）病情观察

密切观察患者腹痛的规律和特点，监测生命体征及腹部体征的变化，以及时发现并纠正并发症。若上腹部疼痛节律发生变化或加剧，或者出现呕血、黑便时应立即通知医师，并协助处理。

（四）对症护理

患者出现腹痛时，指导其缓解疼痛的方法，如十二指肠溃疡表现为空腹痛或夜间痛时，应指导患者进食碱性食物（如苏打饼干），或遵医嘱服用制酸剂；也可采用局部热敷或针灸止痛等方法。

（五）用药护理

严格遵医嘱用药，注意观察药物的疗效及不良反应，并告知患者用药的注意事项。

1.降低胃酸药物（表4-3）

表4-3　降低胃酸药物的不良反应和注意事项

药物种类	常用药物	不良反应	注意事项
H$_2$受体拮抗剂	西咪替丁 雷尼替丁 法莫替丁	有精神异常、性功能紊乱、一过性肝损害、头痛、腹泻、皮疹等	餐中或餐后即刻服用，或将一日剂量在睡前服用，若需同时服用弱碱性抗酸药，则两药间隔1小时以上。若静脉给药应控制速度，避免低血压和心律失常
质子泵抑制剂	奥美拉唑 兰索拉唑 泮托拉唑	头晕、荨麻疹、皮疹、肠道菌群紊乱、骨质疏松等	每晨早餐前半小时服药1次，避免从事需高度集中注意力的工作
弱碱性抗酸药	氢氧化铝 铝碳酸镁	骨质疏松、食欲缺乏、软弱无力	餐后1小时和睡前服用，避免与奶制品同服。不宜与酸性食物及饮料同服

考点 抑制胃酸的常用药物和注意事项

2.保护胃黏膜药物（表 4-4）

表 4-4　保护胃黏膜药物的不良反应和注意事项

药物种类	常用药物	不良反应	注意事项
胶体铋	枸橼酸铋钾	舌苔发黑、便秘、粪便呈黑色、神经毒性	餐前半小时口服，吸管直接吸入，不宜长期使用
硫糖铝	硫糖铝	便秘、口干、皮疹、眩晕、嗜睡	宜在进餐前 1 小时服用、不能与多酶片同服，以免降低两者的效价
前列腺素类药	米索前列醇	腹泻、子宫收缩	孕妇忌用

考点　保护胃黏膜的常用药物和注意事项

3.根除幽门螺杆菌抗生素　阿莫西林服用前应询问患者有无青霉素过敏史，服用过程中注意有无迟发性过敏反应的出现，如皮疹；甲硝唑可引起恶心、呕吐等胃肠道反应，应在餐后半小时服用，可遵医嘱用甲氧氯普胺等拮抗胃肠道反应；呋喃唑酮可引起周围神经炎和溶血性贫血等不良反应。

（六）并发症的护理

1.穿孔　急性穿孔时，禁食并胃肠减压，做好术前准备工作。

2.幽门梗阻　观察患者呕吐物的性状，准确记录出入液量，禁食禁水、胃肠减压，及时纠正水、电解质、酸碱平衡紊乱。

3.出血　出血患者的护理详见本章第 9 节。

六、健 康 教 育

1.疾病知识指导　向患者及家属介绍导致溃疡发生及加重的相关因素；指导患者遵医嘱正确服药，学会观察药物不良反应，不随意停药或减量，防止疾病复发。忌用或慎用对胃黏膜有损害的药物，如阿司匹林、咖啡因、糖皮质激素等；若用药后腹痛节律改变或出现并发症应及时就医。

2.保健知识指导　指导患者生活规律，保持乐观的心态，保证充足的睡眠和休息与活动，适当锻炼，提高机体抵抗力；进食规律，定时定量，少食多餐，避免进食刺激性食物，戒除烟酒。

3.心理 - 社会指导　护理人员应正确评估患者和家属的认识程度和心理状态，有针对性地对其进行健康教育。向担心预后的患者说明，经正规治疗和积极预防，溃疡是可以痊愈的，指导患者采用放松技术，如转移注意力、听音乐等，减轻疼痛，放松全身，保持良好的心态。同时，向对疾病认识不足的患者及家属说明本病的危害，使患者及家属能积极配合治疗，减少疾病的不良后果。

第5节　肝硬化患者的护理

案例4-4

　　患者，男性，51岁。乙肝病史15年。近半年出现乏力、食欲减退、消瘦、腹胀、牙龈出血。查体：慢性病容，腹部膨隆，肝右肋下1cm、质硬、边缘不齐，上胸部见蜘蛛痣1枚，腹部移动性浊音阳性。B超：肝门静脉增宽，脾大，腹腔中等量积液。

问题： 1. 该患者的主要护理诊断/问题有哪些？

　　　　2. 如何护理腹水患者？

一、概　　述

　　肝硬化是由多种病因引起的以弥漫性肝细胞变性坏死、肝细胞异常再生、肝内血管新生、肝脏纤维组织大量增生和假小叶形成为组织学特征的慢性进行性疾病。临床代偿期症状不明显，失代偿期主要表现为肝功能损害和门静脉高压，可发生多系统受累，晚期常出现上消化道出血、感染、肝性脑病等严重并发症。

（一）病因

　　1. **病毒性肝炎**　是我国肝硬化最常见的病因，尤其是乙型肝炎病毒感染。

　　2. **慢性酒精中毒**　约占15%，长期大量饮酒，每日摄入乙醇80g达10年以上者，乙醇及其中间代谢产物（乙醛）的毒性作用引起酒精性肝炎，继而发展为肝硬化。

　　3. **胆汁淤积**　持续肝内胆汁淤积或肝外胆管阻塞时，可引起胆汁性肝硬化。

　　4. **药物或化学毒物**　长期服用对肝脏有毒的药物，如双醋酚汀、甲基多巴等，或长期接触某些化学毒物，如磷、砷、四氯化碳等，可引起中毒性肝炎，最终演变为肝硬化。

　　5. **其他因素**　循环障碍、日本血吸虫病、遗传、营养障碍、免疫紊乱等也可引起肝硬化。

考点 肝硬化常见病因

（二）发病机制

　　肝细胞消亡的方式为变性坏死、变性凋亡，正常的肝小叶结构的破坏，取而代之的是增生的肝细胞结节，纤维组织弥漫性增生，形成假小叶。假小叶因无正常的血流供应系统，可发生肝细胞缺氧、坏死和纤维组织增生，最终形成肝硬化。肝硬化病理特点为广泛的肝细胞变性坏死、再生结节形成、纤维组织增生，正常肝小叶结构破坏和假小叶形成。

考点 肝硬化的病理改变特点

二、护理评估

（一）健康史

　　了解患者有无病毒性肝炎病史，尤其是乙型、丙型和丁型肝炎病毒重叠感染的病史；

有无输血史；是否长期大量饮酒、长期反复接触化学毒物，或长期服用对肝脏有损害的药物；有无慢性充血性心力衰竭、缩窄性心包炎等循环障碍性疾病；有无持续肝内胆汁淤积或肝外胆管阻塞、慢性炎症性肠病、免疫紊乱、长期或血吸虫疫水接触史等。

（二）身心状况

肝硬化起病隐匿，病情进展比较缓慢，可潜伏 3～5 年甚至 10 年以上。临床上根据是否出现腹水、上消化道出血或肝性脑病等并发症，分为代偿期肝硬化和失代偿期肝硬化。

1. 代偿期肝硬化　此期症状轻，缺乏特异性。可以乏力、食欲缺乏为主要表现，常伴有恶心、厌油腻、上腹不适、轻微腹泻等非特异性症状。患者营养状况一般或消瘦，肝轻度大、质地偏硬，脾轻至中度大。肝功能多在正常范围或轻度异常。

2. 失代偿期肝硬化　主要为肝功能减退和门静脉高压的表现。

（1）肝功能减退的表现

1）全身症状：一般情况及营养状况较差，消瘦乏力，精神不振，皮肤干枯粗糙、面色暗、无光泽（肝病面容），可有不规则低热、夜盲、水肿等。

2）消化系统症状：以食欲减退最常见，甚至厌食，进食后上腹饱胀不适、恶心、呕吐，进食油腻、高蛋白质饮食易引起腹泻。上述症状的产生与肝硬化门静脉高压时胃肠道淤血水肿、消化吸收障碍以及肠道菌群失调等有关。肝细胞进行性或广泛坏死时可出现黄疸，黄疸时可出现皮肤瘙痒。

3）出血倾向和贫血：常伴有鼻腔、牙龈出血、皮肤紫癜和胃肠道出血等倾向，女性患者常有月经过多，系肝脏合成凝血因子减少、脾功能亢进以及毛细血管脆性增加所致。营养不良、脾功能亢进、肠道吸收功能障碍等因素可引起不同程度的贫血。

4）内分泌功能紊乱：肝功能减退时，肝脏对雌激素、醛固酮和抗利尿激素的灭活能力减弱而致其增多。①雌激素增多：男性患者表现为性欲减退、乳房发育、睾丸萎缩、毛发脱落等；女性患者有月经失调、闭经、不孕等表现。部分患者还可出现蜘蛛痣和肝掌。②醛固酮增多和抗利尿激素增多：可致水钠潴留、尿少、水肿和腹水的形成。③肾上腺皮质功能减退：肝硬化时，肾上腺皮质激素合成不足，肾上腺皮质功能减退，促黑色素细胞增加，患者面部和其他暴露部位皮肤色素沉着。

考点　肝硬化肝功能减退的表现

（2）门静脉高压的表现

1）脾大：多为轻、中度增大，可出现巨脾，与长期脾淤血有关。晚期出现脾功能亢进，脾对血细胞的破坏增加，导致外周血中白细胞、血小板和红细胞计数减少。

2）侧支循环的建立与开放（图 4-4）：由于门静脉压力增高，消化器官和脾的回心血液流经肝脏受阻，导致门静脉与腔静脉之间建立门 - 体侧支循环。常见的有：①食管下段和胃底静脉曲张：常因粗硬食物的机械损伤、腹内压的突然增高等，导致曲张的静脉破裂出血。②腹壁静脉曲张：在脐周与腹壁可见迂曲的静脉，以脐为中心向上及下腹延伸，呈水母头状。③痔静脉曲张：可形成痔核，破裂时引起便血。侧支循环的建立与开放，对门静脉高压的诊断有特征性意义。

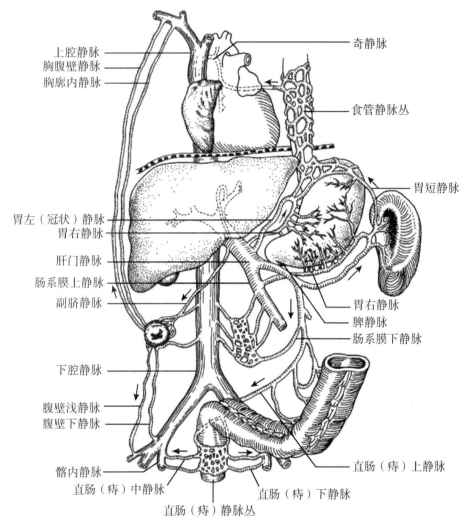

图 4-4 肝硬化门静脉高压侧支循环示意图

3）腹水：是肝硬化最突出的临床表现，是失代偿期肝硬化的重要标志。表现为腹胀，大量腹水时腹部膨隆如蛙腹，膈肌抬高，出现呼吸困难、心悸或脐疝等。形成的主要因素：①门静脉压力增高，使组织间液回吸收减少而漏入腹腔。②低蛋白血症，致血浆胶体渗透压下降，毛细血管内液体进入组织间隙，在腹腔内形成腹水。③肝静脉回流受阻，肝内淋巴液生成过多，超过了胸导管的引流能力，进入腹腔。④继发性醛固酮及抗利尿激素分泌增多，使水钠重吸收增加。⑤有效循环血容量不足，导致肾血流量、排钠和排尿量减少。

考点 门静脉高压的表现

（3）肝脏体征　早期肝脏增大，表面尚平滑，质地稍硬；晚期缩小，表面可呈结节状，质地坚硬。一般无压痛，但在肝细胞进行性坏死或炎症时可有轻压痛和叩击痛。

3.并发症

（1）上消化道出血　为最常见的并发症，多由食管下段和（或）胃底静脉曲张破裂引起，常突然发生大量呕血和黑便，可导致出血性休克或诱发肝性脑病，病死率高。

（2）肝性脑病　为晚期肝硬化最严重的并发症，也是最常见的死亡原因。

（3）感染　由于机体抵抗力下降、门腔静脉侧支循环开放等因素易并发细菌感染，如肺炎、胆道感染、尿路感染、自发性腹膜炎等。

（4）肝肾综合征　又称功能性肾衰竭，系肝硬化大量腹水时，有效循环血容量不足和肾内血流重新分布，肾皮质血流量和肾小球滤过率下降等因素引起，表现为自发性少尿或无尿、氮质血症、稀释性低钠血症和低尿钠，但肾脏无明显器质性损害。

（5）原发性肝癌　若患者短期内出现肝脏进行性增大、持续性肝区疼痛、血性腹水、不明原因的发热等，应考虑并发原发性肝癌，需做进一步检查。

（6）电解质和酸碱平衡紊乱　常见低钠血症、低钾低氯血症和代谢性碱中毒，与长期进食不足、呕吐腹泻、长期利尿和大量放腹水、抗利尿激素和醛固酮增多等有关。

考点　肝硬化的并发症

4.心理 - 社会状况　肝硬化是慢性病，预后差，需要长期治疗。不仅影响工作或学习，而且加重家庭经济负担，会使患者产生焦虑、抑郁、悲观和绝望等情绪。

（三）辅助检查

1.血常规　代偿期多正常，失代偿期有轻重不等的贫血。当脾功能亢进时，白细胞、红细胞、血小板计数均减少。

2.肝功能检查　代偿期大多正常或有轻度异常；失代偿期多有转氨酶轻、中度增高，血浆清蛋白降低、球蛋白升高，清 / 球蛋白比例降低或倒置，凝血酶原时间延长。

3.腹水检查　包括腹水颜色、比重、蛋白定量、血清 - 腹水白蛋白梯度、细胞分类等。腹水一般为漏出液，并发自发性腹膜炎时腹水为渗出液；血性腹水要高度怀疑癌变。

4.影像学检查

（1）上消化道钡餐摄片　可发现食管胃底静脉曲张的征象，食管静脉曲张呈现虫蚀状或蚯蚓状充盈缺损，胃底静脉曲张呈菊花样缺损。

（2）超声检查　肝硬化的声像为肝表面不光滑或凹凸不平；肝实质回声不均匀增强，肝静脉管腔狭窄、粗细不等，部分患者还可探及腹水。超声造影检查对鉴别肝硬化结节和原发性肝癌有较高的诊断价值。

（3）CT　肝硬化 CT 影像学表现与超声检查所见相似，表现为肝叶比例失调、肝裂增宽和肝门区扩大，肝脏密度高低不均。对于肝硬化和原发性肝癌的鉴别有重要诊断意义。

5.内镜检查　肝硬化诊断一旦成立，应当常规行胃镜检查，以评估是否存在食管胃底静脉曲张及其严重程度和范围，并确定有无门静脉高压性胃病，出现曲张静脉即可诊断门静脉高压。

6.免疫功能检查　IgG 和 IgA 可增多，以前者明显，50% 以上患者 T 淋巴细胞低于正常；可出现抗核抗体、抗平滑肌抗体等自身抗体；乙、丙、丁型病毒性肝炎所致者，肝炎病毒血清标志物呈阳性反应。

7. 尿常规 代偿期正常；失代偿期有蛋白尿、血尿和管型尿。发生黄疸时有胆红素尿、尿胆原增加。

8. 肝穿刺 1秒快速穿刺、超声指引下或腹腔镜直视下肝穿刺，取肝组织做病理检查，对肝硬化，特别是早期肝硬化的确定诊断和明确病因有重要价值。

9. 肝静脉压力梯度（HVPG）测定 是诊断肝硬化门静脉高压的"金标准"，可用于门静脉高压治疗药物的疗效评价，但不适用于窦前性、窦后性门静脉高压和存在肝静脉间交通支或门静脉 - 下腔静脉分流的诊断。

三、治疗要点

本病尚无特效治疗措施，关键在于早期发现、加强病因治疗。失代偿期主要是对症治疗、改善肝功能和处理并发症，有手术适应证者慎重择机进行手术治疗。

（一）一般治疗

1. 代偿期 适当减少活动，避免劳累，摄取高热量、高蛋白、高维生素、易消化饮食。

2. 失代偿期 卧床休息，以减轻肝脏负担；肝功能损害严重或肝性脑病先兆者，控制或禁食蛋白质。禁酒、禁用肝损害药物。

（二）药物治疗

1. 抗病毒药物治疗 对于乙肝肝硬化患者而言，只要 HBV DNA 阳性，均需长期甚至终身服用抗病毒药物治疗（如恩替卡韦或替诺福韦）。

2. 抗纤维化药物治疗 可服用抗纤维化的药物（如秋水仙碱）及中药（扶正化瘀胶囊、复方鳖甲软肝片、安络化纤丸等）。

（三）腹水治疗

1. 一般治疗

（1）限制钠的摄入 肝硬化腹水患者应适度限制钠的摄入，摄入量为85～120mmol/d（相当于 5.0～6.9g/d 食盐）；肝硬化腹水患者一般不需要限制水的摄入。

（2）增加钠、水的排出 ①利尿药：通常应用的有保钾利尿药（如螺内酯）与排钾利尿药（如呋塞米、氢氯噻嗪）两种，剂量不宜过大，利尿速度不宜过快，以免诱发肝性脑病、肝肾综合征等。②提高血浆胶体渗透压：每周定期输注血浆、鲜血或清蛋白，可促进腹水的消退。

2. 顽固性腹水治疗

（1）特利加压素 是治疗顽固性腹水的有效药物。

（2）腹腔穿刺大量放腹水 是顽固性腹水的常用治疗方法，同时应输注白蛋白扩充血容量。

（3）经颈静脉肝内门体静脉分流术（TIPS） 是目前治疗顽固性腹水最有效的措施，可有效降低门静脉压力、消除脾功能亢进。

考点 腹水的治疗措施

（四）手术治疗

肝移植手术是治疗晚期肝硬化和肝肾综合征的最佳方法。

> **链　接**
>
> **经颈静脉肝内门体静脉分流术**
>
> 经颈静脉肝内门体静脉分流术（TIPS）是一种以血管介入的方法在肝内门静脉属支与肝静脉间置入特殊覆膜的金属支架，建立肝内门 - 腔分流，降低门静脉压力，减少或消除由于门静脉高压所致的腹水和食管胃底静脉曲张破裂出血。具有微创、精确、可重复和有效等优点。

四、主要护理诊断 / 问题

1. 营养失调：低于机体需要量　与肝功能减退、门静脉高压引起食欲缺乏、消化和吸收障碍有关。

2. 体液过多　与肝功能减退、门静脉高压引起水钠潴留有关。

3. 有皮肤完整性受损的危险　与营养不良、水肿、皮肤干燥、瘙痒、长期卧床有关。

4. 焦虑　与担心疾病预后、经济负担重有关。

5. 潜在并发症：上消化道出血、肝性脑病、感染、肝肾综合征、原发性肝癌、电解质和酸碱平衡紊乱等。

五、护理措施

（一）一般护理

1. 休息与活动　休息可减少能量消耗，减轻肝脏代谢的负担，增加肝脏的血流量，利于肝细胞修复。失代偿期患者以卧床休息为主，适当活动，以不感到疲劳、不加重症状为度。

2. 饮食护理　以高热量、高蛋白、高维生素、清淡易消化饮食为主，并根据病情及时调整。①高热量：肝硬化患者能量摄入量为 30 ～ 35kcal（126 ～ 147kJ）/（kg·d），以碳水化合物为主，防止机体消耗蛋白质而加重肝脏代谢负担。②蛋白质：是肝细胞修复和维持血浆清蛋白正常水平的重要物质基础，应保证其摄入量（肝性脑病除外）为 1.2 ～ 1.5g/（kg·d），以豆制品、鸡蛋、牛奶、鱼、鸡肉、猪瘦肉为主。③维生素：进食富含维生素 B 的食物，如粗粮、绿豆及富含维生素 C 的水果、蔬菜，如柑橘、番茄等，以促进肝细胞修复、保护肝脏功能及增强肝脏生物转化功能。肝功能显著损害或有肝性脑病先兆时应限制或禁食蛋白质。避免损伤曲张静脉：避免粗糙和坚硬的食物，进餐时细嚼慢咽；药物应磨成粉末。

考点　肝硬化饮食指导

3. 皮肤护理　黄疸患者皮肤瘙痒时，协助患者温水擦浴，外用炉甘石洗剂止痒，嘱患者不搔抓皮肤，以免引起皮肤破损、出血和感染。

（二）心理护理

关心患者，鼓励患者树立战胜疾病的信心和勇气，保持愉快心情，积极配合治疗和护理。

（三）病情观察

严格记录出入液量，定期测量腹围和体重，以了解腹水的消长情况；监测血清电解质和酸碱度的变化，观察有无水、电解质和酸碱平衡紊乱；注意患者有无上消化道出血、肝性脑病、感染等并发症的征象，发现后应立即报告医师并协助处理。

（四）对症护理

1. 腹水护理

（1）体位　少量腹水者尽量取平卧位、抬高下肢，以增加肝肾血流量，改善肝细胞的营养，提高肾小球滤过率，减轻水肿；大量腹水者可取半卧位，以使膈肌下降，有利于呼吸运动，减轻呼吸困难和心悸，同时应避免使腹内压突然剧增的因素，如剧烈咳嗽、打喷嚏及用力排便等。阴囊水肿者可用托带托起阴囊，以利水肿消退。

（2）控制钠摄入　腹水者应限钠（详见腹水治疗），少食用高钠食物，如咸肉、酱菜、酱油、罐装食品等，可适量添加柠檬汁、食醋等调味，以增进患者食欲。

（3）穿刺放腹水护理　协助医生做好术前准备工作，术前说明注意事项，测量体重、腹围、生命体征，排空膀胱以免误伤；术中及术后注意监测生命体征，观察有无不适反应。术毕用无菌敷料覆盖穿刺部位，一次性放腹水不可过快过多，并同时束紧腹带，防止减压后出现腹腔脏器充血，注意观察患者意识变化，发现肝性脑病先兆者及早处理。

考点 腹水的护理

2. 协助做好经颈静脉肝内门体分流术的治疗和护理。

（五）用药护理

应用利尿剂须注意：①注意水、电解质和酸碱平衡。如呋塞米、氢氯噻嗪容易引起低钾血症，螺内酯易导致高钾血症；记录 24 小时出入液量，定期测量体重及腹围，利尿速度不宜过快，以每日体重减轻不超过 0.5kg（无下肢水肿者）或 1.0kg（有下肢水肿者）为宜，以免诱发肝性脑病和肝肾综合征。②宜在白天给药，避免夜间排尿过频而影响患者休息。

六、健康教育

1. 疾病知识指导　肝硬化为慢性疾病，应向患者及家属介绍肝硬化的有关知识和自我护理的方法，避免病因和诱发因素，配合治疗和护理，延缓疾病进展，提高生活质量。

2. 保健知识指导　指导患者生活起居要有规律，保证充足的休息和睡眠；向患者和家属说明饮食治疗的重要意义及原则，严格遵循饮食计划。

3. 心理 - 社会指导　指导家属理解和关心患者，给予精神支持和生活照顾。细心观察、及早识别病情变化，如当患者出现性格、行为改变等可能为肝性脑病的前驱症状时，或消化道出血等其他并发症时，请及时就诊。

第 6 节　肝性脑病患者的护理

一、概　　述

　　肝性脑病（HE）是由急、慢性严重肝功能障碍或门静脉 - 体循环分流所致的、以代谢紊乱为基础的神经精神系统异常综合征，主要临床表现为认知障碍、行为异常、意识障碍等，重则出现昏迷。

（一）病因

1. 肝硬化是引起肝性脑病最常见的病因，特别是各型肝炎后肝硬化。

2. 门体分流手术。

3. 重症病毒性肝炎、中毒性肝炎、药物性肝炎、肝癌等。

考点 肝性脑病常见病因

（二）发病机制

　　发病机制尚未完全明确。一般认为本病的病理基础是肝细胞功能衰竭和门 - 腔静脉之间有侧支循环，使来自肠道的许多毒性代谢产物，未经肝脏解毒和清除，由侧支进入体循环，透过血脑屏障至脑部，引起大脑功能紊乱。其发病机制的学说主要有以下几种。其中以氨中毒学说研究最多。

1. 氨中毒学说　主要指由于各种原因导致了氨生成过多和（或）氨代谢清除过少，从而导致血液中游离氨（NH_3）增多，而游离氨（NH_3）有毒性，能透过血脑屏障对大脑中枢神经系统产生毒性作用。血氨主要来源于肠道、肾和骨骼肌，大部分的氨是由尿素经肠菌的尿素酶分解产生，小部分由食物中的蛋白质被肠菌的氨基酸氧化酶分解产生。氨在肠道里的吸收主要是在结肠部位以非离子型氨（NH_3）由肠黏膜弥散入血，而氨在肠道内吸收受肠道 pH 的影响，当 pH > 6 时大量被吸收入血；pH < 6 时氨则从血液转至肠腔，随粪便排泄。机体清除氨的主要途径为：①合成尿素，绝大部分来自肠道的氨在肝中转变为尿素经肾脏排出。②肝、脑、肾等组织消耗氨合成谷氨酸、谷氨酰胺。

③血氨过高时，少量可从肺部呼出。

考点 肝性脑病氨中毒学说

2. 其他学说 如假性神经递质学说、氨基酸代谢不平衡学说等，均可致神经传导发生障碍，出现意识障碍或昏迷。

二、护理评估

（一）健康史

询问有无肝病史，尤其是肝硬化病史，近期有无行门体静脉分流手术，有无感染、上消化道出血、大量利尿、放腹水、高蛋白饮食、便秘、使用镇静剂和（或）麻醉剂等肝性脑病的诱发因素。

（二）身心状况

1. 症状和体征

临床上根据患者意识障碍程度、神经系统表现（特别是扑翼样震颤）和脑电图改变，将肝性脑病由轻到重分为 5 期。

0 期（潜伏期）：又称轻微肝性脑病，无行为、性格的异常，无神经系统病理征，脑电图正常，只在心理测试或智力测试时有轻微异常。

1 期（前驱期）：此期持续数日或数周。轻度性格改变和行为失常，如欣快激动或淡漠少言，应答尚准确，但言语缓慢且吐词不清。可有扑翼样震颤。脑电图多数正常。

2 期（昏迷前期）：嗜睡、行为失常（如衣冠不整或随地便溺）、言语不清、书写障碍、定向力障碍，举止反常，甚至出现幻觉、恐惧、狂躁而被误认为一般精神病。患者有明显神经系统体征，如腱反射亢进、肌张力增高、踝阵挛及锥体束征阳性，扑翼样震颤存在。脑电图有特异性异常。

3 期（昏睡期）：昏睡，唤醒时尚可应答，但常有神志不清和幻觉。各种神经系统体征持续存在或加重，扑翼样震颤仍可引出。脑电图有明显异常。

4 期（昏迷期）：昏迷，不能唤醒。浅昏迷时，对疼痛等强刺激尚有反应，腱反射和肌张力仍亢进，深昏迷时，各种反射均消失、肌张力降低、瞳孔常散大，扑翼样震颤无法引出。脑电图明显异常。

考点 肝性脑病的身心状况

链接

扑翼样震颤

　　嘱患者两臂平伸，肘关节固定，手掌向背侧伸展，手指分开时，可见手向外侧偏斜，掌指关节、腕关节甚至肘与肩关节急促而不规则地扑击样抖动，类似鸟的翅膀扇动，故称为扑翼样震颤。是由于基底核病变及小脑共济失调所致。常见于代谢性疾病，如肝性脑病、尿毒症、肺性脑病。

2. 心理 - 社会状况 随着病情加重，从而影响家庭生活并给家庭带来沉重经济负担，使患者及家属出现焦虑、抑郁、厌倦等各种心理问题。

（三）辅助检查

1. 血氨　正常人空腹静脉血氨为 40 ～ 70μg/L。慢性肝性脑病患者多有血氨增高，急性肝性脑病患者血氨多正常。

2. 脑电图　典型改变为节律变慢，昏迷前期及昏睡期患者出现普遍性每秒 4 ～ 7 次 δ 波或三相波；昏迷时表现为高波幅的 δ 波，每秒少于 4 次。

3. 诱发电位　是大脑皮质或皮质下层接收到由各种感觉器官受刺激的信息后所产生的电位，其有别于脑电图所记录的大脑自发性电活动。多用于轻微肝性脑病的诊断和研究。

4. 心理智能测验　适用于早期肝性脑病及轻微肝性脑病的诊断。测验方法有：木块图试验、数字连接试验及数字符号试验，以及画图、搭积木、用火柴杆搭五角星等。方法简便，无须特殊器材，结果容易计量。但可受年龄、教育和文化程度的影响。

5. 影像学检查　急性肝性脑病患者进行头部 CT 或 MRI 检查时可发现脑水肿。慢性肝性脑病患者则可发现有不同程度的脑萎缩。

三、治 疗 要 点

本病尚无特效疗法，应采用综合性、多环节治疗措施。

（一）消除诱因

1. 防治感染　感染是最常见的诱发因素，感染可使组织分解代谢提高、产氨增多而加重肝性脑病。

2. 预防和控制上消化道出血　消化道出血可使肠道产氨增多，使血氨升高而诱发本病。出血停止后应灌肠和导泻，清除肠道积血。

3. 避免快速利尿和大量放腹水　以免有效循环血容量减少、大量蛋白丢失及水电解质紊乱而诱发本病。

4. 避免使用麻醉、止痛、安眠镇静剂　因肝硬化时药物在体内的半衰期延长、大脑对上述药物的敏感性增加，直接抑制大脑和呼吸中枢。

5. 防止大量输液　以免血液稀释、血钠过低而加重昏迷。

考点 消除肝性脑病诱因的措施

（二）减少肠内毒物的生成和吸收

1. 限制蛋白质摄入　急性意识障碍时应暂停蛋白质摄入，待患者意识清醒后可逐步恢复蛋白质。

2. 灌肠或导泻　清除肠道内积血、积食或其他含氮食物，可用生理盐水或弱酸性溶液（如食醋加生理盐水）灌肠，禁用肥皂水灌肠；口服或鼻饲 25% 硫酸镁 30 ～ 60ml 导泻。

3. 抑制肠道内细菌生长　口服利福昔明、新霉素等。其中利福昔明是一种口服后肠道极少吸收的广谱抗生素，具有耐受性好、起效快等优点，对肝性脑病有良好效果。乳果糖在结肠中被细菌分解为乳酸和乙酸，使肠腔呈酸性从而减少氨的形成和吸收，对忌用新霉素和需长期治疗者以乳果糖为首选。

4. 益生菌制剂　可以起到维护肠道正常菌群、抑制有害菌群、减少毒素吸收的作用。

考点　减少肠内毒物生成和吸收的治疗措施

（三）促进有毒物质的代谢清除，纠正氨基酸代谢紊乱

可用降氨药物 L- 鸟氨酸 -L- 门冬氨酸、谷氨酸钾和谷氨酸钠、精氨酸等。

（四）调节神经递质

应用 γ- 氨基丁酸 / 苯二氮䓬（GABA/BZ）复合体拮抗剂：氟马西尼、支链氨基酸等。

（五）对症治疗

1. 保护脑功能　可用冰帽降温，以减少能量消耗。同时预防脑水肿。

2. 纠正水、电解质和酸碱平衡紊乱　入水量控制在 2500ml/d 以内，以防血液稀释、血钠过低而加重昏迷。同时纠正低钾和碱中毒。

（六）人工肝

临床上有多种人工肝支持治疗方式，常用于改善肝性脑病的人工肝模式有血液灌流、血液滤过、血浆滤过透析、分子吸附再循环系统等，能在一定程度上清除部分炎症因子、内毒素、血氨、胆红素等。

（七）肝移植

由肝衰竭所导致的严重和顽固性的肝性脑病是肝移植的指征，肝移植是治疗各种终末期肝病的一种有效手段。

四、主要护理诊断 / 问题

1. 意识障碍　与血氨增高，干扰脑细胞能量代谢和神经传导有关。
2. 营养失调: 低于机体需要量　与肝功能减退、消化吸收障碍、限制蛋白质摄入有关。
3. 照顾者角色紧张　与患者意识障碍、照顾者缺乏有关照顾知识及经济负担过重有关。
4. 有感染的危险　与长期卧床、营养失调、抵抗力低下有关。
5. 活动耐力下降　与肝功能减退、营养摄入不足有关。

五、护理措施

（一）一般护理

1. 休息与活动　绝对卧床休息，专人护理。安置患者于重症监护病房，保持室内空气新鲜、安静，限制探视。

2. 饮食护理

（1）给予高热量饮食　目前认为，每日理想的能量摄入为 35 ～ 40kcal /kg(1kcal ＝ 4.184kJ)。以糖类为主要食物，可给予葡萄糖、果汁、蜂蜜、面条、稀饭等口服。昏迷患者应鼻饲 25% 葡萄糖液供给热量，以减少蛋白质分解；胃排空不良时应停止鼻饲，改用深静脉插管滴注 25% 葡萄糖液维持营养。

（2）蛋白质　昏迷患者暂停摄入；神志清楚后控制蛋白质在 20g/d，随着症状的改善，每 2 ～ 3 天可增加 10 ～ 20g 蛋白质，植物蛋白质优于动物蛋白质，因为植物蛋白质含硫氨基酸的甲硫氨酸和半胱氨酸少，不易诱发肝性脑病，含鸟氨酸和精氨酸较多，可通过尿素循环促进氨的清除。

（3）提供丰富维生素　多食新鲜蔬菜和水果。但禁用维生素 B_6，因其可使多巴在周围神经处转为多巴胺，影响多巴进入脑组织，减少中枢神经系统正常递质的传导。

考点　肝性脑病的饮食护理

（二）心理护理

1. 对待患者要尊重和体谅，不嘲笑患者的异常行为。患者清醒时，不在患者面前表露出对治疗丧失信心、失望和绝望，帮助其树立战胜疾病的信心。

2. 与患者家属（或其他照顾者）建立良好关系，理解其基本情况以及存在的具体困难，共同制定切实可行的照顾计划。

（三）病情观察

严密观察患者思维及认知的改变，可通过刺激或定期唤醒等方法判断患者意识障碍程度。监测并记录患者血压、脉搏、呼吸、体温、瞳孔的变化。定期复查血氨、肝肾功能、电解质的变化，发现异常应及时报告并协助医生处理。

（四）对症护理

1. 昏迷护理　①患者取仰卧位，头略偏向一侧，去除发夹、义齿等易脱落异物。②保持呼吸道通畅，深昏迷患者应做气管切开，以利于排痰，保证氧气的供给。③做好基础护理，保持床褥干燥、平整，定时协助患者翻身，防止压疮发生。④尿潴留患者给予留置导尿，并记录尿量、颜色、气味。⑤给患者做肢体的被动运动，防止静脉血栓形成及肌肉萎缩。

2. 预防和控制感染　感染是肝性脑病最常见的诱因，应密切观察病情变化，发生感染时，遵医嘱及时应用抗生素。但避免输注大量液体，过多液体可引发稀释性低钠血症、脑水肿等，从而加重肝性脑病。

（五）用药护理

1. 灌肠液禁用肥皂水，应用生理盐水或弱酸性溶液（如食醋加生理盐水），使肠道保持酸性环境，减少氨在肠道里的吸收。

2. 利福昔明可引起头晕、头痛、便秘、腹胀等。少数患者长期服用新霉素可出现听力减退或肾损害，故服用不宜超过 1 个月；乳果糖因其在肠内产气较多，可引起腹胀、腹绞痛、恶心、呕吐等症状，应用时宜从小剂量开始，调节至每日排便 2 ～ 3 次，粪便 pH 5 ～ 6 为宜。

3. 应用谷氨酸钠与谷氨酸钾时应注意患者的尿量、腹水、水肿情况，明显腹水和水肿时慎用钠盐，尿少时慎用钾剂；精氨酸系酸性溶液，含氯离子，不宜与碱性溶液配伍使用，应用时滴注速度不宜过快，以免引起流涎、呕吐、面色潮红等反应；L- 鸟氨酸 -L- 门冬氨酸在肾衰竭时慎用或禁用,静脉滴注时应控制滴数,避免出现恶心、呕吐等消化道症状。

> **考点** 肝性脑病的用药护理

六、健 康 教 育

1. 疾病知识指导　向患者及家属讲解本病的相关知识;当患者意识清醒后,嘱咐其家属给患者各方面的支持与照顾,促进患者早日康复。应注意坚持合理的饮食原则,避免使用镇静催眠药、含氨药和对肝功能有损害的药物,保持大便通畅,避免各种感染,戒烟、戒酒等。

2. 保健知识指导　根据病情和体力,适当活动,保证充足的睡眠。提供充足的热量,选择米饭、面包、小麦等食物;选择摄入植物蛋白,最好选用大豆;尽量少食用高脂肪食物;不宜多吃富含维生素 B_6 的食物。

3. 心理-社会指导　指导家属给予患者精神支持和生活照顾,帮助患者树立战胜疾病的信心。教会患者及家属观察病情变化,识别肝性脑病的早期征象,一旦出现性格行为异常、睡眠异常等,应及时就诊。

第 7 节　急性胰腺炎患者的护理

案例 4-6

患者,男性,50 岁。因"左中上腹痛伴呕吐 4 小时"来诊。患者于 4 小时前与朋友聚餐喝酒后出现中上腹部绞痛,呈持续性,向腰背部放射,伴腹胀、呕吐,呕吐 3 次,呕吐物含有胆汁,吐后腹痛无减轻。护理体检:T 38℃,P 96 次/分,R 25 次/分,BP 110/75mmHg。上腹部有明显压痛、反跳痛及肌紧张。实验室检查:白细胞 $13.8×10^9$/L,血淀粉酶 2000U/L。B 超示胆囊结石,胰腺肿大。

问题: 1. 该患者存在哪些主要护理诊断/问题?
　　　　2. 对患者应采取哪些护理措施?

一、概　　述

急性胰腺炎(acute pancreatitis,AP)是指各种病因导致胰腺分泌的胰酶在胰腺内被激活后引起胰腺及其周围组织自身消化,从而导致水肿、出血甚至坏死等炎症反应。临床特征为急性上腹痛、发热、恶心、呕吐、血胰酶增高,重症者伴腹膜炎、休克等并发症。本病可见于任何年龄,以青壮年居多,女性多于男性。

(一)病因

急性胰腺炎的病因很多,我国以胆道疾病为常见病因,而西方国家则以酗酒引起者多见。

1. 胆道疾病　是急性胰腺炎最常见的病因。包括胆道结石、胆道感染及胆道蛔虫等,尤以胆道结石为最常见(图 4-5)。由于 70%～80% 的人胆总管与胰管汇合成共同通道开口于十二指肠壶腹部，一旦结石或蛔虫嵌顿在壶腹部，或因胆道炎症、胆石移行损伤 Oddi 括约肌等，可使胆汁及十二指肠液反流到胰管并且激活胰酶，引起急性胰腺炎。

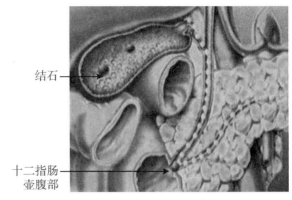

结石

十二指肠壶腹部

图 4-5　胆结石引起急性胰腺炎的机制

考点 急性胰腺炎最常见的病因

2. 酗酒和暴饮暴食　大量饮酒和暴饮暴食可引起胰液大量分泌，并导致 Oddi 括约肌痉挛及十二指肠乳头水肿，使胰液排出受阻，胰管内压增高，造成腺泡细胞损伤，引起急性胰腺炎。

3. 胰管阻塞　胰管结石、狭窄、肿瘤、蛔虫等均可引起胰管阻塞，胰管内压增高，使胰腺腺泡破裂，胰液外溢到间质而引起急性胰腺炎。

4. 其他　十二指肠及其周围疾病；腹部手术及创伤；内分泌及代谢障碍导致的高钙血症、高脂血症等；应用噻嗪类利尿剂或糖皮质激素等；某些急性传染病如流行性腮腺炎等，均可引起急性胰腺炎。

（二）发病机制

各种致病因素导致胰管内高压，胰腺腺泡内酶原被激活，发生胰腺自身消化。同时胰腺导管内通透性增加，活性胰酶渗入胰腺组织，加重胰腺炎症。胰腺微循环障碍致使胰腺出血、坏死。

二、护理评估

（一）健康史

评估患者有无急、慢性胆道疾病及胰、十二指肠病史；有无酗酒及暴饮暴食等诱因；有无腹部手术及创伤史；有无内分泌及代谢疾病、急性传染病病史；是否服用噻嗪类利尿剂或糖皮质激素等药物。

（二）身心状况

根据器官衰竭（organ failure，OF）、胰腺坏死及胰腺感染情况，将 AP 程度分为下列 4 种程度：①轻症急性胰腺炎（mild acute pancreatitis，MAP）；②中度重症急性胰腺炎（moderately severe acute pancreatitis，MSAP）；③重症急性胰腺炎（severe acute pancreatitis，SAP）；④危重急性胰腺炎（critical acute pancreatitis，CAP）。

1. 症状

（1）腹痛　为本病的主要表现和首发症状，常在胆道疾病发作、暴饮暴食或酗酒后突然发生。可为钝痛、钻痛、绞痛或刀割样疼痛，呈持续性、阵发性加剧。腹痛多位于中左上腹，可向腰背部呈带状放射，取弯腰抱膝位可减轻，一般胃肠解痉药不能缓解，进食后加剧。轻症患者一般 3～5 天后腹痛缓解，重症患者病情发展迅速，腹痛持续时间较长，发生腹膜炎时疼痛波及全腹。

（2）恶心、呕吐与腹胀　起病后即有恶心、呕吐，多数频繁而持久，呕吐物为食物和胆汁，呕吐后腹痛并不减轻。常伴有腹胀，出现麻痹性肠梗阻时腹胀更明显。

（3）发热　多数患者为中度发热，一般持续 3 ～ 5 天。若高热持续不退，则提示重症急性胰腺炎继发腹膜炎、胰腺脓肿或胆道感染。

（4）低血压和休克　重症急性胰腺炎常发生，患者烦躁不安、皮肤苍白、湿冷等；极少数患者可突然发生休克，甚至猝死。主要由于有效循环血容量不足、胰腺坏死后释放心肌抑制因子导致心肌收缩不良、感染和消化道出血等。

（5）水、电解质、酸碱平衡紊乱　多有不同程度的脱水，呕吐频繁剧烈者可有代谢性碱中毒。重症者多有显著脱水和代谢性酸中毒，常伴血钾、血镁和血钙降低，血糖增高。部分患者因严重低血钙而有手足抽搐，提示预后不良。

2. 体征

（1）轻症急性胰腺炎　腹部体征较轻，仅上腹部有压痛，多无腹肌紧张和反跳痛，可有腹胀和肠鸣音减弱。

（2）重症急性胰腺炎　常有急性重病面容，痛苦表情，脉搏增快、呼吸急促、血压降低。上腹压痛明显，并发腹膜炎时，出现全腹压痛、反跳痛及肌紧张。可有明显腹胀，肠鸣音减弱或消失。可出现腹水征，腹水多呈血性。少数病情严重患者，因胰酶、坏死组织液沿腹膜间隙渗入腹壁下，故两侧腰部皮肤呈现暗灰蓝色瘀斑，称 Grey-Turner 征，或在脐周出现青紫，称 Cullen 征。胰头水肿压迫胆总管时，可出现黄疸。

考点 急性胰腺炎的常见症状和体征

3. 并发症　主要见于重症急性胰腺炎。局部并发症有胰腺脓肿和假性囊肿等。全身并发症包括急性呼吸窘迫综合征、器官衰竭、脓毒症、腹腔内高压或腹腔间隔室综合征和胰性脑病。全身炎症反应综合征（SIRS）是急性胰腺炎最常见的全身并发症。呼吸循环和肾衰竭，是急性胰腺炎最严重的全身并发症，也是重症急性胰腺炎致死的主要原因。

4. 心理 - 社会状况　由于急性起病，疼痛剧烈，患者常担忧自己的生命受到威胁而紧张、恐惧。因此应了解患者情绪变化及其对疾病的认识程度。

（三）辅助检查

1. 血清酶学　血清淀粉酶和（或）脂肪酶活性升高 3 倍以上时要考虑急性胰腺炎。血清淀粉酶活性一般在急性胰腺炎发作后 6 ～ 12 小时升高，3 ～ 5 天恢复正常；血清脂肪酶活性一般在急性胰腺炎发作后 4 ～ 8 小时升高，24 小时达峰值，8 ～ 14 天恢复正常。因此，对于发病 12 小时至 3 天内就诊的患者，淀粉酶的灵敏度更高；而对于早期或者后期就诊的患者，脂肪酶的灵敏度可能更高。血清淀粉酶和脂肪酶的活性高低与病情严重程度不相关。

考点 急性胰腺炎确诊的检查方法

链 接

淀粉酶与胰腺炎

　　淀粉酶主要来自胰腺和腮腺。来自胰腺的为淀粉酶同工酶 P，来自腮腺的为淀粉酶同工酶 S。其他组织，如心脏、肝脏、肺脏、甲状腺、卵巢、脾脏等也含有少量淀粉酶。在临床上，急性胰腺炎是淀粉酶增高最常见的原因。淀粉酶诊断胰腺炎的灵敏度为 70%～95%。慢性胰腺炎急性发作、胰腺囊肿、胰腺管阻塞时淀粉酶也可增高。

　　2. C 反应蛋白检查　C 反应蛋白明显升高提示胰腺坏死。

　　3. 其他生化检查　血钙降低，若低于 1.5mmol/L，则提示预后不良。暂时性血糖升高较常见，若持久空腹血糖高于 10mmol/L，则反映胰腺坏死，提示预后不良。

　　4. 影像学检查　腹部 B 超为常规初筛检查，CT 影像为常规确诊检查，可见胰腺弥漫增大，其轮廓与周围边界模糊不清，坏死区呈低回声或低密度图像。影像学检查对确定有无胰腺炎、胰周炎症及胸腹腔积液，鉴别水肿与坏死（图 4-6、图 4-7），评估病情有重要意义，在起病 1 周左右进行。

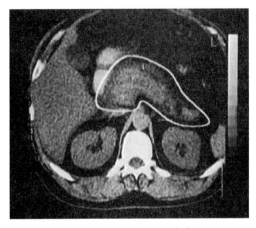
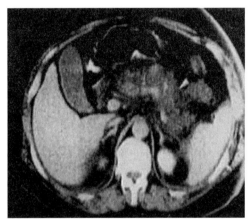

图 4-6　水肿型胰腺炎　　　　**图 4-7**　出血坏死性胰腺炎

　　5. 内镜逆行胰胆管造影（ERCP）和超声内镜（EUS）　对急性胰腺炎的诊治均有重要作用。EUS 主要用于诊断，尤其对于鉴别诊断恶性肿瘤和癌前病变（如壶腹部肿瘤、微小结石病等）有重要意义。ERCP 主要用于治疗，但对于一些少见病因（如 Oddi 括约肌功能障碍等）有辅助诊断作用。

三、治疗要点

治疗原则为解痉止痛、抑制胰腺分泌，补充血容量，防治并发症。

（一）轻症急性胰腺炎治疗

1. 静脉输液　维持水、电解质和酸碱平衡。

2. 抑制胰腺分泌

（1）禁食及胃肠减压　可减少胰腺分泌。

（2）H₂ 受体阻断药或质子泵抑制剂　抑制胃酸以保护胃黏膜及减少胰腺分泌。

（3）生长抑素及类似物　具有抑制胃酸分泌、抑制胰腺外分泌的作用。临床常用奥曲肽（善宁）和施他宁。

3. 抑制胰酶活性，减少胰酶合成　常用药物有抑肽酶、加贝酯、乌司他丁。

4. 抗生素　胆源性急性胰腺炎可选用氨基糖苷类、喹诺酮类、头孢菌素类及抗厌氧菌药物，其他病因的轻症急性胰腺炎不推荐静脉使用抗生素预防感染。

考点 轻症急性胰腺炎治疗措施

（二）重症急性胰腺炎治疗

1. 内科治疗

（1）禁食和胃肠减压。

（2）营养支持　初期主要是肠外营养，但应尽早（发病 48 小时内）过渡到肠内营养。

（3）液体复苏　维持水电解质平衡，是早期治疗的重点。补液速度控制在 250～500ml/h，但扩容治疗需避免液体复苏不足或过度。

（4）抗菌药物　伴有感染的中重症及重症急性胰腺炎应常规使用抗菌药物。

（5）生长抑素和生长激素联合疗法。

（6）糖皮质激素　一般不用，除非出现重要脏器严重并发症，常用甲基泼尼松龙。

（7）中药　常用大承气汤和生大黄。

（8）血浆置换　如有严重高脂血症，可用血浆置换法降低血中甘油三酯含量。

（9）镇痛　重症急性胰腺炎患者常有明显疼痛，甚至可导致休克，因此镇痛非常重要。常用的有哌替啶等，一般不用吗啡和胆碱能受体抑制剂。

2. 减少腹腔内有毒液体　选用手术清除加引流、腹腔镜下腹腔灌洗。

3. 手术治疗　主要针对胰腺局部并发症继发感染或产生压迫症状，如消化道梗阻、胆道梗阻等，以及胰瘘、消化道、假性动脉瘤破裂出血等。

考点 重症急性胰腺炎治疗措施

四、主要护理诊断／问题

1. 疼痛：腹痛　与胰腺组织炎症、水肿或出血坏死有关。

2. 有体液不足的危险　与呕吐、禁食、胃肠减压、渗出或出血有关。

3. 体温过高　与胰腺炎症、出血坏死或继发感染有关。

4. 恐惧　与突然起病、腹痛剧烈及病情进展急骤有关。

5. 知识缺乏：缺乏有关急性胰腺炎的基本病因和预防知识。

6. 潜在并发症：低血容量性休克、急性肾损伤、心力衰竭、急性呼吸窘迫综合征、急性腹膜炎、败血症等。

五、护理措施

（一）一般护理

1. 休息与活动　患者应该绝对卧床休息，以降低代谢率，增加脏器血流量，从而促进组织修复。取弯腰、屈膝侧卧位，以减轻腹痛。因剧烈疼痛而辗转不安者要防止坠床，保证安全。

考点 急性胰腺炎的体位

2. 饮食护理　患者需禁食、禁饮、胃肠减压 1 ～ 3 天，每日静脉补液 3000ml 以上，同时补充电解质。腹痛和恶心呕吐消失后，从少量低糖、低脂流质饮食开始逐渐恢复正常饮食，避免高脂肪、高蛋白及刺激性食物，切忌暴饮暴食及酗酒。

考点 急性胰腺炎饮食指导

（二）心理护理

经常巡视患者，了解并尽量满足患者的需要。耐心倾听患者的感受，向患者及家属解释疼痛的原因，指导缓解疼痛的方法，减轻患者的紧张、焦虑情绪，树立战胜疾病的信心。抢救患者时，应做到有条不紊，减轻患者的恐惧，使其产生安全感、信任感，保持稳定情绪，更好地配合治疗和护理。

（三）病情观察

严密监测患者生命体征、意识及尿量变化；观察患者呕吐物或胃肠减压引流物的性质和量，观察皮肤弹性，判断失水程度，记录 24 小时出入量，复查血、尿淀粉酶和电解质等；密切观察疼痛性质和特点，当腹部触诊有腹肌紧张、明显的压痛和反跳痛时，提示并发急性腹膜炎；若疼痛持续且伴高热，应考虑并发胰腺脓肿；若患者出现血压下降、神志不清、尿量减少、面色苍白、皮肤湿冷时，考虑低血容量性休克。一旦发现以上危急情况应及时报告医生，并积极配合抢救。

（四）对症护理

禁食期间应每日做好口腔护理，保持口腔清洁、舒适，患者口渴时含漱或用水湿润口唇，缓解不适与口腔干燥；发热患者给予物理降温，必要时遵医嘱药物降温；腹痛者取弯腰屈膝侧卧位，可采用皮肤针刺疗法、松弛疗法等缓解疼痛。

（五）用药护理

1. 遵医嘱用药，并观察药物疗效及不良反应。①哌替啶：用于腹痛剧烈者，但哌替啶可致药物成瘾，避免反复使用；禁用吗啡，防止其引起 Oddi 括约肌痉挛。不推荐应用胆碱能受体拮抗剂，如阿托品、山莨菪碱等，胆碱能受体拮抗剂则会诱发或加重肠麻痹。②西咪替丁：静脉给药时，偶有血压降低、呼吸和心跳停止，给药时速度不宜过快。③奥曲肽：需持续静脉滴注给药，用药后在注射部位有疼痛或针刺感。④抑肽酶：可产生抗体，有过敏的可能。⑤加贝酯：静脉滴注速度不宜过快，勿将药液注入血管外，多次使用时应更换注射部位。药液应新鲜配制，对多种药物有过敏史者、孕妇和儿童禁用。

2. 维持水、电解质及酸碱平衡的护理　迅速建立静脉通路，根据患者脱水程度、年龄和心肺功能状况合理补液，调节输液速度，及时补充因呕吐、禁食及发热所丢失的液体和电解质，纠正酸碱失衡。禁食患者每日入液量 3000ml 以上，重症者易发生低钾、低钙血症，应注意观察和纠正。

（六）重症急性胰腺炎的抢救配合

1. 安置于重症监护病房，严密监测生命体征和病情变化，备好抢救用品，如气管切开包、呼吸器、静脉切开包等。

2. 出现低血容量性休克时，患者取仰卧中凹位，注意保暖，保持呼吸道通畅并给氧。同时迅速建立静脉通道，遵医嘱补充血容量，若未见好转，按医嘱给予血管活性药，根据血压随时调整给药速度。

3. 一旦发生急性呼吸窘迫综合征，立即高浓度给氧，配合做好气管切开、机械通气的护理。

六、健 康 教 育

1. **疾病知识指导**　指导患者及家属了解本病的病因和疾病过程，告知积极治疗与本病相关的疾病的重要性，如胆道疾病、十二指肠疾病等。

2. **保健知识指导**　告知急性胰腺炎的预防方法，指导患者建立良好的饮食习惯，注意饮食卫生，规律进食，避免刺激性食物，避免暴饮暴食，戒烟酒。

3. **心理 - 社会指导**　向患者和家属介绍本病的基本知识、治疗方法及效果，消除其紧张、恐惧的心理，积极配合治疗，树立战胜疾病的信心。

第 8 节　上消化道出血患者的护理

案例 4-7

　　患者，男性，39 岁。因饮酒后出现呕血而急诊入院。患者既往有 6 年十二指肠溃疡病史，昨晚饮酒后出现上腹痛，伴恶心、呕吐，2 小时前呕血 2 次，暗红色，量不详。护理体检：T 36℃，P 115 次 / 分，R 25 次 / 分，BP 80/60mmHg。意识清，烦躁，面色苍白，皮肤湿冷，脉搏细速。

问题： 1. 患者的初步诊断是什么？

　　　　2. 为明确诊断还需进行哪些检查？

　　　　3. 患者目前存在哪些主要护理诊断 / 问题？该如何护理？

一、概　　述

（一）概念

上消化道出血是指屈氏韧带以上的消化道出血，包括食管、胃、十二指肠、胰腺、胆道出血以及胃空肠吻合术后的空肠出血。主要表现为呕血和黑便。上消化道大量出血是指数小时内失血量超过 1000ml 或循环血量的 20% 以上，常伴急性周围循环衰竭，病死率高，是临床常见急危症。

链接

屈 氏 韧 带

屈氏韧带也叫十二指肠悬韧带，解剖位置在横结肠系膜根部、第 2 腰椎左侧。十二指肠空肠曲被这条由少量平滑肌纤维和结缔组织共同构成的韧带固定于腹后壁，它就像一条绳索，将小肠提起并固定在腹后壁。屈氏韧带使空、回肠的内容物不易反流入十二指肠或胃腔。整个消化道可分三部分，即上、中、下消化道。通常以屈氏韧带与回盲部为标志而划分。屈氏韧带以上的部分称上消化道，屈氏韧带与回盲部之间称中消化道，回盲部以下为下消化道。

（二）病因

1. 消化系统疾病　引起上消化道出血最常见的病因是消化性溃疡，其次是食管胃底静脉曲张破裂出血、急性糜烂出血性胃炎、胃癌和胆道出血等。

考点 上消化道出血最常见的病因

2. 全身性疾病　如血友病、再生障碍性贫血、白血病、尿毒症、急性脑血管疾病、某些传染病如流行性出血热等亦可引起上消化道出血。

二、护理评估

（一）健康史

询问患者有无消化性溃疡、肝硬化、胃癌、胆道疾病及消化道手术史；有无饮食不当、精神紧张、嗜酒或服用损害胃黏膜的药物；询问患者最近有无重大创伤、严重全身性疾病及急性传染病；既往有无出血史及治疗情况。

（二）身心状况

上消化道出血的临床表现主要取决于出血量、出血速度及出血部位。

1. 呕血与黑便　是上消化道出血的特征性表现。上消化道出血后均有黑便，但不一定有呕血。通常出血部位在幽门以上者常有呕血和黑便，但若出血量少且速度慢者也可仅见黑便；出血部位在幽门以下者通常只有黑便，但出血量大、速度快者也可因血液反流入胃而出现呕血。

考点 上消化道出血的特征性表现

（1）呕血　胃内积血量达到 250～300ml 可引起呕血。呕血的颜色取决于出血的部位、量和速度。呕血呈鲜红色提示出血量大且速度快，血液在胃内停留时间短，未经胃酸作用即呕出；若呕血呈暗褐色或咖啡渣样，则表明血液在胃内停留较久，血红蛋白经胃酸作用形成正铁血红素所致。

考点 呕血评估

（2）黑便　每日出血量超过 50ml 可出现黑便，是血红蛋白中铁与肠内硫化物形成硫化铁所致。典型黑便质软、黏稠、发亮，呈柏油样。但若出血量大、速度快、肠蠕动加速时，大便也可呈暗红或鲜红色。

考点 黑便评估

2. 周围循环衰竭 当出血量少时患者大多无全身症状，若出血量大且速度快者，可出现低血容量性周围循环衰竭，其程度轻重取决于出血的量和速度。

（1）轻度出血 出血量＜400ml，仅表现为头晕、乏力。

（2）中度出血 出血量＞400ml，可有烦躁、心悸、口渴、尿少、血压偏低、心率增快等。

（3）重度出血 出血量＞1000ml，可有失血性休克表现，神志不清或烦躁不安、呼吸急促、面色苍白、口唇发绀、四肢厥冷、脉搏细速、血压降低、尿量减少。

3. 发热 常见于大出血后24小时内，多为低热或中度发热，一般不超过38.5℃，可持续3～5天。发热机制尚不清楚，可能与周围循环衰竭致体温调节中枢功能障碍等有关。

4. 氮质血症 又称为肠源性氮质血症。主要是因为上消化道大量出血后，肠道中血液的蛋白质消化产物被吸收，引起血尿素氮浓度增高。

5. 贫血 上消化道出血后会有急性失血性贫血，出现面色苍白、头晕、乏力、心悸等表现。

6. 心理 - 社会状况 患者由于大量呕血、黑便、循环衰竭等症状而紧张、焦虑、恐惧，甚至因反复出血而产生悲观情绪。

考点 上消化道出血常见的身心状况

（三）辅助检查

1. 实验室检查

（1）血常规检查 上消化道出血3～4小时后红细胞和血红蛋白降低；出血24小时内网织红细胞增高，出血停止后逐渐恢复正常，若网织红细胞持续升高表明出血未停止或再出血。大多数患者白细胞升高，但肝硬化所致者常因伴有脾功能亢进，白细胞和血小板多偏低。

（2）血尿素氮升高 一般在出血后数小时开始上升，24～48小时达高峰，如无继续出血，3～4天降至正常。

（3）粪便隐血试验、肝肾功能检查等，可估计失血量、判断疗效及协助病因诊断。

2. 内镜检查 是明确上消化道出血病因的首选检查方法。应在出血后24～48小时内进行急诊胃镜检查，并备好止血药物和器械。内镜检查既可明确病变部位与性质，还可同时进行止血治疗。胶囊内镜、小肠镜等检查对排除小肠病变引起的出血有特殊价值。

考点 明确上消化道出血病因的首选方法

3. 影像学检查

（1）X线钡剂检查 对明确病因亦有参考价值，主要适用于不宜或不愿进行胃镜检查者或胃镜检查未能发现出血原因者，应在出血停止且病情稳定数天后进行。

（2）CT检查 腹部CT对于有腹部包块、肠梗阻征象的患者有一定的诊断价值。

（3）血管造影 当内镜未能发现病灶、估计有消化道动脉性出血时，可行选择性血管造影，若见造影剂外溢，则是消化道出血最可靠的征象，可立即予以经导管栓塞止血。

三、治疗要点

治疗原则是积极补充血容量、有效止血、去除病因、防治各种并发症。

（一）一般治疗

卧床休息，保持呼吸道通畅，严密监测患者生命体征，必要时行中心静脉压测定。观察呕血、黑便及便血情况。定期复查血红蛋白浓度、红细胞计数、血细胞比容与血尿素氮。活动性出血期间暂禁饮食。

（二）积极补充血容量

补充血容量是纠正失血性休克最重要的治疗措施。应立即开放静脉，迅速补充血容量。输液初始速度宜快，可先输入平衡盐液、葡萄糖盐水、右旋糖酐或其他血浆代用品，同时立即配血，符合输血指征（①收缩压＜ 90mmHg 或较基础收缩压降低 30mmHg 以上；②心率＞ 120 次 / 分；③血红蛋白＜ 70g/L 或血细胞比容＜ 25%）时，应及时输血治疗。肝硬化患者应输新鲜血液，因库存血含氨较高，易诱发肝性脑病。

考点　上消化道大出血导致休克的最重要处理措施

（三）迅速止血

1. 食管胃底静脉曲张破裂出血　①使用血管升压素、生长抑素及其类似物奥曲肽，能降低门静脉压力而止血。②三腔双囊管压迫止血，用于药物不能控制者，止血效果肯定，但患者痛苦、并发症多、再出血率高，故不作为首选措施。③内镜直视下止血，可行硬化剂注射止血术、组织黏合剂注射法或曲张静脉套扎术等。④手术治疗，出血量大经内科治疗无效时，可行紧急手术治疗。

考点　食管胃底静脉曲张破裂出血的止血措施

2. 非食管胃底静脉曲张破裂出血　① H_2 受体拮抗药和质子泵抑制药，可抑制胃酸分泌，提高胃内 pH，有利于血小板聚集及血浆凝血功能所诱导的止血过程。常用西咪替丁、雷尼替丁或奥美拉唑等。②去甲肾上腺素加入冷生理盐水中洗胃。③内镜直视下止血，可进行高频电凝、激光和微波止血或局部喷洒止血药物等。④介入治疗，可通过血管介入栓塞胃十二指肠动脉。⑤手术治疗，以上方法均不能止血、持续出血危及患者生命时，应及时手术治疗。

考点　非食管胃底静脉曲张破裂出血的止血措施

四、主要护理诊断 / 问题

1. 体液不足　与上消化道出血有关。

2. 活动无耐力　与失血性贫血、周围循环衰竭致组织缺血有关。

3. 有受伤的危险　与气囊长时间压迫食管胃底黏膜有关。

4. 有窒息的危险　与血液反流入气管、三腔管阻塞气道有关。

5. 恐惧　与呕血、黑便、失血性休克威胁健康和生命有关。

6. 知识缺乏：缺乏上消化道出血的防治及应对知识。

7.潜在并发症：低血容量性休克、急性肾衰竭等。

五、护理措施

（一）一般护理

1. 休息与体位　上消化道出血患者应适当休息，取舒适体位。大出血患者应绝对卧床休息，取平卧位并略抬高下肢，保证脑部供血，呕吐时头偏向一侧，避免误吸。保持呼吸道通畅，必要时吸氧，注意保暖。

2. 饮食护理　少量出血且无呕吐者，尤其是消化性溃疡出血，一般不需禁食，可给予清淡、温凉、易消化、无刺激流质或半流质饮食，可中和胃酸，促进溃疡愈合。大量出血或伴有剧烈呕吐者，应暂禁食。食管胃底静脉曲张破裂出血者止血后，应限制蛋白质和钠的摄入，以免诱发肝性脑病或加重水肿，同时避免粗糙、坚硬、刺激食物，防止曲张静脉再出血。

考点 上消化道出血患者的饮食护理

3. 口腔及皮肤护理　及时清理呕吐物，协助患者漱口，保持口腔清洁。及时擦拭皮肤汗液，注意保暖，保持衣物、被褥清洁干燥。卧床者特别是老年和重症患者注意预防压疮。

（二）心理护理

观察患者的心理变化，耐心做好各种解释工作；各项护理操作应及时准确，减轻患者的紧张情绪；多关心、安慰患者，稳定其情绪，消除患者及其家属的疑虑，使其产生安全感和信任感，更好地配合治疗及护理。

（三）病情观察

1. 病情监测　密切观察患者呕血与便血的颜色、量及性状的变化，监测患者的生命体征、神志、皮肤温度和色泽、静脉充盈情况及尿量的变化，准确记录24小时出入液量。及时了解实验室检查结果，有条件时监测中心静脉压，准确判断有无继续出血和周围循环衰竭。发现患者有休克表现时，立即报告医师并协助处理。

2. 估计出血量　粪便隐血试验阳性提示出血量在5ml以上，出现黑便提示出血量在50ml以上，呕血提示胃内积血达250～300ml。出血若不超过400ml一般不出现全身症状，超过400ml时可出现头晕、心悸及乏力等症状，若超过1000ml时可出现周围循环衰竭表现。

3. 继续出血或再次出血的征象　临床上，下述表现与实验室检查均提示有活动性出血：①呕血或黑便次数增多，呕吐物呈鲜红色或排出暗红血便，或伴有肠鸣音活跃。②经快速输液输血，周围循环衰竭的表现未见明显改善，或虽暂时好转而后又恶化，中心静脉压仍有波动，稍稳定又再下降。③红细胞计数、血红蛋白浓度和血细胞比容继续下降，网织红细胞计数持续增高。④补液和尿量足够的情况下，血尿素氮持续或再次增高。⑤胃管抽出物有较多新鲜血。

考点 出血是否停止的判断

（四）配合抢救护理

1. 迅速建立静脉通道，遵医嘱快速输液、输血，尽快补充血容量。输液初始速度宜快，有条件者可根据中心静脉压调整输液量和速度，避免因输液过多、过快而引起急性肺水肿。肝病患者应输入新鲜血，肝病患者禁用吗啡、巴比妥类药物等，出血后 3 天未解大便者慎用泻药。

2. 遵医嘱使用止血药，观察疗效及不良反应。应用垂体后叶素者，应注意静脉滴速，观察有无腹痛、心律失常、血压升高等不良反应。有高血压、冠心病、心力衰竭及妊娠者禁用。

3. 烦躁者可适当应用镇静药，但肝病者除外，以免诱发肝性脑病。

4. 三腔双囊管压迫止血的护理（详见中科云教育平台实训 6）。

六、健 康 教 育

1. 疾病知识指导　向患者和家属介绍上消化道出血的病因、诱因、治疗及预后，积极预防再出血，减少再出血的危险，积极治疗原发病，避免各种诱发因素。教会患者及家属早期识别出血征象及紧急处理的方法。

2. 保健知识指导　指导患者生活起居要有规律，保持乐观情绪，合理安排休息与活动，避免长期精神紧张。养成良好的饮食习惯，注意饮食卫生，定时规律进餐，避免进食粗糙和刺激性食物，禁饮烈酒、浓茶、咖啡等。

3. 心理 - 社会指导　指导家属给予患者精神支持和生活照顾，向患者及家属解释发病的原因、各种检查和治疗护理的目的，减轻患者紧张、焦虑的情绪。及时清除患者血迹和污物，减少对患者的不良刺激。

第 9 节　溃疡性结肠炎患者的护理

案例 4-8

　　患者，男性，34 岁。腹泻 4 个月，加重 6 天入院。患者 4 个月前出现腹泻，为黏液脓血便，量不大，无明显腹胀及腹痛。6 天前患者腹泻加重，排便次数增多，并伴左下腹痛、腹胀及里急后重来诊。护理体检：T 37℃，P 98 次 / 分，R 21 次 / 分，BP 115/80mmHg。神清，腹软，左下腹压痛，无反跳痛，全腹未及包块，肠鸣音亢进。实验室检查：血红蛋白 90g/L，红细胞沉降率 40mm/h。

问题： 1. 患者的初步诊断是什么？

　　2. 为明确诊断还需进行哪些检查？

　　3. 患者目前存在哪些主要护理诊断 / 问题？该如何护理？

一、概　　述

　　溃疡性结肠炎是一种慢性非特异性肠道炎症性疾病，其以结肠黏膜连续性、弥漫性炎症改变为特点，病因未明，暂无法治愈。病变主要位于大肠的黏膜及黏膜下层，主要临床特征为腹泻、黏液脓血便、腹痛和里急后重，病程漫长，反复发作，发作期与缓解期交替。病情轻重不一，少数重症者病变深达肌层，可出现严重并发症。本病可发生于任何年龄，多见于 20～40 岁，亦可见于儿童和老年人。男女发病率无明显差别。

1. 病因与发病机制　本病病因尚不明确，目前认为本病与环境（如饮食、吸烟、生活方式等）、感染、肠道微生态、遗传及免疫等因素相互作用有关。免疫紊乱和免疫损伤是最基本的发病机制。精神紧张、劳累、饮食失调等为本病的诱发因素。

2. 病理　病变主要位于直肠、乙状结肠的黏膜及黏膜下层，呈连续性弥漫性分布。活动期黏膜弥漫性充血、水肿，表面呈细颗粒状，黏膜脆弱，触之易出血。组织学可见黏膜及黏膜下层大量炎症细胞浸润，形成隐窝脓肿、糜烂及溃疡。少数暴发型或重症患者病变累及结肠全层，可发生中毒性巨结肠，常并发急性穿孔。由于病变反复发作及慢性过程，黏膜不断经过破坏和修复，溃疡愈合、瘢痕形成及黏膜肌层肥厚，可形成炎性息肉，还可使结肠袋消失，甚至肠腔狭窄、变短。少数患者可发生癌变。

考点　溃疡性结肠炎的好发部位

3. 临床分型

（1）根据病情严重程度分型　①轻度：最常见，腹泻每日 4 次以下，便血轻或无，贫血轻或无，无发热，红细胞沉降率正常。②重度：最少见，腹泻每日 6 次以上，明显黏液脓血便，有发热、脉速，红细胞沉降率加快，血红蛋白下降。③中度：介于轻度与重度之间。

（2）根据病变范围分型（蒙特利尔分型）　① E1 型（直肠），结肠镜下所见炎性病变局限于直肠，未达乙状结肠。② E2 型（左半结肠），结肠镜下所见炎性病变累及左半结肠（脾曲以远）。③ E3 型（广泛结肠），结肠镜下所见炎性病变广泛累及脾曲以近乃至全肠。

（3）根据溃疡性结肠炎疾病严重程度评估　分为活动期和缓解期。

二、护 理 评 估

（一）健康史

了解患者有无溃疡性结肠炎的家族史；了解患者有无精神刺激、劳累、饮食失调等诱因；有无长期慢性腹泻病史。

（二）身心状况

多数起病缓慢，呈慢性病程，多在 4～6 周，活动期和缓解期交替或持续并逐渐加重。偶见急性暴发过程。患者的临床表现与病变部位、类型、程度和病期有关。

1. 症状

（1）消化系统表现　①腹泻、黏液脓血便：腹泻是本病最主要的症状，因炎症刺激使肠蠕动加快及肠吸收障碍所致。黏液脓血便为本病活动期的重要表现,因黏膜炎症渗出、糜烂及溃疡所致。大便次数、便血程度可反映病情轻重，轻者每日排便 2～4 次，便血轻或无；重者每日 10 次以上，大量脓血。因病变累及直肠，故常伴里急后重。②腹痛：活动期有轻至中度腹痛，为左下腹或下腹阵痛，有疼痛—便意—便后缓解的规律。如并发中毒性巨结肠或炎症波及腹膜，可有持续剧烈腹痛。③其他症状：可有食欲缺乏、恶心、呕吐及腹胀等。

考点　溃疡性结肠炎消化系统的表现

（2）全身表现　中、重度患者可有低至中度发热，高热多提示有严重感染或并发症。重症者还可出现消瘦、衰弱、贫血、低蛋白血症、水与电解质平衡紊乱等。

（3）肠外表现　包括外周关节炎、结节性红斑、坏疽性脓皮病、结膜炎、虹膜炎、巩膜炎、口腔黏膜溃疡、原发性硬化性胆管炎等。

2. 体征　患者慢性病容，重者呈消瘦贫血貌。轻、中度患者仅有左下腹轻压痛，肠鸣音增强。重度患者常有明显压痛和鼓肠。中毒性巨结肠或肠穿孔者可表现为反跳痛、腹肌紧张，肠鸣音减弱或消失。

3. 并发症　可并发中毒性巨结肠、急性肠穿孔、下消化道大出血、直肠结肠癌变等。

4. 心理 - 社会状况　反复出现腹泻、腹痛，疾病迁延不愈，严重影响患者的生活和工作，容易出现焦虑、烦躁的情绪。本病长期发作，会增加患癌风险，患者会有悲观、绝望等不良心理。

（三）辅助检查

1. 血液检查　因营养不良和慢性失血，患者可有不同程度的贫血，红细胞和血红蛋白下降。活动期白细胞可增高。红细胞沉降率加快和 C 反应蛋白增高是活动期的标志。严重患者血清白蛋白下降和电解质紊乱。

2. 粪便检查　肉眼可见黏液脓血便，显微镜检见白细胞、红细胞和巨噬细胞。粪便病原学检查有助于排除感染性结肠炎，需反复多次检查。

3. 自身抗体检测　外周血抗中性粒细胞胞质抗体（p-ANCA）可能是本病的特异性抗体，有助于诊断和鉴别诊断。

4. 结肠镜检查　是本病最有价值的诊断方法，结肠镜检查应常规用于溃疡性结肠炎诊断、疗效评估及疾病监测，检查时应尽可能进入回肠末端，并对受累和未受累区域多段、多点取材进行黏膜活检，从而确定病变部位及程度。活动期溃疡性结肠炎的内镜下特征：①轻度溃疡性结肠炎内镜下表现为红斑、黏膜充血及血管纹理消失。②中度溃疡性结肠炎内镜下表现为血管形态消失，出血黏附在黏膜表面、糜烂，且常伴粗糙颗粒状的外观和黏膜脆性的增加（接触性出血）。③重度溃疡性结肠炎内镜下表现为黏膜的自发性出血及溃疡。④缓解期溃疡性结肠炎的内镜下表现为：可见正常黏膜，部分患者可见假性息肉形成，或呈瘢痕样改变；对于病程较长的患者，因黏膜萎缩，可见结肠袋形态的消失、肠腔的狭窄以及炎（假）性息肉的形成。

考点　溃疡性结肠炎确诊的检查方法

三、治疗要点

治疗原则：控制急性发作、促进黏膜愈合、维持缓解病情、减少复发和防治并发症。

（一）一般治疗

饮食宜选清淡、易消化、低纤维素的流食或半流食。病情严重者应禁食，给予全肠外营养治疗。

（二）药物治疗

1. 氨基水杨酸制剂　5- 氨基水杨酸为治疗溃疡性结肠炎的传统药物，能够抑制炎症及免疫反应，有较好的疗效。主要适用于轻、中型患者或重型经糖皮质激素治疗已经缓解者。①轻度（初治）：口服 5- 氨基水杨酸（2 ～ 4g/d）诱导缓解；②轻度直肠型：5- 氨基水杨酸直肠给药（每日 1 次）基本足够；③轻中度左半结肠型：口服联合灌肠治疗，灌肠药物包括局部糖皮质激素制剂及中药。

2. 美沙拉嗪　为治疗本病的常用药物。轻度活动性直肠型溃疡性结肠炎建议应用美沙拉嗪直肠给药诱导缓解。局部应用美沙拉嗪（剂量 1g/d）是直肠型溃疡性结肠炎的一线治疗。对于轻中度左半结肠型活动性溃疡性结肠炎，建议口服美沙拉嗪联合灌肠治疗，灌肠药物包括美沙拉嗪、局部糖皮质激素制剂及中药等。

考点　溃疡性结肠炎治疗的首选药物

3. 糖皮质激素　适用于对美沙拉嗪疗效不佳的轻、中型患者，尤其适用于重型患者。

4. 免疫调节剂　适用于激素疗效不佳或激素依赖的慢性持续性患者。常用药物有硫唑嘌呤、巯嘌呤或环孢素、他克莫司。

5. 生物制剂　适用于经激素及免疫抑制剂治疗无效或者不能耐受者。目前应用最多的生物制剂是抗 TNF 抗体。

6. 抗生素　对重症继发感染的患者，应积极使用广谱抗生素治疗，合用甲硝唑对厌氧菌感染有一定疗效。

（三）手术治疗

并发大出血、肠穿孔、中毒性巨结肠经内科治疗无效伴严重毒血症者可急诊手术。并发结肠癌、慢性型内科治疗不理想者可择期手术。

四、主要护理诊断 / 问题

1. 腹泻　与炎症导致肠道吸收障碍及结肠运动功能失常有关。

2. 疼痛：腹痛　与肠道炎症、溃疡、肠穿孔、肠梗阻有关。

3. 营养失调：低于机体需要量　与摄入不足、吸收障碍及腹泻有关。

4. 体温过高　与炎症有关。

5. 焦虑　与病情反复迁延有关。

6. 知识缺乏：缺乏有关本病的防治知识。

7. 潜在并发症：中毒性巨结肠、急性肠穿孔、下消化道大出血、直肠结肠癌变等。

五、护理措施

（一）一般护理

1. 休息与活动　活动期应充分休息，重症者应卧床休息。生活规律，保持乐观情绪，避免精神紧张，注意劳逸结合。

2. 饮食护理　给予易消化、少渣、少纤维素、营养丰富的流食或软食，避免刺激性食物。忌食水果、冷饮、多纤维食物、牛奶及奶制品。急性发作期应进流质或半流质饮食，病情严重者应暂时禁食，静脉补充营养。

（二）心理护理

由于病情迁延，患者极易产生焦虑、抑郁心理，护士应多关心、体贴患者，进行心理疏导，取得患者的配合。同时稳定患者的情绪，避免过度紧张和劳累。

（三）病情观察

观察患者生命体征、意识状态及营养指标；观察粪便的颜色、量、次数及性状；监测水、电解质及酸碱平衡情况；严密观察腹痛的性质、部位及变化情况，及时发现各种并发症。

（四）对症护理

腹痛者多注意休息，采取舒适体位，指导患者分散注意力，必要时遵医嘱给予解痉药如阿托品。腹泻者应注意保护肛周皮肤，保持肛周清洁、干燥，可局部热敷以减少肠蠕动，轻中度溃疡性结肠炎患者腹泻严重频繁者可遵医嘱给予止泻药；急性重度溃疡性结肠炎患者忌用止泻剂、抗胆碱能药物、阿片类制剂、NSAID 等，以免诱发结肠扩张。

（五）用药护理

遵医嘱给药，注意药物的疗效及不良反应。柳氮磺吡啶使用时注意有无头痛、恶心、呕吐、皮疹、粒细胞减少及再生障碍性贫血等不良反应，应餐后服用，定期复查血象。糖皮质激素要注意逐渐减量，直至停药，防止反跳现象。免疫抑制药能引起消化道反应、白细胞减少、骨髓抑制及肝肾功能异常等，应注意监测。阿托品剂量大时会诱发中毒性巨结肠。

六、健康教育

1. 疾病知识指导　向患者及家属介绍本病的相关因素、发病特点及防治措施，使患者能够正确认识本病的不同类型及不同阶段。嘱患者遵医嘱服药，不要随意减量、换药或停药，学会观察药物疗效及不良反应，定期门诊复查：建议起病 8 ~ 10 年的所有 UC 患者均应行 1 次结肠镜检查，以确定当前病变的范围。如为蒙特利尔分型 E3 型，则此后隔年行结肠镜复查，起病 20 年后每年行结肠镜复查；如为 E2 型，则从起病 15 年开始隔年行结肠镜复查；如为 E1 型，无须结肠镜监测。合并原发性硬化性胆管炎者，从该诊断确立开始每年行结肠镜复查。

2. 保健知识指导　指导患者合理休息和活动，劳逸结合。合理饮食，避免生冷、粗硬、辛辣等刺激性食物。保证充足睡眠，积极锻炼身体，不断增强体质。调整情绪，培养良好的心态。

3. 心理 - 社会指导 由于病因不明，病情反复发作，迁延不愈，常给患者带来痛苦，尤其是排便次数的增加，给患者的精神和日常生活带来很多困扰，易产生自卑、忧虑甚至恐惧心理。应鼓励患者树立信心，以平和的心态应对疾病，自觉地配合治疗。

自 测 题

A₁ 型题

1. 以下属于大肠病变引起腹泻特点的是（ ）

A. 腹泻便量多

B. 粪便一般呈水样

C. 粪便含有较多的黏液脓血

D. 粪便中常带有脂肪滴

E. 粪便的颜色为灰白色

2. 十二指肠溃疡患者呕吐大量酸性发酵隔宿食物，考虑（ ）

A. 慢性胃炎   B. 胃穿孔

C. 急性胆囊炎   D. 急性胰腺炎

E. 幽门梗阻

3. 频繁大量呕吐与严重腹泻的患者，主要护理诊断 / 问题不包括（ ）

A. 营养失调：低于机体需要量

B. 有口腔黏膜完整性受损的危险

C. 活动无耐力

D. 有体液不足的危险

E. 焦虑

4. 消化性溃疡发病机制中最关键的侵袭性因素是（ ）

A. 非甾体抗炎药   B. 胃酸和胃蛋白酶

C. 幽门螺杆菌   D. 反流的胆汁

E. 烟、酒

5. 胃溃疡的好发部位是（ ）

A. 胃底贲门部   B. 胃体前壁

C. 胃角和胃小弯   D. 胃窦大弯和幽门前区

E. 幽门管附近

6. 急性胰腺炎的首发症状是（ ）

A. 恶心   B. 发热

C. 休克   D. 呕吐

E. 腹痛

7. 正常情况下，胰液进入十二指肠，在肠激酶的作用下首先激活的是（ ）

A. 糜蛋白酶原   B. 激肽释放酶原

C. 前磷脂酶   D. 前弹力蛋白酶

E. 胰蛋白酶原

8. 紧急胃镜检查应在上消化道出血后（ ）

A. < 24 小时   B. 24 ～ 48 小时

C. 48 ～ 72 小时   D. > 72 小时

E. 出血停止

9. 慢性浅表性胃炎最主要的病因为（ ）

A. 饮食不合理   B. 自身免疫

C. 幽门螺杆菌感染   D. 长期饮浓茶、咖啡

E. 长期使用布洛芬

10. 服枸橼酸铋钾期间要向患者讲明（ ）

A. 可与牛奶同服   B. 可有黑便及便秘

C. 可与抗酸药同服   D. 可长期服用

E. 肝肾功能不良者亦可用

11. 十二指肠溃疡的疼痛特点是（ ）

A. 疼痛—进食—疼痛

B. 疼痛—进食—缓解

C. 进食—疼痛—疼痛

D. 进食—疼痛—缓解

E. 无一定规律

12. 胃溃疡患者出现哪种现象，应警惕癌变可能（ ）

A. 上腹部疼痛反复发作

B. 疼痛有节律性

C. 厌食

D. 体重减轻

E. 大便隐血试验持续阳性

13. 下列哪项可以判断重症急性胰腺炎预后不佳（ ）

    A. 急性胰腺炎   B. 休克

    C. 高热   D. 低钙抽搐

    E. 代谢性酸中毒

14. 对上消化道出血的患者以下哪项处置是错误的（ ）

    A. 积极补充血容量

    B. 立即行 X 线钡餐检查

    C. 急诊胃镜检查

    D. 药物治疗止血

    E. 必要时行手术治疗

15. 上消化道出血患者的粪便可呈（ ）

    A. 脓血样   B. 果酱样

    C. 柏油样   D. 米泔水样

    E. 白陶土样

16. 三腔双囊管压迫止血适用于（ ）

    A. 食管胃底静脉曲张破裂出血

    B. 急性出血性糜烂性胃炎

    C. 胃癌引起的上消化道出血

    D. 消化性溃疡并发出血

    E. 食管癌溃烂所致出血

17. 溃疡性结肠炎活动期的重要表现为（ ）

    A. 腹泻   B. 腹痛

    C. 呕吐   D. 外周关节炎

    E. 黏液脓血便

18. 急性胃炎患者发生大量呕吐，同时出现呼吸浅慢，躁动，应提示发生（ ）

    A. 低血钾   B. 代谢性碱中毒

    C. 代谢性酸中毒   D. 呼吸性酸中毒

    E. 低血钠

19. 患者，男性，54 岁。意识障碍，今早发生呕吐，护士为其取平卧位，头偏向一侧，此体位的目的是防止（ ）

A. 呕吐加剧   B. 昏迷加重

C. 血压进一步降低   D. 减少衣物污染

E. 误吸窒息

20. 患者，女性，45 岁。中午聚餐喝酒后出现中上腹部持续性疼痛，向左后背部放射。可能的诊断是（ ）

    A. 消化性溃疡穿孔   B. 急性胰腺炎

    C. 左肾结石   D. 急性胆囊炎

    E. 心绞痛

21. 患者，女性，45 岁。既往有胆结石，晚餐后突然出现中上腹痛，阵发性加剧，频繁呕吐，呕吐物含胆汁，呕吐后腹痛未减轻，化验血淀粉酶为 2500U/L，于今日住院治疗。其饮食护理应为（ ）

    A. 少食多餐   B. 禁食

    C. 高脂饮食   D. 低蛋白饮食

    E. 粗纤维饮食

22. 患者，男性，40 岁。患急性胰腺炎，为减轻疼痛，可协助其采取的卧位是（ ）

    A. 去枕平卧   B. 俯卧

    C. 取弯腰屈膝侧卧   D. 头低脚高

    E. 半坐卧位

23. 患者，男性，30 岁。患有慢性胃窦炎 4 年，其饮食护理不正确的是（ ）

    A. 避免食用辛辣、生冷等刺激性食物

    B. 多进食粗粮等食物，以促进肠蠕动

    C. 规律进食

    D. 胃酸含量低者多喝鸡汤和肉汤

    E. 宜少量多餐

24. 患者，女性，35 岁。近 1 年反复上腹痛，伴恶心、呕吐、嗳气，食欲差。查体：上腹部轻压痛，无反跳痛、肌紧张，胃镜见胃黏膜呈灰白色，黏膜皱襞变细、平坦，黏膜变薄，血管显露，目前考虑诊断为（ ）

    A. 急性胰腺炎   B. 慢性萎缩性胃炎

    C. 急性胆囊炎   D. 慢性浅表性胃炎

    E. 胃溃疡

25. 患者，女性，54 岁。胆源性胰腺炎发作数次，

为预防胰腺炎再次发作，应教育患者（　　）

A. 注意饮食卫生　　B. 服用抗生素

C. 经常服用消化酶　D. 治疗胆道疾病

E. 控制血糖

26. 患者，男性，25岁。既往体健。大量饮酒后突然出现上腹剧痛，频繁呕吐，面色苍白，疑为急性胰腺炎。患者最适宜的处理为（　　）

A. 低脂流食　　　　B. 高蛋白流食

C. 普食　　　　　　D. 禁食

E. 低脂饮食

27. 患者，男性，42岁。反复中上腹闷痛12年，再发并呕吐1周。体检：中上腹部压痛，振水音阳性。最可能的诊断是（　　）

A. 消化性溃疡

B. 消化性溃疡并幽门梗阻

C. 胃癌

D. 胃癌并幽门梗阻

E. 急性胃炎

28. 上消化道大出血时，紧急处理最重要的措施是（　　）

A. 冰盐水洗胃

B. 静脉滴注垂体后叶素

C. 快速输血输液，补充血容量

D. 口服去甲肾上腺素

E. 手术治疗

29. 明确上消化道出血病因的首选检查方法是（　　）

A. 血容量减少所致周围循环衰竭的临床表现

B. X线钡餐检查

C. 腹部CT检查

D. 胃镜检查

E. 粪便隐血试验

30. 肝性脑病患者口服乳果糖的目的是（　　）

A. 导泻　　　　　　B. 酸化肠道

C. 抑制肠菌生长　　D. 补充能量

E. 护肝

31. 溃疡性结肠炎病变多累及（　　）

A. 直肠和乙状结肠

B. 回盲部

C. 回肠末端及邻近结肠

D. 空肠

E. 十二指肠

A₂型题

32. 患者，女性，40岁。既往肝硬化病史10年，近日感食欲减退，右上腹部疼痛难忍。查体：上腹部压痛，无反跳痛、肌紧张，AFP 1000ng/ml，目前考虑诊断为（　　）

A. 急性胰腺炎　　　B. 慢性萎缩性胃炎

C. 急性胆囊炎　　　D. 慢性浅表性胃炎

E. 肝癌

33. 患者，女性，39岁。慢性腹泻3年，大便每天5～6次，带少量脓血，大便细菌培养阴性。为明确诊断需要做哪项检查（　　）

A. 结肠镜检查　　　B. 腹部超声

C. 粪便隐血试验　　D. 腹部CT

E. 血常规

34. 患者，男性，33岁。因呕血3次，黑便2次入院，门诊以"上消化道出血"收住院，为明确出血病因首选的检查是（　　）

A. 粪便隐血试验

B. 胃镜检查

C. X线钡餐造影检查

D. 腹部超声

E. 大便细菌培养

35. 患者，男性，57岁。既往有胃溃疡病史10年。1天前饮酒后出现上腹痛，伴反酸、嗳气及恶心、呕吐，呕吐物为胃内容物。3小时前呕血3次，暗红色，量约600ml，黑便2次，约500g。自觉头晕、心慌、乏力来院就诊。目前初步诊断为（　　）

A. 胃炎

B. 胃癌

C. 胃溃疡合并上消化道出血

D. 胆囊炎

E. 幽门梗阻

36. 患者，男性，40岁。消化性溃疡，因上腹部疼痛、

反酸入院。治疗期间由于饮食不当并发大出血。此时不会出现的是（　　）

A. 呕吐　　　B. 黑便　　　C. 晕厥

D. 休克　　　E. 上腹痛加重

37. 患者，男性，41 岁。既往有溃疡病史 10 年，突然上腹部剧痛并波及右下腹。检查右下腹，腹膜刺激征明显，最重要的护理措施是（　　）

A. 半卧位　　　　　B. 禁食、胃肠减压

C. 输液　　　　　　D. 观察血压、脉搏

E. 应用抗生素

38. 患者，女性，65 岁。反复中上腹闷痛 12 年，再发并呕吐 1 周，体重较前减轻约 10kg。体检：中上腹部压痛，振水音阳性。胃镜检查：胃窦前壁见不规则黏膜隆起，致幽门口严重狭窄，胃窦黏膜僵硬，蠕动差。最可能的诊断是（　　）

A. 消化性溃疡

B. 消化性溃疡并幽门梗阻

C. 胃溃疡

D. 胃癌并幽门梗阻

E. 急性胃炎

39. 肝硬化患者，男性，56 岁。入院查体：面部蜘蛛痣，肝掌，乳房发育，出现此体征的原因是（　　）

A. 肾功能不全　　　B. 免疫力下降

C. 肝功能减退　　　D. 垂体性腺功能紊乱

E. 肾上腺皮质功能减退

40. 患者，男性，45 岁。乙型肝炎 10 年，肝硬化 5 年入院。护士在进行入院评估时患者自诉"皮肤特别痒"，分析导致患者皮肤瘙痒的原因可能是（　　）

A. 转氨酶增高　　　B. 慢性肾功能不全

C. 药物过敏　　　　D. 胆红素增高

E. 血浆白蛋白降低

41. 患者，男性，55 岁。因牙龈反复出血就诊。查体：面色灰暗、颈部及胸部有蜘蛛痣。实验室检查：血红蛋白 75g/L，白细胞 2.0×10^9/L，血小板 57×10^9/L，丙氨酸氨基转移酶＜40U/L，

白蛋白 35g/L，球蛋白 33g/L，护士为患者解释出血的原因，最可能是（　　）

A. 脾功能亢进　　　B. 再生障碍性贫血

C. 白血病　　　　　D. 慢性胃溃疡

E. 肝硬化

42. 肝硬化患者 X 线钡餐检查显示：钡剂在食管薄膜上分布不均，有虫蚀样充盈缺损。患者的饮食应避免（　　）

A. 植物性蛋白　　　B. 动物性蛋白

C. 粗糙坚硬的食物　D. 含钾丰富的食物

E. 含钠的食物

43. 患者，女性，40 岁。因肝硬化腹水入院，放腹水后出现精神错乱，幻觉，嗜睡伴有扑翼样震颤，脑电图异常等表现，护士采取的饮食护理措施应除外（　　）

A. 以碳水化合物为主的饮食

B. 盐限制在 1.5～2.0g/d

C. 静脉补充葡萄供给热量

D. 昏迷者鼻饲流质饮食

E. 清醒后给予动物性蛋白质

44. 患者，女性，46 岁。因肝硬化食管静脉曲张，腹水入院，放腹水后出现意识不清，呼之不醒，但压迫其眶上神经仍有痛苦表情，下列饮食护理正确的是（　　）

A. 高盐饮食

B. 无蛋白高热量饮食

C. 低维生素饮食

D. 高蛋白限制饮食

E. 含糖食物

45. 患者，男性，38 岁。平日喜欢大量饮酒，今日暴饮暴食后出现持续上腹痛，伴恶心、呕吐。实验室检查：血淀粉酶 550U/L，应诊断为（　　）

A. 急性胃穿孔　　　B. 急性腹膜炎

C. 胆囊炎　　　　　D. 胆道蛔虫

E. 急性胰腺炎

46. 患者，女性，54 岁。胆源性胰腺炎发作数次，为预防胰腺炎再次发作，应教育患者（　　）

A. 注意饮食卫生　　B. 服用抗生素

C. 经常服用消化酶　D. 治疗胆道疾病

E. 控制血糖

47. 患者，男性，25 岁。既往体健。大量饮酒后突然出现上腹剧痛，频繁呕吐，面色苍白，疑为急性胰腺炎。患者最适宜的处理为（　　）

A. 低脂流食　　　　B. 高蛋白流食

C. 普食　　　　　　D. 禁食、胃肠减压

E. 低脂饮食

48. 患者，男性，45 岁。因消化性溃疡并发出血收治入院，经积极治疗后，24 小时前停止出血，无呕吐，病情稳定。目前该患者的饮食应为（　　）

A. 禁食　　　　　　B. 高脂高纤维饮食

C. 半流食　　　　　D. 软食

E. 正常饮食

49. 患者，男性，40 岁。消化性溃疡大出血。经治疗后出血停止，护士对其进行饮食指导正确的是（　　）

A. 可以喝豆浆　　　B. 继续禁食

C. 可以喝鸡汤　　　D. 可以吃软米饭

E. 可以吃鸡蛋

50. 患者，女性，39 岁。因十二指肠溃疡出血急诊入院治疗。呕血时应指导患者采取何种体位（　　）

A. 平卧位

B. 侧卧位

C. 平卧位、下肢抬高

D. 头高脚低位

E. 半坐位

51. 患者，女性，37 岁。因肝硬化合并食管静脉曲张破裂出血用三腔双囊管压迫，10 小时后发现抽出液呈鲜红色，量约 220ml，血压 86/45mmHg。下列措施不正确的是（　　）

A. 口服冰盐水

B. 加大输血、输液速度

C. 静脉滴注垂体后叶素

D. 加大三腔双囊管内的压力

E. 通知医生，积极进行术前准备

A₃ 型题

（52、53 题共用题干）

患者，男性，42 岁。近 2 年来反复上腹疼痛，经常在餐前 1 小时发生，进食后缓解，伴食欲减退、乏力，偶尔呕吐。查体：精神疲，面色苍白，上腹部轻度压痛。

52. 初步考虑的临床诊断是（　　）

A. 慢性浅表性胃炎

B. 急性糜烂出血性胃炎

C. 慢性萎缩性胃炎

D. 胃溃疡

E. 十二指肠溃疡

53. 给患者实施护理措施不正确的是（　　）

A. 观察呕吐物量、颜色

B. 注意腹痛的规律、程度

C. 鼓励患者进食要营养丰富，补充高蛋白、易消化食物

D. 加强休息

E. 坚持服药治疗，腹痛时可服用阿司匹林以缓解疼痛

（54、55 题共用题干）

患者，男性，38 岁。反复中上腹部饥饿性疼痛 4 年，有时返酸和夜间疼痛。体检：左锁骨上淋巴结不大，中上腹部压痛。大便隐血试验阴性。

54. 为明确诊断，首选的检查方法是（　　）

A. 腹部 B 超检查

B. X 线钡餐检查

C. 胃镜检查 + 黏膜组织快速尿素酶检查

D. 胃液分析

E. ^{13}C 尿素呼气试验

55. 如果幽门螺杆菌阳性，首选的治疗方案是（　　）

A. 奥美拉唑 + 铋剂 + 克拉霉素 + 甲硝唑

B. 奥美拉唑 + 硫糖铝 + 克拉霉素 + 庆大霉素

C. 奥美拉唑 + 庆大霉素 + 甲硝唑

D. 铋剂 + 庆大霉素 + 甲硝唑

E. 铋剂 + 克拉霉素 + 阿莫西林

（56、57题共用题干）

患者，男性，40岁。患胃溃疡10余年，1小时前因饮酒出现上腹部剧烈疼痛，伴有恶心、呕吐。查体：腹部压痛、肌紧张、肝浊音界缩小。X线检查可见膈下游离气体。

56. 考虑该患者发生了（　　）

　　A. 急性胆囊炎　　　B. 急性胰腺炎

　　C. 胃肠穿孔　　　　D. 幽门梗阻

　　E. 胆石症

57. 针对患者的情况，护士应首先采取的护理措施是（　　）

　　A. 观察患者疼痛的变化

　　B. 遵医嘱使用镇痛药

　　C. 禁食、胃肠减压

　　D. 安慰并陪伴患者

　　E. 快速补液

（58、59题共用题干）

患者，男性，40岁。2小时前与朋友聚餐，饮酒后出现中上腹部刀割样疼痛，向腰背部呈带状放射，疼痛阵发性加重。伴恶心、呕吐，呕吐物为胃内容物及胆汁，呕吐后腹痛未减轻。入院诊断为急性胰腺炎。

58. 为患者解痉镇痛时，下列禁用的药品是（　　）

　　A. 山莨菪碱　　　　B. 吗啡

　　C. 阿托品　　　　　D. 哌替啶

　　E. 溴丙胺太林

59. 抑制胰腺分泌作用最强的药物是（　　）

　　A. 阿托品　　　　　B. 西咪替丁

　　C. 生长抑素　　　　D. 环丙沙星

　　E. 山莨菪碱

（60～63题共用题干）

患者，女性，50岁。患慢性迁延性肝炎15年，近1个月来感全身明显乏力，纳差，腹胀，腹泻而入院。入院时查体：T 37.8℃，P 26次/分，BP 125/75mmHg，体重46kg。面色灰暗，体形消瘦，皮肤巩膜轻度黄染，腹部膨隆，叩诊有移动性浊音。

60. 患者腹部出现移动性浊音提示（　　）

　　A. 肝脾大　　　　　B. 卵巢囊肿

　　C. 肠梗阻　　　　　D. 腹水＞500ml

　　E. 腹水＞1000ml

61. 该患者腹水形成的最主要原因是（　　）

　　A. 门静脉高压

　　B. 血浆白蛋白升高

　　C. 肝淋巴液生成过多

　　D. 肾功能障碍

　　E. 抗利尿激素减少

62. 该患者饮食上应限制下列哪项的摄入（　　）

　　A. 钾　　　　B. 钠　　　　C. 钙

　　D. 磷　　　　E. 镁

63. 该患者服用排钾利尿药时应注意（　　）

　　A. 不宜过快、过猛

　　B. 大剂量、持续用药

　　C. 利尿速度宜快不宜慢

　　D. 每周减轻体重2kg以上

　　E. 以上均不是

（64～66题共用题干）

患者，男性，60岁。肝硬化病史12年。5天前排黑便3次，无呕血。治疗后近3天未排便，2天前出现沉默寡言、反应迟钝、走错卫生间、肢体震颤。

64. 可能的诊断是（　　）

　　A. 亚临床型肝性脑病

　　B. 帕金森综合征

　　C. 肝性脑病

　　D. 贫血性脑病

　　E. 老年性痴呆

65. 除了出血外，主要的诱发因素是（　　）

　　A. 年纪大　　　　　B. 肝硬化病史长

　　C. 治疗不当　　　　D. 便秘

　　E. 输新鲜血

66. 为了通便，哪项措施不当（　　）

　　A. 适当进食植物性蛋白质

　　B. 适量口服33%硫酸镁

　　C. 口服乳果糖

　　D. 66.7%乳果糖灌肠

E. 肥皂水灌肠

（67～70题共用题干）

患者,女性,38岁。反复腹泻、腹痛伴里急后重,粪便呈糊状,加重伴黏液脓血1周余,诊断为溃疡性结肠炎。

67. 下列哪项不是该病可能的病因（　　）

A. 感染　　　　　B. 遗传

C. 肠道手术　　　D. 环境因素

E. 免疫因素

68. 近2天来,患者腹泻次数增加,每天达10余次。T 39.8℃,P 96次/分,BP 98/66mmHg。诊断为重型溃疡性结肠炎活动期。下列不符合病情表现的为（　　）

A. 黏液脓血便

B. 白细胞计数降低

C. C反应蛋白增高

D. 红细胞沉降率增快

E. 结肠镜检黏膜呈弥漫性炎症反应

69. 此时应遵医嘱首选的治疗措施是（　　）

A. 青霉素　　　　　B. 泼尼松

C. 柳氮磺吡啶　　　D. 硫唑嘌呤

E. 手术

70. 下列针对该患者的健康教育不恰当的是（　　）

A. 急性发作期卧床休息

B. 坚持治疗,不随意停药

C. 食用质软、少纤维食物

D. 服用柳氮磺吡啶期间应定时复查血常规

E. 告知患者只要坚持治疗本病可以完全治愈

（郭雪媚　于辰龙）

第5章
泌尿系统疾病患者的护理

第1节 概　　述

泌尿系统是由肾脏、输尿管、膀胱、尿道以及有关的神经、血管等组成，其主要功能是生成和排泄尿液，并以此排泄体内代谢终末产物，对维持机体内环境稳定起重要的作用。

一、泌尿系统的结构和功能

（一）肾脏的结构

1. 肾脏的形态和位置　肾脏为成对的实质性器官，位于腹膜后脊柱两旁的浅窝中，左右各1个。临床上常将竖脊肌外侧缘与第12肋之间的部位，称为肾区（肋脊角），当肾脏有病变时，叩击该区常有疼痛感。

2. 肾脏的基本结构　肾脏由肾单位、肾小球旁器、肾间质、血管、神经等组成。肾的内侧缘中部凹陷，称肾门，是肾盂、血管、神经、淋巴管出入的门户。肾脏内部的结构可分为肾实质和肾盂两部分。肾实质内层为髓质，外层为皮质。肾髓质由肾锥体构成，肾锥体与肾小盏相连接，相邻2～3个肾小盏合成一个肾大盏，2～3个肾大盏汇合成肾盂。肾盂出肾门后移行为输尿管。

3. 肾单位的结构　肾单位是肾脏结构和功能的基本单位，每个肾脏由80万～110万个肾单位组成。每个肾单位由肾小体和肾小管组成，肾小体由肾小球和肾小囊构成，肾小球由中央的毛细血管团（肾入球小动脉形成）和周围的肾小囊包绕构成。

考点 肾脏结构和功能的基本单位

（二）肾脏的生理功能

1. 生成尿液及排泄代谢产物　每日从肾小球滤过的血浆总量达150～180L，称之为原尿。单位时间内肾小球滤过的血浆量称为肾小球的滤过率，正常成人的肾小球滤过率每分钟约为120ml。原尿流经肾小管及集合管时，约99%被重吸收。因此排出体外的终尿仅有1500ml左右。机体在新陈代谢中产生多种代谢产物，如尿素、肌酐、尿酸、各种胺类、胍类、酚类、多肽等，绝大部分代谢产物通过肾脏的肾小球滤过功能完成。

2. 调节体液和电解质酸碱平衡　通过肾小球的滤过途径产生原尿后，再通过肾小管的重吸收及分泌功能，绝大部分水、全部的葡萄糖和氨基酸、大部分电解质、碳酸氢根等被重吸收回血液。

3. 内分泌功能　肾脏可分泌的激素包括血管活性激素（如肾素、血管紧张素 Ⅱ、前列腺素等）和非血管活性激素（如 1, 25- 二羟维生素 D_3、红细胞生成素等），这些激素对血压、水、电解质平衡、红细胞生成以及骨代谢等许多生理功能的调节起了重要作用。

（三）输尿管、膀胱和尿道

输尿管有三处狭窄：肾盂与输尿管移行处（输尿管起始处）；输尿管跨过髂血管处和膀胱壁内的输尿管壁内部。这些狭窄是结石、血块及坏死组织容易停留的部位。

二、辅助检查

1. 尿液检查　包括一般性状检查、生化检查、尿沉渣显微镜检查、尿液细菌检查。为获得可靠的检查结果，通常取用清晨第一次尿标本最理想，因无饮食因素干扰、有形成分量多且相对完整。收集好的尿标本应在 1 ～ 2 小时内进行有关检查。留标本时应取中段尿，尽量避免污染，留尿前应清洁外阴，男性包茎者应翻开包皮用清水清洗后进行；女性应避开月经期，以免经血污染。做细菌学检查的尿标本应该置于灭菌的培养器内（无防腐剂），采集过程严格无菌操作，采集完毕立即送检。

2. 肾小球滤过功能检查　内生肌酐清除率（creatinine clearance rate，Ccr）、血肌酐、尿素氮、血清胱抑素 C、菊粉清除率、β_2 微球蛋白的测定，为临床上判断肾小球滤过功能的检查方法。

3. 影像学检查　包括超声、X 线检查、肾盂造影、血管造影、CT、MRI、核素检查等，可了解肾脏大小、结构，有无畸形、积水、结石、占位、狭窄栓塞、血管病变等。

4. 免疫学检查　许多原发性肾脏疾病与免疫炎症反应有关，免疫学检查有助于疾病类型及病因诊断，如血清补体成分测定（血清总补体、C3 等）、血清抗链球菌溶血素 O 的测定。尤其是血清抗链球菌溶血素 O 滴度增高对肾小球肾炎的诊断有着重要价值。

5. 肾脏病理学检查　经皮肾脏病理活检是临床诊断、治疗及判断肾脏预后非常重要的依据。

第 2 节　泌尿系统疾病常见症状和体征的护理

泌尿系统疾病的常见症状或体征有肾性水肿、肾性高血压、尿异常、尿路刺激征等。

一、肾性水肿

（一）概述

1. 概念　肾性水肿是指由于各种肾脏疾病引起过多液体潴留在组织间隙而导致的组织肿胀，是肾小球疾病最常见的症状之一。

2. 病因　各类型原发肾小球肾炎、肾病综合征、继发性肾脏病、肾衰竭、梗阻性肾病、间质性肾炎、遗传性肾病等。

3. 发病机制

（1）肾炎性水肿　主要由于肾小球滤过率明显下降，而肾小管重吸收量并没有相应地减少而导致的水钠潴留，即球 - 管失衡。

（2）肾病性水肿　由于大量蛋白尿导致的低蛋白血症，血浆胶体渗透压下降，引起血浆胶体渗透使组织间液体聚积。

考点　肾炎性水肿和肾病性水肿的发病机制

（二）护理评估

1. 健康史　询问可能引起水肿的诱因或致病因素；水肿的时间、部位、特点、程度，以及水肿的持续时间或进展情况，有何伴随症状，如尿量变化、肉眼血尿、恶心、食欲缺乏、腹胀、心悸、呼吸困难、乏力等；水肿后的治疗经过、用药及疗效。

2. 身心状况

（1）症状与体征　主要为水肿。肾炎性水肿多从眼睑、颜面部开始，逐渐累及下肢，大多指压为非凹陷性，但少数患者因进食少、利尿过多等蛋白丢失量增加也可呈凹陷性；肾病性水肿常开始于下肢部位，多呈凹陷性。两者水肿严重时均可发展至全身，可伴有胸腔积液、心包积液、腹水、阴囊水肿等，可伴随尿量减少、气促等症状。

考点　肾炎性水肿和肾病性水肿的表现

（2）心理 - 社会状况　由于胃肠道水肿可引起恶心、呕吐、食欲下降等不适，易使患者出现烦躁、焦虑等情绪改变。或因病程长、反复发作，患者出现抑郁、悲观情绪等。

3. 辅助检查

（1）尿液检查　尿常规、尿沉渣镜检、尿生化检查。

（2）肾功能、肝功能、血脂、自身免疫抗体、影像学检查等可协助判断水肿的病因类型等。血清电解质检查可判断有无电解质紊乱。

（三）主要护理诊断 / 问题

1. 体液过多　与肾小球滤过率降低导致的水钠潴留或大量蛋白尿引起的低蛋白血症有关。

2. 有皮肤受破损的风险　与严重水肿、营养不良有关。

（四）护理措施

1. 一般护理

（1）休息与体位　卧床休息。尤其严重水肿者或伴有血尿、低蛋白血症者，嘱患者增加卧床时间，直至肉眼血尿消失。向患者说明卧床休息、避免劳累可减轻肾脏负担，对伴随高血压者有利于血压下降及稳定。有颜面水肿者，可高枕卧位；有胸腔积液则取半卧位；阴囊严重水肿者用托带托起；下肢水肿者休息时应抬高下肢，利于静脉回流。

（2）饮食护理　限制水、钠摄入。轻度水肿者，尿量 > 1000ml/24h，NaCl 摄入 2 ～ 3g/d，不宜过分限水；尿量在 500ml/d 以下时且伴水肿者，水摄入量为前一日的尿量加 500ml，每日摄入液体量应限制在 1000ml 以内。严重水肿、少尿、无尿者，或伴严重高血压者，应严格控制液体入量，摄盐＜0.5g/d，甚至无盐饮食，并限制钾和磷摄入。伴有肾功能不全时应限制蛋白质的摄入，一般为0.6～0.8g/（kg·d），并以动物优质蛋白为主。有低蛋白血症且水肿者，无肾功能损害时，优质蛋白可给予0.8～1.0g/（kg·d），不宜高蛋白饮食。低蛋白饮食的患者，需补充足够的热量，不应低于126kJ/（kg·d），即30kcal/（kg·d）（1kcal=4.18kJ），防止负氮平衡，同时注意补充维生素、微量元素等。

2. 心理护理　向患者解释病情，嘱其保持心态平和，避免紧张不安、焦虑等情绪。

3. 病情观察　观察并记录生命体征和尿量变化，准确记录24小时出入液量，定期测量体重；观察水肿的消长情况及有无伴随症状出现，有大量腹水者可测腹围；重度水肿者有无皮肤破损、受压红肿等；定期监测尿常规、血电解质、肾功能、血清白蛋白等。

4. 皮肤护理　协助患者保持皮肤清洁干燥，阴囊水肿者经常保持会阴部皮肤干燥，有助于减少阴囊皮肤湿疹、溃烂的发生率。重度水肿的老年患者，尤其皮肤菲薄或伴糖尿病者，给患者撕脱医用胶布时需轻柔、小心，避免造成皮肤表皮撕脱伤。卧床患者应经常变换体位，易受压部位用海绵垫等软垫支托，避免皮肤长期受压和摩擦，防止压疮。

考点　肾性水肿的护理措施

（五）健康教育

1. 疾病知识指导　向患者及其家属宣教出现水肿的原因；解释饮食、休息对控制病情的重要性。

2. 保健知识指导　指导患者观察水肿的变化、记录尿量以及正确留取尿标本的方法。

3. 心理 - 社会指导　根据患者的病情耐心疏导，嘱其保持心态平和，避免紧张不安、焦虑等情绪，积极配合治疗。

二、肾性高血压

（一）概述

肾性高血压主要发生于肾实质病变、肾血管病变等疾病，是肾脏疾病常见症状之一。可以隐匿存在直至发生肾衰竭时才被发现，持续高血压及其严重程度与肾脏的预后密切相关。

1. 病因　肾实质病变和肾血管病变，以肾实质性高血压多见。

2. 发病机制

（1）容量依赖性高血压　80%以上的肾性高血压为容量依赖性。是肾实质损害后使肾排钠障碍，水钠潴留，引起血容量增加，血压升高。常见于约80%肾实质病变。

（2）肾素依赖性高血压　主要是因肾动脉狭窄，肾血流减少，球旁细胞释放大量肾素，引起肾素 - 血管紧张素 - 醛固酮活性增加，肾素 - 血管紧张素Ⅱ能使全身小动脉管壁收缩而产生高血压。常见于约 10% 的肾实质病变。

3. 分类　按病因分为肾实质性高血压和肾血管性高血压，以肾实质性高血压多见；按发病机制分为容量依赖性高血压和肾素依赖性高血压。

（二）护理评估

1. 健康史　询问既往有无肾病史；有无情绪激动、经常便秘、短期内摄钠水过多等诱因；了解血压变化、用药情况及疗效；有无心、脑、视网膜等病变。

2. 身心状况

（1）症状　有头晕、头痛、心悸、乏力、恶心、胸闷、行走漂浮感、视物模糊，甚至抽搐、气促、心力衰竭等，可伴随血尿、蛋白尿、尿量减少、夜尿增多、水肿等。

（2）体征　血压有不同程度的增高，一般体征较少。可伴有水肿，有肾功能损害者伴贫血貌等。如有心、脑、视网膜等脏器的并发症，可出现相应的体征。

（3）心理 - 社会状况　患者常因病情反复不愈、终身服药、经济负担重而出现焦虑情绪，合并肾衰竭者有可能出现抑郁及悲观等情绪反应。

3. 辅助检查　血常规、尿常规、肾功能检查及影像学检查等有助于病因诊断。

（三）主要护理诊断 / 问题

1. 疼痛：头痛　与血压异常增高有关。

2. 潜在并发症：高血压危象、高血压脑病。

（四）护理措施

1. 一般护理

（1）休息　伴有肉眼血尿、蛋白尿时，建议卧床休息，症状严重者绝对卧床。良好的睡眠有助于降压。

（2）饮食　给予低盐、低脂饮食，忌烟、酒。有水肿时限制钠、水的摄入量。

2. 心理护理　向患者解释血压增高的原因，嘱患者避免情绪紧张、焦虑或恐惧，心情平和有助于控制血压。

3. 病情观察　每日正确测量并记录血压，了解血压波动的规律性，测量血压应做到定时间、定部位、定体位及定血压计。观察病情变化，患者是否有心、脑等并发症的表现，一旦发现立即报告医生，配合治疗及护理。

4. 对症护理　参考第 3 章"原发性高血压患者的护理"。

（五）健康教育

1. 疾病知识指导　向患者及家属解释肾性高血压的危害，鼓励家属协同参与调控血压，说明坚持长期平稳降血压治疗的重要性。介绍健康的生活方式，减少或诱发血压增高的因素。

2. 保健知识指导　指导患者学会测量血压，并经常监测血压；定期复查尿常规、肾功能、电解质、血糖、血脂等；发现异常及时就诊。合理正确用药。

3. 心理 - 社会指导　指导患者积极调整心态，放松心情，消除紧张、焦虑和恐惧的情绪，增进战胜疾病的信心，积极主动配合治疗，把疾病的风险降到最低。

三、尿 异 常

（一）概述

1. 概念　尿异常包括尿量异常与尿成分异常。

（1）尿量异常　包括多尿、少尿、无尿，正常成人 24 小时尿量为 1000 ～ 2000ml，每日尿量＞ 2500ml 称为多尿；每日尿量＜ 400ml 或少于 17ml/h 称为少尿；每日尿量＜ 100ml，称为无尿。

（2）尿成分异常　①蛋白尿：每日尿蛋白含量持续超过 150mg，蛋白质定性试验呈阳性反应，称为蛋白尿。若每日持续超过 3.5g，称为大量蛋白尿。②血尿：新鲜尿沉渣每高倍视野红细胞＞ 3 个，或 1 小时尿红细胞计数超过 1 万，或 12 小时计数超过 5 万，称为镜下血尿；出血量＞ 1ml 时，尿外观呈血样、酱油样或洗肉水样，称肉眼血尿。③白细胞尿、脓尿和菌尿：新鲜离心尿液每高倍视野白细胞＞ 5 个或 1 小时新鲜尿液白细胞＞ 40 万或 12 小时尿中白细胞＞ 100 万，称为白细胞尿或脓尿；中段尿涂片镜检，每个高倍视野均可见细菌，或尿细菌培养菌落计数超过 10^5/ml，称为菌尿。④管型尿：管型是由于蛋白质、细胞或其碎片在肾小管内凝聚所致，包括细胞管型、颗粒管型、透明管型等。

考点　尿异常的类型

2. 病因及发病机制

（1）多尿　应首先排除健康人摄入水分过多、大量输入葡萄糖后出现的一过性生理性多尿现象。持续性多尿属于病理性的，分为：①肾源性：见于多种肾脏疾病，肾脏髓质受损后肾小管浓缩功能障碍导致多尿，如慢性肾盂肾炎、慢性肾功能不全早期、急性肾功能不全多尿期、慢性肾小管间质性肾炎等。②非肾源性：见于内分泌与代谢疾病（如糖尿病、原发性醛固酮增多症等）、中枢性多尿（垂体性尿崩症、垂体切除等）、精神性多尿（如癔症）等。

（2）少尿或无尿　可分为：①肾前性：见于各种原因引起的有效血容量不足、心输出量减少、肾血管狭窄或栓塞，如大量失血、脱水、休克、心力衰竭、急性心肌梗死、肾静脉或动脉血栓、急性肺栓塞等，使肾的血灌注量减少，肾小球滤过率下降，导致少尿或无尿。②肾性：也称肾实质性，常见于急性肾小管坏死、各种类型肾小球肾炎、急性或慢性肾衰竭、急性间质性肾炎等。③肾后性：各种原因引起的肾以下尿路梗阻，如结石、前列腺增生、肿瘤、尿道狭窄等，尿液潴留在肾盂、输尿管和（或）膀胱；同时因肾实质受挤压而功能损害，肾小球滤过率下降。

（3）蛋白尿　可由生理性因素引起，如剧烈运动、发热等所致，常呈一过性。病理性蛋白尿最常见于肾小球器质性疾病，由于肾小球滤过膜通透性增加所致的肾小球性蛋白尿，以血浆白蛋白滤过增加为主；其次见于肾小管病变、肾间质病变等，由于肾小管重吸收能力下降所致的肾小管性蛋白尿，尿中蛋白以 β_2 微球蛋白等小分子蛋白质为主；

由肾外疾病如急性溶血性疾病、多发性骨髓瘤、巨球蛋白血症等所致。

（4）血尿　常见于泌尿系统疾病，如肾小球肾炎、肾盂肾炎、泌尿系统结石、结核、肿瘤等；也可见于全身性疾病如血液病、风湿病、感染性疾病，药物不良反应等。

（5）白细胞尿、脓尿和菌尿　常见于泌尿系统感染如膀胱炎、肾盂肾炎等。

（6）管型尿　肾小管上皮细胞分泌的蛋白，由于浓缩和在酸性环境中凝固形成透明管型；若有退行性变的细胞碎屑，可形成颗粒管型。正常人尿中偶见透明管型和颗粒管型。若伴有红、白细胞凝聚在内，为细胞管型。红细胞管型可见于急性肾小球肾炎；白细胞管型可见于活动性肾盂肾炎；上皮细胞管型可见于急性肾小管坏死。蜡样管型是细胞颗粒管型再度退化后形成的，可见于慢性肾衰竭。尿中颗粒管型增多，常提示肾脏实质受损伤。

（二）护理评估

1. 健康史　询问患者引起尿异常的诱因或原因，如有无摄水 / 摄钠过多、进食少、频繁呕吐、腹泻、呼吸道感染、肾病、糖尿病、高血压、心脏病、肝病史等，近期有无使用对肾有损害的药物，以及治疗用药经过、疗效等。

2. 身心状况

（1）症状　评估患者有无心悸、口渴多饮、乏力、气促、食欲下降、恶心、呕吐、腹泻、腰痛、尿频、尿急、尿痛、发热、体重改变等表现。

（2）体征　肢体有无水肿、高血压等。

（3）心理 - 社会状况　尿异常多为原发或继发肾脏疾病所致，使患者有焦虑、恐惧及悲观等心理。

3. 辅助检查　血常规、尿常规、肾功能、血电解质、肝功能、血糖、血气分析、醛固酮测定、肾小管功能测定、心脏超声、腹部及泌尿系统影像学检查等有助于病因诊断。

（三）主要护理诊断 / 问题

1. 体液过多　与肾小球滤过功能下降、尿量减少有关。

2. 有体液不足风险　与血容量减少、尿量过多有关。

3. 恐惧　与血尿有关。

（四）护理措施

1. 一般护理

（1）休息及体位　注意休息，避免劳累，伴有严重高血压者及肾功能损害者应卧床休息，心力衰竭者取坐位或半卧位休息。

（2）饮食　多尿者多饮水，防止脱水；少尿或无尿者控制饮水量或禁饮水；给予富含维生素、低脂饮食，有肾功能不全者则给予优质低蛋白饮食。电解质紊乱者根据病情给予相应补充或减少摄入。少尿者尤其伴有高血钾时，应限制或避免香蕉、柑橘等含钾量高的食物。蛋白尿、血尿、菌尿、白细胞尿患者如无其他禁忌证，应多饮水冲洗尿道，预防或控制感染。

2. 心理护理　向患者及家属解释病情,嘱患者保持良好的心态,消除患者紧张、焦虑、恐惧的情绪。

3. 病情观察　监测生命体征变化, 观察患者的意识形态, 测量体重、尿量等;尿异常表现是否减轻或转为正常;患者情绪是否稳定、身心舒适;体液、电解质、酸碱平衡是否保持平衡, 有无发生严重并发症。

(五) 健康教育

1. 疾病知识指导　向患者及家属介绍尿异常的基本原因, 解释各项检查项目的必要性及治疗方案的目的。指导患者制定合理的饮食方案, 注意避免劳累、受凉等诱发因素。

2. 保健知识指导　指导患者正确观察水肿、尿量;定期复查血常规、尿常规、肾功能、电解质等;科学合理用药。

3. 心理 - 社会指导　患者有焦虑、恐惧及悲观等心理, 医护工作者要耐心疏导, 增进患者的信心, 使其积极配合治疗。

四、尿路刺激征

(一) 概述

1. 概念　尿路刺激征 (也称膀胱刺激征) 是指膀胱颈和三角区受炎症、理化因素或非感染性炎症而引起的尿频、尿急、尿痛,常伴有尿道口烧灼感、排尿不尽感和下腹坠痛等。尿频是指单位时间内排尿次数增多, 但是尿量正常;尿急是指有尿意便迫不及待要排尿,并且难以控制;尿痛是指排尿时会伴有会阴或下腹部疼痛。

考点　膀胱刺激征的主要表现

2. 病因　尿路感染是最常见因素。其次是尿路器械检查、尿道损伤、肿瘤、结石、异物等刺激;老年妇女、精神紧张、中枢性病变等引起的尿道综合征。

(二) 护理评估

1. 健康史　询问发病前有无诱因, 既往有无尿路感染、前列腺疾病、泌尿系结石、结核、尿道外伤及肿瘤等疾病以及留置尿管、尿道扩张史。

2. 身心状况

(1) 症状　有无尿频、尿急、尿痛, 评估每日排尿次数、每次排尿量、尿液的性状, 是否伴随发热、脓尿、肉眼血尿、排尿困难、尿流变细、尿流突然中断、腹痛、腰痛、盗汗、消瘦等。

(2) 体征　评估患者的营养状况;有无发热、肾区压痛、肋脊角叩击痛;有无尿潴留, 膀胱区是否膨隆、压痛、叩诊浊音等;有无尿道损伤、尿液外渗、出血、尿道触痛;有无焦虑情绪;精神因素引起者可无明显阳性体征。

(3) 心理 - 社会状况　患者常因症状发作时影响生活、工作质量而焦虑不安, 尤其反复发作的患者心理负担重。

3. 辅助检查　血常规、尿常规、尿细菌学检查、肾功能及泌尿系影像学检查等有助于查找病因。

（三）主要护理诊断 / 问题

1. 排尿障碍：尿频、尿急、尿痛 与尿路感染、异物刺激等有关。

2. 焦虑 与尿路刺激征反复发作有关。

（四）护理措施

1. 一般护理

（1）休息及卫生 注意休息，保证休息及充足的睡眠，急性发作期尽量卧床休息，宜取屈曲位，尽量不要过久站立或坐直。做好个人卫生、会阴部清洁，选用吸汗且透气性好的棉质内衣，出汗后及时换洗内衣和床褥。

（2）饮食 无禁忌情况下多饮水，勤排尿，每日饮水量不少于 2000ml，保证每日尿量在 1500ml 以上。给予清淡、易消化饮食，忌酒、辛辣等刺激性食物。

2. 心理护理 向患者解释尿路刺激征的病因、诱因、预后。指导患者合理安排有意义的娱乐活动，分散注意力，减轻焦虑，从而减轻尿频症状。

3. 病情观察 尿频、尿急、尿痛等不适症状是否减轻或消失；患者情绪是否稳定；其他伴随症状如发热、腰痛等是否缓解或消失。

4. 对症护理 需要留置尿管时，注意无菌操作及尿管护理，动作轻柔；指导患者正确留取尿液标本；对患者进行膀胱区热敷或按摩，以缓解下腹疼痛。

（五）健康教育

1. 疾病知识指导 向患者解释导致尿路刺激征的基本原因，教会患者通过转移注意力，服用碳酸氢钠、阿托品等方法缓解症状。指导患者观察是否有发热，叮嘱其定期检查尿液。

2. 保健知识指导 鼓励患者多饮水、勤排尿、不憋尿，有助于冲洗尿路，减少细菌在尿路停留的时间，缓解症状。加强患者个人卫生，尤其是外阴部卫生。加强营养，增强机体抵抗力。

3. 心理 - 社会指导 因症状发作，患者因其影响生活、工作而产生焦虑、烦躁，心理及经济负担重。及时给予疏导，增进战胜疾病的信心。

第 3 节　尿路感染患者的护理

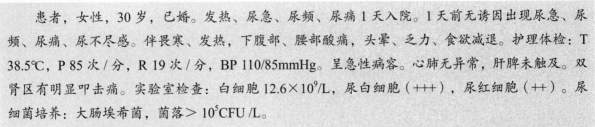

案例 5-1

患者，女性，30 岁，已婚。发热、尿急、尿频、尿痛 1 天入院。1 天前无诱因出现尿急、尿频、尿痛、尿不尽感。伴畏寒、发热，下腹部、腰部酸痛，头晕、乏力、食欲减退。护理体检：T 38.5℃，P 85 次 / 分，R 19 次 / 分，BP 110/85mmHg。呈急性病容。心肺无异常，肝脾未触及。双肾区有明显叩击痛。实验室检查：白细胞 $12.6×10^9$/L，尿白细胞（+++），尿红细胞（++）。尿细菌培养：大肠埃希菌，菌落 > 10^5CFU /L。

问题：1. 主要考虑是什么疾病？

2. 该病的致病因素有哪些？

3. 护理措施是什么？

一、概　述

尿路感染，简称尿感，是指伴或不伴有临床症状的由各种病原微生物在尿路中生长、繁殖所引起的炎症性疾病。本病好发于女性，尤其是性生活活跃期妇女，其次见于 60 岁以上老年女性、婴儿和免疫功能低下者。尿路感染分为上尿路感染（肾盂肾炎、输尿管炎）和下尿路感染（膀胱炎、尿道炎），根据有无尿路异常（如梗阻、结石、畸形、膀胱输尿管反流等）分为复杂性和非复杂性尿路感染。

（一）病因

尿路感染最常见的致病菌是革兰氏阴性杆菌，其中以大肠埃希菌最常见，约占全部尿路感染的 85%，其次为肠球菌、变形杆菌、克雷伯菌、产气杆菌等。

考点 尿路感染最常见的致病菌

（二）发病机制

1.感染途径

（1）上行感染　最常见，约占尿路感染的 95%，病原菌由尿道外口上行，经膀胱、输尿管逆流上行到肾盂，引起感染。

（2）血行感染　少见，致病菌多为金黄色葡萄球菌，病原菌从体内感染灶如扁桃体炎、鼻窦炎、或皮肤化脓性感染等侵入血流，到达肾脏和尿路其他部位引起炎症。

（3）直接感染　一般是指外伤、泌尿系周围器官或组织感染，细菌偶可直接侵入泌尿系统。

（4）淋巴道感染　致病菌通过淋巴道感染，最少见。

考点 尿路感染最常见的感染途径

2.易感因素

（1）尿路梗阻　以尿路结石、前列腺增生最常见，尿路狭窄后尿液聚积，细菌不能及时被冲刷从尿道排出，在局部大量繁殖而引起感染。

（2）尿路畸形或结构异常　如肾先天发育不良、输尿管先天畸形等。

（3）女性尿道局部解剖特点　女性尿道短而宽，长仅 3～5cm，尿道口距肛门、阴道较近，易被细菌污染，尤其性生活后易发生上行感染。

（4）机体抵抗力低下　如糖尿病、艾滋病、长期卧床、应用糖皮质激素等患者，均易发生尿路感染。

（5）尿路器械操作　如留置导尿管、膀胱镜检查、尿道扩张等可损伤尿道黏膜，使细菌进入泌尿道而致感染，留置尿管越久，感染发生率越高。

3.细菌的致病力　菌株的致病力越强，越易引起感染。

二、护理评估

（一）健康史

询问患者有无易感或诱发因素，女性发病前有无性生活、月经来潮、妇科疾病及白带有无异常情况，男性有无前列腺炎或增生；既往是否有类似发作史；有无泌尿系结石、严重慢性病、糖尿病；是否留置尿管；是否经常使用免疫抑制剂等。

（二）身心状况

1. 症状

（1）膀胱炎　占尿路感染的 60% 以上，主要表现是尿频、尿急、尿痛、排尿不适、下腹部疼痛、排尿有异味等，偶有排尿困难，可伴有血尿，偶有肉眼血尿。一般无明显的全身感染症状。

（2）肾盂肾炎

1）急性肾盂肾炎：通常起病急，临床表现和感染程度有关。主要表现为：①泌尿系统症状：包括尿频、尿急、尿痛等膀胱刺激征，腰痛和（或）下腹痛；②全身感染症状明显，如寒战、发热、头痛、恶心、呕吐、全身酸痛、食欲缺乏等，体温多在 38℃以上，严重者可出现败血症。

2）慢性肾盂肾炎：急性肾盂肾炎反复发作，病程超过 6 个月就可转为慢性肾盂肾炎。临床表现则不典型，如病情进展缓慢，可有夜尿增多、低比重尿等肾小管功能损害的表现，甚至有慢性肾衰竭的表现。

（3）无症状菌尿　又称隐匿型尿路感染，有真性菌尿但无尿路感染的症状，排除尿液污染，连续 2 次清洁中段尿培养的细菌菌落计数均 $\geq 10^5$ CFU/ml，且为同一菌株。多见于老年人、糖尿病患者、孕妇、肾移植受者、留置导尿者。如不治疗，可发展成肾盂肾炎。

2. 体征　膀胱炎一般无明显阳性体征。急性肾盂肾炎可有上、中输尿管压痛点压痛、肋脊角压痛、肾区叩击痛等。

3. 并发症　肾乳头坏死、肾周脓肿。

4. 心理 - 社会状况　患者常因急性发作时症状明显，影响工作或生活质量而焦虑、失眠。少数年轻女性患者羞于检查，导致病程延长。慢性患者因病情反复发作、迁延不愈，易产生焦虑、紧张和悲观情绪。

考点　急性肾盂肾炎和急性膀胱炎的主要表现

（三）辅助检查

1. 血常规　急性肾盂肾炎时常伴有血白细胞计数、中性粒细胞升高。膀胱炎一般白细胞计数正常或略为增高。

2. 尿液检查　常规检查尿液浑浊，可见白细胞增多或出现脓尿、镜下血尿；尿沉渣镜检可有白细胞管型，常提示肾盂肾炎。

3. 尿液细菌培养　清洁中段尿细菌培养菌落计数 $\geq 10^5$ CFU/ml，为真性细菌尿；菌落计数 $< 10^4$ CFU/ml，为污染；菌落计数在两者之间，如果连续两次培养得到同一菌株，即可判断为真性菌尿。耻骨上膀胱穿刺是评估膀胱内细菌感染的"金标准"，其采集的尿样本定性培养有细菌生长，即为真性菌尿。

4. 肾功能、肾小管功能测定等　慢性肾盂肾炎可有肾小球滤过率下降、血肌酐升高等。

5. 尿路感染的定位诊断检查　尿酶（如乳酸脱氢酶、β-葡萄糖醛酸酶等）测定，肾脏浓缩功能及抗体包裹细菌的检测。膀胱冲洗后尿培养等有助于上、下尿路感染的定位诊断。

6. 泌尿系 B 超、X 线或 CT 检查　其中 B 超是目前最广泛、最简便的方法。可发现有无结石、尿潴留、梗阻、狭窄、尿路畸形等。

考点　尿路感染确诊的检查及标准

三、治疗要点

治疗原则：去除病因，合理使用抗生素。

（一）病因治疗

去除诱因，如肾结石、输尿管畸形等；积极抗感染；有效控制糖尿病及其他慢性基础病；医源侵入性操作时严格遵循无菌技术操作原则、留置尿管时间不宜过久；增强机体抵抗力等。

（二）药物治疗

选择抗生素要注意在尿、肾内的浓度要高，对肾的毒性小、副作用少。细菌培养结果出来前，一般首选对革兰氏阴性杆菌敏感的药物，单一用药为主，如治疗失败、有耐药菌株或混合型细菌感染、严重感染时可以联合用药。

1. 急性膀胱炎　对女性非复杂性膀胱炎，推荐口服给药，方法如下。

（1）单剂量疗法　常用于首次发作的患者。常用高剂量甲氧苄啶/磺胺甲噁唑（TMP-SMZ），320mg/1600mg，一次顿服；磷霉素氨丁三醇 3g，一次顿服。此疗法副作用小，依从性好，但是复发率较高，疗效不及短程疗法。

（2）短程疗法　是目前推荐使用的治疗方案。一线治疗可采用呋喃妥因 50～100mg。每日 3 次，连用 5 日；TMP-SMZ 160mg/800mg，每日 2 次，连用 3 日；匹美西林 0.4g，每日 2 次，3～5 日。备选方案可选左氧氟沙星（0.5g，每日 1 次，连用 3 日）及第二代头孢菌素（头孢呋辛酯、头孢克洛等）。

（3）7 日疗法　适用于妊娠女性，老年、糖尿病、免疫力低下及男性患者，抗感染治疗 7 日。

2. 无症状细菌尿　无症状细菌尿的患者是否需要治疗有争议，我国指南认为，绝经前和非妊娠期女性、老年人、糖尿病患者、脊髓损伤患者和留置导尿管的患者及儿童无须主动筛查和治疗。若有下述情况：①妊娠期女性；②即将接受可能损伤黏膜的泌尿系统外科手术患者，建议常规筛查和治疗。根据药敏试验结果选择抗生素治疗，主张短程疗法。

3. 急性肾盂肾炎　①轻型肾盂肾炎：宜口服有效抗菌药物 14 日，可选用喹诺酮类、半合成青霉素类（如阿莫西林）或头孢菌素类（如头孢呋辛），一般用药 72 小时可显效，若无效则应根据药物敏感试验更换药物。在致病菌的特性和药敏试验结果尚不清楚的情况下，不推荐选用氨苄西林或第一代头孢菌素作为急性肾盂肾炎的初始治疗药物，因大肠埃希菌对其产生耐药。②严重肾盂肾炎：联合多种抗生素静脉用药，可选用青霉素类、头孢菌素类（如头孢噻肟钠等）、喹诺酮类（如左氧氟沙星等），若治疗后病情好转，可于热退后继续用药 3 日再改口服抗生素，完成 14 日的疗程。对于女性患者，急性肾盂肾炎首选第三代头孢菌素类药物治疗。慢性肾盂肾炎疗程应适当延长，选用敏感药物联合治疗，疗程 2～4 周。

4. 治愈标准　急性膀胱炎一般选择 3 日的短程疗法，抗菌药用至症状消失，停药 1 周后尿常规转阴和尿培养阴性可视为治愈，如有真性细菌尿可继续给予 2 周抗生素量。急性肾盂肾炎一般疗程为 10～14 日，疗程结束后每周复查尿常规和尿细菌培养 1 次，共 2～3 周，若均为阴性，可视为临床治愈。

5. 再发性尿路感染　是指尿路感染经过治疗，尿细菌转阴后，再次发生的真性的菌尿，再发可分为复发和重新感染。

链 接

急性膀胱炎的 3 日短程疗法

短程疗法比单剂量疗法（抗生素顿服）灭菌效果佳，敏感的抗生素治疗 24～48 小时后尿中细菌即消失，而不必 7～10 日的长疗程疗法（增加患者的经济负担、药物副作用、耐药菌株和二重感染产生）。

考点　急性膀胱炎和急性肾盂肾炎的治疗疗程

四、主要护理诊断／问题

1. 体温过高　与细菌感染有关。
2. 排尿障碍：尿频、尿急、尿痛　与尿路感染所致的尿路刺激征有关。
3. 焦虑　与症状明显或病情反复发作有关。
4. 潜在并发症：慢性肾功能不全、肾周围脓肿、肾积水等。

五、护 理 措 施

（一）一般护理

1. 休息及卫生　急性期伴发热者应注意卧床休息，注意尿道口及会阴部清洁。
2. 饮食　多饮水、勤排尿（每 2～3 小时排尿一次），发热者给予清淡易消化、富含维生素等饮食，避免辛辣、酒等刺激性食物。

考点　尿路感染的护理措施

（二）心理护理

向患者解释发病原因，嘱患者保持心态平和，避免紧张、焦虑或恐惧。

（三）病情观察

体温是否正常；排尿异常、头痛、恶心、腰痛等症状是否缓解；是否有并发症倾向，有并发症者是否及时治疗好转或痊愈；患者是否情绪稳定、配合治疗。

（四）对症护理

①高热脱水时应静脉补液；需要尿路器械检查或护理时严格无菌操作；体温在38.5℃以下时可采用冰敷、酒精擦浴等措施进行物理降温，体温在38.5℃以上时遵医嘱选用药物降温。②腰痛、下腹痛：采用合适的体位卧床休息，如双腿屈曲侧卧位，避免久站或久坐；按摩或用热水袋热敷局部，以减轻局部肌肉痉挛、缓解疼痛；指导患者分散注意力，如看小说、听音乐、聊天等，以减轻不适感。必要时按医嘱给予解痉镇痛药如阿托品、654-2、溴丙胺太林等。

（五）用药护理

督促患者遵医嘱使用抗生素，按时、按量服药，注意给药间隔时间，最大限度达到血药浓度；观察药物过敏反应及其他不良反应，如喹诺酮类常有消化道不良反应（恶心、呕吐、胃部不适等），尤其注意观察老年患者使用喹诺酮有无精神行为异常、胡言乱语等，及时报告医生，防范意外发生；遵医嘱减量、停药。

（六）尿细菌学检查的标本收集

1. 宜在使用抗生素前或停用抗生素 5 天后留取尿标本。

2. 取清晨第 1 次（尿液在膀胱内停留 6 ～ 8 小时及以上）的清洁、新鲜中段尿送检，以提高阳性率。

3. 留取尿标本时应无菌操作，严格清洗外阴，消毒尿道口，用无菌容器留取尿标本，并在 1 小时内送检。

4. 尿标本中注意切勿混入消毒液；女患者留取尿标本时应避开月经期，以防阴道分泌物及经血混入。

六、健 康 教 育

1. 疾病知识指导　向患者介绍本病的病因及发病机制，说明预防的重要性，定期回院复查血常规、尿常规、尿细菌学或肾功能等检查。针对慢性肾盂肾炎反复发作者，告知患者如出现水肿、高血压、夜尿增多等，应及时就诊。

2. 保健知识指导　多饮水、勤排尿是最有效的预防方法；指导患者积极消除易感因素，如个人不良卫生习惯、经常憋尿、滥用抗生素及糖皮质激素、高血糖、结石梗阻等；尽量减少使用尿路器械的频率和留置时间；与性生活有关的尿路感染，应于性交后立即排尿，必要时遵医嘱口服一次抗生素；膀胱 - 输尿管反流者，指导其每次排尿后数分钟再排一次；保持健康的生活方式，加强机体抵抗力。

3. 心理 - 社会指导　由于本病症状的特点，给患者尤其是女性带来了很多烦恼，严重影响正常的生活与工作，所以医护工作者要认真耐心地对患者进行心理疏导，让其增进信心，积极配合治疗，降低疾病恶化的程度。

第 4 节　慢性肾小球肾炎患者的护理

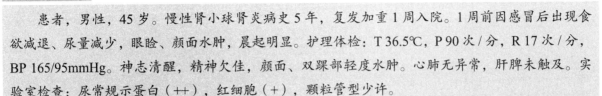

案例 5-2

　　患者，男性，45 岁。慢性肾小球肾炎病史 5 年，复发加重 1 周入院。1 周前因感冒后出现食欲减退、尿量减少，眼睑、颜面水肿，晨起明显。护理体检：T 36.5℃，P 90 次 / 分，R 17 次 / 分，BP 165/95mmHg。神志清醒，精神欠佳，颜面、双踝部轻度水肿。心肺无异常，肝脾未触及。实验室检查：尿常规示蛋白（++），红细胞（+），颗粒管型少许。

问题： 1. 该患者主要护理诊断 / 问题是什么？

　　　　2. 护理措施有哪些？

　　　　3. 如何对患者进行健康教育？

一、概　　述

慢性肾小球肾炎简称慢性肾炎，是由多种病理类型组成且原发于肾小球的一组疾病。起病隐匿，病程长，进展缓慢，以水肿、高血压、蛋白尿、血尿为基本表现，可伴不同程度的肾功能减退。本病可发生于任何年龄，以中青年为主，男性多见。

（一）病因

1. 大多数病因不清楚，仅少数由急性肾炎演变而来。

2. 感染是引发和加重本病的最常见病因。

3. 使用氨基糖苷类等肾毒性药物。

4. 其他：如高血压、糖尿病、应激反应等。

（二）发病机制

多为免疫介导炎症，其次为非免疫非炎症因素。

（三）病理类型

病理类型主要有系膜增生性肾小球肾炎（IgA 和非 IgA）、系膜毛细血管性肾小球肾炎、膜性肾病及局灶节段性肾小球硬化等。

二、护理评估

（一）健康史

仔细询问起病情况、发作的诱因、病程长短，有助于急、慢性鉴别；有无肾病史、糖尿病史、高血压史，有无使用损害肾脏的药物史等；询问治疗经过、用药情况、治疗效果等。

（二）身心状况

1. 症状与体征　临床表现多样，症状轻重不一。主要表现如下：

（1）水肿　表现为眼睑、颜面水肿和（或）轻度至中度下肢水肿，一般无浆膜腔积液，缓解期可完全消失。

（2）高血压　多为持续性中等程度以上高血压。

（3）尿异常　可有尿量减少、蛋白尿、偶见血尿等。

（4）全身症状　表现为食欲减退、恶心、头晕、乏力、腰酸等。可见轻度贫血。随着病情进展，出现肾功能减退，最终导致慢性肾衰竭。

考点 慢性肾炎的症状和体征

2.并发症

（1）感染　容易并发呼吸、泌尿道感染。

（2）心脏损害　长期高血压易致心脏增大、心律失常和心力衰竭。

（3）高血压脑病　由于血压短时间内急剧增高而引起。

（4）慢性肾衰竭　是慢性肾炎最严重的并发症。

3.心理 - 社会状况　本病病程迁延不愈，疗效不佳，预后差，患者及家属易产生担忧、焦虑情绪，随着肾功能损害进一步加重，则可产生恐惧、抑郁、悲观的情绪。

（三）辅助检查

1.尿液检查　蛋白尿轻度异常，尿蛋白定性（＋）～（＋＋＋），尿蛋白定量 1 ～ 3g/24h；尿沉渣镜检可见红细胞管型和细、粗颗粒管型；β_2 微球蛋白水平上升。

2.血液常规检查　早期多正常，或有轻度贫血。

3.肾功能检查　肾功能减退时表现为内生肌酐清除率下降，血肌酐和尿素氮增高。

4.肾脏B超　根据病变程度不同，肾脏大小正常或缩小、肾皮质可变薄及回声增强等。

5.肾脏组织活检　可以确诊及进行病理分型，指导治疗，评估肾脏预后等。

三、治疗要点

慢性肾小球肾炎的治疗原则：改善或缓解症状、防止或延缓肾功能恶化、防治心脑血管等严重并发症。

（一）病因治疗

去除诱因，如劳累、呼吸道感染、高血压、血容量不足、使用肾毒性药物等；针对不同原发病、不同病理类型，选择不同治疗方案。高血压和蛋白尿是加速肾小球硬化、促进肾功能恶化的重要因素。高血压治疗目标：理想控制水平≤ 130/80mmHg。尿蛋白的治疗目标：争取减少至 1.0g/d。

（二）药物治疗

1.利尿　有水肿的患者酌情使用利尿药，既能利尿消肿，又能降血压。但不宜过多或长久使用。可用氢氯噻嗪，但对血肌酐＞ 200μmol/L 或内生肌酐清除率＜ 30ml/min 者，应避免使用噻嗪类，可选择袢利尿剂呋塞米。有高血钾者不宜使用保钾利尿剂如螺内酯（安体舒通）等。

2.积极控制血压　及时有效地维持稳定正常的血压，可改善肾小球高压力、高灌注、高滤过，从而延缓肾功能损害。根据病情可单一或联合用药，尽量选择中长效制剂或控释片。血管紧张素转化酶抑制剂（ACEI）、血管紧张素Ⅱ受体阻滞剂（ARB）除了降血压还有减少尿蛋白、延缓肾功能恶化的保护性作用，常作为首选。但合并肾功能不全者，应用 ACEI、ARB 时要注意防止高血钾，血肌酐＞ 264μmol/L 时应在严密观察下谨慎使用。对于慢性肾炎高血压者，主张以下联合用药：ACEI 或 ARB 和钙拮抗剂；ACEI 或 ARB 和利尿剂；钙拮抗剂和 β 受体阻断剂；钙拮抗剂和利尿剂；钙拮抗剂和 α$_1$ 受体拮抗剂。

3. 抗血小板聚集、抗凝治疗　可用双嘧达莫、阿司匹林、氯吡格雷、低分子量肝素钠、华法林等。

4. 糖皮质激素和细胞毒药物　一般不积极使用。因慢性肾炎是一组综合征，病因、病理及其病变程度均不同，应依病情综合分析后而定。常用药物为泼尼松、甲泼尼松、环磷酰胺、环孢素、他克莫司等，无效则逐步减量停药。

5. 其他治疗　如抗氧化及保护肾脏治疗，冬虫夏草制剂百令胶囊、金水宝胶囊等。

四、主要护理诊断 / 问题

1. 体液过多　与肾小球滤过率降低导致的水钠潴留有关。

2. 营养失调：低于机体需要量　与低蛋白饮食、长期蛋白尿导致的蛋白质丢失过多有关。

3. 焦虑　与担心疾病复发与预后有关。

4. 潜在并发症：慢性肾衰竭。

五、护 理 措 施

（一）一般护理

1. 休息　增加卧床休息时间，可减轻肾脏及心脏负荷，尤其有高血压、大量蛋白尿、血尿、明显水肿、肾衰竭、心力衰竭、心律失常的患者，必要时限制活动，绝对卧床休息。

2. 饮食　有高血压患者 NaCl 摄入量＜ 5g/d。水肿少尿者应限制水的摄入，食盐摄入量为 2 ～ 3g/d。有肾功能损害者应采用富含必需氨基酸 [0.6 ～ 0.8g/（kg·d）] 的优质低蛋白饮食，限制磷的摄入量，结合口服必需氨基酸或 α- 酮酸。有高尿酸、高血脂者，分别予低嘌呤、低脂饮食。无糖尿病者适当增加碳水化合物的摄入比例，保证足够热量，减少体内蛋白质的分解。

考点　慢性肾炎的饮食护理措施

链 接

什么是优质蛋白质？

一般满足以下三个条件，就属于优质蛋白质：容易被人体消化、吸收；被人体吸收后利用率高；含必需氨基酸丰富，种类齐全，比例适当，很多动物蛋白质如鱼肉、鸡肉、牛奶、鸡蛋等，都属于优质蛋白质。植物蛋白不属于优质蛋白，但大豆蛋白除外。

（二）心理护理

经常和患者及其家属沟通，耐心地讲述疾病的相关知识，鼓励患者表达自己的心理状态，给予疏导和帮助，减轻或消除患者的绝望感，树立生活的信心，积极配合治疗。

（三）病情观察

观察患者生命体征，尤其是血压的变化；记录24小时液体出入量，特别是尿量的变化，监测体重和腹围，观察水肿消长情况。监测肾功能情况，及早发现肾衰竭。

（四）对症护理

具体护理措施详见本章第2节中"肾性水肿患者的护理"。

（五）用药护理

遵医嘱使用药物治疗，向患者及家属解释药物治疗的目的、服药的注意事项、常见的药物副作用，熟悉给药剂量和间隔时间，指导患者正确的服药方式；遵医嘱调整剂量或停药。密切观察药物的不良反应。使用利尿剂时要注意有无电解质、酸碱平衡紊乱；积极控制高血压并经常测量血压，依据血压调整药物，避免血压波动幅度过大，服用降血压药时，嘱患者变化体位时动作要慢，防止发生直立性低血压；应用抗凝药物时注意观察有无出血倾向及监测出凝血时间等。

六、健康教育

1. 疾病知识指导　向患者及家属宣教易感因素，避免劳累、感染、脱水和使用肾毒性药物等。育龄妇女注意避孕，以免因妊娠导致肾炎复发和病情恶化。指导患者合理膳食，注意休息，保持情绪稳定平和。

2. 保健知识指导　引导患者及家属正确面对疾病，定期（可依据病情每1～6个月）复查尿常规、血常规、肾功能、电解质等，每年复查肾脏超声。学会自我监测病情，能够及时就诊。

3. 心理-社会指导　由于本病病程迁延不愈，疗效不佳，预后差，患者及家属易出现担忧、焦虑情绪，随着肾功能损害进一步加重，患者的经济负担也加重，更易出现恐惧、抑郁、悲观的情绪。医护工作者要及时、耐心疏导患者的情绪，增加治疗的信心，积极配合治疗。

第5节　肾病综合征患者的护理

案例 5-3

　　患者，男性，52岁。慢性肾炎5年，因淋雨导致了上呼吸道感染5天，2天前出现双下肢凹陷性水肿严重、明显乏力、头晕不适，送至当地医院就诊。门诊实验室检查尿常规：尿蛋白（+++），尿红细胞35个/μl。血清白蛋白：28g/L。拟诊"肾病综合征"收入肾病科。

问题： 1. 患者为明确诊断，需要做哪些实验室检查及其他检查？

　　　　2. 患者确诊为肾病综合征，用药护理要注意哪些问题？

一、概　　述

肾病综合征是由各种肾脏疾病所致的，以大量蛋白尿（尿蛋白超过 3.5g/d）、低蛋白血症（血浆白蛋白低于 30g/L）、水肿和高脂血症为临床表现的一组综合征，其中前两项为诊断的必备条件。可分为原发性和继发性两大类。

考点 肾病综合征的诊断标准

（一）病因

1. 原发性肾病综合征　由原发性肾小球疾病引起，约占肾病综合征的 75%，常见于微小病变、系膜增生性肾小球肾炎、膜性肾病、局灶阶段性肾小球硬化、系膜毛细血管性肾小球肾炎等病理类型。

2. 继发性肾病综合征　继发于全身性或其他系统疾病的肾损害，约占 25%，如系统性红斑狼疮、糖尿病、过敏性紫癜、多发性骨髓瘤、肾淀粉样变性等，病理表现各有特点。

（二）发病机制

原发性肾病综合征的发病机制为免疫介导炎症所致的肾损害。

二、护理评估

（一）健康史

询问患者是否有原发性肾疾病病史；是否使用过激素、细胞毒药物及其他免疫抑制剂；是否有感染、劳累、妊娠等诱因。

（二）身心状况

1. 症状与体征

（1）大量蛋白尿　24 小时尿蛋白 > 3.5g 即为大量蛋白尿，它是肾病综合征的起病根源，也是最主要的诊断依据。其发病机制为肾小球滤过屏障受损，肾小球对血浆蛋白（以白蛋白为主）的通透性增加，尿蛋白增多，当超过肾小管重吸收量时，形成大量蛋白尿。

（2）低蛋白血症　即血浆白蛋白 < 30g/L，它是肾病综合征的核心特征。主要为大量蛋白自尿中丢失所致。此外，还可以因胃黏膜水肿导致蛋白质吸收减少、肝代偿性合成白蛋白不足引起低蛋白血症。长期低蛋白血症会导致营养不良。

（3）水肿　是肾病综合征最突出的体征，主要与低蛋白血症所致血浆胶体渗透压明显下降有关。其水肿呈现指压凹陷性，与体位有关。以组织疏松及低垂部位明显，随重力作用而移动，卧位时多为眼睑、枕部或骶尾部水肿，起床活动后则为下肢水肿明显。

（4）高脂血症　以高胆固醇血症最常见，甘油三酯、低密度脂蛋白、极低密度脂蛋白也常可增加，其发生与低蛋白血症刺激肝脏代偿性地增加脂蛋白合成以及脂蛋白分解减少有关。

考点 肾病综合征的主要症状和体征

2. 并发症

（1）感染　是最常见且严重的并发症，也是导致本病复发和疗效不佳的主要原因，是肾病综合征患者主要死亡原因之一。其发生与蛋白质营养不良、免疫功能紊乱和免疫抑制剂的长期治疗有关。常见感染的顺序为呼吸道、泌尿道、皮肤等。

（2）血栓、栓塞　血栓、栓塞并发症是直接影响肾病综合征治疗效果和预后的重要原因。肾病综合征多数患者血液呈高凝状态，其原因主要是与血浆凝血因子的改变有关，还与利尿药和糖皮质激素的应用，以及高脂血症有关。血栓以肾静脉最常见。

（3）急性肾损伤　是肾病综合征最严重的并发症。发生于少数病例，多见于微小病变型，表现为无明显诱因出现少尿、无尿，扩容、利尿无效，发生机制可能是肾间质高度水肿压迫肾小管及大量蛋白管型阻塞肾小管，引起肾小管高压，肾小球滤过率骤降所致。

（4）其他　长期高脂血症可引起动脉硬化、冠心病等心血管并发症；长期大量蛋白尿可导致严重的蛋白质营养不良；金属结合蛋白丢失可导致体内微量元素（铁、锌、铜）缺乏；内分泌激素结合蛋白不足可诱发内分泌紊乱。

考点　肾病综合征的并发症

3. 心理-社会状况　因本病病程长、易复发、部分病例类型预后差，患者和家属可出现焦虑、悲观、恐惧情绪。治疗过程中患者出现容貌及体形变化，易出现少言寡语、社交障碍，对事业和人生失去信心。

链 接

肾病综合征的预后

肾病综合征的预后取决于肾小球疾病的病理类型、疾病严重程度、是否有并发症、有无复发及用药的疗效。存在反复感染、血栓栓塞并发症以及大量蛋白尿、高血压、高血脂长期控制不良者预后较差。

（三）辅助检查

1. 尿液检查　尿蛋白定性为 +++ ～ ++++，24 小时尿蛋白定量超过 3.5g，尿中可有红细胞管型、颗粒管型等。

2. 血液检查　血浆白蛋白低于 30g/L，血中胆固醇、甘油三酯、低密度脂蛋白及极低密度脂蛋白均可增高。

3. 肾功能检查　血清肌酐、血尿素氮可正常或升高。

4. B超检查　早期双肾大小正常、晚期缩小。

5. 肾活组织检查　可明确肾小球病变的病理类型，指导治疗及判断预后。

考点　肾病综合征的尿液检查、血液检查异常指标

三、治 疗 要 点

治疗原则以抑制免疫与炎症反应为主，同时防治并发症。

（一）病因治疗

抑制免疫与炎症反应为肾病综合征的主要治疗方法。

（二）药物治疗

1. 对症治疗

（1）利尿消肿　对肾病综合征患者利尿治疗的原则是不宜过快过猛，以免造成血容量不足，加重血液高黏滞倾向，诱发血栓、栓塞并发症。常用噻嗪类利尿剂、袢利尿剂、保钾利尿剂，以及渗透性利尿剂（如低分子右旋糖酐、羟乙基淀粉代血浆等）。

（2）减少尿蛋白　减少尿蛋白可以有效延缓肾功能的恶化，应用血管紧张素转换酶抑制剂（ACEI）或血管紧张素 Ⅱ 受体阻滞剂（ARB），可改善肾小球毛细血管通透性以减少尿蛋白。

（3）降脂治疗　可用降胆固醇为主的 β- 羟基 -β- 甲戊二酸单酰辅酶 A 还原酶抑制剂，如阿托伐他汀；降甘油三酯为主的氯贝丁酯类药物。

2. 免疫抑制治疗

（1）糖皮质激素　如泼尼松，通过抑制免疫与炎症抑制醛固酮和抗利尿激素的分泌达到利尿消除尿蛋白的作用。

（2）细胞毒性药物　如环磷酰胺、盐酸氮芥、苯丁酸氮芥等，用于"激素依赖型"或"激素抵抗型"患者，一般不作为首选及单独使用。

（3）钙调神经蛋白抑制剂　如环孢素，主要用于激素抵抗和细胞毒性药物无效的难治性肾病综合征患者。

（4）吗替麦考酚酯　该药物已广泛用于肾移植后排斥反应，副作用相对较小，对部分难治性肾病综合征有效。

（5）利妥昔单抗　为靶向 CD20 的生物制剂，对膜性肾病和激素依赖的微小病变型肾病（MCD）等类型具有较好的疗效，但长期应用的疗效及风险仍需要进一步评估。

糖皮质激素和细胞毒药物仍然是治疗肾病综合征的主要药物，原则上应以增强疗效的同时最大限度地减少副作用为宜。是否应用激素治疗、疗程长短以及是否使用细胞毒药物等，应根据患者肾小球病理类型、年龄、肾功能和是否存在禁忌证等情况不同而区别对待，制定个体化治疗方案。

3. 并发症防治

（1）感染　一旦发生感染，应及时选用对致病菌敏感、强效且无肾毒性的抗生素积极治疗。

（2）血栓及栓塞　血液出现高凝状态时，可给予抗凝血药，如低分子量肝素皮下注射，辅助以抗血小板药物，如双嘧达莫或阿司匹林。若已发生血栓或栓塞的患者，应尽早给予尿激酶或链激酶溶栓，同时配合抗凝治疗。抗凝及溶栓治疗时均应避免药物过量导致出血。

（3）急性肾损伤　可应用利尿剂；若利尿无效且达到透析指征时，应进行血液透析；进行原发病治疗；可口服碳酸氢钠碱化尿液，以减少管型形成。

（三）中医中药治疗

如雷公藤总苷，有降低尿蛋白的作用，可配合激素应用。

四、主要护理诊断 / 问题

1. 体液过多　与低蛋白血症致血浆胶体渗透压下降等有关。

2. 营养失调：低于机体需要量　与大量蛋白尿、摄入减少及吸收障碍有关。

3. 有感染的危险　与机体抵抗力下降、应用激素和（或）免疫抑制剂有关。

4. 有皮肤受破损的风险　与水肿、营养不良有关。

5. 焦虑　与本病的病程长、易反复发作有关。

6. 潜在并发症：血栓及栓塞、急性肾损伤、心脑血管并发症。

五、护 理 措 施

（一）一般护理

1. 休息　卧床休息可以增加肾血流量，利于排尿，减轻水肿，但长期卧床会增加血栓及压疮风险，故应保持适度的床上及床旁活动。待一般情况转好，水肿消退后可下床活动，逐渐增加活动量，以不感到疲劳为宜。为防止呼吸道感染，保持病室内环境的清洁，应定期进行空气、物品消毒。

2. 饮食

（1）蛋白质　一般给予正常量 [0.8 ～ 1.0g/（kg·d）] 的优质蛋白，发生肾功能不全时应根据肾小球滤过率调整蛋白质的摄入量。

（2）供给足够的热量　不少于 126 ～ 147kJ/（kg·d）[30 ～ 35kcal/（kg·d）]。

（3）脂肪　少进食富含饱和脂肪酸（动物油脂）的食物，多食富含不饱和脂肪酸（植物油、鱼油）的食物及富含可溶性纤维的食物（燕麦、豆类等）。

（4）限制水、钠摄入　给予低盐（＜ 3g/d）饮食。轻度水肿，每日尿量超过 1000ml者，一般不需要严格限水；严重水肿或每日尿量小于 500ml，需严格限制水的摄入。

（5）补充各种维生素、微量元素如铁、锌、钙等。

考点 肾病综合征的饮食护理

（二）心理护理

向患者说明治疗经过及预后情况，减轻其悲观心理，鼓励患者树立战胜疾病的信心，积极配合治疗与护理。

（三）病情观察

1. 密切观察患者的生命体征；观察体重、腹围、出入液量变化和水肿的情况；监测血浆白蛋白、血红蛋白等指标，评估机体营养状态；监测血脂及血液黏稠度，判断是否为高凝状态。

2. 并发症的观察　①呼吸道、泌尿道及皮肤感染：患者是否有咳嗽、咳痰、肺部湿啰音、尿路刺激征、皮肤破溃、发热等表现。②血栓、栓塞：患者是否有突发腰痛、下肢疼痛、胸痛、头痛等表现。③急性肾损伤：患者是否有少尿、无尿及血尿素氮、血肌酐升高等。

（四）对症护理

1. 水肿　具体护理措施详见本章第 2 节中"肾性水肿患者的护理"。

2. 感染　①加强口腔护理，进餐后、睡前、晨起用生理盐水或氯己定溶液、碳酸氢钠液交替漱口，口腔溃疡可增加漱口次数或遵医嘱用药。②注意皮肤清洁，患者尽量穿宽松柔软的清洁衣物，勤剪指甲，蚊虫叮咬时避免抓伤皮肤。③注意个人卫生，勤换内衣裤等，避免尿路感染。④指导患者加强营养和休息，增强机体抵抗力；气候变化时，注意保暖。若发生感染，选择敏感、强效及无肾毒性的抗生素积极治疗。

3. 血栓及栓塞　指导患者卧床时做床上足踝运动，增加下肢血液循环。指导患者在水肿症状减轻时下床活动，促进静脉回流。根据病情进行双下肢血液循环驱动泵的治疗，以促进血液循环。已存在下肢血栓的患者禁用。根据患者血液高凝状态的情况，遵医嘱使用抗凝药物。

考点　肾病综合征的对症护理

（五）用药护理

1. 糖皮质激素　常用泼尼松和甲泼尼龙。使用原则是起始量足、缓慢减量、长期维持。长期使用不良反应有水钠潴留、高血压、糖尿病、精神兴奋性增高、消化道出血、骨质疏松、继发感染、满月脸及向心性肥胖等。

2. 免疫抑制剂　①环磷酰胺：不良反应有恶心、呕吐、白细胞减少、肝功能损害、脱发、性腺抑制和出血性膀胱炎等。②环孢素：不良反应有肝肾毒性、多毛、牙龈增生、血压升高和高尿酸血症等。应用上述药物时，要定期进行血常规、尿常规、肝肾功能等检查。

3. 利尿剂　使用利尿药时，以体重每天下降 0.5 ～ 1.0kg 为宜，不宜过快、过猛，以免引起有效循环血容量不足、加重血液高凝倾向而诱发血栓、栓塞。用药期间要准确记录 24 小时液体出入量，监测电解质。

4. 抗凝药物　药物使用一般应持续半年以上。使用过程中要观察有无出血倾向，检查血常规、出凝血时间等，有异常需立即停药。

5. 中医中药　应用雷公藤总苷，常见不良反应有性腺抑制、肝功能损害、外周白细胞减少等，及时停药后常可恢复。

考点　肾病综合征的用药护理

六、健 康 教 育

1. 疾病知识指导　向患者及家属介绍本病的特点、常见并发症及预防方法。介绍各类药物的使用方法、注意事项及不良反应，告知患者不可擅自减量或停用激素。

2. 保健知识指导　告知患者要注意休息、避免劳累；注意适度活动，以免发生肢体血栓等并发症。指导患者及家属学会监测水肿、尿蛋白和肾功能的变化。定期随访。

3. 心理 - 社会指导　根据本病的特点，向患者和家属解释说明具体的治疗和预后情况，对患者进行心理疏导，让其增加信心，积极配合治疗，降低疾病恶化的程度。

第6节　慢性肾衰竭患者的护理

案例 5-4

患者，女性，45 岁。因反复蛋白尿、血尿 8 年，双下肢水肿 10 天入院。8 年前体检时发现有蛋白尿、血尿，未及时诊治。10 天前无明显诱因出现双下肢水肿，伴恶心、呕吐，食欲下降，尿量 200ml/d。护理体检：体温 36.3℃，脉搏 103 次 / 分，呼吸 21 次 / 分，血压 183/115mmHg，神清志明，中度贫血貌，心肺无异常，腹部无异常，下肢中度凹陷性水肿。实验室检查：血红蛋白 65g/L，血尿素氮 27mmol/L，血肌酐 800μmol/L，二氧化碳结合力（CO_2CP）10.3mmol/L，血钾 2.85mmol/L；尿蛋白（+++），尿红细胞（+）。B 超：双肾缩小。

问题： 1. 该患者患有什么疾病？

2. 存在哪些护理问题？如何进行护理？

一、概　述

慢性肾衰竭（CRF）是由各种慢性肾脏疾病持续、进行性进展，最终出现肾衰竭，主要表现为代谢产物潴留，水、电解质及酸碱平衡紊乱和全身多系统受累的一种综合征。

慢性肾脏病（CKD）是指肾损伤和（或）肾功能下降持续超过 3 个月。其诊断标准包括白蛋白尿 [尿白蛋白 / 肌酐值（UACR）≥ 30mg/g]、尿沉渣异常、肾小管功能异常引起的电解质及其他异常、肾组织学异常、肾影像学异常或肾移植病史中任何一项肾损伤指标，和（或）肾功能降低 [肾小球滤过率（GFR）< 60ml/（min · 1.73m²）] 持续时间超过 3 个月。

（一）病因

我国最常见的病因为原发性肾小球肾炎，其次是糖尿病肾病、高血压肾小动脉硬化，后两者发生率近些年已有明显增高趋势，其他还有多囊肾、梗阻性肾病、狼疮肾炎、系统性血管炎肾损害等，而欧美等发达国家则以糖尿病肾病、高血压肾小动脉硬化为最常见病因。

考点　我国慢性肾衰竭的常见病因

（二）发病机制

尚未完全阐明，目前认为可能和几个因素有关。

1. 肾单位高灌注、高滤过　随着肾单位的破坏，剩余健全的肾单位代偿性发生血浆流量增加（高灌注），肾小球滤过率增高（高滤过）。高灌注和高滤过刺激肾小球系膜细胞增殖和基质增加；损伤内皮细胞和增加血小板集聚；引起炎症细胞浸润、系膜细胞凋亡增加等，因而肾小球硬化不断发展，肾单位进行性丧失。

2. 肾单位高代谢　CKD 时残余肾单位肾小管高代谢状况，是肾小管萎缩、间质纤维化和肾单位进行性损害的重要原因之一。

3. 肾组织上皮细胞表型转化　在某些生长因子或炎症因子的诱导下，肾小管上皮细胞、肾小球上皮细胞、肾间质成纤维细胞等均可转化为肌成纤维细胞，在肾间质纤维化和肾小球硬化过程中起重要作用。

4. 细胞外基质增生　CKD 肾组织内部分细胞因子和生长因子高表达，基质金属蛋白酶表达下调，金属蛋白酶组织抑制物及纤溶酶原激活抑制物表达上调，对细胞外基质增生起重要的促进作用。

5. 其他　肾脏固有细胞凋亡增多与肾小球硬化、间质纤维化有密切关系。醛固酮增多也参与肾小球硬化和间质纤维化的过程。

（三）分期

慢性肾脏病根据 GFR 的下降程度分为 1 ～ 5 期（表 5-1）。

表 5-1　慢性肾脏病的分期和建议

分期	特征	GFR/[ml/（min · 1.73m²）]	防治目标、措施
1	肾损害，GFR 正常或稍高	≥ 90	CKD 病因诊治；延缓症状 保护肾功能，延缓 CKD 进展
2	肾损害，GFR 轻度降低	60 ～ 89	评估、延缓 CKD 进展、降低心血管疾病风险
3a	GFR 轻到中度降低	45 ～ 59	延缓 CKD 进展、评估
3b	GFR 中到重度降低	30 ～ 44	评估、治疗并发症
4	GFR 重度降低	15 ～ 29	综合治疗，准备肾脏替代治疗
5	终末期肾病	＜ 15	适时肾脏替代治疗

二、护理评估

（一）健康史

询问患者既往有无肾脏病、高血压、糖尿病、痛风、红斑狼疮等病史，以及相关治疗过程；有无长期服用中草药史；有无药物、食物过敏史等。

链接

常见的肾毒性药物

肾毒性药物常见于：非甾体抗炎药（消炎痛、布洛芬、萘普生等）、氨基糖苷类抗生素（新霉素、卡那霉素、庆大霉素、妥布霉素等）、含碘造影剂、抗肿瘤药（顺铂、丝裂霉素等）、含有马兜铃酸的中草药（马兜铃、关木通、广防己、青木香、天仙藤、寻骨风、朱砂莲等 10 多种）、重金属制剂（铅、汞、镉、钨等）等。

（二）身心状况

在疾病不同阶段，临床表现各异，CKD 1 ～ 3 期一般无明显症状，或可表现为乏力、夜尿多、腰酸、食欲减退、轻度贫血等轻度表现。进入 CKD 4 期后，以上症状明显。达到 CKD 5 期后，可出现多个系统症状，甚至危及生命。

1. 水、电解质和酸碱平衡失调

（1）代谢性酸中毒　因肾小管性酸中毒、酸性代谢产物潴留所致，表现为气短、呼吸困难、呼吸深大、乏力、淡漠、嗜睡甚至昏迷。

（2）脱水与水肿　如感染发热、呕吐、腹泻或水摄入不足时，易发生脱水和血容量不足；肾衰竭晚期，由于少尿、无尿或液体摄入量过多，则引起水肿，严重时引起左心衰竭、脑水肿。

（3）低钠与高钠血症　过分限制钠盐的摄入，腹泻及应用利尿药可致低钠血症，患者表现为疲乏无力、表情淡漠、厌食、恶心、呕吐、血压下降等；钠的摄入过多，则可出现水钠潴留，引起水肿、高血压、心力衰竭等。

（4）低钾与高钾血症　肾衰竭时低钾血症者较少见。尿毒症晚期易发生高血钾，主要与应用保钾利尿药、输库存血、代谢性酸中毒等有关；高钾血症可致严重的心律失常甚至心搏骤停，部分患者则出现肌无力或麻痹症状。

（5）低钙血症　低血钙可致手足痉挛、抽搐，常发生在使用碱性药物纠正酸中毒时。

（6）镁代谢紊乱　由于肾脏排镁减少，常有轻度高镁血症。患者可无任何症状，但不宜使用含镁的药物，如含镁的抗酸药、泻药等。低镁血症也偶见，与镁摄入不足或过多应用利尿剂有关。

2. 蛋白质、糖类、脂类和维生素代谢紊乱

（1）蛋白质代谢紊乱　表现为蛋白质代谢产物蓄积（氮质血症），也可有白蛋白、必需氨基酸水平下降等。主要与蛋白质分解增多和（或）合成减少、负氮平衡、肾脏排出障碍等因素有关。

（2）糖代谢异常　表现为糖耐量降低和低血糖。主要与胰高血糖素水平升高、胰岛素受体障碍等原因有关，表现为空腹血糖水平或餐后血糖水平升高，一般较少出现自觉症状。

（3）脂类代谢紊乱　主要表现为高脂血症，多表现为轻到中度高甘油三酯血症。

（4）维生素代谢紊乱　在 CKD 中也很常见，如血清维生素 A 水平增高、维生素 B_6 及叶酸缺乏等，与饮食摄入不足、某些酶活性下降有关。

3. 各系统表现

（1）循环系统表现　心血管病变是慢性肾脏病患者的常见并发症和最主要死因。包括冠状动脉粥样硬化性心脏病、高血压、心肌病、心包炎、心力衰竭。表现为心悸、胸闷、胸痛、气促、不能平卧、端坐呼吸等。高血压严重者可并发高血压脑病、脑血管疾病、眼底出血。

（2）消化系统症状　为本病最常见和最早出现的症状。以恶心、呕吐、食欲减退最为突出，还可见腹胀、腹泻、胃黏膜糜烂或消化性溃疡、上消化道出血等。

（3）呼吸系统表现　尿毒症毒素可引起尿毒症性肺炎，有咳嗽、气促，胸部 X 线表现为"蝴蝶翼征"等。

（4）血液系统表现　主要是肾性贫血、出血倾向。肾性贫血是尿毒症必有的症状，主要是肾脏分泌红细胞生成素（EPO）减少所致。还可因代谢产物抑制骨髓造血、红细胞寿命缩短、缺铁、营养不良、维生素 B 及叶酸缺乏等导致贫血。出血倾向可表现为皮下瘀点、瘀斑、鼻出血等，主要与血小板功能降低或凝血因子Ⅷ缺乏有关。

（5）骨骼病变　慢性肾衰竭可引起骨营养不良症，又称肾性骨病。主要由于钙磷代谢紊乱（高血磷、低血钙）、继发甲状旁腺激素分泌功能亢进（简称继发甲旁亢）、缺乏活性维生素 D_3 等因素引起，出现骨质疏松、纤维化骨炎、骨软化症等，患者有骨酸痛、骨骼畸形、行走不便、血管钙化和自发性骨折等表现。

（6）皮肤症状　皮肤瘙痒为常见症状，可能与皮肤干燥、尿素刺激、继发性甲状旁腺功能亢进及钙代谢障碍有关。患者面色萎黄、褐色，呈尿毒症面容，与贫血、尿素沉着有关。

（7）神经、肌肉系统表现　患者早期可有疲乏、失眠、注意力不集中等症状，后期则出现性格改变、抑郁、记忆力下降、谵妄、幻觉、昏迷等尿毒症脑病表现，还可伴有周围神经病变，以下肢多见，表现为肢体麻木、烧灼或疼痛、感觉丧失等。

（8）内分泌失调　出现胰岛素抵抗现象；男性患者常有性功能障碍，女性患者可闭经、不孕。

（9）继发感染　感染是慢性肾衰竭患者的主要死亡原因之一。以肺部和尿路感染多见，与机体免疫力下降有关。

考点　慢性肾衰竭的临床症状

4. 心理 - 社会状况　抑郁是透析患者中最普遍的心理问题，因发病前的个性、病程长、反复发作、病情复杂且严重、生活经济所迫、理想毁灭、家人和友人的偏见和关心度下降或放弃，都可造成患者失眠、食欲下降、体重下降、压抑、自卑、暴躁、人格改变、无助、绝望等。此类人群（尤其是透析患者）中断治疗、发生自杀风险系数较大，且在医院中发生自杀行为已不少见，应引起足够重视。此外维持透析患者容易产生愤怒、不合作情绪，对患者本身、其他患者或医护人员都可能造成危险行为。

（三）辅助检查

1. 血常规　有不同程度的贫血，或伴血小板减少、白细胞减少。伴感染者有白细胞及中性粒细胞增多。

2. 尿液检查　尿比重低，大多在 1.018 以下，严重时固定在 1.010 ～ 1.012；尿蛋白一般为 + ～ +++，晚期肾硬化尿蛋白减少甚至呈阴性，可有血尿、颗粒或蜡样管型等。

3. 血生化检查　可有高血钾、高血磷、低血钙、高血镁、低血钠、低血氯等。

4. 肾功能　肾小球、肾小管功能均受损，血尿素氮、肌酐升高，Ccr 下降等。

5. 影像检查　B 超、CT 检查或者肾图检查发现晚期双肾明显缩小。

三、治疗要点

治疗原则：尽早发现进展的肾脏疾病，并干预及进行有效的治疗，延缓肾功能不全的发生和进展；完善肾脏替代治疗前的准备，适时开展透析治疗。

（一）病因治疗

积极治疗各种基础病、原发病，是处理肾衰竭的关键；有效控制感染、高血压、高血糖、高尿酸、高血脂、低血容量、肾缺血、尿路梗阻等疾病，可延缓病情的发展。

（二）药物治疗

1. 营养疗法　补充必需氨基酸。补充 α- 酮酸、优质低蛋白饮食可改善负氮平衡及营养不良。

2. 纠正贫血　红细胞生成素是治疗肾性贫血的主要方法，补充其他造血原料铁剂、叶酸、维生素 B_{12} 等。严重贫血时可输新鲜血液。

3. 治疗肾性骨病　骨化三醇能提高血钙，对骨软化症治疗效果好。对有骨质疏松和（或）高骨折风险的患者，建议给予活性维生素 D 及其类似物和钙剂治疗。

4. 控制高血压　严格、有效控制血压是延缓慢性肾衰竭的重要措施之一。推荐 CKD 患者高血压的降压总体目标为 < 140/90mmHg。单药治疗初始药物首选 ACEI/ARB 类药物，初始降压治疗应选择 ACEI 或 ARB 单独或联合其他降压药。血管紧张素受体 - 脑啡肽酶抑制剂（ARNI）是一种新型降压药，其代表药物沙库巴曲缬沙坦能够进一步有效降低血压，减少 CKD 患者心血管事件的发生。

5. 纠正水电解质紊乱和酸碱失衡

（1）严重高钾血症可引起心搏骤停　高钾血症的处理方法有①限制钾摄入，采用排钾利尿剂加速钾排泄。②高钾血症急性发作时，推荐新型晶体结构钾离子结合剂环硅酸锆钠，而轻中度高钾血症的短期治疗推荐阳离子交换树脂（聚苯乙烯磺酸钠、聚苯乙烯磺酸钙）。③当血钾 > 6.5mmol/L 时，必须紧急处理，如用 10% 葡萄糖酸钙 20ml，稀释后缓慢静脉注射，或者 5% 碳酸氢钠 100ml 静脉注射；还可以用 50% 葡萄糖 50 ~ 100ml 加普通胰岛素 6 ~ 12U 静脉输注。④有条件者应立即做透析。

（2）代谢性酸中毒　纠正酸中毒以补碱为主，轻者可口服碳酸氢钠；酸中毒明显时，应静脉补充碳酸氢钠或透析。在纠正酸中毒的过程中注意补钙（尤其合并低钙血症患者），防止低钙引起的手足抽搐。

考点 慢性肾衰竭纠正高血钾、代谢性酸中毒的方法

（3）水钠潴留的防治　限水、限钠，配合药物治疗，噻嗪类利尿剂及保钾利尿剂一般不建议使用，多使用袢利尿剂（呋塞米、布美他尼等）。疗效不佳或合并心力衰竭时可透析。

6. 其他对症治疗　防治感染；降血脂，可使用他汀类药物或他汀类药物联合依折麦布治疗；中药肠道排毒；酌情使用氧化淀粉、药用炭片等肠道吸附剂等。使用氧化淀粉

应注意不要与碱性药物合用，以免降低疗效。

（三）肾脏替代治疗

当 GFR < 10ml/min 并有明显尿毒症表现时，则应进行肾脏替代治疗，糖尿病肾病患者 GFR 为 10 ～ 15ml/min 时可进入替代治疗。目前主要为血液净化、腹膜透析、肾移植三种方式。

四、主要护理诊断 / 问题

1. 营养失调：低于机体需要量　与限制蛋白质摄入、贫血、食欲下降等因素有关。
2. 体液过多　与水钠潴留、摄水过多、补液不当等有关。
3. 有皮肤受破损的风险　与皮肤水肿、瘙痒，凝血机制异常，机体抵抗力下降有关。
4. 有感染的危险　与贫血、营养不良、透析留置静脉导管等有关。
5. 潜在并发症：高钾血症、代谢性酸中毒、心力衰竭、上消化道出血等。

考点　慢性肾衰竭的护理问题

五、护 理 措 施

（一）一般护理

1. 休息　提供安静舒适的环境，协助患者做好各项生活护理。注意卧床休息，尤其是肺水肿、恶性高血压、心力衰竭、抽搐、脑病、电解质紊乱等患者，应绝对卧床，防止加重病情或意外发生。有精神异常及抽搐者，加强陪护或使用束缚带、床栏保护。对长期卧床者，应定时为患者翻身和做肢体被动活动，防止发生压疮与肌肉萎缩。

2. 饮食

（1）限水、低盐、低脂饮食等。建议饮食中钠摄入不超过 100mmol/d（钠 2.3g/d 或食盐 6g/d）；进食易消化和富含维生素 B、维生素 C、叶酸等饮食，建议患者适量多吃水果和蔬菜，以减少净酸产量。忌烟、酒。高血钾、高血磷者避免摄入含钾、磷高的食物。有高镁血症者避免进食含镁的药物等。

（2）应尽早采用个体化优质低蛋白饮食，既能减少体内含氮代谢产物的生成，减轻症状，还能维持营养。优质低蛋白饮食，是以富含人体必需氨基酸的动物蛋白为主（占 60% 以上），如牛奶、蛋类、鱼、瘦肉等；尽量减少花生、豆类等植物性蛋白质的摄入（占 40% 以下），主食宜以麦淀粉（面粉中除去蛋白质的制品）为主，以减轻肾脏的负担。要根据肾小球滤过率调整蛋白质的摄入量。另外要保证足够的热量供给，以减少自体蛋白质的分解，以糖类供给为主，其余由脂肪供给。

CKD 1 ～ 2 期患者：应避免高蛋白饮食 [> 1.3g/（kg·d）]，非持续性大量蛋白尿的患者推荐蛋白质摄入量为 0.8g/（kg·d），不推荐蛋白质摄入量 ≤ 0.6g/（kg·d）。对大量蛋白尿的患者建议蛋白质摄入量为 0.7g/（kg·d），同时加用酮酸治疗。

CKD 3 ～ 5 期患者：推荐低蛋白饮食 [0.6g/（kg·d）] 或极低蛋白饮食 [（0.3g/（kg·d）]，联合补充酮酸制剂。

（3）保证能量。CKD 1～2 期患者，建议保证足够热量摄入的同时维持健康体重的稳定，CKD 3～5 期患者，热量摄入量为 30～35kcal/（kg·d），并要根据患者年龄、性别、去脂体重以及其他因素个体化调整热量的摄入。

3. 皮肤及口腔护理　指导患者注意个人卫生，勤换内衣；皮肤瘙痒时遵医嘱使用止痒剂，避免用力挠抓，以免抓伤引起皮肤感染，冬天时使用润肤剂；尿毒症患者进食后漱口，防止口咽感染。

考点 慢性肾衰竭的饮食护理

（二）心理护理

耐心向患者及家属解释病情，介绍本病的治疗进展；安抚、关怀患者，指导患者在病情允许情况下，适当参加锻炼、文艺娱乐活动，缓解抑郁、焦躁情绪；鼓励患者正确对待疾病，保持乐观情绪，树立战胜疾病的信心，积极配合治疗和护理。

（三）病情观察

严密监测患者的生命体征、意识状态；准确记录尿量或24小时液体出入量；监测体重；注意观察临床症状、体征的变化，尤其注意有无出血、精神异常、抽搐、呼吸困难、感染等表现，发现异常及时报告，配合处理。定期复查血常规、尿常规、肾功能、电解质、血清白蛋白、血气分析、心电图等检查指标，进一步了解病情变化。

（四）对症护理

1. 感染　慢性肾衰竭并感染者，应积极抗感染，根据肌酐清除率、药物半衰期来调整抗生素剂量。避免使用肾毒性药物。

2. 高血压　具体内容可参考第 3 章第 6 节"原发性高血压患者的护理"。

3. 贫血　如需输血，做好配型及输血过程的护理。

4. 长期补钙者，注意便秘、高钙血症等副作用。纠正酸中毒过程中注意观察有无低血钙发生。

5. 高钾血症的护理

（1）监测血钾和心电图情况，发现血钾增高和心律失常及时通知医生。

（2）采集血钾标本时针管要干燥，采血部位结扎不要过紧，血取出后沿试管壁注入，防止溶血，使测量结果偏高。

（3）忌进食含钾量高的食物和药物，如橘子、香蕉、蘑菇、青霉素钾等。

（4）忌输库存血，库存血贮存 5～8 天，每 1000ml 血液的血浆中含有 22mmol 的钾，使血钾浓度增高。

考点 高钾血症的护理

（五）用药护理

1. 应用红细胞生成素时，注意观察患者有无头痛、高血压及癫痫等不良反应。定期检查血常规。

2. 使用骨化三醇治疗肾性骨病，要监测血钙，防止内脏、皮下、关节、血管钙化和肾功能恶化。

3. 必需氨基酸疗法，应注意控制输液速度，不能在氨基酸液内加入其他药物，以免引起不良反应。

六、健康教育

1. 疾病知识指导　指导患者及家属正确面对疾病，讲解慢性肾衰竭的基本知识，让其认识到只要坚持治疗，消除或避免诱发因素，保持良好的心态，可延缓病情发展，提高生活治疗；指导合理膳食；指导患者增强机体抵抗力，注意劳逸结合，避免过重体力活动、受凉和使用肾毒性药物，以免病情恶化。

2. 保健知识指导　强调合理饮食对本病的重要性，严格遵守饮食治疗的原则，尤其是限制蛋白质及钠水的摄入量。注意劳逸结合，根据病情安排合理的活动项目，避免劳累和重体力活动。

3. 心理 - 社会指导　医护工作者应该以热情、关切的态度去接近患者，使其感受到真诚，与患者和家属建立有效的沟通，鼓励家属理解并接受患者的改变，耐心解答患者的疑问，及时为患者排忧解难，使他们正确对待疾病，保持积极乐观的情绪，配合治疗和护理，提高生活质量。

国医大师张琪—擅长使用便宜药物治疑难杂症

　　张琪是中医学家、中医临床家、中医教育家，是非常有名的中医肾病专家。他从医 70 多年，一直在临床一线，主攻肾病等内科比较顽固、复杂、罕见的疾病，他用药都比较常见且便宜，人人都用得起。张琪曾用一剂古方药，价格非常便宜，只有几毛钱，就把一个儿童从死亡线上拉了回来。他认为救治一个肾病患者，就挽救了一个家庭。他带动了全国肾病学术和诊疗水平的提高。先后编写了 8 部医学著作，其中具有代表性的有《张琪临证经验荟要》《张琪临床经验辑要》《临床经验集》等，这些医学著作充分体现了张琪的学术思想。

自 测 题

A₁ 型题

A₁ 型题

1. 急性肾盂肾炎反复发作，迁延不愈，转为慢性肾盂肾炎的时间一般为（　　）

　　A. 1 个月　　　　B. 2 个月　　　　C. 4 个月

　　D. 超过 6 个月　　E. 8 个月

2. 关于尿路感染的叙述正确的是（　　）

　　A. 尿路感染包括急性和慢性肾小球肾炎

　　B. 尿路感染不包括肾盂肾炎

　　C. 尿路感染者一定有膀胱刺激征

　　D. 尿路感染者一定伴有高热

　　E. 女性患病率高于男性

3. 慢性肾衰竭少尿期并高血钾患者的护理，下列哪项措施是不正确的（　　）

　　A. 控制液体入量

　　B. 多进食香蕉、橘子等食物

　　C. 避免使用库存血

　　D. 限制盐摄入

　　E. 禁用螺内酯利尿治疗

4. 引起尿路刺激征的主要原因是（　　　　）

　　A. 急性肾炎　　　　　B. 肾病综合征

　　C. 尿路感染　　　　　D. 肾衰竭

　　E. 慢性肾炎

5. 慢性肾衰竭导致死亡最常见的原因是（　　　　）

　　A. 上消化道出血　　　B. 感染

　　C. 肾性骨病　　　　　D. 代谢性酸中毒

　　E. 心血管并发症

6. 下列关于肾性高血压患者的护理宣教，正确的是（　　　　）

　　A. 出院后不必经常测血压

　　B. 加强体育锻炼

　　C. 摄入高脂肪食物

　　D. 平稳降血压，不宜过快/过低

　　E. 血压正常后应及时减药量至停药

7. 以下不是慢性肾小球肾炎主要表现的是（　　　　）

　　A. 尿频、尿急、尿痛

　　B. 水肿

　　C. 蛋白尿

　　D. 高血压

　　E. 可有肾功能损害

8. 不会引起慢性肾炎肾功能损害加重的因素是（　　　　）

　　A. 感染、劳累　　　　B. 持续高血压

　　C. 大量蛋白尿　　　　D. 呕吐、腹泻导致脱水

　　E. 优质低蛋白饮食

9. 肾病综合征最重要的诊断依据是（　　　　）

　　A. 24 小时尿蛋白＞3.5g，血浆白蛋白＜30g/L

　　B. 血浆白蛋白＜30g/L，血胆固醇及甘油三酯升高

　　C. 24 小时尿蛋白＞3.5g，双下肢凹陷性水肿

　　D. 24 小时尿蛋白＞3.5g，血胆固醇及甘油三酯升高

　　E. 血胆固醇及甘油三酯升高，双下肢凹陷性水肿

10. 肾病综合征最根本的病理生理改变为（　　　　）

　　A. 水肿　　　　　　　B. 大量蛋白尿

　　C. 高血压　　　　　　D. 低蛋白血症

　　E. 胆固醇血症

A₂ 型题

11. 患者，男性，35 岁。17 岁时曾有肾病（具体不详）。2 周前感冒、发热，近 5 日出现双下肢水肿，尿量 500ml/d，血压 160/101mmHg，尿蛋白（+++），红细胞（+），可见颗粒管型。考虑是（　　　　）

　　A. 肾病综合征　　　　B. 急性肾小球肾炎

　　C. 慢性肾小球肾炎　　D. 尿路感染

　　E. 原发性高血压

12. 患者，女性，72 岁。因患慢性肾衰竭而入院。患者精神、食欲差，24 小时尿量 50ml，腹部无膨隆，无压痛。评估患者的排尿状况是（　　　　）

　　A. 尿潴留　　　　　　B. 尿失禁

　　C. 少尿　　　　　　　D. 遗尿

　　E. 无尿

13. 患者，女性，48 岁。眼睑及双下肢水肿 2 个月，既往有 2 型糖尿病 3 年，3 年前血糖正常。尿常规：蛋白阳性，尿红细胞满视野，24 小时尿蛋白定量 3.9g，血浆白蛋白 27.2g/L。首先考虑的诊断是（　　　　）

　　A. 慢性肾小球肾炎　　B. 隐匿型肾小球肾炎

　　C. 糖尿病肾病　　　　D. 急进性肾小球肾炎

　　E. 肾病综合征

14. 患者，男性，36 岁。有肾小球肾炎史，因病情稳定仍正常工作。近日体检时发现血压升高，双侧踝部轻度水肿。诊断为慢性肾小球肾炎急性发作而住院。护士应对患者采取措施，错误的是（　　　　）

　　A. 嘱患者卧床休息　　B. 嘱患者低盐饮食

　　C. 监测血压并记录　　D. 高脂饮食

　　E. 指导患者记尿量、留尿标本

A₃/A₄ 型题

（15 ～ 17 题共用题干）

　　患者，女性，28 岁。尿急、尿频、尿痛 1 天，排肉眼血尿 2 次，无发热、腰痛，查尿白细胞 20 个 /HP。

15. 考虑的疾病可能是（　　）

   A. 急性肾小球肾炎　B. 急性膀胱炎

   C. 急性肾盂肾炎　　D. 急进性肾小球肾炎

   E. 肾结石

16. 有确诊意义的是（　　）

   A. 血常规白细胞计数

   B. 尿涂片找细菌

   C. 尿培养和菌落计数

   D. 肾功能

   E. 泌尿系 B 超

17. 如何预防该病（　　）

   A. 保持会阴部卫生　B. 长期锻炼

   C. 加强营养　　　　D. 经常服用抗生素

   E. 常用高锰酸钾溶液坐盆消毒

（18、19 题共用题干）

   患者，女性，26 岁。1 天前出现发热，腰痛，伴尿频、尿急、尿痛，来院就诊，体温 38.8℃，诊断为肾盂肾炎收入院。

18. 护士向其解释最常见的感染途径是（　　）

   A. 上行感染　　　　B. 下行感染

   C. 血液感染　　　　D. 直接感染

   E. 淋巴管感染

19. 当患者问起为什么女性容易患病，护士的解释错误的是（　　）

   A. 女性尿道短而宽

   B. 女性尿道距离肛门较近

   C. 尿道开口于阴唇下方

   D. 在月经周期存在易感因素

   E. 容易血行感染

（20、21 题共用题干）

   患者，女性，35 岁。患慢性肾小球肾炎 6 年。现尿液检查尿蛋白（＋＋＋），红细胞（＋）。血红蛋白 95g/L，血压正常。

20. 该患者出现的贫血，主要考虑什么原因引起的（　　）

   A. 蛋白丢失

   B. 肾脏产生红细胞生成素减少

   C. 缺铁

   D. 缺维生素 B_{12}

   E. 缺乏叶酸

21. 对该患者健康宣教错误的是（　　）

   A. 定期测血压，有高血压则积极控制血压

   B. 监测肾功能

   C. 避免使用损肾药物

   D. 可以妊娠

   E. 预防感染、避免劳累

（22 ～ 25 题共用题干）

   患者，男性，65 岁。患慢性肾衰竭，3 天来恶心、呕吐、纳差，尿量 10 ～ 20ml/d，伴肌无力、肢体末端麻木。护理体检：血压 167/100mmHg，呼吸 22 次 / 分，脉搏 60 次 / 分，神清，精神差，中度贫血貌，双下肢重度水肿。查血红蛋白 67g/L，血钾 8.0mmol/L，血钙 1.95mmol/L，血磷 3.2mmol/L。血气正常。血肌酐 905μmol/L，尿素氮 22mmol/L，肌酐清除率 10ml/min。

22. 该患者最需紧急处理的是（　　）

   A. 降血压　　　　　B. 纠正低血钙

   C. 纠正高血钾　　　D. 降磷治疗

   E. 输血

23. 正确的紧急处理措施是（　　）

   A. 口服碳酸镧降磷　B. 口服乙酸钙

   C. 硝苯地平降血压　D. 输同型红细胞

   E. 葡萄糖＋胰岛素静脉滴注

24. 紧急治疗过程中，护士观察病情时，需要密切注意的是，除了（　　）

   A. 低钙抽搐　　　　B. 心律失常、心搏骤停

   C. 输血不良反应　　D. 皮肤瘙痒

   E. 高血压脑病

25. 如上述紧急措施未能改善症状，最佳的处理措施是（　　）

   A. 硝普钠静脉滴注　B. 积极治疗原发病

   C. 血液透析　　　　D. 胃肠道吸附疗法

   E. 注射红细胞生成素

（王忠玲）

第6章
血液系统疾病患者的护理

第1节 概 述

一、血液系统的结构与功能

血液系统由血液和造血器官及组织组成。

（一）造血器官及血细胞的生成

造血器官指生成血细胞的器官，包括骨髓、胸腺、肝脏、脾脏、淋巴结以及分布于全身的淋巴组织和单核吞噬细胞系统。人体处于不同的时期，其造血器官有所不同。1～2个月的胎儿，其造血细胞来源于卵黄囊；2～5个月的胎儿，肝脏、脾脏、淋巴结开始造血；第5个月开始出现骨髓造血，胎儿后期出现胸腺造血，婴儿出生后及成人主要由骨髓造血。

骨髓是人体最主要的造血器官，它能制造红细胞、白细胞、血小板等各种血细胞；脾脏、淋巴结及淋巴组织也造血，但只产生少量的单核细胞、淋巴细胞。骨髓是一种海绵样、胶状的脂肪性组织，封闭在坚硬的骨髓腔内。骨髓分红骨髓（造血组织）和黄骨髓（脂肪组织）两部分。婴幼儿时期，所有骨髓均为红骨髓，造血功能活跃。随着年龄的增长，红骨髓逐渐局限于颅骨、肋骨、胸骨、脊柱、髂骨以及肱骨和股骨的一部分，其他部位由黄骨髓所替代，黄骨髓不能造血。当机体需要大量红细胞时（如急性失血或溶血等），黄骨髓可转变为红骨髓而参与造血。

骨髓内生成造血干细胞，造血干细胞是各种细胞的起始细胞，具有不断自我更新、多向分化和增殖的能力，又称全能干细胞。全能干细胞分化为多能造血干细胞和淋系多能干细胞，多能造血干细胞定向增殖、分化成红细胞系、粒细胞系、巨核细胞系；淋系多能干细胞分化为自然杀伤细胞（NK细胞）、T淋巴细胞、B淋巴细胞。

考点 成人主要的造血器官

（二）血液组成及血细胞的生理功能

血液又称外周血，由血浆及血细胞组成。其中血浆占血液容积的55%，血细胞占血液容积的45%。血细胞成分有红细胞、白细胞及血小板。

1. 红细胞 正常成熟红细胞有很大的可塑变形性，主要成分为血红蛋白，主要功能是运输氧和二氧化碳。网织红细胞是一种存在于外周血液中尚未完全成熟的红细胞，是反映骨髓造血功能的重要指标，对贫血等血液病的诊断和预后判断有一定临床意义。

2. 白细胞　白细胞种类不同，形态与功能各异。包括中性粒细胞、嗜酸性粒细胞、嗜碱性粒细胞、单核细胞及淋巴细胞。白细胞具有变形、趋化、游走和吞噬等生理功能，参与人体对入侵异物的反应过程，是机体防御系统的重要组成部分。

（1）粒细胞　①中性粒细胞：粒细胞中含量最多，具有杀菌或抑菌作用，是机体抵抗病原微生物特别是急性化脓性细菌入侵的第一道防线。②嗜酸性粒细胞：主要功能是破坏嗜碱性粒细胞释放的生物活性物质，参与对蠕虫的免疫反应，具有抗过敏、抗寄生虫作用。③嗜碱性粒细胞：颗粒内含组胺、过敏性慢反应物质、嗜酸性粒细胞趋化因子等生物活性物质，主要与变态反应有关。

（2）单核细胞　单核细胞分化成巨噬细胞时，能吞噬、消灭细胞内的致病微生物（如真菌、疟原虫、病毒），清除衰老组织，识别、杀伤肿瘤细胞。是机体抵抗病原微生物入侵的第二道防线。

（3）淋巴细胞　淋巴细胞在免疫应答反应中起核心作用，故又称免疫细胞。其中 T 细胞参与细胞免疫，B 细胞参与体液免疫。

3. 血小板　主要参与生理性止血和凝血过程，保持毛细血管内皮的完整性。其黏附、释放、聚集、收缩和吸附的生理特性，与其生理功能正常发挥有着密切关系。

4. 血浆　成分复杂，含有多种蛋白质、凝血因子及抗凝血因子、补体、抗体、酶、电解质、各种激素和营养物质等。

二、辅 助 检 查

（一）血常规

血常规是临床血液病诊断和病情观察最基本的实验室检查方法。

1. 红细胞计数、血红蛋白与红细胞比容测定　主要用于评估患者有无贫血及其严重程度。

2. 白细胞计数及分类　主要用于患者有无感染及其原因的判断，也有助于某些血液病的初步诊断。

3. 网织红细胞计数　反映骨髓红细胞的生成功能。网织红细胞增多，表示骨髓红细胞增生旺盛；网织红细胞减少，表示骨髓造血功能低下。

4. 血小板计数　是出血性疾病首选的筛查项目之一。

（二）骨髓细胞学检查

骨髓细胞学检查主要用于了解骨髓造血细胞生成质与量的变化，对多数血液病的临床诊断和鉴别诊断起着决定性作用。

1. 骨髓涂片与骨髓活检（骨髓象）检查　包括：①骨髓的增生程度；②骨髓中各系列细胞及其各发育阶段细胞的比例。有助于对各系列细胞增生程度的判断，粒红比例（G/E）为最常用的评价指标。

2. 血细胞化学染色检查　通过对血细胞的各种生化成分、代谢产物的测定，了解血细胞的类型，对某些血液病的诊断和疗效评价有重大意义。如铁染色主要用于缺铁性贫血的诊断及指导铁剂治疗。

（三）免疫学、细胞遗传学及分子生物学检查

这些检查主要用于恶性血液病的临床诊断与分型等。含相关单克隆抗体、染色体检查及基因诊断等。

（四）其他血液病相关实验室检查

1. 止血凝血功能检查　以了解机体凝血纤溶及抗凝系统功能状况。

2. 溶血试验及血红蛋白电泳检测　以利于各种溶血性贫血的诊断。

3. 血清铁蛋白及血清铁检查　以了解体内贮存铁和铁代谢情况。

4. 病理活检及组织学检查。

（五）影像学检查

影像学检查主要包括超声、CT、MRI及正电子发射断层成像（PET）等，对血液病的诊断有很大帮助。

第2节　血液系统疾病患者常见症状和体征的护理

血液系统疾病是指原发和主要累及造血系统的疾病，包括红细胞疾病、粒细胞疾病、淋巴细胞和浆细胞疾病、单核细胞和巨噬细胞疾病、造血干细胞疾病、脾功能亢进、出血性及栓塞性疾病等。其共同特点多表现为骨髓、脾、淋巴结等器官的病理损害，周围血液细胞成分、质和量的改变以及出凝血机制障碍。血液系统疾病常见症状、体征为贫血、出血和继发感染。

一、贫　血

（一）概述

1. 概念　贫血是指单位容积外周血液中的血红蛋白浓度（Hb）、红细胞计数（RBC）和（或）血细胞比容（HCT）低于相同性别、年龄和地区正常最低值的一种临床症状，其中以血红蛋白浓度降低最重要。我国成年人贫血的诊断标准见表6-1。

表6-1　贫血的诊断标准

	Hb	RBC	HCT
男	< 120g/L	< 4.5×10^{12}/L	0.42
女（不包括妊娠期女性）	< 110g/L	< 4.0×10^{12}/L	0.37
妊娠期女性	< 100g/L	< 3.5×10^{12}/L	0.30

考点　诊断贫血最主要的依据

2. 病因

（1）红细胞生成减少　是指各种原因所致的骨髓造血功能障碍和造血原料缺乏性贫血。如再生障碍性贫血、缺铁性贫血、巨幼红细胞性贫血等。

（2）红细胞破坏过多　包括各种溶血性贫血，如遗传性球形细胞增多症、地中海贫血、自身免疫性溶血性贫血、脾功能亢进等。

（3）红细胞丢失过多　多见于急、慢性失血。包括出血性疾病（如血友病），原发性血小板减少性紫癜；非出血性疾病，如外伤、消化性溃疡出血、功能失调性子宫出血等。

3. 分类

（1）按血红蛋白浓度分类　根据血红蛋白浓度可将贫血程度分为四个等级（表6-2）。

表 6-2　贫血程度划分

贫血程度	血红蛋白	临床表现
轻度	＞90g/L	症状轻
中度	60～90g/L	活动后感心悸、气促
重度	30～59g/L	静息状态下感心悸、气促
极重度	＜30g/L	除静息状态下感心悸、气促外，并发心脏病

（2）按红细胞形态特点分类　根据平均红细胞容积（MCV）、平均红细胞血红蛋白浓度（MCHC），可将贫血分成三类（表6-3）。

表 6-3　贫血的细胞形态分类

类型	MCV（fl）	MCHC（%）	临床类型
大细胞性贫血	＞100	32～35	巨幼红细胞贫血、骨髓增生异常综合征
正常细胞性贫血	80～100	32～35	再生障碍性贫血、急性失血性贫血、溶血性贫血
小细胞低色素性贫血	＜80	＜32	缺铁性贫血、铁粒幼细胞贫血、地中海贫血

（3）按骨髓红系增生情况　可分两类（表6-4）。

表 6-4　贫血的骨髓红系增生情况分类

分类	临床类型
增生性贫血	缺铁性贫血、巨幼红细胞贫血、溶血性贫血
增生不良性贫血	再生障碍性贫血

（二）护理评估

1. 健康史　询问患者有无引起贫血的常见疾病，如消化性溃疡出血、痔出血、月经紊乱等；了解有无挑食等不良饮食习惯；了解有无化学毒物、放射性毒物接触史等。

2. 身心状况　贫血时红细胞和血红蛋白减少，血液携带氧的能力降低，导致全身各组织、器官缺氧，可产生一系列临床表现。其症状的轻重取决于组织器官的缺氧程度及其对缺氧的代偿和适应能力，主要与贫血的程度、进展速度、个体代偿能力及其对缺氧的耐受性等有关。贫血的临床表现包括以下两方面：

（1）一般表现　疲乏、软弱无力是贫血最早和最常见的症状，与骨骼肌缺氧有关，但对贫血诊断缺乏特异性。皮肤黏膜苍白是贫血最突出的体征，以睑结膜、口唇、口腔黏膜、甲床等部位明显而可靠。

考点　*贫血最常见的一般表现*

（2）各系统表现　①神经系统表现：脑组织对缺氧最敏感，患者常有头晕、倦怠、乏力、耳鸣、记忆力减退、注意力不集中、嗜睡等。②呼吸系统表现：多见于中、重度贫血患者，表现为呼吸增快和不同程度的呼吸困难。③循环系统表现：主要表现为心悸、气促，活动后明显加重。这是由于缺氧导致心脏代偿增强、循环加快、心跳加速的结果。其症状轻重与贫血的严重程度和个体的活动量有关。④消化系统表现：由于消化液分泌减少、胃肠功能紊乱，可出现食欲缺乏、胃肠胀气、腹泻或便秘等。⑤泌尿系统表现：由于肾脏缺氧可出现多尿、低比重尿、蛋白尿，严重者出现肾功能障碍。⑥生殖、内分泌系统：女性月经不调，男性性功能减退。

考点　*贫血各系统的表现*

（3）心理 - 社会状况　长期贫血患者，由于缺氧引起的身体不适而常有焦虑、烦躁、易怒或委靡不振。

3. 辅助检查　血红蛋白测定和红细胞计数有助于贫血类型、程度的诊断，其中最能反映贫血程度的是血红蛋白。血涂片检查可用来判断贫血的性质和类型，网织红细胞计数可反映骨髓造血功能、判断贫血治疗效果。骨髓检查可反映骨髓的增生程度，对贫血的病因诊断有重要意义。

（三）主要护理诊断 / 问题

1. 活动耐力下降　与贫血引起的组织缺氧有关。

2. 营养失调：低于机体需要量　与造血物质摄入不足、消耗增加或丢失过多有关。

3. 知识缺乏：缺乏贫血预防保健知识。

（四）护理措施

1. 一般护理

（1）休息与活动　充分的休息可减少氧的消耗，可根据患者贫血的程度及发生速度制定合理的休息与活动计划。活动量以患者不感到疲劳、不加重病情为度，待病情好转后逐渐增加活动量。轻度贫血者应注意休息，中度贫血者增加卧床休息时间，重度贫血或贫血发生急骤、症状明显者应严格卧床休息。改变体位时动作宜慢，以免发生直立性低血压。

（2）饮食护理　给予高热量、高蛋白、高维生素、营养易消化食物。缺铁性贫血患者宜多补充富含铁的食物，巨幼细胞贫血患者宜多补充富含叶酸和维生素 B_{12} 的食物。

（3）皮肤黏膜护理　保持口腔、皮肤、会阴部清洁，防止因缺氧、抵抗力低下而致皮肤黏膜感染。

2. 病情观察　观察皮肤黏膜苍白的程度、血液检查结果的变化，了解贫血的进展和治疗效果。

3. 对症护理　对严重贫血患者，应给予吸氧，遵医嘱输入全血或浓缩红细胞，以缓解机体缺氧和减轻贫血症状。输血前必须做好配型及查对工作，输血时应注意控制输注速度，加强巡视，及时发现和处理输血反应。

4. 心理护理　向患者解释有关贫血的知识及注意事项，增强患者自我保健意识。

（五）健康教育

1. 疾病知识指导　向患者及家属解释有关贫血的知识，积极治疗原发病，避免各种导致贫血的诱发因素。

2. 保健知识指导　指导患者养成合理的饮食习惯，避免挑食、偏食。

3. 心理 - 社会指导　指导患者以乐观的态度积极配合治疗，增强战胜疾病的信心。

二、出　血

（一）概述

1. 概念　出血是指机体止血或凝血机制障碍，引起自发性出血或轻微损伤即出血不止的一种症状。出血部位可遍及全身，以皮肤、牙龈、鼻出血多见，内脏出血也较常见，严重者可发生颅内出血而致死。

2. 病因　常见病因有：①血小板数量减少和质量异常：如原发免疫性血小板减少症、再生障碍性贫血、白血病及血小板无力症等。②凝血功能障碍：为血液中凝血因子缺乏及抗凝物质增加所致，常见疾病有血友病、严重肝病等。③血管壁异常：如遗传性出血性毛细血管扩张症、过敏性紫癜等。

考点　出血病因

（二）护理评估

1. 健康史　询问患者有无原发免疫性血小板减少症、再生障碍性贫血、脾功能亢进、血小板无力等病史；有无过敏性紫癜等感染性疾病；有无血友病、严重肝脏疾病等；询问有无家族史或过敏史；了解女性患者月经史、生育史。

2. 身心状况

（1）身体评估

1）出血部位：皮肤黏膜出血最多见，表现为瘀点、紫癜及瘀斑，见于血管性疾病及血小板异常；内脏出血（如消化道、泌尿道和颅内等）、关节腔出血、软组织血肿等，多见于凝血机制异常。其中颅内出血最严重，可危及生命，表现为突发头痛，视物模糊，呼吸急促、喷射性呕吐，甚至昏迷，双侧瞳孔不等大，提示颅内出血。

考点　出血部位

2）出血程度：①轻度出血：估计出血量小于500ml。可表现为头晕、乏力、怕冷，脉搏及血压可随体位而改变，立位时血压下降、脉搏增快，卧位时基本正常。②中度出血：估计出血量在500～1000ml。可出现眩晕、烦躁不安、心悸、尿少，并有焦虑、紧张的情绪反应，脉搏增快，血压下降，收缩压低于90mmHg。③重度出血：估计出血量在1000ml以上。可有烦躁不安、出汗、四肢厥冷、尿少或尿闭、意识障碍，脉搏细速，心率常在120次/分以上，血压明显下降，收缩压低于60mmHg。

（2）心理-社会状况　大出血患者可出现焦虑、恐惧，而慢性出血患者因病情反复，易产生抑郁、悲观等心理。

3. 辅助检查　血小板计数测定、出凝血时间测定、凝血酶原时间测定、束臂试验等有助于诊断。血小板计数$< 20×10^9$/L时应警惕颅内出血的发生。

（三）主要护理诊断/问题

1. 组织完整性受损　与血小板减少、凝血因子缺乏、血管壁异常有关。

2. 恐惧　与反复出血或大量出血有关。

3. 潜在并发症：颅内出血。

（四）护理措施

1. 一般护理

（1）休息与活动　适当休息，保证充足睡眠。血小板低于$50×10^9$/L时，易出现自发性出血，应减少活动，卧床休息；血小板低于$20×10^9$/L时，应警惕颅内出血，应绝对卧床休息，协助做好生活护理。

（2）饮食护理　宜进食高热量、高蛋白、高维生素、易消化、少渣软食，禁食过硬或粗糙的食物，以防口腔、胃肠道黏膜损伤出血。

（3）保持大便通畅　排便时不可用力过大，避免因腹压增高引起内脏甚至颅内出血。便秘时可用开塞露或缓泻剂促进排便，但禁用灌肠。

2. 病情观察　密切观察患者生命体征和意识状态。观察出血部位与范围的变化，有无内脏出血和颅内出血表现。

3. 出血的预防及护理

（1）出血预防　重点在于避免人为的损伤而导致或加重出血。①保持床单平整，被服松软，避免皮肤摩擦和肢体受压。勤剪指甲，以免抓伤皮肤。②减少患者的活动量，避免过度负重或剧烈运动。③尽量减少注射次数，必须注射或穿刺时，操作要轻柔，避免用力拍打及揉擦局部，止血带加压不宜过紧和时间过长，选用小针头，拔针后延长局部加压时间；注射或穿刺部位应交替更换，以防局部血肿形成。④忌用手挖鼻腔，鼻黏膜干燥时可用液体石蜡或抗生素软膏轻轻涂擦，防止鼻出血。⑤选用软毛牙刷刷牙，忌用牙签剔牙，防止牙龈损伤。

（2）出血护理　①鼻腔、牙龈出血，可用明胶海绵或 0.1% 肾上腺素棉球填塞鼻腔或贴敷牙龈，加强鼻腔及口腔护理，避免感染。②内脏出血，应根据出血部位安置适宜体位，遵医嘱应用药物或器械止血，并做好相应护理。③大出血时，迅速建立静脉通路，配血并做好输血准备和输血护理。④颅内出血时，应绝对卧床休息，抬高床头 15°～30°，头部置冰袋或冰帽，以减轻脑水肿；保持呼吸道通畅，及时清除呼吸道分泌物或呕吐物；吸氧；遵医嘱使用 20% 甘露醇快速静脉滴注，降低颅内压；观察并记录患者的生命体征、意识及瞳孔变化。

考点　出血的预防及护理

4. 心理护理　加强与患者和家属的沟通，了解其忧虑和需求，给予必要的解释与疏导。向患者介绍成功的案例，增强战胜疾病的信心，安慰患者，减轻或消除恐惧。

（五）健康教育

1. 疾病知识指导　向患者和家属解释有关出血疾病的知识，积极治疗原发病，防止出血。

2. 保健知识指导　指导患者适度运动，劳逸结合，避免人为损伤，有效识别出血的表现及正确处理。

3. 心理 - 社会指导　指导患者多和家属及朋友沟通，以减轻或消除恐惧，增强战胜疾病的信心。

三、继发感染

（一）概述

1. 概念　继发感染指血液病患者由于骨髓病变导致白细胞成熟障碍，又因贫血、化疗等因素造成营养不良，使患者机体抵抗力下降，易受到病原微生物侵袭而发生的症状。感染是血液病患者常见的死亡原因。

2. 病因　多见于骨髓病变，由于骨髓正常造血能力下降，引起白细胞数量与质量的改变，即成熟的粒细胞和淋巴细胞减少、白细胞的吞噬能力和免疫能力下降，如再生障碍性贫血、白血病和淋巴瘤等；其次是进食减少、营养失调、组织器官缺氧等均可致机体抵抗力降低，不能抵御病原体的侵袭而感染。

（二）护理评估

1. 健康史　询问患者有无粒细胞缺乏症、再生障碍性贫血、白血病和淋巴瘤等疾病，有无受凉、进不洁饮食、感染性疾病接触史、皮肤黏膜破损及组织受伤等诱发因素。

2. 身心状况　感染以局部炎症多见，当机体抵抗力低下、侵入的致病菌量大且毒力极强时，可引起全身性感染，形成败血症。继发感染是再生障碍性贫血和白血病常见的死亡原因。

（1）身体状况

1）症状：发热是继发感染最常见症状，具有持续时间长、热型不定、一般抗生素治疗效果不佳等特点。感染部位以口腔、牙龈、咽峡部最常见，其次是肺部、皮肤或皮下软组织、肛周等，严重时可发生败血症；也可发生尿路感染，以女性居多。

考点 血液病患者常见感染部位

2）体征：发热患者需观察生命体征，尤其是体温变化及有无脱水体征；口腔黏膜有无溃疡，牙龈有无出血；咽和扁桃体有无充血、肿大及脓性分泌物；肺部有无湿啰音；皮肤有无红肿、溃烂，局部有无脓性分泌物；肛周皮肤有无红肿、触痛，局部有无波动感。腹部及输尿管有无压痛，肾区有无叩击痛。

（2）心理 - 社会状况　患者因反复感染或治疗效果不佳而产生焦虑、忧郁的心理。

3. 辅助检查　外周血象、骨髓象有助于血液病病因诊断。尿常规、胸部 X 线检查、感染部位分泌物或渗出物涂片、细菌培养与药敏试验等，有助于判断感染的部位、病原体种类并指导用药。

（三）主要护理诊断 / 问题

体温过高　与感染有关。

（四）护理措施

1. 一般护理

（1）休息与活动　卧床休息，采取舒适的体位，以减少机体消耗，必要时吸氧。

（2）饮食护理　给予高热量、高蛋白、高维生素、易消化饮食，以提高机体抵抗力；鼓励患者多饮水，每天至少 2000ml 以上；注意饮食卫生，禁食生、冷食物；必要时遵医嘱静脉补液，维持水、电解质平衡。

2. 病情观察　观察患者的体温变化，注意有无咽痛、咳嗽、胸痛、肛周疼痛及膀胱刺激征等感染症状、体征，判断感染有无扩散、治疗效果等。

3. 对症护理

（1）感染的预防及护理

1）注意环境卫生，避免交叉感染：①保持病室清洁、空气新鲜、温度适宜，定时开窗通风，定期紫外线照射消毒。②限制陪伴探视人数及次数，避免患者到人多拥挤、空气不流通的地方，避免与传染性疾病患者接触，防止交叉感染。③患者白细胞计数 $< 1×10^9/L$、中性粒细胞 $≤ 0.5×10^9/L$，应实行保护性隔离。

2）保持口腔、皮肤和肛周清洁卫生：①进餐前后、睡前、晨起用生理盐水、氯己定或复方硼砂漱口液漱口；口腔黏膜有溃疡时，用碘甘油、冰硼散或锡类散等局部涂敷；真菌感染时，用2.5%制霉菌素或碳酸氢钠液漱口。②定期洗澡更衣，保持床单清洁干燥；勤剪指甲，避免抓伤皮肤。③睡前、便后用 1 ∶ 5000 高锰酸钾溶液坐浴15分钟以上，以防局部感染；女性患者每日清洗会阴部 2 次，月经期应增加清洗次数。

3）各项注射、穿刺、内置导管等，都应严格执行无菌操作。

4）遵医嘱局部或全身使用抗生素，注意观察用药疗效及不良反应。

考点 感染的预防及护理

（2）发热护理　高热患者可给予物理降温或遵医嘱药物降温，禁用酒精擦浴，以防局部血管扩张诱发出血。降温过程中若患者出汗过多，应及时擦干皮肤，更换衣物，避免受凉。使用药物降温时还应注意观察血压变化，防止因大量出汗而引起周围循环衰竭。慎用解热镇痛药，因其可影响血小板数量及功能，易诱发出血。

考点　发热的护理

4. 心理护理　向患者及其家属讲解血液病易发生感染的原因及预防感染的方法，增强控制感染的信心。

（五）健康教育

1. 疾病知识指导　向患者及其家属解释相应出血性疾病的有关知识，积极预防感染。

2. 保健知识指导　指导患者适度运动，劳逸结合，保持充足的睡眠，合理膳食，保证充足的营养，提高机体抵抗力。

3. 心理 - 社会指导　指导患者保持乐观的心态，多与人交流，放松心情，增强战胜疾病的信心。

第 3 节　缺铁性贫血患者的护理

案例 6-1

　　患者，女性，32 岁。因"头晕乏力 2 月余，加重 2 周"入院。自述既往月经经期过长，月经量过多。护理体检：T 36.7℃，P 84 次 / 分，R 18 次 / 分，BP 120/68mmHg。神志清楚，疲倦，面色苍白。实验室检查：RBC 3.0×10^{12}/L，Hb 55g/L，WBC 3.87×10^9/L，PLT 150×10^9/L。

问题：1. 判断该患者的贫血程度。

　　　　2. 该患者存在哪些主要护理诊断 / 问题？

一、概　　述

　　缺铁性贫血是由于体内贮存铁缺乏，使血红蛋白合成减少，导致红细胞生成障碍引起的一种小细胞低色素性贫血，是贫血最常见的类型。

（一）铁的代谢

　　铁是人体生理过程中不可缺少的微量元素，铁的来源包括内源性和外源性两种。内源性铁来自衰老破坏的红细胞，外源性铁主要来源于食物。食物中的铁以三价铁为主，在胃酸及还原剂（如维生素 C）的作用下可还原成二价铁被机体吸收。铁吸收的主要部位在十二指肠和空肠上段。健康男性铁总量为 50 ～ 55mg/kg，女性为 35 ～ 40mg/kg，其中 65% 参与合成血红蛋白；30% 为贮存铁，以铁蛋白和含铁血黄素的形式贮存在肝、脾及骨骼等器官的单核吞噬细胞系统内；5% 左右为组织铁，存在于肌红蛋白、细胞色素及含铁类酶中。正常情况下，体内铁的吸收和排泄维持动态平衡，人体一般不会缺铁，贮存铁很少被动用。只有在铁的需要量增加、铁的摄入不足及慢性失血的情况下，才会导致缺铁（图6-1）。

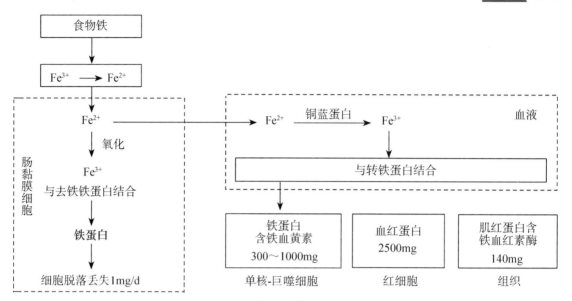

图 6-1 体内铁代谢示意图

（二）病因

1. **铁的需要量增加及摄入不足** 是妇女儿童发生缺铁性贫血的主要原因。正常成人每天铁的需要量为 $1 \sim 2mg$，生理情况下，铁主要来源于食物。育龄妇女、孕妇、婴幼儿、青少年的需铁量增加，如长期食物中铁的含量不足，则使体内贮存铁缺乏而引起缺铁性贫血。

2. **铁的吸收不良** 胃大部切除或胃空肠吻合术后，由于食物迅速通过胃到达空肠而影响铁的吸收；萎缩性胃炎、胃全切除术后，因胃酸缺乏不能使食物中的铁游离而导致铁的吸收不良；小肠黏膜病变、肠道功能紊乱等均可影响铁的吸收。

3. **慢性失血** 慢性失血是成人缺铁性贫血最常见和最重要的原因。反复多次小量出血可丧失大量的铁，使体内贮存铁逐渐消耗。如消化性溃疡、消化道肿瘤、钩虫病、痔出血、月经过多等。

二、护理评估

（一）健康史

询问患者有无慢性失血、慢性胃肠道疾病和胃肠手术病史；育龄妇女要询问饮食习惯和月经史；婴幼儿要询问有无偏食和挑食等不良饮食习惯。

（二）身心状况

1. **一般贫血共有表现** 主要有疲乏、无力、头晕、耳鸣、皮肤黏膜苍白、记忆力减退、心悸、活动后气促等，长期严重贫血可引起贫血性心脏病，出现心脏增大甚至心力衰竭。

2.缺铁性贫血特殊表现　因为铁质与指甲、毛发、黏膜等组织的营养有关，缺铁时，组织含铁酶及铁依赖酶的活性降低、营养障碍，可出现铁缺乏特殊表现。

（1）组织缺铁的表现　皮肤干燥、角化、无光泽，毛发干枯易脱落；指甲扁平、不平整、脆薄易裂，甚至出现匙状甲，亦称反甲；黏膜损害出现口角炎、舌炎、舌乳头萎缩，可有食欲减退，严重者出现吞咽困难。抵抗力低下，易发生感染。

（2）神经、精神系统的表现　儿童表现明显，如容易兴奋好动、注意力不集中，烦躁易激惹，生长发育迟缓，体力及耐力下降，少数患者有异食癖，喜食生米、泥土、石子等，约有 1/3 患者可有末梢神经炎或神经痛，严重者可出现智力低下等。

3.原发病的表现　如消化性溃疡、消化道肿瘤、钩虫病、痔出血、月经过多等疾病相应的临床表现。主要包括腹痛或腹部不适、呕血或咯血、黑便或便血、女性月经量增加、不明原因消瘦等。

考点　缺铁性贫血患者特殊表现

4.心理 - 社会状况　部分轻度贫血患者，因症状不明显未给予足够重视；由于贫血引起乏力、注意力不集中、记忆力减退等，导致患者可有不同程度的焦虑和烦躁心理；如贫血病因不明或贫血加重，患者会产生焦躁、恐惧心理。

（三）辅助检查

1.血象　典型血象为小细胞低色素性贫血，血红蛋白降低比红细胞减少更明显。血涂片可见红细胞体积小，形态不一，大小不等，染色浅淡，中心淡染区扩大。网织红细胞计数正常或略增多，白细胞计数和血小板计数多正常。

2.骨髓象　增生活跃，以红系增生为主，中、晚幼红细胞数量增多，体积较小，核染色呈"核老质幼"现象；粒细胞系和巨核细胞系无明显变化（图 6-2）。

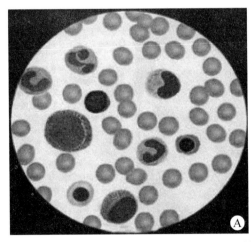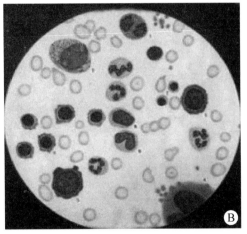

图 6-2　正常骨髓象（A）和缺铁性贫血骨髓象（B）示意图

3.骨髓铁染色　反映单核吞噬细胞系统中的贮存铁，铁粒幼红细胞少于 15%，可作为诊断缺铁的金指标。

4.铁代谢的生化检查　血清铁降低；血清总铁结合力增高；血清铁蛋白 < 15μg/L，

是反映早期诊断贮存铁缺乏的一个常用指标；血清转铁蛋白受体（sTfR）测定，是迄今反映缺铁性红细胞生成的最佳指标，当sTfR＞26.5nmol/L（2.25μg/ml）时，可诊断为缺铁。

考点 缺铁性贫血血象特点

三、治疗要点

缺铁性贫血的治疗原则为病因治疗，补充铁剂，防止复发。

（一）病因治疗

病因治疗是根治缺铁性贫血的关键。积极治疗原发病，如消化性溃疡、功能失调性子宫出血等慢性失血；改变不合理的饮食结构和方式，增加食物中铁的供应。

考点 缺铁性贫血的治疗关键点

（二）补充铁剂

补充铁剂是治疗缺铁性贫血的重要措施。

1. 口服铁剂 补充铁剂首选口服铁剂。因缺铁时肠黏膜对铁的吸收增加，口服给药安全方便，且能取得满意疗效。常用制剂为硫酸亚铁（0.3g/次，每天3次），也可用富马酸亚铁、葡萄糖酸亚铁、琥珀酸亚铁、多糖铁复合物（力蜚能）等口服。铁剂治疗有效最早的表现是患者自觉症状好转，最早的血象改变是网织红细胞上升。用药1周左右网织红细胞计数开始上升，10天左右达高峰；2周左右血红蛋白开始上升，1～2个月恢复正常；贫血纠正后，为进一步补充贮存铁，仍应继续服用小剂量铁剂3～6个月或待血清铁蛋白＞50μg/L后停药。

考点 治疗缺铁性贫血的疗效观察

2. 静脉补铁 对口服铁剂后胃肠反应严重无法耐受、严重消化道疾病铁剂吸收不良或口服铁剂后症状加重、急需迅速纠正缺铁如妊娠晚期的患者等，可考虑静脉补铁。常见的静脉铁剂有蔗糖铁、低分子右旋糖酐铁等。

（三）输血治疗

红细胞输注适合于急性或贫血症状严重影响生理功能的患者。

四、主要护理诊断/问题

1. 活动耐力下降 与贫血及组织缺铁有关。

2. 营养失调：低于机体需要量 与铁的需要量增加而摄入不足或吸收不良或丢失过多有关。

3. 焦虑 与记忆力减退、学习及工作能力下降有关。

4. 知识缺乏：缺乏缺铁性贫血的相关知识。

五、护理措施

（一）一般护理

1. 休息与活动 充分休息可减少氧的消耗。轻、中度贫血患者活动量以不感到疲劳、不加重症状为度，待病情好转后逐渐增加活动量。重度贫血伴显著缺氧者应卧床休息，协助患者取舒适卧位，合理安排护理时间，保证患者充分休息。

2. 饮食护理　宜摄入高热量、高蛋白、高维生素、易消化、富含铁的食物。指导患者进食时适当搭配富含维生素 C 的蔬菜、水果，以促进食物中铁的吸收。养成均衡饮食的习惯，荤素搭配，不挑食不偏食，注意烹饪方法；消化不良者应少量多餐，口腔炎或舌炎者，避免进食过热或辛辣刺激性食物。

> **链　接**
>
> **常见含铁丰富的食物**
>
> 含铁丰富的食物：①动物肝脏及血制品：猪肝、牛肝、鸡肝、羊肝、鸭血、猪血以及鸡血等。②动物肉类及蛋：瘦肉、鸡、鱼、虾、鸡蛋黄。③蔬菜和水果：香菇、菠菜、芹菜、油菜、樱桃、龙眼、红枣等。④海产品：常见贝壳类，有蛤蜊、牡蛎、贻贝等。

（二）病情观察

观察患者原发病是否控制，导致缺铁的病因是否去除；有无心悸、气促加重及心脏增大、心力衰竭等并发症出现；补铁后面色、口唇、甲床等颜色有无改善，自觉症状是否减轻，有无严重不良反应、能否耐受等。定期监测红细胞计数、血红蛋白浓度、网织红细胞计数及铁代谢有关指标的变化。

（三）用药护理

1. 口服铁剂护理　①口服铁剂，最常见的不良反应是恶心、呕吐、胃部不适和黑便等胃肠道反应，宜在进餐时或餐后服用。②为减少铁剂对胃部的刺激反应，可从小剂量开始服用。③口服液体铁剂时需用吸管，避免将牙齿染黑。④避免与牛奶、茶水、钙盐及镁盐同服，以免影响铁的吸收。⑤口服维生素 C、乳酸等酸性药物或食物，能使食物中的三价铁转变成二价铁，促进铁剂吸收。⑥口服铁剂期间，大便可呈黑色，是由于铁与肠道内硫化氢作用生成黑色的硫化铁所致，属正常现象，应事先与患者沟通，消除顾虑。

考点　口服铁剂的护理

2. 静脉补铁的护理　口服不耐受或治疗效果不佳时，可以静脉注射铁剂。注射铁剂的禁忌证包括注射铁过敏史、妊娠早期、急慢性感染和慢性肝病。注射铁剂的主要不良反应为注射部位疼痛，还可有头痛、头晕等症状，偶有致命性过敏反应。目前认为蔗糖铁最安全，右旋糖酐铁可能出现严重不良反应。

考点　静脉补铁的护理

（四）心理护理

向患者讲解缺铁性贫血的相关知识，针对不同病因予以解释，并说明缺铁性贫血大多预后良好，去除病因及补充铁剂后多可恢复正常，以消除患者思想顾虑。

六、健 康 教 育

1. 疾病知识指导　①向患者及家属讲解缺铁性贫血的常见原因、临床症状等相关知识，说明消除病因和坚持用药的重要性，使其主动配合。②积极根治各种慢性出血性疾病。③遵医嘱规律用药，服药时避免同时食用影响铁剂吸收的食物。④定期监测血象变化，及时观察药物疗效。

2. 保健知识指导 ①注意休息与营养，提倡均衡饮食，避免挑食、偏食。②生长发育期的儿童、青少年和月经期、妊娠期、哺乳期女性应加强铁的摄入，必要时可预防性补充铁剂。

3. 心理 - 社会指导 指导患者保持乐观的心态，放松心情，保证充足的睡眠，积极参加各种活动，增强身体的免疫力，增强体力和造血功能。

第4节 再生障碍性贫血患者的护理

案例6-2

患者，女性，32岁。因头晕1个月来医院就诊。护理体检：T 38.9℃，P 108次／分，R 18次／分，BP 125/70mmHg。皮肤黏膜苍白，无黄染，皮肤散在少量出血点。胸骨无压痛，肝脾淋巴结不大。实验室检查：RBC 3.0×10^{12}/L，Hb 80g/L，WBC 2.0×10^{9}/L，PLT 50×10^{9}/L。

问题：1. 该患者可能患有什么疾病？若需确诊，应做什么检查？

2. 目前患者存在哪些主要护理诊断／问题？

一、概　述

再生障碍性贫血（aplastic anemia，AA）简称再障，是由多种因素引起的，以造血干细胞数量减少、功能缺陷为主要特征的骨髓造血衰竭综合征。主要临床表现为全血细胞减少、进行性贫血、出血和感染。各年龄组均可发病，老年人发病率较高，男女发病率无明显差异。

（一）病因

再障按病因是否明确可分为原发性和继发性再障，约50%以上的患者找不到明确的病因，称为原发性再障。继发性再障可能与下列因素有关：

1. 药物及化学因素 是再障最常见的发病因素。能引起再障的药物种类有很多：①抗菌药，如氯霉素、磺胺类。②各种抗肿瘤药，如甲氨蝶呤、阿霉素、柔红霉素等。③抗癫痫药，如苯妥英钠、卡马西平、乙琥胺。④解热镇痛抗风湿药，如保泰松、吲哚美辛。化学毒物主要有苯、有机砷、四氯化碳、杀虫剂等，其中苯与其衍生物最为常见，长期接触者比一次性接触大剂量的危险更大。

2. 物理因素 长期接触各种电离辐射如X射线、γ射线及其他放射性物质等均可引起再障。

3. 生物因素 主要有风疹病毒、流感病毒、肝炎病毒及严重细菌感染，特别是丙型和乙型病毒性肝炎与再障的关系已较肯定，是病毒性肝炎严重并发症之一。

4. 遗传因素 与自身造血干／祖细胞自身缺陷相关，患者造血干／祖细胞为"逃逸"

免疫攻击而自身选择的结果。

5. 其他因素　系统性红斑狼疮、类风湿性关节炎、胸腺瘤、慢性肾衰竭、阵发性睡眠性血红蛋白尿、严重甲状腺功能减退症等疾病可引起再障。

考点　引起再障最常见原因

（二）发病机制

再障发病机制目前尚未完全阐明，目前研究多认为再障的发生主要是在一定遗传易感倾向前提下，相关的致病因子通过下列三种机制而产生作用的结果。

1. 造血干细胞异常（种子学说）　造血干细胞缺乏或缺陷是再障的主要发病机制。

2. 造血微环境异常（土壤学说）　与造血微环境损伤、正常造血干细胞不能增殖分化有关。

3. 免疫调节异常（免疫学说）　异常免疫反应损伤造血干细胞。

上述因素最终导致骨髓造血干细胞再生、分化的能力减弱或消失，骨髓各造血细胞明显减少，引起外周血液全血细胞减少。

（三）分类

根据患者的病情、血象、骨髓象及预后，可分为重型再障和非重型再障。非重型再障根据是否依赖输血治疗可分为输血依赖非重型再障和非输血依赖非重型再障。

二、护理评估

（一）健康史

询问患者有无病毒感染史，特别是肝炎病毒感染史；是否使用过对骨髓有明显抑制作用的药物，如氯霉素、解热镇痛药、抗肿瘤药等；详细了解患者的职业和工作环境，是否长期接触苯、油漆、塑料、染料或电离辐射等；有无阵发性睡眠性血红蛋白、骨髓增生异常综合征、系统性红斑狼疮及慢性肾衰竭等病史。

（二）身心状况

再障的主要临床表现有贫血、出血和感染，肝、脾、淋巴结多无肿大。

1. 重型再障　起病急，进展快，早期主要表现为出血与感染，随着病程进展出现进行性贫血。①出血：几乎所有的患者均有出血倾向，出血部位广泛，常见严重的皮肤、黏膜出血，如皮肤瘀点、瘀斑，牙龈出血，鼻腔出血；内脏出血多见消化道出血、呼吸道出血、持续阴道出血或月经量过多等，严重者可发生颅内出血而危及生命。②感染：以呼吸道感染最常见，其次是消化道、泌尿生殖系统、皮肤、黏膜感染，严重者可发生败血症。感染以革兰氏阴性杆菌、金黄色葡萄球菌和真菌为主。③贫血：病初症状不明显，随着病程进展出现进行性贫血，出现明显的头晕、乏力、心悸等。重型再障少见而严重，治疗效果不佳，50% 以上患者于病后数月至 1 年内死亡。颅内出血和败血症是重型再障患者的主要死亡原因。

考点　重型再障患者的临床表现

重型再障患者与急性白血病患者临床表现的重要鉴别点

重型再障患者临床主要表现为出血、感染和贫血，骨髓象表现为增生低下，粒系、红系、巨核系三系细胞数量明显减少；急性白血病患者临床主要表现除出血、感染、贫血外，还有组织器官浸润，如出现肝、脾、淋巴结肿大，胸骨下段压痛等。骨髓象表现为增生极度或明显活跃，细胞分类以原始细胞为主。

2. 非重型再障　较多见，起病及进展较缓慢，以贫血为首发和主要表现，出血和感染较轻。经恰当治疗可长期缓解或完全恢复。少数患者可发展为重型再障。

考点　非重型再障患者的临床表现

3. 心理 - 社会状况　重型再障患者起病急、预后差，患者常产生紧张、抑郁甚至绝望情绪；非重型再障病程迁延、反复发作，加之药物治疗过程中体形变化、输血或干细胞移植所需的高额医疗费用，患者出现焦虑、自卑等情绪，家属也会产生巨大的心理压力。

（三）辅助检查

1. 血常规检查　全血细胞（包括网织红细胞）减少，淋巴细胞比例增高。至少符合以下三项中两项：Hb $< 100g/L$；PLT $< 50 \times 10^9/L$；中性粒细胞绝对值$< 1.5 \times 10^9/L$。

2. 骨髓象　是确诊再障的主要依据（图 6-3）。重型再障增生低下或极度低下，粒系、红系、巨核系三系细胞数量明显减少，非造血细胞如浆细胞、淋巴细胞、组织嗜碱细胞增多；非重型再障部分骨髓增生减低或呈灶性增生，三系细胞均有不同程度减少，淋巴细胞相对性增多。骨髓活检显示造血组织减少，脂肪组织增加。

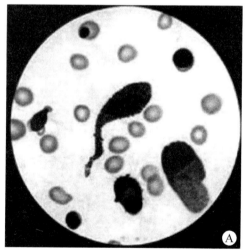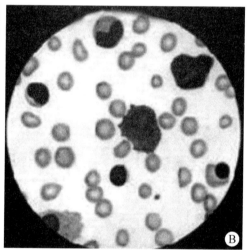

图 6-3　再障骨髓象示意图

A. 重型再障骨髓象；B. 非重型再障骨髓象

3. 骨髓活检（髂骨）　评估骨髓增生程度、各系细胞比例、造血组织分布（有无灶性 $CD3^+$、$CD4^+$ 细胞分布等）情况，以及是否存在骨髓浸润、骨髓纤维化等。

考点　诊断再障最主要的依据

三、治 疗 要 点

再障治疗原则为去除病因，预防和控制感染，加强支持治疗，促进骨髓造血功能恢复。

（一）去除病因

去除或避免接触抑制骨髓造血功能的有害物质，避免使用抑制骨髓造血的药物。

（二）支持疗法

预防和控制感染，重型再障患者应予保护性隔离，有条件者应入住层流病房，有感染征象者及早使用抗生素，必要时给予输注白细胞混悬液；一般出血可用各种止血药，出血严重或有内脏出血者可输浓缩血小板、新鲜冷冻血浆；血红蛋白低于 60g/L 伴明显缺氧者，可考虑输注浓缩红细胞。

（三）造血干细胞移植

重型再障及输血依赖非重型再障首选治疗方式包括骨髓移植、外周血干细胞移植和脐血移植等，最佳移植对象为 40 岁以下，无感染及其他并发症者。

（四）免疫抑制疗法

免疫抑制疗法主要包括合理应用抗淋巴细胞球蛋白（ALG）或抗胸腺细胞球蛋白（ATG）和环孢素（CsA）。抗淋巴细胞球蛋白或抗胸腺细胞球蛋白抑制 T 淋巴细胞或非特异性自身免疫性反应，与环孢素合用可提高疗效，被认为是重型再障非移植治疗的一线方案。

（五）其他促造血治疗

非输血依赖非重型再障常使用雄激素促进造血治疗。雄激素可以刺激骨髓红系造血。常用药物有司坦唑醇（康力龙）2 ～ 4mg，口服，3 次 / 天；丙酸睾酮 100mg/d，肌内注射。疗程及剂量应根据治疗效果和不良反应调整，切忌突然停药和减量过快，以免导致病情复发。雄激素必须在有一定量的造血干细胞基础上才能发挥作用，故对重型再障效果不佳。

考点 非重型再障患者促进造血的主要措施

四、主要护理诊断 / 问题

1.活动耐力下降　与贫血有关。

2.有皮肤完整性受损的危险　与出血和血小板减少有关。

3.有感染的危险　与粒细胞减少有关。

4.体像紊乱　与丙酸睾酮引起副作用有关。

5.潜在并发症：颅内出血、输血反应等。

五、护 理 措 施

（一）一般护理

详见本章第 1 节贫血、出血和继发感染的护理。

（二）心理护理

护士应与患者及其家属建立信任关系，及时了解患者的想法；注意观察患者的情绪反应及行为表现，鼓励其表达内心感受并给予有效的心理疏导；向患者及家属解释雄激素治疗的目的及不良反应，说明待病情缓解，药物减少后，不良反应会消失。鼓励患者与亲人、病友多交谈，争取社会支持系统的帮助，以减少孤独感，增强康复的信心，积极配合治疗。

（三）病情观察

主要观察患者出血的部位、范围，注意患者有无意识障碍、瞳孔变化等颅内出血征象；监测体温变化，警惕败血症；观察患者皮肤黏膜和红细胞、血红蛋白等变化，以判断贫血的严重程度。

（四）用药护理

1. 雄激素　丙酸睾酮为油剂，不易吸收，注射处易形成硬结甚至发生无菌性坏死，故需深部缓慢分层肌内注射，并注意经常更换注射部位，必要时局部热敷。长期用药可出现痤疮、毛发增多、声音变粗、体重增加，女性闭经及男性化，肝功能损害等不良反应，应密切观察并向患者解释清楚，以消除疑虑。应向患者说明雄激素治疗显效较慢，治疗2～3个月网织红细胞计数升高，需坚持完成疗程。

考点 雄激素治疗的护理要点

2. 免疫抑制剂　①ATG和ALG：均为异种蛋白，治疗过程中可出现超敏反应（寒战、发热、多型性皮疹、高血压或低血压）、血清病（如猩红热样皮疹、发热、关节痛、肌肉痛）、出血加重以及继发感染等。用药前应做皮肤过敏试验；用药期间遵医嘱联合应用小剂量糖皮质激素。②环孢素：应监测骨髓象、血象、血药浓度等，定期检查肝、肾功能，观察有无牙龈增生及消化道反应。

六、健 康 教 育

1. 疾病知识指导　向患者及家属介绍再障的相关防治知识，增加对疾病的认识，增强治愈疾病的信心。指导患者尽可能避免或减少接触与再障发病相关的药物和理化物质。

2. 保健知识指导　①根据病情做好休息与活动的自我调节。②养成良好的卫生习惯，避免感染和加重出血。③加强营养，增进食欲，避免进食对消化道黏膜有刺激性的食物。④向患者及家属详细介绍药物的名称、用法、用量、疗程及不良反应；告知患者遵医嘱按时、按量、按疗程服药，不可自行停药或减药，用药期间注意复查血压、尿糖、血象等。避免使用对骨髓有损害的药物，如氯霉素、磺胺类、保泰松、阿司匹林等药物。

3. 心理-社会指导　让患者和家属明确本病治疗的长期性和艰巨性，认识不良情绪的危害；指导患者学会自我调整、学会倾诉；家属要保持耐心，倾听患者，必要时寻求专业人士帮助。

第 5 节　原发免疫性血小板减少症患者的护理

案例 6-3

患者，女性，20 岁。因月经过多，反复多处的皮肤出血点，瘀斑半年入院。护理体检：神志清楚，腹部、双上肢散在皮肤出血点，T 36.7℃，P 73 次 / 分，R 16 次 / 分，BP 125/77mmHg。实验室检查：RBC $3.0×10^{12}$/L，Hb 92g/L，WBC $6.2×10^9$/L，PLT $40×10^9$/L。临床初步诊断：原发免疫性血小板减少症。

问题： 1. 该患者有哪些主要护理诊断 / 问题？

　　　　2. 请给患者制定主要的护理措施。

一、概　述

原发免疫性血小板减少症（ITP）又称为特发性血小板减少性紫癜，是一种获得性自身免疫性出血性疾病，以无明确诱因的孤立性外周血血小板计数减少为主要特点。是临床上最常见的一种血小板减少性疾病。

（一）病因和发病机制

病因迄今未明。发病机制如下。

1. 血小板破坏增加　50% ～ 70% 的 ITP 患者血浆和血小板表面可检测到一种或多种抗血小板糖蛋白自身抗体。自身抗体致敏的血小板被单核巨噬细胞系统破坏。另外，ITP 患者的细胞毒性 T 细胞（CTL）可直接破坏血小板。

2. 血小板生成不足　自身抗体可损伤巨核细胞或抑制巨核细胞释放血小板，造成 TTP 患者血小板生成不足；活化的 CTL 细胞可通过抑制巨核细胞凋亡使血小板生成障碍。另外，ITP 患者血浆血小板生成素（thrombopoietin，TPO）水平相对不足是血小板生成减少的另一重要机制。

（二）分型与分期

根据患者病程的长短和血小板减少的严重程度将 ITP 分为 5 种类型。

1. 新诊断的 ITP　指确诊后 3 个月以内的 ITP 患者。

2. 持续性 ITP　指确诊后 3 ～ 12 个月血小板持续减少的 ITP 患者。

3. 慢性 ITP　指血小板减少持续超过 12 个月的 ITP 患者。

4. 重症 ITP　指血小板 < $10×10^9$/L，且就诊时存在需要治疗的出血症状或常规治疗中发生新的出血症状，需要采用其他升高血小板药物治疗或增加现有治疗的药物剂量。

5. 难治性 ITP　指满足以下 3 个条件的患者：①脾切除后无效或者复发：②仍需要治疗以降低出血的危险：③除外其他原因引起的血小板减少症，确诊为 ITP。

二、护理评估

（一）健康史

详细询问患者发病前 1 ～ 2 周有无病毒感染史，成年女性询问月经及生育史，是否使用对血小板有影响的药物，有无出血性疾病家族史。

（二）身心状况

1. 反复的皮肤黏膜出血　表现为皮肤黏膜瘀点、瘀斑，鼻出血，牙龈出血，月经过多及外伤后止血不易等，严重者可发生内脏及颅内出血。部分患者仅有血小板减少而无出血症状。

2. 乏力　部分患者有明显的乏力症状。

3. 其他　出血过多或长期月经过多可出现失血性贫血。

考点　急慢性 ITP 的临床表现

4. 心理 - 社会状况　患者可因出血范围大、内脏出血或皮肤黏膜出血慢性反复发作而产生紧张、焦虑、恐惧情绪。

（三）辅助检查

1. 血常规检查　血小板计数减少，血小板平均体积偏大。可有程度不等的正常细胞或小细胞低色素性贫血。

2. 出凝血及血小板功能检查　凝血功能正常，出血时间延长，束臂试验阳性。血小板功能一般正常。

3. 骨髓象检查　骨髓巨核细胞数正常或增加，巨核细胞成熟障碍，幼稚巨核细胞增加，产板型巨核细胞显著减少。

4. 血清学检查　TPO 水平正常或轻度升高。约 70% 的患者抗血小板糖蛋白自身抗体阳性。

三、治疗要点

ITP 为自身免疫病，目前尚无根治的方法，治疗的目的是控制出血症状，减少血小板的破坏，提升血小板到安全水平，提高患者生活质量。治疗方案个体化。

对于血小板计数 $\geq 30\times10^9$/L、无出血表现且不从事增加出血风险工作、无出血风险因素的 ITP 患者，可予以观察随访。

若患者有活动性出血症状，不论血小板减少程度如何，都应给予治疗。

（一）一般治疗

出血症状严重者，应卧床休息，避免使用任何引起或加重出血的药物，禁用抗血小板药物，有效地控制高血压及避免外伤。

（二）新诊患者的一线治疗

1. 糖皮质激素　一般为首选治疗药物，常用药：①大剂量地塞米松 40mg/d 连续使用 4 天，口服或静脉给药，无效或复发患者可重复 1 个周期。②泼尼松 1mg/（kg·d）（最大剂量 80mg/d，分次或顿服），起效后应尽快减量，6～8 周内停用。

考点　ITP 的治疗首选药物

2. 静脉滴注丙种球蛋白　主要用于：①紧急治疗；②糖皮质激素不耐受或有禁忌证的患者；③妊娠或分娩前。

3. 免疫抑制剂　常用长春新碱、环磷酰胺、环孢素等。疗程 4～6 周。

（三）ITP 的二线治疗

对于初始激素治疗失败或半年内复发或有禁忌证的患者，可选择二线治疗，方法有药物治疗和脾切除。常用的药物有非肽类口服血小板生成素受体激动药（TPO-RA）或利妥昔单抗。当患者使用糖皮质激素正规治疗无效、泼尼松安全剂量不能维持疗效及存在糖皮质激素应用禁忌证时，可考虑脾切除治疗。

（四）急症处理

用于血小板 $< 10 \times 10^9/L$ 伴广泛严重出血者、疑有或已发生颅内出血倾向者、近期将实施手术或分娩者可静脉滴注丙种球蛋白，静脉注射大剂量甲基泼尼松龙，静脉输注血小板悬液，血浆置换等。

> **链接**
>
> **血小板输注适应证**
>
> 　血小板输注适应：①各种不同原因引起的血小板计数低于 $20 \times 10^9/L$ 伴有严重出血者；②血小板计数不低，但功能异常所致严重出血者；③大量输血所致的血小板稀释性减少（血小板计数低于 $50 \times 10^9/L$ 伴有严重出血者）。

四、主要护理诊断 / 问题

1. 有皮肤完整性受损的危险　与出血与血小板减少有关。
2. 有感染的危险　与糖皮质激素、免疫抑制剂治疗有关。
3. 恐惧　与血小板减少，出血危及生命有关。
4. 知识缺乏：缺乏防治本病的相关知识。
5. 潜在并发症：颅内出血。

五、护 理 措 施

（一）一般护理

1. 休息与活动　血小板计数在 $50 \times 10^9/L$ 以上者，如出血不重，可适当活动，避免外伤；血小板计数在 $30 \times 10^9/L$ 以下者，即使不出血也应减少活动，出血严重者应卧床休息，保持心情平静。

2. 饮食护理　根据病情可选用含高蛋白、高维生素、少渣流食、半流食或普食。禁吃坚硬、多刺、辛辣食物，最好提供半流质和软食。

3. 排便护理　保持大便通畅，避免排便用力、腹内压骤增等诱发出血，尤其是颅内出血；便秘时遵医嘱使用开塞露或缓泻剂。

（二）病情观察

皮肤黏膜出血注意观察出血部位、范围，内脏出血应了解出血量及出血是否停止，监测血小板计数，若 $< 20 \times 10^9/L$ 应警惕脑出血的发生。

（三）对症护理

预防或避免加重出血，避免一切可能造成身体受损害的因素，如剪短指甲以防抓伤皮肤，禁用牙签剔牙或挖鼻孔等。保持皮肤清洁，穿棉质宽松衣物，避免皮肤出血。避免使用可能引起血小板减少或抑制其功能的药物，如阿司匹林、双嘧达莫、吲哚美辛等。便秘、剧烈咳嗽时会引起血压升高，诱发颅内出血，故便秘时要用缓泻剂或开塞露，剧咳者可用抗生素及镇咳药积极治疗。

（四）用药护理

正确执行医嘱，并注意药物不良反应的观察和预防。长期服用糖皮质激素者应向患者解释该药可引起库欣综合征、高血压、高血糖、易诱发或加重感染，用药期间定期检查血压、血糖、尿糖、白细胞分类计数，并观察药物的疗效。免疫抑制剂环磷酰胺、长春新碱等可引起骨髓造血功能抑制、末梢神经炎、出血性膀胱炎。应使患者了解药物的作用及不良反应，主动配合治疗。

（五）心理护理

护士向患者及家属介绍本病预防或减轻出血的方法、治疗护理的配合要求等，帮助他们增强战胜疾病的信心，减轻恐惧感，特别要强调紧张与恐惧不利于病情控制。

六、健 康 教 育

1. 疾病知识指导　①给患者及家属介绍本病的有关知识，使其正确认识疾病，积极配合治疗；②指导患者避免人为损伤而诱发或加重出血，教会患者和家属识别出血征象；③告知患者遵医嘱按时、按量、按疗程服药，不可自行停药或减药，用药期间注意复查血压、尿糖、血象等；避免服用阿司匹林等影响血小板功能的药物。

2. 保健知识指导　①指导患者进食高蛋白、高维生素、易消化的软食或半流质饮食，避免食用过硬、粗糙及辛辣刺激性食物。②缓解期适度活动，锻炼身体，增强机体抵抗力。③告知患者睡眠充足、情绪稳定和大小便通畅都是预防颅内出血的有效措施。④避免去人员密集的公共场所，避免感染，以免引起病情加重或复发。

3. 心理 - 社会指导　指导患者积极调整心态，消除紧张、焦虑和恐惧的心理，积极主动配合治疗；争取社会支持系统的帮助，树立战胜疾病的信心。

第 6 节　过敏性紫癜患者的护理

案例 6-4

　　患者，男性，28岁。因双下肢反复出现紫红色斑点2周入院。护理体检：神志清楚，一般情况良好，双下肢皮肤可见散在紫红色斑点，压之不褪色，无隆起，无水肿。其余部位皮肤正常，关节无肿胀、压痛。腹部无压痛、反跳痛及肌紧张。实验室检查：血常规、尿常规、生化检查、凝血功能检查均未见异常。变应原检测显示患者对花粉过敏。

　　临床初步诊断：单纯型过敏性紫癜。

问题： 1. 该患者有哪些主要护理诊断 / 问题？

　　　　2. 请给患者制定主要的护理措施。

一、概　　述

过敏性紫癜是一种常见的毛细血管变态反应引起的出血性疾病。主要临床表现为皮肤紫癜、黏膜出血，常伴有皮疹及血管神经性水肿、腹痛、关节炎和肾损害，血小板计数及凝血功能检查正常。本病多呈自限性，少数患者迁延不愈。好发于儿童及青少年，男性多于女性。

（一）病因

1. 感染　以乙型溶血性链球菌引起的上呼吸道感染最多见，其他如幽门螺杆菌、金黄色葡萄球菌、肺炎支原体、副流感病毒等。

2. 药物和食物　如抗生素（青霉素、链霉素等）、磺胺类、解热镇痛药（水杨酸钠等）、异烟肼等。目前尚无明确证据证明食物过敏可导致过敏性紫癜。

3. 遗传因素　本病存在遗传好发倾向，主要涉及 HLA 基因、家族性地中海基因、血管内皮生长因子基因等。

考点　过敏性紫癜的常见病因

（二）发病机制

各种因素引起自身免疫反应，免疫复合物反应损害小血管，血管壁通透性和脆性增高，导致皮下组织、黏膜及内脏器官出血及水肿。IgA 介导的免疫异常在发病中起到关键作用，患者血清中往往可检测出 IgA 免疫复合物。

二、护 理 评 估

（一）健康史

询问患者有无细菌、病毒感染病史；有无青霉素和磺胺类抗生素、解热镇痛药和磺胺药等用药史；有无花粉、尘埃、寒冷刺激及疫苗接种等。

（二）身心状况

1. 症状和体征　多数患者发病前 1～3 周有全身不适、低热、乏力及上呼吸道感染等前驱症状，随之出现典型临床表现。

（1）皮肤紫癜　最常见，通常略高起皮肤，故称为"可触性"紫癜，大小不等，呈紫红色，压之不褪色，可融合成片，严重时可融合成疱，甚至发生中心性坏死。一般 7～14 天逐渐消退，可成批反复出现，以四肢远端和臀部多见，伸侧为主，呈对称性分布。

（2）胃肠道症状　表现为腹痛、呕吐、腹泻及便血等。腹痛最常见，常为阵发性绞痛，伴压痛。可并发肠套叠、肠梗阻、肠穿孔及出血性小肠炎。腹部症状与紫癜多同时发生，偶可发生于紫癜之前。

（3）关节症状　可表现为关节肿痛及功能障碍等。多发生于膝、踝、肘、腕等关节，呈游走性、反复性发作，数日而愈，不遗留关节畸形。

（4）肾功能损害　为本病最严重的表现，因肾小球毛细血管祥炎症反应所致。多在皮肤紫癜发生 1 周后出现血尿、蛋白尿、管型尿，可伴有水肿、高血压和肾功能不全的表现。

多数患者在 3 ～ 4 周内恢复，少数患者反复发作而发展为慢性肾炎或肾病综合征。

（5）其他　因病变累及眼部、脑及脑膜血管，少数患者可出现视神经萎缩、虹膜炎、视网膜出血及水肿、中枢神经系统受累的表现。

2. 心理 - 社会状况　反复出血易使患者产生焦虑、恐惧等心理反应；部分患者因病情严重易产生抑郁、悲观等心理反应。

（三）辅助检查

1. 血象及骨髓象　白细胞计数正常或轻度升高，有感染时可增高，血红蛋白及血小板计数基本正常。骨髓检查正常。

2. 凝血功能　30% ～ 50% 的患者毛细血管脆性试验阳性。凝血功能检查正常。

3. 免疫学检查　半数患者血清 IgG 和 IgA 增高，以 IgA 增高为明显。

三、治疗要点

（一）消除致病因素

寻找并消除变应原，如积极控制感染，停用可能引起过敏的药物和食物。

（二）药物治疗

1. 对症治疗

（1）维生素 C 和曲克芦丁等：增加血管抗力，降低血管通透性。

（2）非甾体抗炎药：用于有关节症状的患者。

（3）阿托品或山莨菪碱：用于腹痛者，呕吐严重者可用止吐药。

（4）血管紧张素 II 受体阻滞剂（ARB）/ 血管紧张素转换酶抑制剂（ACEI）：适用于轻 / 中度蛋白尿者。

2. 肾上腺糖皮质激素与免疫抑制剂

（1）肾上腺糖皮质激素：泼尼松 1 ～ 2mg/（kg·d）。重症者可用甲泼尼龙 5 ～ 10mg/（kg·d），或地塞米松 10 ～ 15mg/d，疗程一般不超过 30 天，用于胃肠道症状、关节肿痛、血管神经性水肿及有急进性肾炎或肾病综合征等严重肾脏病变者。

（2）免疫抑制剂：吗替麦考酚酯、硫唑嘌呤、环孢素或环磷酰胺等，用于糖皮质激素反应不佳或依赖者。

四、主要护理诊断 / 问题

1. 有皮肤完整性受损的危险　与血管壁通透性和脆性增加有关。

2. 疼痛：腹痛、关节痛　与过敏性紫癜有关。

3. 潜在并发症：慢性肾炎、肾病综合征、慢性肾衰竭。

4. 知识缺乏：缺乏本病相关防治的知识。

五、护　理　措　施

（一）一般护理

1. 休息与活动　发作期各型患者均应卧床休息，限制体力活动。

2. 饮食护理　避免摄入易致敏性食物，如鱼、虾、蟹等；多食富含维生素 C、维生素 K 的食物；避免吃辛辣刺激、粗糙坚硬的食物。

（二）病情观察

病情观察主要观察紫癜的部位及范围，有无增多或消退，及时发现新的出血病灶。有无腹痛、呕血、黑便、肾损害、关节活动障碍等表现。观察尿液颜色变化，监测尿常规。

（三）对症护理

腹痛者禁止热敷腹部，协助患者取舒适体位；关节肿痛者应局部制动，保持关节功能位，尽量减少活动，避免外伤。必要时遵医嘱使用消炎止痛药。紫癜皮肤避免抓挠、刺激。

（四）用药护理

应用糖皮质激素时向患者及家属说明可能出现的不良反应，并加强护理。用环磷酰胺时嘱患者多饮水，注意观察尿液量和性状。

（五）心理护理

向患者及家属介绍本病的预防方法、治疗护理的配合要求及预后等相关知识，消除患者的焦虑和恐惧，增强战胜疾病的信心。

六、健　康　教　育

1. 疾病知识指导　向患者及家属介绍本病的有关知识，避免接触各种致敏因素。

2. 保健知识指导　注意休息和保暖，避免劳累、情绪波动及精神刺激；预防和控制感染。教会患者对出血情况的自我监测，当发生新的紫癜，明显腹痛或关节肿痛时，及时就诊。

3. 心理 - 社会指导　指导患者及家属积极面对疾病，保持乐观的心态。家属应给予患者足够的支持和鼓励，帮助患者更好地应对疾病，提高生活质量。

第 7 节　白血病患者的护理

案例 6-5

患者，男性，25 岁。因发热 1 周伴出血 3 天入院。1 周前因着凉后出现发热，3 天前出现鼻出血及皮肤散在出血点。护理体检：T 38℃，P 80 次 / 分，R 18 次 / 分，BP 100/70mmHg，神志清楚，疲倦，全身散在瘀点、瘀斑，鼻出血，皮肤苍白，颈部淋巴结肿大及胸部下段压痛。实验室检查：RBC 2.5×10^{12}/L，WBC 40.0×10^9/L，PLT 68×10^9/L，N 13.8%，L 76.2%，M 10.0%，可见大量幼稚淋巴细胞。

问题：1. 为明确诊断，患者进一步需做什么检查？

　　　2. 该患者的主要护理诊断 / 问题是什么？

一、概　　述

白血病（leukemia）是一类造血干细胞的恶性克隆性疾病。克隆的白血病细胞增殖失控、分化障碍、凋亡受阻，停滞在细胞发育的不同阶段，在骨髓和其他造血组织中大量增生积聚，并浸润其他器官和组织，而正常造血功能受抑制。本病以进行性贫血、持续发热或反复感染、出血和组织器官浸润及外周血出现白血病细胞为特征。

（一）病因和发病机制

白血病的发病机制尚未完全明了，发病与以下因素有关。

1. 病毒感染　人类 T 细胞白血病病毒，可引起人类 T 细胞白血病，病毒感染宿主后，激活宿主癌基因的癌变潜力，从而导致白血病的发生。

2. 物理因素　包括 X 射线、γ 射线等电离辐射，可使骨髓抑制和机体免疫力下降，DNA 突变、断裂和重组，导致白血病的发生。一次较大剂量或多次小剂量的放射均有致白血病的作用。

3. 化学因素　能引起骨髓抑制的化学物质及药物都有致白血病的可能。已知的有苯、抗肿瘤药中的烷化剂、氯霉素、保泰松及其他细胞毒药物等。

4. 遗传因素　家族性白血病约占白血病的 7/1000。现认为染色体异常，多因素导致的癌基因突变、活化和抑癌基因失活等是白血病发病的重要机制。

5. 其他血液病　某些血液病最终可能发展为白血病，如骨髓增生异常综合征、淋巴瘤、多发性骨髓瘤、阵发性睡眠性血红蛋白尿症等。

上述各种不同因素相互作用，导致遗传基因突变，使白血病细胞株形成。大量克隆和增生的白血病细胞失去进一步分化成熟的能力从而停滞在细胞发育的不同阶段，并使正常造血功能受到抑制，最终导致白血病的发生。

考点　白血病患者的常见病因

（二）白血病的分类与分型

1. 根据白血病细胞的成熟程度和自然病程分类

（1）急性白血病（简称 AL）　起病急、进展快、自然病程一般不超过 6 个月，以异常原始细胞及早期幼稚细胞为主。

（2）慢性白血病（简称 CL）　起病缓慢，自然病程一般超过 1 年，以异常的较成熟幼稚细胞和成熟细胞为主。

2. 根据白血病细胞类型分类

（1）急性白血病　根据法美英（FAB）分类法，分为急性淋巴细胞白血病（简称急淋白血病，ALL）和急性髓系白血病（AML）。成人以 AML 多见，儿童以 ALL 多见。

（2）慢性白血病　分为慢性髓系白血病（CML）、慢性淋巴细胞白血病（CLL）及少见类型的白血病，如毛细胞白血病、幼淋巴细胞白血病等。

二、急性白血病

（一）概述

1. 概念　急性白血病（acute leukemia）是骨髓中异常的白血病细胞大量增殖并浸润到各组织、器官，使正常造血受抑制。主要表现为发热、出血、贫血及各种器官浸润所引起的症状和体征。我国急性白血病比慢性白血病多见，成年患者急性髓系白血病最多，儿童患者中急性淋巴细胞白血病较多。男性略多于女性。

2. 转归　急性白血病的自然生存期约 3 个月。经系统治疗完全缓解后，5 年无病生存率可达 20% ～ 40%，造血干细胞移植后无病长期生存率达 50% 以上，甚至有望治愈。

（二）护理评估

1. 健康史　详细询问患者有无家族史，有无反复发生的病毒感染史；是否接触放射性物质或化学物质如苯、油漆、染料、染发剂或亚硝胺类物质；是否用过易诱发本病的药物，如细胞毒药物、氯霉素等，是长期服用还是偶尔服用；详细了解患者的职业和工作环境，既往用药情况以及是否有其他血液系统疾病。

2. 身心状况

（1）症状和体征

1）贫血：常为首发症状，且进行性加重。贫血的原因主要是正常红细胞生成减少和出血。

2）出血：出血可发生在全身各部位，以皮肤瘀点、瘀斑、鼻出血、牙龈出血、月经过多为多见。眼底出血可影响视力。颅内出血时有头痛、呕吐、瞳孔不对称甚至昏迷而死亡，常为致死原因。出血的原因主要是血小板生成减少及功能障碍，白血病细胞浸润破坏血管壁、凝血因子减少等。

3）发热和感染：半数患者以发热为早期表现，多为继发感染所致。以口腔炎、咽峡炎、牙龈炎最常见，肺部感染、肛周炎亦常见，严重时可致败血症，是白血病常见的死因之一。常见的致病菌为革兰氏阴性杆菌。长期应用抗生素者，可出现真菌感染，如念珠菌、曲霉菌等。病毒感染也较多见，并且较严重。感染的原因主要是成熟粒细胞减少，机体免疫力减退。

4）白血病细胞浸润组织和器官：白血病细胞可浸润各种组织和器官，并引起相应表现。①肝脾淋巴结肿大：急性淋巴细胞白血病较多见。可见于浅表或深部淋巴结肿大，质地中等，无压痛。肝脾肿大多为轻至中度。②骨骼和关节：患者常有胸骨下段压痛，有助于诊断。四肢关节、骨骼疼痛以儿童多见。③眼部：急性髓系白血病患者在骨膜上出现的无痛性肿块，多发生于眼眶周围，称为绿色瘤，可引起眼球突出、复视或失明。④口腔和皮肤：急性髓系白血病可见牙龈增生、肿胀；皮肤上可出现蓝灰色斑丘疹或皮肤粒细胞肉瘤，呈紫蓝色皮肤结节。⑤中枢神经系统白血病：是白血病最常见的髓外浸润部位。由白血病细胞浸润至脑膜或脑实质所致。多发生于缓解期，主要原因是多数化疗药物不能通过血脑屏障，不能有效杀灭脑膜及脑实质内的白血病细胞。以儿童急性淋巴细胞白血病最常见，主要表现为脑膜炎及颅内压增高，轻者无症状或仅有头痛，严重时可出现呕吐、颈项强直、抽搐、昏迷，但不发热。⑥睾丸浸润：多为一侧睾丸无痛性肿大，另一侧虽无肿大，但在活检时往往也发现有白血病细胞浸润。⑦其他：心、肺、消化系统、泌尿系统等均可受累。

考点 急性白血病患者的临床表现

（2）心理 - 社会状况　白血病患者未确诊时，大多紧张、焦虑，确诊后患者感到恐惧，难以接受。经治疗效果不佳时，易出现忧心忡忡、悲观、愤怒和绝望。限制探视，使患者常感孤独。化疗药物的毒副作用引起的身体极度不适，使患者拒绝或惧怕治疗。沉重的精神和经济负担，对患者及家庭成员均造成严重的影响。

3. 辅助检查

（1）血象　多数患者白细胞增多，$> 10×10^9/L$ 者称为白细胞增多性白血病，白细胞 $> 100×10^9/L$ 者称为高白细胞性白血病，也有白细胞计数正常或减少者，可 $< 1×10^9/L$，称为白细胞不增多性白血病，血涂片分类检查可见数量不等的原始和幼稚细胞；红细胞、血红蛋白和血小板计数不同程度的减少，呈正常细胞性贫血。

（2）骨髓细胞学检查　是白血病的必查项目和确诊的主要依据。骨髓有核细胞显著增生或极度活跃，原始细胞占非红系细胞的 30% 以上。正常造血细胞严重受抑制，幼红细胞及巨核细胞减少。白血病性原始细胞形态有异常改变，在急性非淋巴细胞白血病细胞中有 Auer 小体。

（3）细胞化学染色　有助于白血病细胞类型的区别。

（4）细胞免疫学检查　有助于急性淋巴细胞白血病与急性髓系白血病的鉴别。

（5）遗传学和分子生物学检查　通过染色体和基因检测，判断疾病的发生、发展、诊断、治疗及预后。

（6）其他　由于大量白血病细胞被破坏，血液生化检查血清尿酸水平增高，特别在化疗期间；中枢神经系统白血病时，脑脊液压力升高，脑脊液检查可发现大量白血病细胞。

（三）治疗要点

1. 对症支持治疗

（1）紧急处理高白细胞血症　高白细胞血症（血液中白细胞 $> 100×10^9/L$），不仅会增加患者的早期死亡率，而且也会增加髓外白血病的发病率和复发率。当血液中白细胞极度增高（$> 200×10^9/L$）时可发生白细胞淤滞症，表现为呼吸困难、低氧血症、言语不清、反应迟钝、颅内出血等。一旦出现可使用血细胞分离机，单采清除过多的白细胞，同时给予充分水化和化疗前短期预处理、碱化尿液等处理。

考点 高白细胞血症紧急处理措施

（2）感染的防治　严重感染是急性白血病主要的死亡原因之一。应注意口腔、鼻腔和皮肤的清洁和灭菌。中性粒细胞极低者应置于"无菌"病室隔离。如已经感染，应迅速查明感染所在部位和性质，并给予足量的广谱抗生素治疗，如氨基糖苷类、广谱青霉素和头孢菌素类之中任选两类联合用药。

（3）出血的防治　如果因血小板计数过低而引起出血，输注浓缩的血小板悬液是最有效的止血措施。如果出血系 DIC 所引起，则需给予适当的抗凝治疗。

（4）贫血的治疗　严重贫血者可吸氧，遵医嘱输注浓缩红细胞，使 Hb > 80g/L。

（5）尿酸肾病的防治　患者白血病细胞破坏多，血清及尿中尿酸增多，化疗时尤甚，可产生尿酸肾结石，并可发生尿酸肾病，发生急性肾衰竭。故对患者要注意尿量，检查尿和血中尿酸浓度。嘱患者多饮水。化疗同时给予别嘌醇，可抑制尿酸的合成。

考点　白血病尿酸肾病的防治

（6）维持营养　白血病系严重消耗性疾病，特别是化疗、放疗引起患者消化道黏膜炎症及功能紊乱时。应注意补充营养，维持水、电解质平衡，给患者高蛋白、高热量、易消化食物，必要时经静脉补充营养。

2. 抗白血病治疗　是目前主要的治疗措施。

（1）诱导缓解治疗　是抗白血病治疗的第一阶段，主要方法是联合化疗，目标是使患者迅速获得完全缓解，即白血病的症状和体征消失，外周血无原始细胞，无髓外白血病；骨髓三系造血恢复，原始细胞 < 5%；外周血中性粒细胞 > $1.0×10^9$/L，血小板 ≥ $100×10^9$/L。理想的完全缓解为初诊时免疫学、细胞遗传学和分子生物学异常标志均消失。常用抗白血病药物见表 6-5。

表 6-5　常用抗白血病药物

药物名称	缩写	给药途径	主要毒副作用
泼尼松	P	口服	库欣综合征、高血压、糖尿病、感染
长春新碱	VCR	静脉注射	末梢神经炎、消化道反应
柔红霉素	DNR	静脉注射	骨髓抑制、心脏损害、消化道反应等
阿霉素	ADM	静脉注射	骨髓抑制、心脏损害、消化道反应等
阿糖胞苷	AraC	静脉滴注、皮下注射	骨髓抑制、消化道反应、脱发
三尖杉碱	H	静脉滴注、肌内注射	骨髓抑制、消化道反应、心脏损害
环磷酰胺	CTX	口服、静脉注射	骨髓抑制、消化道反应、出血性膀胱炎等
甲氨蝶呤	MTX	口服、静脉注射、鞘内注射	骨髓抑制、消化道反应、肝脏损害
门冬酰胺酶	ASP	静脉注射、静脉滴注、肌内注射	肝损害、过敏反应、高尿酸血症、高血糖、胰腺炎、凝血因子及白蛋白合成减少
伊马替尼	IM	口服	骨髓抑制、消化道反应、肌痉挛、肌肉骨骼痛、水肿、头痛、头晕

（2）缓解后治疗　是完全缓解后患者进入抗白血病治疗的第二阶段，一般分强化巩固和维持治疗两个阶段。强化巩固治疗主要有化疗和造血干细胞移植两种方式，目前化

疗多数采用间歇重复原诱导方案，定期给予其他强化方案的治疗。由于患者达到完全缓解后，体内仍有 $10^8 \sim 10^9$ 的白血病细胞，这些残留的白血病细胞称为微小残留病灶，是白血病复发的根源，通过缓解后治疗，进一步降低微小残留病灶，防止复发，争取长期无病生存，甚至治愈。

（3）中枢神经系统白血病　可用甲氨蝶呤或阿糖胞苷鞘内注射进行治疗或预防。

（4）药物对睾丸白血病治疗无效　必须采用双侧放疗。

3. 骨髓移植　白血病患者经抗白血病治疗缓解后，再以大剂量化疗及全身放疗彻底肃清体内残存的白血病细胞，然后用人类白细胞抗原（HLA）相合的正常骨髓移植来重建其造血功能及免疫功能。约有 60% 的患者获得长期缓解或治愈。

（四）主要护理诊断/问题

1. 活动耐力下降　与化疗、白血病引起代谢增高、贫血及长期卧床有关。

2. 有感染的危险　与正常粒细胞减少、化疗、机体抵抗力下降有关。

3. 有皮肤完整性受损的危险　与血小板减少、白血病细胞浸润等有关。

4. 潜在并发症：化疗药物的不良反应。

（五）护理措施

1. 一般护理

（1）休息与活动　应根据患者体力，适当限制活动量，可与患者共同制定日常活动计划，做到有计划的适量活动。贫血、出血、感染者或化疗期间应注意休息，缓解期患者应适量活动。脾大明显者，嘱患者左侧卧位以减轻不适感，尽量避免弯腰和碰撞腹部，以免发生脾脏破裂。

（2）饮食护理　加强营养，给予高热量、高蛋白、高维生素易消化的饮食，化疗期间饮食宜清淡，少食多餐，避开化疗前后 1 ～ 2 小时进餐，保证每日充足的饮水量，若为高白细胞性白血病，化疗期间每天饮水量在 3000ml 以上。

2. 病情观察　监测患者白细胞计数及生命体征的变化。经常询问患者有无感染征象。应密切注意患者有无出血征兆，检查患者大小便有无出血迹象，全身皮肤有无瘀点、瘀斑。患者如有头痛、恶心、呕吐、视力改变应立即通知医生。

3. 对症护理

（1）预防感染

1）保护性隔离：化疗药物不仅可杀伤白血病细胞，正常细胞同样要受到杀伤，因此患者在诱导缓解期间很容易发生感染，当成熟粒细胞绝对值 $\leq 0.5 \times 10^9$/L 时，要做好保护性隔离，若无层流室则置患者于单人病房，保证室内空气新鲜，并定时进行空气和地面消毒，谢绝探视以避免交叉感染。

2）加强口腔、皮肤及肛周护理：饭后、呕吐或咳嗽后应漱口。当进行化疗或放疗时，应增加口腔护理的次数，选用抗细菌和抗真菌的漱口液交替使用。便后用 1 ∶ 5000 高锰酸钾液或氯己定坐浴，女性患者注意会阴部清洁。

3）注意观察皮肤、黏膜、呼吸道、消化道有无感染的征象，若有感染征象，应协助医生做血液、咽部、尿液、粪便和伤口分泌物的培养，一旦有感染，遵医嘱合理使用强有力的抗生素。

（2）出血的预防与护理　　见本章概述出血的护理。

考点　急性白血病患者感染的预防和护理

4. 用药护理

（1）静脉炎及组织坏死的预防及护理　　多数化疗药物对组织刺激性大，多次注射可引起疼痛及静脉炎，如注射的血管出现条索状的红斑、触之温度较高、有硬结或压痛。若注射时药液渗漏，会引起局部组织坏死。故注射时应注意：①合理选择静脉血管，反复多次给化疗药者，最好采用中心静脉或深静脉留置导管供注射用，如使用浅表静脉，应选择有弹性且直的大血管。避免在循环功能不良的肢体进行注射。先远端静脉后近端静脉，逐步向上移行，有计划地交替使用。静脉穿刺技术要熟练，避免穿透血管对患者造成损害。②静脉穿刺时先用生理盐水输注，确定针头在静脉内后方能注入药物，药物输完后再用生理盐水冲洗后拔针，以减轻药物对局部组织的刺激。注射完毕轻压血管数分钟止血，以防药液外渗或发生血肿。③输注时疑有或发生外渗，立即停止注入，不要拔针，由原部位抽取 3 ～ 5ml 血液以除去一部分药液，局部滴入生理盐水以稀释药液后拔针，局部冷敷后再用50%MgSO$_4$湿敷，亦可用普鲁卡因局部封闭。④静脉炎的处理：发生静脉炎时可用硫酸镁外敷，重者可采用紫外线灯照射。抬高患处，避免受压，鼓励患者多活动患肢，以促进血液循环。

考点　静脉炎及组织坏死的预防及护理

（2）化疗药物不良反应护理

1）骨髓抑制的预防及护理：多数化疗药物有骨髓抑制作用，化疗期间定期查血象，每次疗程结束时做骨髓穿刺，以便观察骨髓受抑制情况及评价疗效。一旦出现骨髓抑制，需加强贫血、感染和出血的预防、观察和护理。

2）消化道反应的预防及护理：多数化疗药物均可引起恶心、呕吐、纳差等不良反应。反应出现的时间和程度与化疗药物的种类和剂量有关，若用致吐作用较强的药物时，使用 30 分钟前可给予止吐药物，以减轻恶心、呕吐反应。化疗期间应给患者提供良好的就餐环境，提供清淡、可口的饮食，以半流质食物为主，少量多餐，避免产气、辛辣和高脂食物，避免在化疗前后 2 小时内进食。当患者恶心、呕吐时及时清除呕吐物，保持口腔清洁。若反应严重，呕吐频繁，应注意观察有无水、电解质紊乱。

3）口腔溃疡的预防及护理：化疗期间鼓励患者合理进食，避免过热、粗硬、辛辣刺激食物，并多饮水。指导患者睡前及餐后用碳酸氢钠、依沙吖啶稀释液交替漱口。发生溃疡时，局部可涂抹金霉素甘油，疼痛剧烈影响进食者，可给予 2% 利多卡因含漱以减轻疼痛。

4）肝肾功能损害的预防及护理：甲氨蝶呤、门冬酰胺酶对肝功能有损害作用，用药期间应观察患者有无黄疸，并定期监测肝功能。

5）心脏毒性的预防及护理：阿霉素、柔红霉素、三尖杉酯碱等药可引起心肌及心脏传导损害，用药时要缓慢静脉滴注，滴速＜40滴/分；用药前后应检查心电图及心功能。

6）其他：环磷酰胺可引起血尿，输注期间应保证输液量，鼓励患者多饮水，预防出现出血性膀胱炎，观察尿液的量和颜色，一旦发生血尿，应停止使用。长春新碱可引起末梢神经炎而出现手足麻木，停药后可逐渐消失。

考点 化疗药物不良反应护理

（3）鞘内注射化疗药物的护理　推注药物宜慢，注毕去枕平卧4～6小时，注意观察有无头痛、呕吐等反应。

考点 鞘内注射化疗药物的护理

（4）脱发的护理　向患者说明化疗的必要性及化疗可能会导致脱发现象，但绝大多数患者在化疗疗程结束后头发会再生，使患者有充分的心理准备，坦然面对。出现脱发后，鼓励其表达出内心的感受，指导患者使用假发或戴帽子，以降低患者的身体意象障碍，鼓励患者参与正常的社交活动。

5. 心理护理　根据患者的性格特征和不同时期的心理反应，给予有针对性的心理疏导。密切观察患者病情及情绪变化，及时采取措施减轻患者的焦虑、恐惧、悲观失望的负性情绪，预防意外的发生。在治疗过程中，随着病情逐渐稳定，应与患者及家属进行有效的沟通，增强患者战胜疾病的信心。

（六）健康教育

1. 疾病知识指导　①向患者及家属介绍本病的有关知识，使其正确认识疾病，积极配合治疗。②指导患者遵医嘱用药，学会观察药物的副作用并说明每月坚持巩固强化治疗可延长急性白血病的缓解期和生存期。③学会自测体温和观察出血，经常检查口腔、咽部有无感染，定期复查血象和骨髓象。

2. 保健知识指导　①缓解期生活要有规律，保证充足的休息和睡眠。②适当活动，如散步、慢跑、打太极拳等，以提高机体抵抗力。③合理饮食，保证营养，饮食应清淡、易消化、少刺激。④预防和避免各种外伤，勿用牙签剔牙、用手挖鼻孔等，预防各种感染。⑤避免接触对骨髓有损害的物质和药物如苯、油漆、染料、染发剂或亚硝胺类物质、细胞毒药物、氯霉素等。

3. 心理 - 社会指导　指导家属为白血病患者提供物质和精神支持，使其保持良好的情绪状态，消除紧张、焦虑和恐惧的心理，积极主动配合治疗，树立战胜疾病的信心。

三、慢性白血病

（一）概述

慢性白血病按细胞来源分为慢性髓系白血病（chronic myelogenous leukemia，CML；俗称慢粒）、慢性淋巴细胞白血病（chronic lymphocytic leukemia，CLL；俗称慢淋）和慢性单核细胞白血病。我国以 CML 多见，CLL 少见，慢性单核细胞白血病罕见。慢性白血病起病缓慢，病程长，早期多无明显症状。部分患者在体格检查或因其他疾病就诊时发现。主要症状为乏力、消瘦、发热、脾大等。

目前认为年龄小于 40 岁，脾大不明显，外周血中血小板浓度较低，原始细胞百分比不高，骨髓移植较早的 CML 患者预后较好。CML 最终可合并骨髓纤维化、慢性白血病急性变，并发感染、出血等严重并发症而死亡。CLL 病程长短不一，短至 1 ～ 2 年，长至 5 ～ 20 年。一般年龄偏大、就诊前无症状期长，预后较好，反之预后较差。

（二）护理评估

1. 健康史　详细询问有无反复接触苯或放射线的病史、家族史。

2. 身心状况

（1）症状和体征

1）慢性髓系白血病：起病缓慢，早期无自觉症状。随着病情发展，可出现乏力、低热、多汗或盗汗、体重减轻等代谢亢进的表现。脾大为最突出的体征，往往就医时已达脐或脐以下，质地坚实、平滑、无压痛。如果发生脾梗死则压痛明显，并有摩擦音。约半数患者有肝大。部分患者有胸骨中下段压痛。白血病细胞多为成熟和较成熟的细胞。

考点　慢性髓系白血病患者的临床表现

2）慢性淋巴细胞白血病：发病年龄大多在 50 岁以上。主要表现是全身淋巴结肿大，肿大的淋巴结质地中等，可移动，无压痛。部分患者可有轻至中度脾大和轻度肝大，贫血及外周血中淋巴细胞异常增多。主要死亡原因为感染，尤其是肺炎多见。其他死亡原因有全身衰竭，骨髓造血功能衰竭引起的严重贫血或出血。

3）慢性白血病急性变：慢性白血病至晚期可发生急性变，多数病例为急粒变，少数为急淋变或急单变。急性变时，病情进展迅速，临床表现、血象、骨髓象与急性白血病相似，但预后极差，如不积极治疗往往在数月内死亡。

（2）心理-社会状况　因病情进展缓慢，早期一般情况良好，主要担心发生急性变。治疗效果不佳时，易出现悲观和绝望。

3. 辅助检查

（1）血象　慢性粒细胞白血病白细胞计数明显增高，可见各阶段细胞，但以接近成熟的白细胞为主，原始和早幼粒细胞之和不超过 10%；嗜酸性粒细胞、嗜碱性粒细胞增多，有助于诊断。慢性淋巴细胞白血病的淋巴细胞大于或等于 60%，晚期可达90% ～ 98%。红细胞和血小板计数早期正常，晚期可减少。

（2）骨髓象　慢性粒细胞白血病骨髓增生明显至极度活跃，以粒细胞为主，其中中性中幼、晚幼和杆状核粒细胞明显增多；原粒细胞不超过 10%。嗜酸、嗜碱性粒细胞增多。红系细胞相对减少，粒：红比例增高。巨核细胞正常或增多，晚期减少。慢性淋巴细胞白血病的淋巴细胞显著增多；占 40% 以上，细胞大小和形态基本上与外周血一致。粒细胞系和红细胞系都减少，晚期巨核细胞减少。

（3）细胞遗传学及分子生物学检查有助于慢性白血病的鉴别。90%以上的慢性粒细胞白血病患者的血细胞中出现 Ph（费城）染色体。

（三）治疗要点

慢性白血病的治疗目标：延长生存期、减少疾病进展、改善生活质量和获得无治疗缓解（即停药）。

1. 抗白血病治疗

（1）慢性粒细胞白血病：首选酪氨酸激酶抑制剂（TKI），如甲磺酸伊马替尼、氟马替尼治疗。不适合 TKI 和异基因造血干细胞移植治疗的患者可选用 α-干扰素，推荐联合应用小剂量阿糖胞苷，可提高生存率。化疗药物羟基脲起效快，但持续时间短，用药后 2～3 天白细胞计数下降，停药后很快回升。其他药物如白消安（马利兰）、高三尖杉酯碱、阿糖胞苷、巯嘌呤、环磷酰胺、砷剂及其他联合化疗亦有一定疗效。口服别嘌醇，以预防高尿酸性肾病。

（2）慢性淋巴细胞白血病：首选布鲁顿酪氨酸激酶抑制剂（BTK），如伊布替尼、泽布替尼等。化学治疗药物主要包括烷化剂（苯丁酸氮芥和环磷酰胺）、嘌呤类似物（氟达拉滨、喷司他丁和克拉屈滨）、糖皮质激素。对于表达 CD20 的 CLL 可联合利妥昔单抗、氟达拉滨及环磷酰胺，形成了 3 种药物的联合疗法，这是目前初治 CLL 治疗反应最佳的方法。

考点 慢粒和慢淋的首选化疗药物

2. 造血干细胞移植　异基因造血干细胞移植是目前慢性粒细胞白血病的根治性标准治疗，但仅用于移植风险低且对 TKI 耐药、不耐受以及进展期的患者。

（四）主要护理诊断/问题

1. 慢性疼痛　与脾大、脾梗死有关。

2. 营养失调：低于机体需要量　与机体代谢亢进有关。

3. 活动耐力下降　与虚弱或贫血有关。

4. 有感染的危险　与成熟粒细胞和免疫球蛋白减少有关。

5. 潜在并发症：尿酸性肾病、化疗药物的不良反应。

（五）护理措施

1. 一般护理

（1）休息与活动　将患者安置于安静、舒适的环境中，尽量卧床休息，减少活动，并取左侧卧位，以减轻不适感。尽量避免弯腰和碰撞腹部，避免脾破裂的发生。

（2）饮食护理　给予高热量、高蛋白、高维生素、易消化饮食，鼓励患者少量多次进食、进水以减轻腹胀。

2. 病情观察　每日测量患者脾脏的大小、质地、有无压痛并做好记录。密切监测有无脾栓塞或脾破裂的发生，主要表现为突感脾区疼痛、发热、多汗以致休克，脾区有明显触痛、拒按，可闻及摩擦音，脾脏可进行性肿大，甚至产生血性腹水。化疗期间定期进行白细胞计数、血和尿中的尿酸含量以及尿沉渣检查等。记录 24 小时出入量，注意观察有无血尿或腰痛等症状。一旦出现少尿或无尿时及时报告医生处理，协助做好继续肾衰竭的救治。

3. 用药护理　酪氨酸激酶抑制剂（TKI），如甲磺酸伊马替尼，常见的不良反应为骨髓抑制、肝损伤，定期复查血象、骨髓象、肝功能等。布鲁顿酪氨酸激酶抑制剂（BTK），如伊布替尼，常见的不良反应有疲劳、发热、恶心及腹泻、骨髓抑制、心律失常等。长期应用 α- 干扰素治疗可出现畏寒、发热、疲劳、恶心、头痛、肌肉及骨骼疼痛，肝、肾功能异常，骨髓抑制等，故应定期查肝肾功能及血象。在化疗给药前遵医嘱给予利尿剂，以促进尿酸的稀释和排泄。注射化疗药物后，最好每半小时排尿 1 次，持续 5 小时，就寝前排尿 1 次。

4. 心理护理　根据患者不同时期的心理反应，进行针对性心理疏导。向患者及家属介绍本病的治疗方法和疗效，认识不良的心理状态对康复的不利，指导家属给予患者物质和精神的支持与鼓励，帮助患者建立良好的生活方式，向患者介绍已缓解的典型病例，提高生存的信心。

（六）健康教育

1. 疾病知识指导　①向患者及家属讲解本病的知识，如病情的演变过程及预后等，提高患者治疗的依从性。②指导患者避免接触对造血系统有损害的药物和化学物质。③遵医嘱用药，学会观察药物的副作用，化疗期间多饮水促进尿酸和化疗药降解产物的排泄。④指导患者及家属学会自我监测病情，若出现贫血加重、发热、腹部剧烈疼痛时，应立即就诊。⑤定期复查肝、肾功能和血象。

2. 保健知识指导　①保持情绪稳定，保证充足的休息和睡眠。②提供高热量、高蛋白、高维生素的饮食，保障营养的摄入。③缓解期可适当工作、学习和锻炼，但不可过度劳累。④避免弯腰和碰撞腹部，避免脾破裂的发生。

3. 心理 - 社会指导　指导患者积极调整心态，消除紧张、焦虑和恐惧的心理，积极主动配合治疗；争取社会支持系统的帮助。

自 测 题

A₁ 型题

1. 成人的主要造血器官是（　　）

　A. 肝　　　　　　　B. 脾

　C. 淋巴结　　　　　D. 卵黄囊

　E. 骨髓

2. 贫血患者最早和最常见的症状是（　　）

A. 皮肤、黏膜苍白　　B. 疲乏无力

C. 活动后心悸气促　　D. 头晕头痛

E. 注意力不集中

3. 人体铁吸收的主要部位在（　　）

A. 胃

B. 十二指肠球部

C. 十二指肠及空肠上段

D. 空肠下段

E. 回盲部

4. 再障临床表现不包括（　　　）

A. 进行性贫血

B. 肝、脾大

C. 感染

D. 内脏出血

E. 皮肤紫癜及牙龈出血

5. 原发免疫性血小板减少症的主要发病机制是（　　　）

A. 病理性免疫产生抗血小板抗体

B. 血小板功能异常

C. 巨核细胞数量减少

D. 毛细血管脆性增加

E. 雌激素抑制血小板生成

6. 急性白血病患者容易发生感染，其最主要的原因是（　　　）

A. 长期贫血

B. 广泛出血

C. 成熟粒细胞减少

D. 白血病细胞广泛浸润

E. 红细胞减少

7. 急性白血病化疗期间嘱咐患者多饮水的目的是（　　　）

A. 补充出汗等所丢失的水分

B. 防止尿酸性肾病

C. 减少出血性膀胱炎并发症

D. 加速细菌毒素及炎性分泌物排出

E. 促进痰液稀释而容易排出

8. 急性白血病患者在化疗缓解期出现中枢神经系统白血病的原因主要是（　　　）

A. 抵抗力差

B. 疗程不够

C. 大多数抗白血病药物不易通过血脑屏障

D. 化疗药剂量不足

E. 中枢神经系统的白血病细胞较多

A₂ 型题

9. 患者，女性，23 岁。反复头晕、耳鸣、疲乏无力来诊，经医院检验 Hb 90g/L，RBC $3.7×10^{12}$/L，该患者治疗的首要原则是（　　　）

A. 积极寻找和去除病因

B. 反复多次输血

C. 口服铁剂

D. 及时补充造血物质

E. 休息和吸氧

10. 患者，男性，46 岁。胃大部分切除术后 4 个月，出现头晕、乏力，查 Hb 87g/L，其贫血的原因是（　　　）

A. 饮食中含铁不足

B. 铁损失过多

C. 体内铁代谢障碍

D. 铁吸收不良

E. 铁需要量增加

11. 患者，女性，44 岁。诊断缺铁性贫血，口服硫酸亚铁 2 周。为观察疗效应首先检查下列哪项（　　　）

A. 网织红细胞计数

B. 血红蛋白

C. 红细胞

D. 血细胞比容

E. 红细胞浓度

12. 患者，女性，35 岁。月经紊乱 1 年，近期诊断为缺铁性贫血。遵医嘱选用硫酸亚铁治疗，为促进吸收，护理措施最佳的是（　　　）

A. 餐前服用　　　　B. 餐后服用

C. 与牛奶同服　　　D. 与橙汁同服

E. 与浓茶同服

13. 患者，女性，32 岁。患非重型再生障碍性贫血入院，给予丙酸睾酮治疗，应定期检查（　　　）

A. 肝功能　　　　　B. 血压

C. 尿常规　　　　　D. 肾功能

E. X 线摄片

14. 患者，男性，37 岁。患再生障碍性贫血，今日上午患者出现剧烈头痛、呕吐，应警惕发生（　　　）

A. 脾脏出血　　　　B. 肝脏出血

C. 颅内出血　　　　D. 鼻出血

E. 消化道大出血

15. 患者，男性，43 岁。因皮肤黏膜广泛出血和反复感染就诊。入院后查血常规提示全血细胞减少，诊断为再生障碍性贫血。出院时护士对患者应着重强调（　　）

A. 预防性使用抗生素

B. 不可随便用药

C. 预防感冒

D. 坚持治疗

E. 定期复查

16. 患者，女性，24 岁。慢性原发免疫性血小板减少症，反复出血。经泼尼松治疗 7 个月后症状无好转。治疗可采用（　　）

A. 改用地塞米松　　B. 输红细胞悬液

C. 输全血　　　　　D. 脾切除

E. 应用止血药

17. 患者，女性，21 岁。原发免疫性血小板减少症。治疗中患者突然呕吐、头痛伴视物模糊。考虑该患者可能发生的情况是（　　）

A. 弥散性血管内凝血

B. 视神经盘水肿

C. 颅内出血

D. 脑瘤

E. 药物的不良反应

18. 患者，女性，16 岁。急性上呼吸道感染 2 周后因原发免疫性血小板减少症住院，应用糖皮质激素治疗好转出院。护士进行出院前的健康教育时，错误的是（　　）

A. 预防感染

B. 坚持饭后服药

C. 若无新发出血表现可自行停药

D. 注意自我病情监测

E. 高热量、高蛋白、高维生素、少渣饮食

19. 患者，男性，43 岁。慢性髓系白血病慢性期，脾大至脐平。血常规：WBC $50 \times 10^9/L$，Hb 105g/L，PLT $450 \times 10^9/L$。护士健康教育时应向患者特别强调的是（　　）

A. 劳逸结合

B. 按时服药

C. 保持情绪稳定

D. 避免腹部受压

E. 预防感冒

20. 患者，男性，18 岁。急性白血病。在化疗期间，近 1 天尿量 1000ml，此时护士采取的最重要的护理措施为（　　）

A. 指导患者养成规律排尿的习惯

B. 留置尿管

C. 无须特殊处理，属化疗药物反应

D. 记录出入量，嘱患者进食清淡饮食

E. 嘱患者多饮水，必要时遵医嘱输液

21. 患者，男性，48 岁。以急性白血病入院化疗，化疗后第 7 天，复查血象：血小板计数为 $15 \times 10^9/L$，此时最主要的护理措施是预防和观察（　　）

A. 口腔溃疡

B. 药物不良反应

C. 脑出血

D. 尿道出血

E. 尿酸性肾病

22. 患者严重贫血，近日突发高热、皮肤广泛瘀斑。若诊断急性白血病，最有价值的检查是（　　）

A. 血常规检查

B. 尿液常规检验

C. 血培养检查

D. CT 检查

E. 骨髓象检查

23. 患者，男性，面色苍白，皮肤瘀斑 2 周，胸骨压痛阳性，肝肋下 1cm，脾肋下 5cm，血象见全血细胞减少，原始淋巴细胞 3%，幼稚淋巴细胞 64%；骨髓象：原始淋巴细胞 39.6%，幼稚淋巴细胞 42%，其最可能的诊断是（　　）

A. 再生障碍性贫血

B. 急性淋巴细胞白血病

C. 慢性淋巴细胞白血病

D. 急性粒细胞白血病

E. 慢性粒细胞白血病

A₃/A₄ 型题

（24、25 题共用题干）

患者，男性，17 岁。患急性粒细胞白血病，现住院化疗。查白细胞 1.2×10^9/L，红细胞 2.5×10^{12}/L，血小板 30×10^9/L。

24. 为避免出血，下列护理措施错误的是（   ）

A. 避免皮肤摩擦，操作轻柔

B. 避免肌内注射

C. 注意口腔清洁

D. 限制肢体活动

E. 床单平整，被褥轻软

25. 为预防感染，下列哪项护理措施不妥（   ）

A. 病室定期紫外线消毒

B. 加强营养，提高机体免疫力

C. 便后坐浴

D. 多探视，给予心理支持

E. 定时洗澡、换衣、漱口

（26～29 题共用题干）

患者，女性，40 岁。因长期疲乏无力、头晕、眼花而就诊。检查：Hb 80g/L，RBC 3.28×10^{12}/L，心肺正常，以贫血待查入院。入院后检查：血清铁蛋白下降，总铁结合力升高。

26. 最可能的诊断是（   ）

A. 再生障碍性贫血   B. 慢性白血病

C. 缺铁性贫血   D. 巨幼红细胞贫血

E. 溶血性贫血

27. 其外周血红细胞形态主要为（   ）

A. 巨红细胞   B. 正常红细胞正常色素

C. 小红细胞低色素   D. 点彩红细胞

E. 球形红细胞

28. 引起本病的常见原因是（   ）

A. 营养不足   B. 慢性失血

C. 免疫障碍   D. 缺乏胃酸

E. 肠蛔虫病

29. 补充铁剂治疗贫血的最佳给药途径是（   ）

A. 静脉注射   B. 肌内注射

C. 皮下注射   D. 皮内注射

E. 口服

（30、31 题共用题干）

患者，女性，30 岁。1 年多来反复发生双下肢瘀斑，月经量增多。血红蛋白 90g/L，红细胞 3.0×10^{12}/L，血小板 50×10^9/L。既往身体健康。初步诊断为"慢性原发免疫性血小板减少症"。

30. 治疗时应首选（   ）

A. 糖皮质激素

B. 脾切除

C. 血浆置换

D. 大剂量丙种球蛋白

E. 静脉输注血小板悬液

31. 与目前病情不符的护理诊断或合作性问题是（   ）

A. 组织完整性受损

B. 有受伤的危险

C. 有感染的危险

D. 知识缺乏

E. 潜在并发症：颅内出血

（32、33 题共用题干）

患者，女性，32 岁。急性淋巴细胞白血病。化疗 1 周出现肛周感染，体温高达 40.0℃，伴烦躁不安，血压下降，脉搏细数。血常规示白细胞 25×10^9/L，血红蛋白 62g/L，血小板 35×10^9/L。

32. 护士为该患者采取的降温措施，不包括（   ）

A. 调整室温   B. 酒精擦浴

C. 头颈部放置冰袋   D. 应用解热镇痛药

E. 大动脉放置冰袋降温

33. 考虑患者最可能的并发症是（   ）

A. 心源性休克   B. 中枢神经系统白血病

C. 蛛网膜下腔出血   D. 感染性休克

E. 心力衰竭

（李　凤）

第7章
内分泌系统疾病患者的护理

内分泌系统由内分泌腺（垂体、甲状腺、甲状旁腺、肾上腺、性腺和胰岛）和分布在心血管、胃肠、肾、脑，尤其是下丘脑的内分泌组织和细胞所组成。内分泌系统的主要功能是合成、分泌各种激素，与神经系统和免疫系统相互配合和调控，共同调节机体的代谢、生长、发育、生殖、运动、衰老等生命活动，以适应不断改变的外环境并保持机体内环境的相对平衡与稳定。遗传因素、自身免疫疾病、先天缺陷、感染、肿瘤、出血、放射线、药物、营养障碍、精神刺激及不良健康行为等，可直接或间接引起内分泌功能亢进或减退而导致内分泌疾病。

第1节　内分泌系统疾病常见症状体征及护理

内分泌系统疾病常见症状体征有身体外形改变（如身材过长与矮小、肥胖与消瘦）、生殖发育及性功能异常、进食或营养异常、疲乏、排泄功能异常、骨痛与自发性骨折等。本节仅介绍消瘦与肥胖患者的护理。

一、消　　瘦

（一）概述

1. 概念　消瘦是指摄入的营养低于机体需要量，体重低于标准体重的10%以上。分为单纯性消瘦和继发性消瘦。

2. 病因及机制　甲状腺功能亢进症、非肥胖型糖尿病；肾上腺皮质功能减退症。此外，胃炎、胃下垂、胃及十二指肠溃疡、肺结核、肝病及恶性肿瘤等；其他如偏食、厌食、漏餐、生活不规律等。

（二）护理评估

1. 健康史　询问患者有无消瘦的原发病，尤其是有无消化系统疾病、内分泌疾病，短期有无明显体重下降等。

2. 身心状况

（1）主要表现　轻度消瘦者精力不足，出现精神委靡、食欲缺乏、贫血、记忆力下降、血压下降等。重度消瘦者劳动能力丧失、反应迟钝、淡漠，对周围事物不感兴趣甚至嗜睡，也可有直立性晕厥；皮下脂肪减少，皮肤弹性差，皮肤黏膜有色素沉着，尤以摩擦处、掌纹、乳晕等处明显；女性患者有阴毛、腋毛减少或脱落、月经失调或闭经不孕。

（2）消瘦程度　一般根据标准体重（理想体重）、体重指数（BMI）等指标来判断。

标准体重（kg）＝身高（cm）－105，低于标准体重 10% 以上为消瘦。国际肥胖特别工作组提出亚洲成年人体重指数＜18.5kg/m^2 为体重过低。

3. 心理 - 社会状况　长期消瘦的患者，因诸多身体不适而常有抑郁或焦虑。

4. 辅助检查　血常规和血生化、尿常规、粪便常规及隐血的检查，以及 X 线胸片、钡剂灌肠、B 超、内镜、放射性核素扫描、CT、MRI 等检查对引起消瘦的病因诊断有一定意义。

（三）主要护理诊断 / 问题

1. 营养失调：低于机体需要量　与营养不足、内分泌或消耗性疾病有关。

2. 体像紊乱　与疾病引起身体外形改变有关。

（四）护理措施

1. 一般护理

（1）休息与活动　一般消瘦的患者应适当加强锻炼，增强体质。恶病质的患者应卧床休息，以减少能量消耗。

（2）饮食护理　根据病情合理安排饮食，给予高蛋白、高热量、高维生素饮食；糖尿病患者应低糖、低脂、高蛋白质、高纤维素饮食，总热量应根据理想体重、劳动强度等决定。不能经口进食者采用鼻饲，对消化功能极差的患者可采用要素饮食，对极度消瘦者可静脉补充营养液如脂肪乳剂、氨基酸等。

（3）皮肤护理　对极度消瘦者应注意皮肤护理，防止压疮发生。

2. 病情观察　定期测量体重，观察生命体征的改变、营养状况及其他伴随症状。观察有无发热、咳嗽、盗汗、淋巴结肿大、肝脾大。有无食欲亢进、恶心呕吐、腹泻或吞咽困难等症状。

3. 对症护理　积极治疗原发病，并注意药物疗效和不良反应。

4. 心理护理　与患者探讨消瘦对机体的影响，评估热量摄入不足或消耗过多的原因并说明合理饮食的重要意义。纠正患者对消瘦的错误认识。对神经性厌食者，应帮助其解除精神、心理上的障碍，建立正确的进食行为。

（五）健康教育

1. 疾病知识指导　向患者及家属解释相关疾病的知识，积极配合治疗。

2. 保健知识指导　指导患者要摄入高蛋白、高热量、高维生素饮食；糖尿病患者应低糖、低脂、高蛋白、高纤维素饮食。

3. 心理 - 社会指导　纠正患者对消瘦的错误认识。帮助其解除精神、心理上的障碍，建立正确的进食行为。

二、肥　　胖

（一）概述

1. 概念　肥胖是指体内脂肪堆积过多和（或）分布异常，体重指数（BMI）达到或超过 28kg/m²。肥胖症及其相关疾病可损害身心健康，使生活质量下降，预期寿命缩短，已成为重要的世界性健康问题之一。

2. 病因及机制　按照病因分为原发性肥胖和继发性肥胖。原发性肥胖，是指由于环境与遗传多种因素共同作用所导致的肥胖。其中环境因素主要包括：久坐的生活方式、高能量或不均衡饮食、缺乏身体活动、睡眠不足等。继发性肥胖，是指病因明确的肥胖，主要病因包括：内分泌系统疾病，如库欣综合征、甲状腺功能减退症、性腺功能减退症等；药物如糖皮质激素类药物、部分抗精神病药物等。

（二）护理评估

1. 健康史　询问患者既往肥胖症相关病史，如有无可能引起体重增加的疾病史、有无可能引起体重增加的药物史等；询问患者家族史包括有无肥胖症家族史及主要的肥胖症相关疾病家族史等。

2. 身心状况　肥胖可见于任何年龄，女性较多见。

（1）症状　轻度肥胖多无症状，中、重度肥胖可引起气急，负重关节易出现退行性变，关节痛、肌肉酸痛、体力活动减少以及焦虑、忧郁等。

（2）并发症　肥胖常合并血脂异常、脂肪肝、高血压、心血管疾病、糖耐量异常或糖尿病等。还可伴随或并发阻塞性睡眠呼吸暂停综合征、胆囊疾病、高尿酸血症和痛风、骨关节病、生育功能受损以及某些肿瘤（女性乳腺癌、子宫内膜癌，男性前列腺癌、结肠癌和直肠癌等）、精神心理异常。

（3）肥胖的程度　根据肥胖症国际分级标准及亚洲人群特征，以及肥胖症诊疗指南（2024 年版），BMI 达到 28.0kg/m² 且低于 32.5kg/m² 为轻度肥胖症、达到 32.5kg/m² 且低于 37.5kg/m² 为中度肥胖症、达到 37.5kg/m² 且低于 50kg/m² 为重度肥胖症、达到或超过 50kg/m² 为极重度肥胖症。

（4）心理 - 社会状况　肥胖者由于外表臃肿、动作迟缓，参与社交的能力降低，常有压抑感；又因可引起代谢紊乱和多脏器功能障碍，患者常会出现焦虑、抑郁等心理问题。

3. 辅助检查　血脂、血糖、肝功能、肾功能、性腺功能、甲状腺素（T_4）、促甲状腺素（TSH）等以明确导致肥胖的病因。

（三）主要护理诊断 / 问题

1. 营养失调：高于机体需要量　与摄食过多、消耗过少、能量物质合成过剩有关。

2. 体像紊乱　与肥胖有关。

（四）护理措施

1. 一般护理

（1）运动疗法　在限制饮食的同时，鼓励患者选择合适的运动方式进行有氧运动。如步行、跑步、跳绳、减肥操、太极拳、跳舞及水上运动等。强调循序渐进，持之以恒。

（2）饮食护理　指导患者合理选择食物，根据工作、生活状况测算并控制总热量，限制脂肪和含糖量高的食物。使患者体重每月下降0.5～1kg。重度肥胖者给予低糖、低脂、低盐、高维生素饮食。供给蛋白质1g/（kg·d），有剧烈饥饿感时，给予低热量的蔬菜，如芹菜、冬瓜、南瓜等。戒烟、酒。

2. 病情观察　观察体重变化，有无代谢紊乱和多脏器功能障碍的相关症状，如气急、心悸、水肿、高血压、高血糖及骨关节疼痛等。

3. 对症护理　对肥胖患者出现的各系统并发症采取对症治疗及护理。有明显的饥饿感或食欲亢进导致体重增加，合并高血糖、高血压、血脂异常和脂肪肝、负重关节痛、肥胖引起呼吸困难或阻塞性呼吸困难暂停综合征者，可在医师的指导下选择适合患者个体的药物治疗，用药过程中注意观察药物疗效和不良反应。

4. 心理护理　通过宣传教育使患者及其家属对肥胖及其危害性有正确的认识，从而配合治疗、采取健康的生活方式、改变饮食和运动习惯，自觉地长期坚持是治疗肥胖最重要的措施。

（五）健康教育

1. 疾病知识指导　向患者及家属解释引起肥胖的相关疾病知识。

2. 保健知识指导　指导患者制定合理的饮食计划，严格控制热量的摄入，根据患者身体情况，选择合适的运动，并持之以恒。

3. 心理 - 社会指导　指导患者及其家属对肥胖及其危害性有正确的认识，树立患者战胜疾病的信心。鼓励多参与社交，减少由于肥胖导致体像紊乱的自卑心理。

第 2 节　甲状腺疾病患者的护理

一、弥漫性非毒性甲状腺肿患者的护理

案例 7-1

　　患者，女性，46 岁。发现颈部肿物 10 年，伴吞咽困难、声音嘶哑 3 个月入院。家住北方农村。体格检查发现，甲状腺明显肿大，表面触及多个结节。

问题：1. 为明确诊断，患者还需做哪几项检查？

　　　2. 患者患病的原因考虑为哪些？

（一）概述

弥漫性非毒性甲状腺肿也称为单纯性甲状腺肿（simple goiter），是指多种原因引起的非炎症、非肿瘤性甲状腺弥漫性肿大，不伴甲状腺功能异常。本病可呈地方性分布，当人群单纯性甲状腺肿的患病率＞10％时，称为地方性甲状腺肿；也可呈散发性分布，称为散发性甲状腺肿。散发性甲状腺肿约占人群的 5％，女性发病率是男性的 3 ～ 5 倍。单纯性甲状腺肿一般预后良好。

1. 病因

（1）碘缺乏　碘缺乏是地方性甲状腺肿的主要原因，多见于远离海洋地势高的内地、

山区，患者多处于青春期、妊娠期、哺乳期、更年期或有精神刺激、外伤等诱因。

考点　地方性甲状腺肿的主要原因

（2）致甲状腺肿的物质　可致甲状腺肿的食物如卷心菜、木薯；药物如硫氰化钾、过氯酸钾、对氨基水杨酸等。

（3）高碘　虽较低碘少见，但也不能忽视。也可呈地方性或散在分布，长期饮用含高碘的水可导致甲状腺肿。

（4）先天性甲状腺激素合成缺陷　见于家族性甲状腺肿，为隐性遗传病，主要是甲状腺合成过程的酶功能缺陷。

（5）环境污染　流行病学调查发现工业生产中的废水、废物污染饮用水源时也可以引起甲状腺肿大。

2. 发病机制　甲状腺增生肿大的机制未明。一般认为，由于上述一种或多种因素阻碍甲状腺激素（TH）合成，TH 分泌减少，导致 TSH 分泌增加，从而引起甲状腺代偿性增生肥大。部分患者体内 TSH 并不升高，这可能是由于在缺碘或 TH 合成障碍时，甲状腺组织对 TSH 的反应性增强，血三碘甲状腺原氨酸（T_3）/T_4 值升高，T_3 相对增多，代谢率可维持在正常范围内，并足以抑制 TSH 的过度分泌，也可引起甲状腺肿。

（二）护理评估

1. 健康史　询问患者是否来自地方性甲状腺肿流行地区，碘盐及富碘食物的摄取情况；有无对甲状腺激素需要量增加的情况，如是否处于青春发育期、妊娠期、哺乳期。

2. 身心状况

（1）症状　单纯性甲状腺肿可无症状，甲状腺显著肿大时可引起压迫症状，压迫气管可引起咳嗽、呼吸困难，压迫食管可引起吞咽困难，压迫喉返神经可引起声音嘶哑，胸骨后甲状腺肿可使头部、颈部与上肢静脉回流受阻。

考点　甲状腺肿大压迫的表现

（2）体征　主要表现为甲状腺轻度或中度弥漫性肿大，表面平滑，质地较软，无压痛。重度肿大的甲状腺，除颈部增粗、甲状腺上有可触及的结节外，还可出现压迫症状。

（3）心理 - 社会状况　由于颈部增粗，可引起患者自卑心理与挫折感，部分患者因缺乏对所患疾病的正确认识，怀疑肿瘤或癌变而产生焦虑甚至恐惧心理。在流行地区，因患病人数多，人们习以为常，不愿配合治疗。

3. 辅助检查

（1）甲状腺功能检查　血清 T_3、T_4 正常，TSH 正常或偏高。

（2）甲状腺摄 ^{131}I 率　摄 ^{131}I 率增高但无高峰前移。

（3）影像学检查　B 超是确定甲状腺肿的最主要检查方法，可显示甲状腺的大小、形态、内部结构及血流状况。核素扫描主要通过甲状腺摄取核素的能力评估甲状腺形态和功能。

（三）治疗要点

有明确病因者应针对病因治疗。由缺乏碘所致者，应补充碘剂。在地方性甲状腺肿流行地区可采用碘化食盐防治。但应避免大剂量碘治疗，以免诱发碘甲亢。无明显诱因的单纯性甲状腺肿患者，可采用甲状腺制剂治疗，以补充内源性 TH 的不足，抑制 TSH 的分泌。一般采用甲状腺片口服。对甲状腺肿明显、有压迫症状或增长过快者应采取手术治疗，术后需长期用 TH 替代治疗。

（四）主要护理诊断／问题

1. 体像紊乱　与甲状腺肿大、颈部增粗有关。

2. 知识缺乏：缺乏药物及饮食等方面的知识。

3. 潜在并发症：呼吸困难、声音嘶哑、吞咽困难。

（五）护理措施

1. 一般护理

（1）休息与活动　注意劳逸结合。

（2）饮食护理　多食含碘丰富的食物，如海带、紫菜等海产品。避免摄入大量阻碍 TH 合成的食物，如卷心菜、花生、菠菜、萝卜等。

考点　单纯性甲状腺肿患者饮食注意事项

2. 病情观察　观察患者甲状腺肿大的程度、质地，有无结节和压痛，以及甲状腺肿大的进展情况。

3. 用药护理　指导患者遵医嘱准确用药，不可随意增多或减少；观察甲状腺药物的疗效和不良反应。如出现心动过速、呼吸急促、食欲亢进、怕热多汗、腹泻等甲状腺功能亢进症表现，应及时报告医生进行相应处理。

4. 心理护理　向患者及家属详细解释单纯性甲状腺肿的病因和防治知识，使患者认识到补碘治疗后肿大的甲状腺可逐渐缩小，恢复正常，消除患者因颈部增粗而产生的自卑感，指导患者利用服饰进行外表修饰，完善自我形象。

（六）健康教育

1. 疾病知识指导　告知患者发病原因及注意事项。嘱甲状腺制剂治疗的患者按医嘱准确服药和坚持长期服药，以免复发，并教会患者观察药物疗效及不良反应。

2. 保健知识指导　在地方性甲状腺肿流行地区，积极开展碘缺乏病的防治工作，指导患者食用加碘盐，指出这是预防地方性甲状腺肿最有效的措施，并教会患者加碘盐的贮存方法及烹调技巧，以免贮存或烹调不当造成碘缺乏。指导妊娠妇女和碘缺乏患者多进食海带、紫菜等含碘丰富的食物，避免长期服用硫脲类、硫氰酸盐、保泰松、碳酸锂等阻碍甲状腺激素合成的药物。

3. 心理－社会指导　告知患者通过治疗甲状腺会恢复正常，消除患者因颈部增粗而产生的自卑感，鼓励家属帮助患者完善自我形象。

二、甲状腺功能亢进症患者的护理

案例 7-2

患者，女性，33 岁。因"多食、多汗、消瘦、易怒 1 年"来诊。1 年前与家人生气后，感心悸，易饥，食量增加，同时怕热多汗，说话多，易怒、失眠，逐渐发现双眼突出，体重减轻 6kg。护理体检：T 37℃，P 90 次 / 分，R 16 次 / 分，BP 120/65mmHg，体形消瘦，眼球突出，闭合障碍，甲状腺 II 度肿大，质软，无结节，两上极可触及震颤，可闻及血管杂音；心率 120 次 / 分，腹软，无压痛，肝脾肋下未触及。实验室检查：T_3 3.5nmol/L（RIA 法），T_4 180nmol/L。

问题： 1. 该案例中患者患有何种疾病？

2. 有哪些并发症？该如何护理？

（一）概述

甲状腺功能亢进症简称甲亢，由多种原因导致甲状腺分泌甲状腺激素过多，引起以神经、循环及消化等系统兴奋性增高和代谢亢进为主要表现的临床综合征。最常见的病因是毒性弥漫性甲状腺肿（Graves 病）。

Graves 病是甲亢的主要病因，发病率为（15～50）/10 万，女性多见，男女比例为 1：4，儿童相对少见，发病率 30 岁以后趋于稳定，平均发病年龄为 47 岁。主要临床表现为甲状腺毒症、弥漫性甲状腺肿大以及眼征。

1. 病因

（1）遗传因素　本病有显著的遗传倾向，部分患者有家族史。既往研究认为 Graves 病与组织相容性复合体（MHC）有一定关系。

（2）免疫因素　甲亢患者的血清中存在针对甲状腺细胞 TSH 受体的特异性自身抗体，即甲状腺刺激性抗体（TSAb）和甲状腺刺激阻断性抗体（TSBAb）。TSAb 与 TSH 受体结合，激活腺苷酸环化酶信号系统，导致甲状腺细胞增生，产生过量的甲状腺激素，这是导致甲亢的直接原因。

（3）环境因素　感染、碘摄入量、性激素、应激因素等都对本病的发生和发展有影响。

2. 发病机制　目前本病的发病机制未明，但公认其发生与自身免疫有关，属器官特异性自身免疫。

（二）护理评估

1. 健康史　询问患者有无家族史，患者及家属是否还有其他的自身免疫疾病；了解发病前有无精神刺激、感染、劳累或创伤等因素存在。

2. 身心状况

（1）甲状腺毒症表现

1）高代谢症群：分解代谢大于合成代谢，产热增加。患者表现为多汗、不耐热、食欲增加、体重下降、乏力、糖耐量异常或原有糖尿病加重。

2）精神神经系统：烦躁、易激动、失眠、好动、注意力不集中等，严重者出现妄想。

伸舌或双手向前平举时有细微震颤。腱反射活跃。

3）心血管系统：持续性心悸，休息也不能缓解。听诊心率快、第一心音亢进、心律失常，可闻及收缩期杂音。心律失常以窦性心动过速、房性早搏最常见，其次为房颤，收缩压升高、舒张压下降导致脉压增大，可出现毛细血管搏动征、水冲脉等周围血管征。严重者出现甲状腺毒症性心脏病、甲亢性心力衰竭。

4）消化系统：易饥饿、多食、消瘦。肠蠕动加快，大便次数增加。可出现肝功能异常，如转氨酶、碱性磷酸酶升高，低蛋白血症，偶伴黄疸。

5）肌肉骨骼系统：可伴发甲状腺毒性肌病，分为急性和慢性两种。急性常于数周内出现吞咽困难和呼吸肌麻痹。慢性肌病主要表现为近端肌群进行性肌无力、肌萎缩，登楼、蹲起或梳头困难。甲状腺毒性周期性瘫痪表现为四肢瘫痪，以下肢为主，不能站立或行走，常伴低钾血症，呈自限性，或在补钾后好转。主要见于亚洲和拉丁美洲年轻男性患者。

6）造血系统：白细胞总数和中性粒细胞数量降低，淋巴细胞比例增加，红细胞数量增加，偶见伴发特发性血小板减少性紫癜和恶性贫血。

7）生殖系统：女性月经减少或闭经。男性阳痿，偶有乳腺增生。

考点 甲亢患者甲状腺毒症的表现

（2）甲状腺肿　多数患者有不同程度的甲状腺肿大，常为弥漫性、对称性、质软、无压痛，肿大程度与甲亢轻重无明显关系。甲状腺上下极可触及震颤，闻及血管杂音，是诊断本病的重要体征。

考点 甲亢患者甲状腺肿大的特点

（3）眼征　Graves 病的眼部表现分为单纯性突眼和浸润性突眼两类。

1）单纯性突眼：与甲状腺毒症所致的交感神经兴奋性增高有关。①眼球轻度突出，突眼度 < 18mm（正常 < 16mm）。②上眼睑挛缩、眼裂增宽。③瞬目减少、目光有神。④双眼向下看时，上眼睑不能随眼球下落，显现白色巩膜。⑤向上看时，前额皮肤不能皱起。⑥双眼看近物时，眼球辐辏不良（图 7-1）。

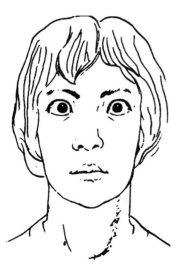

2）浸润性突眼：又称 Graves 眼病，与眶后组织的自身免疫炎症反应有关。①眼球突出较明显，一般突眼度均 > 18mm，两侧可不对称。②可出现眼内异物感、胀痛、畏光、流泪、复视、斜视、视力下降。③查体可见眼球突出，眼睑退缩、肿胀，结膜充血、水肿，眼球活动受限、眼睑闭合不全，甚至因角膜外露而形成角膜溃疡、全眼炎，还可出现甲状腺相关眼病视神经病变，严重者导致失明。

考点 甲亢患者突眼征的特点

图 7-1　甲亢单纯性突眼征

（4）特殊表现

1）甲状腺危象：也称甲亢危象，是甲状腺毒症急性加重的表现，其发生原因可能与交感神经兴奋，短时间内大量

T_3、T_4 释放入血有关。常在感染、精神刺激、过度劳累、随意停药、手术或 ^{131}I 治疗不当等因素下诱发。表现为原有的症状加重，出现恶心、呕吐、腹泻、高热，体温可达 39℃或以上，心动过速（140 次 / 分以上），伴有烦躁不安、大汗淋漓、谵妄，严重患者可有心力衰竭、休克及昏迷等。

考点 甲亢危象的表现

2）淡漠型甲亢：多见于老年人。高代谢综合征、眼征和甲状腺肿均不明显。主要表现为乏力、心悸、厌食、抑郁、嗜睡、体重明显减少等，70% 患者无甲状腺肿大。淡漠型甲亢患者常因明显消瘦而被误诊为恶性肿瘤，因心房颤动被误诊为冠心病。所以老年人不明原因的突然消瘦、新发心房颤动时应考虑本病。

> **链　接**
>
> **妊娠期甲状腺功能亢进症**
>
> 　　妊娠期甲状腺功能亢进症简称妊娠甲亢，有以下几种特殊情况：①妊娠合并甲亢，孕妇体重不随妊娠月份增加而相应增加，或四肢近端肌肉消瘦，或休息时心率在 100 次 / 分以上应怀疑甲亢。②妊娠一过性甲状腺毒症，主要发生在妊娠早期，病情较轻，病程自限。③新生儿甲状腺功能亢进症，母体的促甲状腺激素受体抗体（TRAb）通过胎盘刺激胎儿的甲状腺引起新生儿甲亢。④产后 Graves 病，妊娠期母体免疫系统常呈抑制状态，产后由于免疫抑制解除，容易发生 Graves 病。

（5）心理 - 社会状况　患者情绪易激动，对他人言行和周围事物敏感多疑，受到刺激时常喜怒无常，易与家人或同事发生争执，导致人际关系紧张。

（三）治疗要点

1. 一般治疗　去除诱因，休息，镇静，补充营养等。

2. 抗甲状腺药物（ATD）治疗　为我国治疗甲亢首选方法。分为硫脲类和咪唑类两类。硫脲类代表药物是丙硫氧嘧啶（PTU）；咪唑类代表药物是甲巯咪唑（MMI）。主要是阻断甲状腺素的合成。临床治疗分为初治期、减量期和维持期，剂量依据病情轻重决定。MMI 和 PTU 均为 GD 的主要治疗药物。一般首选 MMI，以下情况可考虑优先使用 PTU：妊娠早期、治疗甲状腺危象时、对 MMI 反应差又不愿意接受 ^{131}I 和手术治疗者。

考点 抗甲状腺药物治疗

3. 放射性碘（^{131}I）治疗　是成人 GD 主要治疗方法之一。^{131}I 被甲状腺摄取后释放 β 射线，破坏甲状腺组织细胞从而减少 TH 分泌。β 射线在组织内的射程仅有 2mm，不会累及邻近组织。主要并发症有甲状腺功能减退症及放射性甲状腺炎等。^{131}I 治疗 GD 的禁忌证：妊娠期和哺乳期患者、确诊或可疑有甲状腺癌患者。

4. 手术治疗　甲状腺次全切除是治疗甲亢的有效方法，70% 患者可以根治，主要并发症是甲状旁腺功能减退和喉返神经损伤。

5. β 受体阻断剂　该类药物通过阻断靶器官的交感神经肾上腺能受体活性，改善烦躁、怕热、多汗、心动过速、肌肉震颤等症状。适用于老年患者或者静息心率 > 90 次 / 分或者合并心血管疾病患者。

6. 对症治疗

（1）甲状腺危象的治疗　除去除诱因外，还应采取如下措施。①抑制甲状腺激素合成：首选丙硫氧嘧啶，推荐剂量每天 600mg，分次口服或经胃管注入，每天最大剂量 1200mg。②阻止甲状腺激素释放：服丙硫氧嘧啶 1～2 小时后再加用无机碘化物（卢戈碘液），每 6～8 小时 4～8 滴。③阻止儿茶酚胺的释放：普萘洛尔 60～80mg，每 4～6 小时口服 1 次。④酌情使用氢化可的松或地塞米松：病情好转后逐渐减量。⑤其他疗法：对高热者进行物理降温或药物降温，给氧，积极防治感染，维持水、电解质、酸碱平衡等。上述常规治疗效果不满意时，可选用腹膜透析、血液透析或血浆置换等措施迅速降低血浆甲状腺激素浓度。

考点　甲亢危象的治疗

（2）Graves 眼病的治疗：积极治疗甲亢，控制危险因素，如戒烟、控制高胆固醇血症等。特殊治疗包括药物治疗、眼眶局部放射治疗和手术治疗。轻度活动期随访观察或给予 6 个月的补硒治疗。严重者可给予糖皮质激素、靶向免疫抑制剂、眼眶放射治疗和眼眶减压手术。

（四）主要护理诊断/问题

1. 营养失调：低于机体需要量　与代谢率增高导致代谢需求大于摄入有关。

2. 活动耐力下降　与蛋白质分解增加、甲亢性心脏病、肌无力等有关。

3. 应对无效　与性格及情绪改变有关。

4. 组织完整性受损　与浸润性突眼有关。

5. 潜在并发症：甲状腺危象、甲亢性心脏病。

（五）护理措施

1. 一般护理

（1）休息与活动　应将患者安置于安静、舒适的休养环境，避免嘈杂。轻症患者可照常工作和学习，以不疲劳为度。合并有心力衰竭、感染或甲亢危象者，应绝对卧床休息。

（2）饮食护理　给予高热量、高蛋白、高维生素及富含钾、钙的食物。不吃含碘丰富的食物，如海带、紫菜等。忌辛辣刺激食物，忌烟酒、浓茶、咖啡。

2. 病情观察　观察患者精神状态、意识及生命体征、出入液量，有无高代谢综合征的表现、甲状腺是否肿大、眼球是否突出，尤其注意体温和心率变化情况，注意有无恶心、呕吐、腹泻、心律失常及心力衰竭、休克等表现，警惕甲状腺危象的发生。

3. 对症护理　高热者积极进行物理降温；腹泻严重者应注意肛周护理，预防肛周感染；对有精神症状或昏迷的患者，要做好安全护理。

4. 用药护理　遵医嘱给予抗甲状腺药物，观察疗效及药物的不良反应。抗甲状腺药物起效时间是用药后 4 周左右，嘱咐患者不能擅自中断或改变剂量。主要不良反应为粒细胞减少、皮疹及肝脏损害。用药期间应定期监测血象和肝肾功能。如服药期间患者出现发热、咽痛、白细胞低于 $3.0 \times 10^9/L$ 或中性粒细胞低于 $1.5 \times 10^9/L$ 时，应立即停药。

5. 心理护理 关心体贴患者，避免用刺激性语言激怒患者，告知患者突眼和甲状腺肿大导致的体态变化将随疾病的控制而得到改善，以解除患者的自卑和焦虑情绪并积极配合治疗。

考点 抗甲状腺药物的不良反应

6. ^{131}I 治疗的护理 ①治疗前和治疗后 1 个月避免服用含碘的药物和食物。②应空腹服药，服药后 2 小时内不吃固体食物，服药后 24 小时内避免咳嗽、咳痰，以减少 ^{131}I 的丢失；服药后 2～3 天，嘱患者多饮水；服用后第 1 周避免用力按压甲状腺。③服用 ^{131}I 后患者的排泄物、衣服、被褥及其他用品应单独存放，待放射线衰减或消失后再做清洁处理，以免污染环境。

7. 甲状腺危象的紧急处理配合 ①绝对卧床，保持室内安静。②给予低流量吸氧。③密切观察体温、脉搏、呼吸、血压及心率，准确记录 24 小时出入量。④迅速建立静脉通道，遵医嘱使用丙硫氧嘧啶、复方碘口服溶液、氢化可的松等，并注意药物剂量的准确性、疗效及不良反应的观察与处理。

考点 甲状腺危象的紧急处理配合

8. 突眼的护理 ①外出时戴深色眼镜，减少光线和灰尘的刺激。②眼睛勿向上凝视，以免加剧眼球突出和诱发斜视；每日做眼球运动以锻炼眼肌，改善眼肌功能。③睡前涂抗生素眼膏，眼睑不能闭合者覆盖纱布或眼罩，嘱患者高枕卧位和限制钠盐摄入可减轻球后水肿，改善眼部症状。④定期角膜检查，以防角膜溃疡造成失明。

考点 甲亢突眼的护理

（六）健康教育

1. 疾病知识指导 向患者讲解有关甲亢的诱因和预防措施。介绍抗甲状腺药物的作用、用法及全疗程服药的重要性，让患者了解药物的不良反应和处理方法，服用期间应定期查血象、测量体重。出现高热、恶心、呕吐、大汗淋漓、腹痛、腹泻、体重锐减、突眼加重等，警惕甲状腺危象的可能，应及时就诊。

2. 保健知识指导 指导患者合理饮食、合理安排工作与休息，避免过度紧张和劳累。上衣宜宽松，严禁用手挤压甲状腺以免甲状腺受压后致甲状腺激素分泌增多，加重病情。有突眼者，应避免长时间过度用眼，外出时应戴墨镜，眼睛干涩的患者应定时滴眼药水，睡觉时眼睛不能闭合者，应用眼罩，以防角膜损伤。

3. 心理 - 社会指导 告知患者应保持情绪稳定，鼓励家属与患者建立良好的家庭关系，减轻患者的精神压力，促进患者的康复。

三、甲状腺功能减退症患者的护理

（一）概述

甲状腺功能减退症，简称甲减，是由于甲状腺激素合成和分泌减少或组织作用减弱导致的全身代谢减低综合征。

1.病因与发病机制　由于病变致甲状腺激素缺乏，主要有原发性和继发性（或中枢性）两种原因。

（1）原发性　最多见，约占全部甲减的99%，是甲状腺本身疾病所引起。最常见的是自身免疫性甲状腺炎引起的TH合成和分泌减少，其他包括甲状腺全切或次全切术后、甲亢^{131}I治疗后、颈部放疗后、亚急性甲状腺炎、缺碘性地方性甲状腺肿、碘过量、药物（碳酸锂、硫脲类等）、致甲状腺肿物质等。

（2）继发性　由于垂体或下丘脑疾病导致TSH不足而继发甲状腺功能减退症。常见原因有肿瘤、手术、放疗或产后垂体缺血性坏死等。

（3）甲状腺激素抵抗综合征　由于甲状腺激素在外周组织发挥作用缺陷而引起的一种甲状腺功能减退症，称为甲状腺激素抵抗综合征。

2.病理　病理特征是黏多糖在组织和皮肤堆积，表现为黏液性水肿。

（二）护理评估

1.健康史　询问患者有无导致甲状腺功能减退的病因，女性患者应询问有无产后大出血，男性患者应了解有无性欲减退、阳痿等；询问既往病史、碘食用情况、放射治疗史等。

2.身心状况

（1）症状和体征

1）一般表现：常有畏寒、乏力、面色苍白、表情淡漠、反应迟钝、皮肤干粗多屑，黏液性非凹性水肿，眼睑、颜面和手部皮肤水肿，毛发稀疏、脱落，手、足掌面呈姜黄色。

2）肌肉与关节：肌肉乏力，可有暂时性肌强直、痉挛、疼痛等，部分肌肉进行性肌萎缩。

3）心血管系统：表现为心动过缓、心输出量下降，易并发冠心病等。

4）消化系统：有厌食、腹胀、便秘等，严重者可出现麻痹性肠梗阻或黏液水肿性巨结肠。

5）血液系统：可因血红蛋白合成障碍或铁、叶酸、维生素 B_{12} 吸收障碍导致贫血。

6）内分泌系统：女性月经量过多或久病闭经不孕，男性阳痿、性欲减退。

（2）黏液性水肿昏迷　多见于老年人或长期未获治疗者，少见。常为寒冷、感染、麻醉、镇静药等诱发，表现为嗜睡、低体温（体温＜35℃）、呼吸减慢，心动过缓，血压下降，四肢肌肉松弛，反射减弱或消失，甚至昏迷、休克，可因心肾功能不全而危及生命。

（3）心理-社会状况　患者病后往往表情淡漠、反应迟钝，与家人沟通不畅，出现社交障碍。

3.辅助检查

（1）一般检查　血常规检查有轻、中度贫血；血生化检查常有胆固醇、甘油三酯增高。

（2）甲状腺功能检查　血清TSH升高，是评估原发性甲状腺功能异常最敏感和最早期的指标。FT_4降低是诊断原发性甲减的首选指标。

（3）甲状腺自身抗体　甲状腺过氧化物酶抗体（TPOAb）、甲状腺球蛋白抗体（TgAb）是确定原发性甲减病因的重要指标和诊断自身免疫甲状腺炎（包括桥本甲状腺炎、萎缩性甲状腺炎等）的主要指标。

（三）治疗要点

1. 替代治疗　所有类型的甲状腺功能减退症，均需终身 TH 替代治疗。药物常用左甲状腺素钠（LT_4）。

2. 黏液性水肿昏迷的治疗　①补充甲状腺激素。首选碘塞罗宁静脉注射，待患者苏醒后改为口服。如无注射剂，可碘塞罗宁片剂鼻饲。②吸氧、保温、保持呼吸道通畅，必要时行气管切开、机械通气。③氢化可的松静脉滴注，200～400mg/d，待患者清醒及血压稳定后减量。④根据需要补液，但是入水量不宜过多，并监测心肺功能、水电解质、酸碱平衡及尿量等。⑤控制感染，治疗原发疾病。⑥其他支持疗法并加强护理。

（四）主要护理诊断/问题

1. 活动耐力下降　与甲状腺激素合成分泌不足有关。

2. 体温过低　与机体基础代谢率降低有关。

3. 有皮肤完整性受损的危险　与皮肤组织营养障碍有关。

4. 便秘　与代谢率降低及体力活动减少引起的肠蠕动减慢有关。

5. 潜在并发症：黏液性水肿昏迷。

（五）护理措施

1. 一般护理

（1）休息与活动　调节室温为22～23℃，注意保暖，避免病床靠近门窗。冬天外出时，戴手套、穿棉鞋，以免四肢暴露在冷空气中。鼓励患者每天进行适当的运动，如散步、慢跑等。

（2）饮食护理　给予高蛋白、高维生素、低钠、低脂肪饮食，细嚼慢咽、少量多餐。进食富含粗纤维的饮食，补充足够的水分，以保证大便通畅。

2. 病情观察　密切观察患者生命体征、意识状态及水肿情况，每天记录出入液量。患者若出现体温低于35℃、呼吸浅慢、心动过缓、血压降低、嗜睡等表现，立即通知医师处理。

3. 对症护理　主要是保护皮肤完整和预防便秘。①皮肤干燥、粗糙时，局部涂抹乳液和润肤油，洗澡时避免使用肥皂。协助患者按摩受压部位，勤翻身或下床活动，避免因血液循环不良而导致压疮。②指导患者养成规律排便的习惯，适当运动、做腹部按摩，以防便秘。

4. 用药护理　指导患者按医嘱准确用药，不能随意增减剂量。观察服药后反应，如出现多食消瘦、脉搏＞100次/分、情绪激动等情况时，提示用药过量，应及时通知医生。长期替代治疗者每6～12个月检测 TSH 一次。对有心脏病、高血压、肾炎者，应特别注意同时服用利尿剂时，需记录液体出入量。

5. 心理护理 围绕患者感兴趣的话题谈话，为其讲解疾病的相关知识；鼓励患者说出对外观改变的想法和感受，适时给予夸奖；告知患者家属及亲友多为患者提供心理支持。

考点 甲状腺功能减退患者用药注意事项

6. 黏液性水肿昏迷的护理 ①建立静脉通道，遵医嘱给予急救药物。②保持呼吸道通畅，吸氧，必要时配合气管插管或气管切开。③监测生命体征和动脉血气分析的变化，记录 24 小时出入量。④注意保暖。

（六）健康教育

1. 疾病知识指导 告知患者发病原因及注意事项，给患者讲解黏液性水肿昏迷发生的原因及表现。指导患者正确的用药方法，解释终身服药的重要性和必要性，不能随意增减药物剂量或停药。指导患者自我监测甲状腺激素服用过量的症状，如出现多食消瘦、心律失常、发热、大汗、脉搏增快、情绪激动等情况时，及时报告医师。

2. 保健知识指导 指导患者注意个人卫生，冬季注意保暖，减少出入公共场所，以预防感染和创伤。指导患者学会自我观察，若出现低血压、心动过缓、体温 < 35℃，应及时就医。

3. 心理 - 社会指导 患者淡漠易出现社交障碍，告知患者家属及亲友多与患者沟通交流，为患者提供心理支持。

第 3 节 皮质醇增多症患者的护理

案例 7-3

患者，女性，38 岁。双下肢水肿伴反复头晕 6 月余入院。在私人门诊诊断为高血压，治疗后无明显好转而来诊。查体：血压 145/110mmHg，满月脸，大腿可见较多的紫纹，双下肢有凹陷性水肿。考虑为库欣综合征。

问题： 1. 如何对患者进行症状评估？

2. 作为护士，你如何指导患者饮食？

一、概　　述

皮质醇增多症也称为库欣综合征，是由于肾上腺皮质长期过量分泌皮质醇引起的一系列代谢紊乱症状和体征，如满月脸、向心性肥胖、皮肤紫纹、痤疮、高血压、骨质疏松等。好发于成年人，发病率女性高于男性。

皮质醇增多症分依赖和不依赖垂体促肾上腺皮质激素（ACTH）两大类，前者包括 ACTH 细胞腺瘤（又称库欣病）、异位 ACTH 综合征、异位促肾上腺皮质激素释放激素（CRH）综合征；后者包括肾上腺腺瘤 / 癌、非 ACTH 依赖性双侧肾上腺大结节样增生或小结节性增生等。

1. 库欣病 最常见，占该病的 70%，主要原因是垂体分泌促肾上腺皮质激素过多，导致肾上腺分泌大量的皮质醇。

2. 原发性肾上腺皮质肿瘤 以良性肿瘤多见，只有少部分是恶性的，也有可能没有发现肿瘤。

3. 异位 ACTH 综合征 垂体以外的肿瘤，导致皮质醇分泌过多，如支气管肺癌、胸腺癌等。

4. 非 ACTH 依赖性双侧肾上腺小结节性增生 又称原发性色素性结节性肾上腺病。患者血中 ACTH 低或测不到，大剂量地塞米松不能抑制。

5. 非 ACTH 依赖性双侧肾上腺大结节样增生 临床表现多不典型，影像学为特征性双侧多结节增生，典型者呈生姜样。病理上双侧肾上腺明显结节样增大，内含直径＞1cm 的非色素性结节。

二、护理评估

（一）健康史

询问患者健康状况，是否有肿瘤病史，是否有长期或者大剂量使用糖皮质激素药物史。

（二）身心状况

1. 症状及体征

（1）特征性体态 由于库欣综合征患者的脂肪代谢异常及脂肪的重新分布，脂肪堆积在面部、颈部、胸部和腹部等地方，形成向心性肥胖，表现为满月脸、鲤鱼嘴、水牛背、锁骨上窝脂肪垫、悬垂腹、四肢相对细小等特征性体态。另外皮肤菲薄、血管易见，常于下腹部和大腿内、外侧出现紫纹（宽度＞1cm）。

考点 库欣综合征患者的特征性体态

（2）肌肉及神经系统 肌无力，下蹲后起立困难。常有不同程度的精神、情绪变化，烦躁、失眠等。

（3）心血管表现 高血压常见，长期高血压可并发左心室肥大、心力衰竭和脑血管意外。

（4）对感染抵抗力减弱 肺部感染多见，化脓性细菌感染不容易局限化，可发展成蜂窝织炎、菌血症。

（5）性功能障碍 女性患者可出现多毛、痤疮、月经减少、月经不规则甚至闭经。若出现明显男性化（乳房萎缩、生须、喉结增大、阴蒂肥大），要警惕肾上腺皮质癌。男性患者性欲降低，阴茎缩小，睾丸变软。

（6）代谢障碍 皮质醇促进肝糖异生，减少外周组织对葡萄糖的利用，引起葡萄糖耐量降低，部分患者出现继发性糖尿病，称类固醇性糖尿病。皮质醇有潴钠排钾、排钙的作用，导致水肿、低血钾、骨质疏松。明显的低血钾性碱中毒主要见于肾上腺皮质癌和异位 ACTH 综合征。病程较久者出现骨质疏松，脊椎可发生压缩畸形，身材变矮。儿童患者生长发育受抑制。

2. 并发症　可并发心力衰竭、脑血管意外、糖尿病等。

3. 心理 - 社会状况　外形、面貌的改变及各系统功能的障碍，导致患者自卑、忧郁、紧张等心理，影响了工作和生活。

（三）辅助检查

1. 皮质醇测定　血浆皮质醇分泌增多，失去昼夜节律，即早晨皮质醇的浓度增高，晚上不明显低于早晨，且不能被小剂量地塞米松抑制。

2. 小剂量地塞米松抑制试验　口服地塞米松，0.5mg/6h，连服 2 天，第二天尿 17-羟皮质类固醇不能被抑制到对照值的 50% 以下。

3. ACTH 兴奋试验　垂体性库欣病和异位 ACTH 综合征者常有反应，原发性肾上腺皮质肿瘤者多数无反应。

4. 影像学检查　包括肾上腺的超声检查，常规胸部 X 线摄片，必要时行胸部 CT、MRI 等检查。

> **链接**
>
> **假性库欣综合征**
>
> 　　酒精性肝损害者可以出现假性库欣综合征，各种症状和激素水平与库欣综合征相似，患者戒酒以后可以恢复。

三、治疗要点

针对不同的病因进行治疗，尽快恢复正常的血浆皮质醇水平，以手术治疗为主。

1. 肾上腺病变　主要以手术治疗为主。

2. 垂体病变　手术、放疗、药物治疗。经蝶窦垂体瘤手术是库欣病的首选治疗方案，大部分可以治愈。

3. 异位 ACTH 综合征　应治疗原发性恶性肿瘤，根据病情给予手术、放疗和化疗。

4. 药物治疗　术后根据病情的需要使用激素替代治疗。手术治疗后不能根治或者已有转移者可以选用阻滞肾上腺皮质激素合成的药物作为辅助治疗，常用的有米托坦、美替拉酮、氨鲁米特和酮康唑等。

四、主要护理诊断 / 问题

1. 自我形象紊乱　与皮质醇增多导致体形、外貌改变有关。

2. 体液过多　与皮质醇增多引起水钠潴留有关。

3. 活动无耐力　与肌肉萎缩有关。

4. 有感染的危险　与机体免疫功能减弱、抵抗力下降有关。

5. 潜在并发症：心力衰竭、糖尿病等。

五、护 理 措 施

（一）一般护理

1. 休息与运动　居住环境应该安静、舒适，睡眠要充足。有水肿的患者休息时应抬高下肢以减轻水肿。避免剧烈运动，运动量合适，避免引起损伤，尤其是骨质疏松患者，做好防护，防止骨折。

2. 饮食　给予高蛋白、高钙、高钾、低钠、低糖、低热量饮食。可多食枇杷、香蕉、南瓜等含钾量高的食物，鼓励多食含钙丰富的食物，如牛奶、紫菜等，糖尿病者应按糖尿病饮食。戒烟酒，避免进食刺激性食物。

考点　皮质醇增多症患者的饮食护理

（二）病情观察

监测生命体征，尤其注意观察血压、心律、心率的变化，每日监测体重及 24 小时液体出入量的变化，了解水肿变化；观察是否有感染和心力衰竭发生；监测血钾和心电图，结合临床症状，观察是否有低血钾的发生；注意观察多饮、多食、多尿、消瘦等糖尿病表现，及时发现以明确诊断；注意观察有无骨折的发生。

（三）对症护理

1. 预防感染　皮质醇增多症患者抵抗力低下，容易发生感染，为了预防感染，患者在日常生活卫生方面要保持皮肤、衣物、用具的清洁。医务人员要严格执行无菌操作，做好口腔、会阴护理，避免感染，一旦发现感染及时治疗。

2. 防止损伤　患者由于骨质疏松、皮肤菲薄等，容易造成损伤，注意防止碰撞、跌倒。平时注意休息，避免剧烈运动，日常生活起居避免擦伤、碰击，引起皮下出血、骨折。

（四）用药护理

遵医嘱使用药物治疗，库欣综合征患者主要使用的药物是阻滞肾上腺皮质激素合成的药物，常用的有米托坦、美替拉酮、氨鲁米特和酮康唑等。在应用过程中，注意观察药物的不良反应，常见的有胃肠道反应、嗜睡、乏力等，部分药物有肝损害，如酮康唑，应注意定期复查肝功能。

（五）心理护理

患者由于体态、外貌的改变，会产生焦虑、害怕的情绪。应给予情感支持，尊重、关心患者，积极与患者沟通交流，并鼓励家属给予心理支持，消除患者的失望、焦虑、害怕情绪，正确对待形体的改变，提高适应能力。

六、健 康 教 育

1. 疾病知识指导　向患者讲解皮质醇增多症的有关知识和术后疗效，以增强患者自信心、减轻自卑感、稳定情绪。指导患者正确应用肾上腺皮质激素合成阻滞药，并且学会观察药物的疗效和副作用，不能随意减量或停药，并定期门诊随访。

2. 保健知识指导　指导患者饮食，进食低热量、低钠、高钾的食物；养成良好的卫生习惯，保护皮肤，避免感染；恰当活动，走动时防止意外，避免骨折。

3. 心理 - 社会指导　让患者保持良好的情绪，正确处理皮质醇增多导致体形、外貌改变以及骨质疏松导致的骨折等所致的生活压力，树立战胜疾病的信心。

第 4 节　糖尿病患者的护理

案例 7-4

　　患者，男性，21 岁。口干、多饮、多尿、体重减轻 9 个月。近 3 天因劳累出现食欲缺乏、恶心、呕吐、腹痛。护理体检：体温 36℃，脉搏 98 次 / 分，呼吸 18 次 / 分，血压 100/70mmHg，精神差，烦躁和嗜睡交替，消瘦，皮肤干燥，呼吸深大，可闻到烂苹果味，心肺腹无异常。实验室检查：空腹血糖 11.2mmol/L，餐后 2 小时血糖 15.4mmol/L，甘油三酯、胆固醇升高，高密度脂蛋白胆固醇降低。pH < 7.0，尿酮（++），尿蛋白（+）。

问题：1. 该案例中患者属于何种糖尿病？

　　　2. 出现了哪些并发症？该如何护理？

　　　3. 你将如何给患者做健康教育？

一、概　述

糖尿病是一组由多病因引起的以慢性高血糖为特征的代谢性疾病，是由胰岛素分泌不足和（或）作用缺陷所引起的。临床表现为多饮、多食、多尿、体重减轻，长期碳水化合物、蛋白质、脂肪、水和电解质等代谢紊乱，可引起多系统损害，导致心脏、血管、眼、肾、神经等器官慢性进行性病变，引起功能减退及衰竭。病情严重或应激时可发生急性代谢紊乱，如酮症酸中毒、高渗高血糖综合征等。

糖尿病是常见病、多发病，根据国际糖尿病联盟（IDF）统计，2021 年全球糖尿病患者数已达 5.37 亿。近 30 多年来，随着我国人口老龄化与生活方式的变化，肥胖率上升，我国糖尿病患病率显著增加，2021 年我国成人糖尿病患者数量为 1.41 亿，居世界首位。糖尿病已成为继心血管疾病和肿瘤之后的第三大非传染性疾病，是严重威胁人类健康的世界性公共卫生问题。

（一）病因及发病机制

糖尿病的病因和发病机制极为复杂，至今尚未完全阐明。糖尿病不是单一疾病，而是复合病因引起的综合征，是包括遗传及环境因素在内的多种因素共同作用的结果。其发病原因主要与下列因素有关。

1.1 型糖尿病　绝大多数是自身免疫病，遗传因素和环境因素共同参与其发病过程。病毒感染如风疹病毒、腮腺炎病毒、柯萨奇病毒等，是启动胰岛素 B 细胞自身免疫反应最重要的环境因素之一。

2.2 型糖尿病　也是复杂的遗传因素和环境因素共同作用的结果，环境因素包括现代生活方式、营养过剩、体力活动不足以及应激、化学毒物等。肥胖、胰岛素抵抗等与 2 型糖尿病的发生有密切关系。胰岛素抵抗和 β 细胞功能缺陷是 2 型糖尿病发病的两个主要环节。

（二）分类

根据病因和发病机制将糖尿病分为 1 型糖尿病、2 型糖尿病、其他特殊类型糖尿病、未分类糖尿病、妊娠期首次发现高血糖。本节仅介绍 1 型和 2 型糖尿病。

二、护理评估

（一）健康史

评估患者的家族史、生活状态，有无反复病毒感染史，有无促发因素，对出现急性并发症的患者要注意了解有无诱发因素。了解患者既往的饮食、药物治疗情况。

（二）身心状况

1. 症状

（1）代谢紊乱症状群 多饮、多尿、多食和体重减轻，常被描述为"三多一少"。是由于血糖升高后因渗透性利尿引起多尿，继而口渴多饮；为了补偿损失的糖、维持机体活动，患者常易饥、多食；由于外周组织对葡萄糖利用障碍，脂肪分解增多，蛋白质代谢呈负平衡，引起乏力、消瘦，儿童生长发育受阻。

（2）皮肤瘙痒 由于高血糖及末梢神经病变导致感觉异常和皮肤干燥，患者常感到皮肤瘙痒，尤其是女性患者，可因尿糖刺激局部皮肤，常以外阴瘙痒为首发症状就诊。

（3）其他症状 如腰痛，性欲缺乏，阳痿不育，月经失调，四肢酸痛、麻木，便秘等。血糖升高较快时还可使眼房水、晶体渗透压改变而引起屈光改变致视物模糊。

考点 糖尿病代谢紊乱的症状："三多一少"

2. 并发症

（1）急性并发症

1）糖尿病酮症酸中毒：最常见，以高血糖、高酮症、代谢性酸中毒为主要表现。①诱因：急性感染、胰岛素治疗不适当减量或中断、外伤、麻醉、手术、妊娠、分娩、精神刺激等。②临床表现：早期出现多尿、多饮、疲乏症状加重。继之出现食欲缺乏、恶心、呕吐、腹痛伴头痛、嗜睡。呼吸深快，伴有烂苹果味。后期出现严重脱水、皮肤干燥、眼球下陷、尿量减少、心率快、脉细弱、血压下降等，严重者可出现休克、烦躁甚至昏迷。糖尿病酮症酸中毒是糖尿病最严重的并发症，也是引起 1 型糖尿病患者死亡的主要原因。血糖 > 16.7mmol/L，出现血酮升高，尿糖强阳性，尿酮体强阳性。

考点 糖尿病酮症酸中毒的诱因及表现

2）高渗高血糖综合征：多见于中年以上，尤其是老年患者，50% 无糖尿病病史；临床以严重高血糖、高血浆渗透压、脱水为特点，无明显酮症，常有不同程度的意识障碍和昏迷。血糖 > 33.3mmol/L，尿糖强阳性，尿酮体阴性或弱阳性。

（2）感染：合并感染。常见感染部位有呼吸道（肺结核）、泌尿道（肾盂肾炎、膀胱炎）、皮肤（痈、疖）等，足癣和体癣等皮肤真菌感染也常见。女性常以阴道白念珠菌感染多见。

（3）慢性并发症

1）大血管病变：与非糖尿病人群相比较，糖尿病人群中动脉粥样硬化的患病率较高，发病年龄较轻，病情进展较快。大、中动脉粥样硬化主要侵犯主动脉、冠状动脉、大脑动脉、肾动脉和肢体外周动脉等，引起冠心病、缺血性或出血性脑血管病、肾动脉硬化、肢体动脉硬化等。心脑血管病变是引起 2 型糖尿病患者死亡的主要原因。

2）微血管病变：微血管病变是糖尿病的特异性并发症，其典型改变是微循环障碍和微血管基底膜增厚，主要表现在视网膜、肾脏。①糖尿病肾病：多见于糖尿病病史超过 10 年的患者，是 1 型糖尿病患者的主要死亡原因。②糖尿病视网膜病变：糖尿病病程超过 10 年，是失明的主要原因之一；还可引起白内障、青光眼、屈光改变等。③糖尿病心肌病：可诱发心力衰竭、心律失常、心源性休克和猝死。

考点 糖尿病肾病的表现

3）神经病变：①以周围神经病变最为常见，通常为对称性肢端感觉异常，可伴痛觉过敏、疼痛；下肢较上肢严重，病情进展缓慢。②后期可有运动神经受累，出现肌力减弱甚至肌萎缩和瘫痪。③自主神经病变，可表现为排汗异常（无汗、少汗或多汗）、胃排空延迟、腹泻或便秘、直立性低血压等，也可出现尿失禁、尿潴留、阳痿等。

4）糖尿病足：下肢末梢神经病变、周围血管病等因素，致足部溃疡、感染和（或）深层组织破坏。轻者表现为足部畸形、皮肤干燥和发凉、胼胝（高危足），重者可出现足部溃疡或坏疽。糖尿病足是糖尿病致残的主要原因。

3. 心理 - 社会状况　糖尿病是一种需要终身治疗且需控制饮食的疾病，患者会产生悲观情绪，常感到生活失去乐趣、无助和孤独；因惧怕严重的并发症，终身服药，对婚姻家庭生活的信任度下降而出现焦虑的心理；随着并发症的出现并造成躯体痛苦或残疾，会产生沮丧和恐惧心理。

（三）辅助检查

1. 尿糖测定　尿糖阳性是发现和诊断糖尿病的重要线索，也可作为判断疗效的指标。

2. 血糖测定　正常空腹葡萄糖氧化酶测定法参考范围：$3.9 \sim 6.1$mmol/L，血糖升高是诊断糖尿病的主要依据，也是监测糖尿病病情变化和治疗效果的重要指标。空腹血糖 $\geqslant 7.0$mmol/L（126mg/dl）或任意时间血糖 $\geqslant 11.1$mmol/L（200mg/dl）可以诊断为糖尿病。

3. 葡萄糖耐量试验　当血糖值高于正常范围而又未达到诊断糖尿病标准时，需进行葡萄糖耐量试验（OGTT），是确诊糖尿病的重要方法。OGTT 2 小时血糖 < 7.7mmol/L 为正常糖耐量；$7.8 \sim 11.0$mmol/L 为糖耐量异常；$\geqslant 11.1$mmol/L 应考虑糖尿病。

4. 糖化血红蛋白和糖化血浆清蛋白测定　是糖尿病控制情况的监测指标之一。糖化血红蛋白（HbA1c）可反映取血前 $8 \sim 12$ 周血糖的平均水平，糖化血浆白蛋白（GA）能反映糖尿病患者检测前 $2 \sim 3$ 周的平均血糖水平。

糖尿病的诊断标准：见表 7-1。

表 7-1　糖尿病诊断标准

典型糖尿病症状	
加上随机血糖	≥ 11.1mmol/L
或加上空腹血糖	≥ 7.0mmol/L
或加上 OGTT 2 小时血糖	≥ 11.1mmol/L
或加上 HbA1c	≥ 6.5%
无糖尿病典型症状者，须改日复查确认	

注：典型糖尿病症状包括烦渴多饮、多尿、多食、不明原因体重下降。

链　接

糖尿病前期

糖尿病前期也称糖调节受损，包括空腹血糖受损（IFG）和糖耐量降低（IGT），前者是指空腹血糖浓度高于正常，但低于糖尿病的诊断值；后者是葡萄糖不耐受导致血糖升高的一种类型，此阶段葡萄糖稳态受损。糖尿病前期代表正常葡萄糖和糖尿病高血糖之间的中间代谢状态，是糖尿病的危险因素，也是发生心血管疾病的危险标志，但患者可通过生活方式干预使血糖得到控制。

5. 血浆胰岛素和 C 肽测定　有助于了解胰岛 β 细胞功能。

三、治疗要点

治疗原则：坚持早期、长期、综合、全面达标及治疗方法个体化。国际糖尿病联盟（IDF）提出了糖尿病综合管理的 5 个要点，分别为医学营养治疗（饮食控制）、运动疗法、血糖监测、药物治疗和糖尿病教育。治疗的目标是纠正代谢紊乱，防止或延缓并发症的发生，维持良好健康和劳动（学习）能力，降低病死率，提高生活质量。治疗措施以饮食治疗和适宜的体育锻炼为基础，根据病情选用药物治疗。

考点　糖尿病的治疗原则和要点

（一）医学营养治疗

医学营养治疗是糖尿病重要的基础治疗措施，尤其是老年、肥胖、症状不明显的轻型患者应长期严格执行。治疗的目的是控制体重和减轻胰岛负担，原则是在控制总热量的基础上，提供足够的营养。

（二）运动治疗

根据年龄、体力、病情及有无并发症，指导患者进行长期有规律的体育锻炼。适当的运动有利于减轻体重，提高胰岛素敏感性，改善血糖和血脂代谢紊乱。

（三）药物治疗

1. 口服降糖药　主要包括促胰岛素分泌剂（磺脲类）、增加胰岛素敏感性药物（双胍类和噻唑烷二酮类）和 α 葡萄糖苷酶抑制药。

（1）双胍类　常用药物有二甲双胍，于进餐时或进餐后服用，适用于 2 型糖尿病肥胖者，二甲双胍具有良好的降糖和器官保护作用，长期使用安全性良好。若无禁忌证和优先使用其他降糖药物的强适应证，二甲双胍仍应作为初诊 2 型糖尿病（T2DM）患者控制高血糖的一线用药和药物联合中的基础用药，并贯穿糖尿病的治疗全程。心力衰竭、肾功能异常和老年人不宜使用。

（2）磺脲类　常用药物有甲苯磺丁脲、格列本脲、格列齐特、格列吡嗪、格列喹酮等，餐前半小时服用，适用于胰岛素水平较低或分泌延迟的轻、中度糖尿病患者。

（3）格列奈类　为非磺脲类胰岛素促泌剂，常用药物有瑞格列奈、那格列奈和米格列奈。用于降低餐后血糖，也有一定的降空腹血糖作用。可单独使用或与其他降糖药联合应用（磺脲类除外）。

（4）噻唑烷二酮类　常用药物有罗格列酮，可单独或与其他降糖药物合用治疗 2 型糖尿病患者，尤其是肥胖、胰岛素抵抗明显者。

（5）葡萄糖苷酶抑制药（AGI）　如阿卡波糖、优格列波糖，常用于有餐后高血糖的 2 型糖尿病患者，于餐中服用。

（6）二肽基肽酶 -4 抑制剂（DPP-4i）　如西格列汀、沙格列汀等，对该类药物过敏者禁用。

（7）钠 - 葡萄糖共转蛋白 2 抑制剂（SGLT-2 抑制剂）　如达格列净、恩格列净等，单独使用，或与其他口服降糖药物及胰岛素联合使用治疗 2 型糖尿病。禁用于 1 型糖尿病患者。不同降糖药物的比较见表 7-2。

表 7-2　不同降糖药物的比较

类型	代表药物	作用机制	服用方法
双胍类	二甲双胍、苯乙双胍	增加外周组织对葡萄糖的摄取和利用	进餐时或进餐后服用
磺脲类	格列吡嗪、格列美脲、格列喹酮（糖适平）、格列齐特（达美康）、格列本脲（优降糖）	刺激胰岛 β 细胞释放胰岛素	饭前半小时口服
格列奈类	瑞格列奈、那格列奈、米格列奈	通过刺激胰岛素的早时相分泌而降低餐后血糖	餐前即刻服用
噻唑烷二酮类	罗格列酮	增强靶组织对胰岛素的敏感性，减轻胰岛素抵抗	空腹或进餐时服用
葡萄糖苷酶抑制药	阿卡波糖（拜糖平）、伏格列波糖	减慢葡萄糖吸收	与第一口饭嚼服
二肽基肽酶 -4 抑制剂	西格列汀、沙格列汀、维格列汀、利格列汀和阿格列汀	抑制胰高血糖素分泌	服药时间不受进餐时间的影响
SGLT-2 抑制剂	达格列净、恩格列净	抑制葡萄糖重吸收，降低肾糖阈，促进尿葡萄糖排泄	服药时间不受进餐时间的影响

考点　降糖药物的作用机制和服药时间

2. 胰岛素

（1）适应证　1 型糖尿病；2 型糖尿病经口服降糖药无效者；各种严重的糖尿病伴急、慢性并发症；糖尿病合并严重感染、创伤、手术、分娩等应激情况。胰岛素治疗应在综合治疗基础上进行。

（2）常用制剂及用法　根据胰岛素作用起始时间、高峰和持续时间的不同，分为短（速）效、中效和长（慢）效。胰岛素用量决定于血糖水平、B 细胞功能缺陷程度、胰岛素抵抗程度、饮食和运动状况等，一般从小剂量开始，根据血糖水平逐渐调整。胰岛素常用制剂类型及作用时间见表 7-3。

表 7-3　胰岛素制剂类型及作用时间

作用类别	制剂类型	皮下注射作用时间（小时）		
		开始	高峰	持续
短（速）效	普通胰岛素	0.5	2～4	6～8
中效	低精蛋白锌胰岛素（NPH，慢胰岛素锌混悬液）	1～3	6～12	18～26
长（慢）效	精蛋白锌胰岛素（PZI，特慢胰岛素锌混悬液）	3～8	14～24	28～36

考点　胰岛素的制剂类型和发挥作用时间

3. 胰岛素泵治疗　胰岛素泵治疗是胰岛素强化治疗的重要手段之一，是采用人工智能控制的胰岛素输注装置，以程序设定的速率持续皮下输注胰岛素，最大程度上模拟人体胰岛素的生理性分泌模式，从而达到更好地控制血糖的一种胰岛素治疗方法。胰岛素泵原则上适用于所有需要应用胰岛素治疗的糖尿病患者。

（四）胰腺和胰岛移植

治疗对象主要为 1 型糖尿病患者，成功的胰腺或胰岛移植可以纠正代谢异常，防止糖尿病微血管病变的发生和发展。目前仍处于试验阶段，许多问题有待解决。

（五）手术治疗

减肥手术能明显降低伴肥胖的 2 型糖尿病患者的血糖。主要手术类型有胃肠旁路术、胃限制术等。

（六）并发症治疗

1. 糖尿病酮症酸中毒的治疗

（1）补液　迅速补充大量液体，是抢救糖尿病酮症酸中毒的首要和关键措施。开始时输液速度较快，在 1～2 小时内输入 0.9% 氯化钠 1000～2000ml。第一个 24 小时总输液量 4000～5000ml，重者可达 6000～8000ml。

（2）迅速降低血糖　目前均采用小剂量［0.1U/（kg·h）］短效胰岛素加生理盐水持续静脉滴注。当血糖降至 13.9mmol/L 时开始输入 5% 葡萄糖溶液，并按比例加入胰岛素。

（3）纠正电解质及酸碱平衡失调　严重酸中毒影响心血管、呼吸和神经系统功能，应给予相应治疗，但补碱不宜过多、过快。

（4）防治诱因和处理并发症 包括休克、严重感染、心力衰竭、心律失常、肾衰竭、脑水肿、急性胃扩张等。

考点 糖尿病酮症酸中毒的治疗

2. 糖尿病足的治疗 严格控制血糖、血压、血脂、穿改变足部压力的矫形鞋，是预防糖尿病足的关键措施。根据具体病情制定相应的治疗方案，如有足感染，需强化胰岛素治疗，及时使用抗生素治疗。神经性足溃疡可使用 B 族维生素、神经生长因子等，并根据溃疡的深度、面积、大小、渗出情况及有无感染确定是否换药。缺血性病变可使用扩血管药物如前列腺素 E、山莨菪碱及活血化瘀中药等。对于血管病变严重者，在非手术治疗的基础上，应行血管重建术。

考点 糖尿病足的治疗

四、主要护理诊断／问题

1. 营养失调：低于机体需要量 与胰岛素分泌不足和（或）作用缺陷有关。

2. 有感染的危险 与血糖增高、脂质代谢紊乱、营养不良和微循环障碍有关。

3. 知识缺乏：缺乏糖尿病的预防和自我护理知识。

4. 潜在并发症：酮症酸中毒、感染、冠心病、糖尿病肾病、神经病变、糖尿病足和低血糖等。

五、护 理 措 施

（一）一般护理

1. 饮食护理 饮食控制是糖尿病的基础疗法，饮食护理是糖尿病的重要护理措施，熟悉糖尿病饮食的基本要求和注意事项，才能对患者进行正确指导。

（1）制定总热量 根据患者的身高计算理想体重，理想体重（kg）＝身高（cm）－105，然后参照理想体重和活动强度计算每日所需总热量。成年人休息者每日每千克理想体重给予热量 105 ～ 126kJ（25 ～ 30kcal），轻体力劳动者 126 ～ 146kJ（30 ～ 35kcal），中体力劳动者 146 ～ 167kJ（35 ～ 40kcal），重体力劳动者 167kJ（40kcal）以上。儿童、孕妇、乳母、营养不良或有慢性消耗性疾病者应酌情增加，肥胖者酌减，使患者体重恢复至理想体重的 1±5%。

（2）蛋白质、脂肪、糖类分配 饮食中蛋白质含量成人按每日每千克标准体重 0.8 ～ 1.2g 计算，儿童、孕妇、乳母、营养不良或有慢性消耗性疾病者可增至每日每千克标准体重 1.5 ～ 2.0g，脂肪每日每千克标准体重按 0.6 ～ 1.0g 计算，其余为糖类。按上述计算蛋白质量占总热量的 12% ～ 15%，脂肪约占 30%，糖类占 50% ～ 60%。

（3）三餐分配 确定每日饮食总热量和糖类、蛋白质、脂肪的组成后，按每克糖类、蛋白质产热 16.7kJ，每克脂肪产热 37.7kJ，将热量换算为食品后制定食谱，并根据生活习惯、病情和配合药物治疗需要进行安排。三餐分配一般为 1/5、2/5、2/5 或各 1/3。

（4）糖尿病患者饮食注意事项　①严格定时进食。②控制饮食的关键在于控制总热量。③严格限制各种甜食，包括各种糖果、甜点、冷饮、水果及各种含糖饮料等。提倡食用粗制米、面和一定量杂粮。④患者进行体育锻炼时不宜空腹，应补充适量食物，防止低血糖。⑤保持大便通畅、多食富含纤维素的食物。⑥每周定期测量体重 1 次，衣服重量要相同，且用同一台秤。

考点　糖尿病患者饮食护理、三餐热量的分配

2. 体育锻炼　根据年龄、性别、体力、病情及有无并发症等不同条件进行安排。运动方式以有氧运动为主，如步行、慢跑、骑自行车、做健身操、打太极拳、游泳及做家务劳动等。活动强度以不超过心肺及关节的耐受能力为度，应循序渐进和长期坚持。1 型糖尿病患者，体育锻炼宜在餐后进行，运动量不宜过大，持续时间不宜过长。2 型糖尿病患者，尤其是肥胖者，空腹运动能加速脂肪分解、减轻体重和降低血脂。

（二）病情观察

1. 定期监测血糖和糖化血红蛋白　控制好血糖，将血糖控制在理想范围：空腹血糖 4.4 ～ 7.0mmol/L，非空腹血糖 < 10.0mmol/L。有助于减少并发症。血糖控制必须遵循个体化，见表 7-4。

表 7-4　糖化血红蛋白（HbA1c）分层控制目标值建议

HbA1c 水平	适用人群
< 6.5%	年龄较轻、病程较短、预期寿命较长、无并发症、未合并心血管疾病的 2 型糖尿病患者
	其前提是无低血糖或其他不良反应
< 7.0%	大多数非妊娠成年 2 型糖尿病患者
< 8.0%	年龄较大、病程较长、有严重低血糖史、预期寿命较短、有显著的微血管或大血管并发症或严重合并症的患者

2. 定期监测血压、血脂、眼底及体重。有无酮症酸中毒表现。观察有无低血糖表现，有无四肢麻木等周围神经炎表现。中国 2 型糖尿病综合控制目标见表 7-5。

表 7-5　中国 2 型糖尿病综合控制目标

指标		目标值
毛细血管血糖	空腹	4.4 ～ 7.0mmol/L
	非空腹	< 10.0mmol/L
HbA1c		< 70%
血压		< 130/80mmHg
总胆固醇		< 4.5mmol/L

续表

指标		目标值
高密度脂蛋白胆固醇	男性	> 1.0mmol/L
	女性	> 1.3mmol/L
甘油三酯		< 1.7mmol/L
低密度脂蛋白胆固醇	未合并动脉粥样硬化性心血管疾病	< 2.6mmol/L
	合并动脉粥样硬化性心血管疾病	< 1.8mmol/L
体重指数		< 24.0kg/m²

（三）对症护理

1. 预防感染　注意个人卫生，保持全身和局部清洁，尤其要加强口腔、皮肤和会阴部的清洁，做到勤洗澡、勤换衣。衣服宜质地柔软、宽松，避免使用各种约束带。注射胰岛素时局部皮肤严格消毒，以防感染。

2. 糖尿病足的护理　①积极控制血糖，减少足溃疡发生的危险性。告诫患者戒烟，防止因吸烟导致局部血管收缩而促进溃疡的发生。②观察足部颜色、温度、动脉搏动及有无病变等。③促进肢体血液循环：足部保暖，适当进行体育活动，每晚用低于37℃温水清洗足部、进行足部按摩等。④预防足部外伤：不宜穿袜口过紧的袜子，选择软底宽头的鞋子，修剪趾甲略呈弧形，防止足部烫伤等。

（四）心理护理

关心体谅患者，积极主动与患者沟通，了解患者心理活动特点及情绪变化，及时发现患者的负性心理，并采取相应的心理干预措施。加强疾病相关知识的教育，增强患者治疗疾病的信心和应对能力。

考点 糖尿病足的护理

（五）用药护理

遵医嘱给予降糖药或胰岛素，观察疗效及药物不良反应。

1. 口服降糖药的护理

（1）双胍类药物　双胍类降糖药的不良反应是胃肠道反应，表现为食欲缺乏、腹泻、口中有金属味或疲倦、体重减轻等，还可诱发乳酸性酸中毒，肝、肾功能不全，老年患者及休克或心力衰竭者应慎用。

（2）磺脲类药物　最常见、最主要的不良反应为低血糖反应，还可出现消化道症状、肝肾功能损害、白细胞减少、皮疹、皮肤瘙痒等。当出现上述不良反应时，应停药观察。

（3）格列奈类药物　常见不良反应是低血糖和体重增加。

（4）噻唑烷二酮类药物　禁用于有心力衰竭、肝病、严重骨质疏松和骨折病史患者，密切观察有无水肿、体重增加、缺血性心血管疾病及骨折的风险等，一旦出现应立即停药。

（5）α-葡萄糖苷酶抑制药　不宜用于有胃肠道功能紊乱者、孕妇、哺乳期妇女和儿童；服药时指导患者应在进食第一口食物后服用，饮食成分中应有一定量的糖类，否则此类药不能发挥作用。

（6）DPP-4i 总体不良反应发生率低。可能出现超敏反应、头痛、上呼吸道感染等。

（7）SGLT-2抑制剂 常见不良反应为低血压、酮症酸中毒、肾功能损害、生殖泌尿道感染，与胰岛素和胰岛素促泌剂合用可引起低血糖。

考点 口服降糖药的护理

2. 胰岛素治疗的护理

（1）正确使用胰岛素 ①胰岛素的保存：未开封的胰岛素放于冰箱（4～8℃）冷藏保存，正在使用的胰岛素在常温下（不超过28℃）可使用28天，无须放入冰箱，应避免过冷、过热、太阳直射，否则可因蛋白质凝固变性而失效。②熟悉各种胰岛素的名称、剂型及作用特点，准确执行医嘱，剂量必须准确。③吸药顺序：两种胰岛素混合使用时，先抽吸短效胰岛素后抽吸长效胰岛素，然后混匀后做皮下注射。④注射部位：选择上臂三角肌、腹部、大腿前侧、臀部等，并经常更换，以防注射部位组织硬化、脂肪萎缩影响胰岛素的吸收。各部位吸收的速率如下：腹部＞上臂＞大腿＞臀部。⑤注射胰岛素时严格无菌操作，以防感染。

考点 正确使用胰岛素

（2）胰岛素不良反应的预防与处理 ①低血糖反应：胰岛素的主要不良反应是低血糖反应，与胰岛素使用剂量过大、饮食失调或运动过量有关。多见于接受强化胰岛素治疗者。表现为出汗、颤抖、心悸、紧张、焦虑、饥饿、流涎、软弱无力、面色苍白、心率加快、四肢冰凉甚至昏迷。一旦发生，应立即监测血糖，如无法测定血糖时暂按低血糖处理。轻者口服糖水、含糖饮料，或进食糖果、饼干、面包、馒头等即可缓解。重者和疑似低血糖昏迷的患者，应及时给予50%葡萄糖液40ml静脉注射，继以5%～10%葡萄糖液静脉滴注，必要时可加用氢化可的松100mg和（或）胰高血糖素0.5～1mg肌内或静脉注射，是紧急处理低血糖最常用和有效的方法。②胰岛素过敏反应：通常表现为注射部位瘙痒，继而出现荨麻疹样皮疹，可伴恶心、呕吐、腹泻等胃肠症状。处理措施包括更换胰岛素制剂，使用抗组胺药和糖皮质激素以及脱敏疗法等。严重者需停止或暂时中断胰岛素治疗。

考点 胰岛素不良反应的预防与处理

3. 糖尿病酮症酸中毒的抢救配合

（1）休息、吸氧 将患者安置在重症监护室，绝对卧床休息，注意保暖，吸氧。

（2）输液 立即开放2条静脉通路，准确执行医嘱，确保液体和胰岛素的输入。

（3）病情监测 对可能或已经发生酮症酸中毒、高渗性昏迷的患者，应严密观察患者生命体征和病情变化，记录24小时液体出入量。在输液和胰岛素治疗过程中，需每1～2小时留取标本送检尿糖、尿酮、血糖、血酮、血钾、血钠、二氧化碳结合力等。

考点 糖尿病酮症酸中毒的抢救配合

六、健康教育

健康教育是糖尿病重要基础治疗措施之一，能充分调动患者的主观能动性，积极配合治疗，有利于疾病的控制，防止并发症，提高患者生活质量。

（一）疾病知识指导

1. 提高对糖尿病的认识，告知患者糖尿病是一种需要终身治疗的疾病，其预后取决于血糖是否得到长期有效的控制和是否伴有并发症。

2. 让患者和家属了解糖尿病的病因、临床表现、诊断与治疗方法，提高患者对治疗的依从性。

3. 指导患者学习和掌握监测血糖、尿糖、血压、体重指数的方法，了解糖尿病的控制目标。

4. 向患者详细讲解口服降糖药及胰岛素的名称、剂量、给药时间和方法，教会其观察药物疗效和不良反应。应教会患者或其家属正确的胰岛素注射方法。

（二）保健知识指导

强调合理饮食和运动的重要性，并指导患者掌握具体实施及调整的原则和方法，生活应规律，戒烟酒，注意个人卫生。教育患者外出时随身携带识别卡，以便发生紧急情况时及时处理。坚持随访，按需要调整治疗方案。

（三）心理 – 社会指导

让患者保持良好的情绪，正确处理疾病所致的生活压力，树立战胜疾病的信心。

考点 糖尿病的健康教育

胰岛素的中国故事

1965 年 9 月 17 日清晨，中国科学院上海生物化学研究所的实验室里，一群人在焦急地等待着，所有目光都注视着研究员杜雨苍手中的试管。他小心翼翼地操作着，终于，透过显微镜，试管里出现了六面体结晶，它们晶莹透明，闪闪发光。而这些小小的晶体，就是人工合成牛胰岛素。

在 20 世纪 50 年代，世界上还没有哪个国家能成功地人工合成出蛋白质。著名学术期刊《自然》杂志预言：“合成胰岛素将是遥远的事情。”但中国的科学家们不相信，他们有一个必须实现的目标——搞出中国的胰岛素！

没有任何蛋白质合成方面的经验，这是摆在中国科学家面前一道真真正正“从 0 到 1”的考题，然而就是在这种情况下，经过六年九个月的不懈努力，“1”的突破得以实现。这一原创性工作，为人类揭开生命奥秘、解决医学难题迈出了重要一步，成为中国攀登世界科技高峰征程上的一座里程碑。

第5节 血脂异常和脂蛋白异常血症患者的护理

案例 7-5

患者，男性，65岁。身高172cm，体重96kg，因"冠心病、高血压"到医院复诊。既往吸烟30余年，20～30支/天，平日喜欢进食高脂食物。护理体检：BP 160/105mmHg，心率78次/分，律齐，无杂音。实验室检查：空腹血糖7.0mol/L，胆固醇7.5mmol/L，甘油三酯4.8mmol/L，低密度脂蛋白胆固醇4.53mmol/L，高密度脂蛋白胆固醇0.92mmol/L。

问题：1. 该患者血脂检查有哪些异常指标？

2. 如何制定主要护理措施？

一、概 述

血脂异常通常指血清中胆固醇（TC）和（或）甘油三酯（TG）水平升高，俗称高脂血症。实际上血脂异常也泛指包括低高密度脂蛋白胆固醇血症在内的各种血脂异常。临床上将血脂异常分为高甘油三酯血症、高胆固醇血症、混合型高脂血症和低高密度脂蛋白胆固醇血症。

（一）病因

1. 原发性血脂异常 原因不明，与遗传、环境因素相互作用有关。低密度脂蛋白（LDL）受体基因的功能缺失型突变是家族性高胆固醇血症的最常见病因。环境因素包括饮食习惯不良、运动不足、肥胖、年龄、吸烟及酗酒等。

2. 继发性血脂异常

（1）全身系统性疾病 如肥胖、糖尿病、肾病综合征、甲状腺功能减退症、肾衰竭、肝脏疾病、系统性红斑狼疮、糖原贮积症、骨髓瘤、脂肪萎缩症、急性卟啉病、多囊卵巢综合征等可引起血脂异常。

（2）饮食 如摄取富含饱和脂肪酸和胆固醇的饮食可引起胆固醇水平升高，酒精过量可导致高胆固醇血症。

（3）药物 如糖皮质激素、雌激素、维A酸、环孢素、抗抑郁药物、血管内皮生长因子抑制剂、芳香化酶抑制剂等。

（二）发病机制

脂质来源、脂蛋白合成、代谢过程的关键酶异常或者降解过程受体通路障碍等，均可引起血脂异常。

二、护理评估

（一）健康史

询问患者是否有家族史，有无伴发高血压、糖尿病等，是否吸烟、饮酒、进食高脂饮食等。

（二）身心状况

1. 症状体征

（1）黄色瘤、早发性角膜环和眼底改变　以黄色瘤较为常见，由于脂质在局部沉积所致，是一种异常的局限性皮肤隆起，颜色可为黄色、橘黄色或棕红色，多呈结节、斑块或丘疹状，质地一般柔软，最常见于眼睑周围。角膜环见于 40 岁以下患者，位于角膜外缘呈灰白色或白色。严重的高甘油三酯血症可出现脂血症眼底改变。

（2）动脉粥样硬化　脂质在血管内皮下沉积引起动脉粥样硬化，导致心脑血管和周围血管病变。严重的高胆固醇血症有时可出现游走性多关节炎，严重的高甘油三酯血症可引起急性胰腺炎。

2. 心理 - 社会状况

因血脂异常本身临床症状体征不明显，部分患者不予重视；而血脂升高是导致心脑血管和周围血管病变的重要危险因素，部分患者又会出现过度焦虑的心理。

（三）辅助检查

临床血脂检测的常规项目包括 TC、TG、低密度脂蛋白胆固醇（LDL-C）和高密度脂蛋白胆固醇（HDL-C）；载脂蛋白 A1（ApoA1）、载脂蛋白 B（ApoB）等已被越来越多临床实验室作为血脂检测项目。非 HDL-C 可通过计算获得，是降脂治疗的次要干预靶点。抽血前一天的晚餐忌食高脂食物，不饮酒。

《中国血脂管理指南（2023 年）》中血脂指标参考标准如表 7-6 所示。

表 7-6　中国 ASCVD 一级预防低危人群主要血脂指标的参考标准

分层	TC（mmol/L）	LDL-C（mmol/L）	HDL-C（mmol/L）	TG（mmol/L）	非 HDL-C（mmol/L）	LP（a）（mg/L）
理想水平	—	< 2.60	—	—	< 3.40	
合适水平	< 5.20	< 3.40		< 1.70	< 4.10	< 300
边缘升高	≥ 5.20 且 < 6.2	≥ 3.40 且 < 4.1		≥ 1.70 且 < 2.3	≥ 4.10 且 < 4.9	
升高	≥ 6.2	≥ 4.1		≥ 2.3	≥ 4.9	≥ 300
降低	—	—	< 1.0	—	—	—

注：ASCVD，动脉粥样硬化性心血管疾病；TC，总胆固醇；LDL-C，低密度脂蛋白胆固醇；HDL-C，高密度脂蛋白胆固醇；TG，甘油三酯；LP（a），脂蛋白（a）。参考标准仅针对 ASCVD 一级预防低危人群。表中所列数值是干预前空腹 12 小时测定的血脂水平。

三、治疗要点

依据动脉粥样硬化性心血管疾病发病风险采取不同强度的干预措施是防治血脂异常的核心策略。治疗措施包括生活方式干预、药物治疗，必要时考虑脂蛋白血浆置换或手术治疗。血脂治疗的原则为：① LDL-C 是防治 ASCVD 的首要干预靶点，非 HDL-C 为次要干预靶点。②根据个体的 ASCVD 风险确定相应的 LDL-C 及非 HDL-C 目标值。③健康的生活方式是降低 LDL-C 及非 HDL-C 的基础。④降低 LDL-C 治疗以中等剂量他汀类药物为初始治疗。⑤他汀类药物治疗后 LDL-C 未达标时应考虑联合胆固醇吸收抑制剂和（或）PCSK9 抑制剂。⑥他汀类药物治疗后 TG 仍升高的高危 ASCVD 患者可联合高纯度二十碳五烯酸（eicosapentaenoic acid，EPA）或高纯度 ω-3 脂肪酸或贝特类药物以降低 ASCVD 风险。

（一）一般治疗

生活方式干预是首要的基本治疗措施。健康的生活方式可以降低所有年龄段人群的动脉粥样硬化性心血管疾病（ASCVD）风险，延缓年轻人群危险因素发展的进程，也是代谢综合征的一级预防治疗策略。无论任何年龄阶段、无论是否进行药物治疗，都必须坚持控制饮食和健康的生活方式。健康的生活方式包括：抗动脉粥样硬化饮食，控制体重，规律锻炼，戒烟。

1. 饮食控制　是治疗血脂异常的基础，需长期坚持。改善饮食结构，根据患者血脂异常的程度、分型及性别、年龄和劳动强度等制定食谱。高胆固醇血症要求采用低饱和脂肪酸、低胆固醇饮食，增加不饱和脂肪酸；高甘油三酯血症要求严格的低脂肪饮食，脂肪摄入量占总热量的 30%。

2. 增加运动　每天 30 分钟中等强度有氧运动，每周 5～7 天，保持合适的体重指数。

3. 其他　戒烟、限盐、限酒，禁烈性酒。

考点　血脂异常患者进行生活方式干预的要点

（二）药物治疗

根据患者血脂异常的分型、药物的作用机制及其他特点选择药物。

1. 他汀类　临床首选药，竞争性抑制胆固醇合成限速酶活性，加速血浆 LDL 的分解代谢。适应证为高胆固醇血症和以胆固醇升高为主的混合型高脂血症。常用药物：洛伐他汀、辛伐他汀、普伐他汀等。

2. 依折麦布　肠道胆固醇吸收抑制剂。适应证为高胆固醇血症和以胆固醇升高为主的混合型高脂血症。

3. 普罗布考　通过渗入脂蛋白颗粒中影响脂蛋白代谢，而产生调脂作用。适应证为高胆固醇血症。

4. 胆酸螯合剂　属碱性阴离子交换树脂，可减少胆固醇（cholesterol，CH）的重吸收。适应证为高胆固醇血症和以 TC 升高为主的混合型高脂血症。常用药物：考来烯胺、考来替泊、考来维仑。

5. 贝特类　促进极低密度脂蛋白（VLDL）和 TG 分解以及胆固醇的逆向转运。适应证为高甘油三酯血症和以甘油三酯升高为主的混合型高脂血症。常用药物：非诺贝特、苯扎贝特等。

6. 烟酸类　如烟酸、阿昔莫司。

7. 高纯度鱼油制剂　适应证为高甘油三酯血症和以甘油三酯升高为主的混合型高脂血症。

8. PCSK9 抑制剂　PCSK9 是肝脏合成的分泌型丝氨酸蛋白酶，具有强大的降胆固醇作用。

9. 中药　基本治疗原则是化痰、活血、理气。可选用的中成药有血脂康、脂必妥、蒲参胶囊等，可与其他调脂药物联用。

10. 调脂药物的联合应用　联合用药的优势在于提高血脂达标率和降低不良反应发生率。多由他汀类与另一种作用机制不同的调脂药物组成。

（三）脂蛋白血浆置换

脂蛋白血浆置换是家族性高胆固醇血症的重要辅助治疗措施，也用于极个别对他汀类药物过敏或不耐受的严重难治性高胆固醇血症。

（四）手术治疗

对于非常严重的高胆固醇血症或对药物无法耐受的严重高胆固醇血症患者，可考虑手术治疗，包括部分回肠末段切除术、门腔静脉分流术、肝移植术等。

四、主要护理诊断 / 问题

1. 知识缺乏：缺乏血脂异常饮食调节及药物治疗的有关知识。

2. 超重 / 肥胖　与能量摄入和消耗失衡等因素有关。

3. 潜在并发症：冠心病、脑卒中。

五、护 理 措 施

（一）一般护理

1. 饮食护理　根据患者病情、性别、年龄、体重、劳动强度、文化背景、饮食习惯等制定个体化饮食计划。原则是限制饱和脂肪酸及反式脂肪酸的摄入，应限制油脂摄入总量，每日 20 ～ 25g。采用不饱和脂肪酸（植物油）替代饱和脂肪酸（动物油、棕榈油等）增加水果、蔬菜、全谷薯类、膳食纤维及鱼类的摄入。动脉粥样硬化性心血管疾病中危以上人群或合并高胆固醇血症患者应该考虑降低食物胆固醇摄入，戒烟限酒，以减少引起动脉粥样硬化的危险因素。

考点 血脂异常患者的饮食注意事项

2. 运动指导　根据患者病情、生活习惯、体重等制定科学的运动计划。提倡中、低强度的有氧运动方式，如快走、慢跑、游泳、打太极拳等，运动频率为每周 5 次以上，运动时间为每次 30 分钟，运动强度以微汗、不疲劳为宜，做到循序渐进、持之以恒，有利于减轻体重、降低 TC、LDL-C 和 TG，升高 HDL-C（表 7-7）。

表 7-7　生活方式对血脂的影响（《中国血脂管理指南（2023 年）》）

对血脂影响	生活方式	推荐类别
降低 TC 和 LDL-C	控制体重	I
	增加身体活动	Ⅱa
降低 TG	减少饮酒	I
	增加身体活动	I
	控制体重	I
升高 HDL-C	增加身体活动	I
	控制体重	I
	戒烟	Ⅱa

注：TC，总胆固醇；LDL-C，低密度脂蛋白胆固醇；TG，甘油三酯；HDL-C，高密度脂蛋白胆固醇。

Ⅰ类：已证实和（或）公认有益、有用或有效的治疗或操作，推荐使用。Ⅱa 类：有关证据、观点倾向于有用和（或）有效，应用这些治疗或操作是合理的。

（二）用药护理

1. 他汀类药物　晚上服用（阿托伐他汀和瑞舒伐他汀除外），少数患者可出现腹痛、便秘、肌肉疼痛、失眠、转氨酶升高，他汀类与其他调节血脂药（如贝特类、烟酸类等）合用时可增加药物不良反应。他汀类不宜用于儿童、孕妇、哺乳期妇女及准备生育的妇女。

2. 胆酸螯合剂　主要不良反应为恶心、呕吐、腹胀、腹痛、便秘，也可干扰其他药物的吸收，应在服用本类药物前 1～4 小时或 4 小时后服用其他药物。

3. 贝特类药物　主要不良反应为胃肠道反应，少数出现一过性血清转氨酶升高，如明显异常应及时停药；还可见皮疹、血白细胞减少。肝肾功能不全者、儿童、孕妇、哺乳期妇女忌用。

4. 烟酸类药物　不良反应有面部潮红、瘙痒、高血糖、高尿酸及胃肠道症状，应在饭后服用。

5. 依折麦布　常见不良反应为头痛和恶心，偶有转氨酶升高，应在饭后服用。

6. 普罗布考　常见不良反应为恶心，偶见 QT 间期延长，应在饭后服用。

（三）心理护理

调脂治疗是长期的甚至是终身的，对血脂异常不重视的患者，应向其解释血脂异常和脂蛋白异常相关的知识，鼓励患者持之以恒地进行饮食控制、坚持运动和药物治疗；对于过度焦虑的患者，给予心理疏导，增强控制疾病的信心。

考点　血脂异常常用药物的分类及不良反应

六、健康教育

1. 疾病知识指导　告知患者血脂异常对健康的危害，血脂异常与糖尿病、肥胖症及心脑血管疾病的关系。指导患者正确服用调节血脂药物，观察和处理药物不良反应。定期检查肌酶、肝功能、肾功能和血常规等。密切观察心脑血管疾病的临床征象，以利于早期治疗。

2. 保健知识指导　提倡均衡饮食，增加体力活动及体育运动，预防肥胖，建立良好生活习惯。对于45岁以上及有高血压、高血脂家族史的高危人群应定期监测血脂，早发现、早治疗。

3. 心理-社会指导　告知患者及家属长期调脂治疗的意义，使血脂保持在适当水平，以减少高血脂对心脑血管的损害。

> **链接**
>
> **血脂异常的筛查**
>
> 早期检出血脂异常个体，监测其血脂水平变化，是有效实施动脉粥样硬化性心血管疾病（ASCVD）防治措施的重要基础。建议：
>
> 1. 20～40岁人群至少每5年检测一次血脂。
>
> 2. 40岁以上男性和绝经期后女性每年检测血脂。
>
> 3. ASCVD患者及其高危人群，应每3～6个月检测一次血脂。
>
> 4. 因ASCVD住院患者，应在入院时或入院24小时内检测血脂。

第6节　痛风患者的护理

案例7-6

患者，男性，45岁。右足趾反复红、肿、痛4年，爱喝啤酒，曾到某市级医院诊断为痛风性关节炎。3天前与朋友聚餐喝酒后再次发作，右足趾红、肿、热、痛，活动受限。

问题： 1. 该患者的主要病因和诱因是什么？

2. 你如何制定主要护理措施？

一、概　　述

痛风是嘌呤代谢紊乱和（或）尿酸排泄障碍所致的一组代谢性疾病，其临床特征为高尿酸血症、反复发作的痛风性关节炎、痛风石、间质性肾炎、关节畸形、尿酸性尿路结石。该病多见于男性患者，分为原发性痛风和继发性痛风两类。

（一）病因

目前仍不完全清楚，可能是受地域、民族、饮食习惯等因素影响。

1. 原发性痛风　主要是先天性嘌呤代谢紊乱导致，患者通常有家族遗传倾向。

2. 继发性痛风　可继发于肾脏疾病、代谢紊乱疾病、使用抑制尿酸排泄的药物、进食富含嘌呤的食物等。喝酒、饥饿、劳累、感染、寒冷等为痛风的诱因。

 考点 痛风的诱因

（二）发病机制

患者体内血尿酸过高，或者在酸性环境下，尿酸析出结晶，沉积在关节、肾脏等组织，导致痛风的发作。

链　接

血尿酸与尿酸性肾结石

高尿酸血症患者，随着血尿酸浓度的升高，尿酸排出增多，形成肾结石的概率也增加。在碱性环境中，尿酸盐的溶解度升高，反之在酸性环境下，尿酸盐的溶解度下降，容易形成尿酸结石。

二、护理评估

（一）健康史

询问患者是否有家族史，有无伴发高血压、糖尿病、肾脏疾病等，是否使用抑制尿酸排泄的药物，是否有饮酒、喜进食高嘌呤食物、劳累、感染等诱因。

（二）身心状况

1. 症状体征

（1）无症状高尿酸血症　患者仅有血尿酸增高，可持续长达数十年不出现症状，甚至部分患者终身不出现症状。

（2）急性痛风性关节炎　是痛风最常见的首发症状。发病时间多在夜间或清晨，起病急剧，疼痛剧烈、难以忍受，受累关节伴红、肿及功能障碍，以第 1 趾跖关节最多见。痛风发作常呈自限性，可于数天至 2 周内自然缓解，受累关节局部皮肤脱屑、瘙痒，可伴发热。

（3）痛风石及慢性关节炎　痛风石是痛风的特征性表现，常见于耳郭、跖趾关节、指间关节，是尿酸盐结晶沉积形成，表现为局部隆起，呈黄白色、大小不一，长时间大量的痛风石可以破坏关节（图 7-2）。

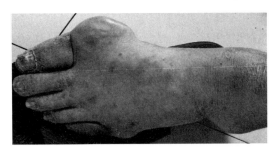

图 7-2　痛风石

（4）肾脏病变　①痛风性肾病：表现为血尿、蛋白尿、夜尿增多等，晚期可引起肾功能不全；②尿酸性尿路结石：结石较小的可以以砂砾状随尿排出，较大者沉积在肾脏、尿路，引起肾绞痛、尿路感染、梗阻等。

（5）眼部病变　肥胖痛风患者常反复发生睑缘炎，在眼睑皮下组织中发生痛风石。部分患者可出现反复发作性结膜炎、角膜炎与巩膜炎。

考点　痛风的主要表现

2. 心理 - 社会状况　痛风发作时疼痛剧烈，导致患者不能正常休息、工作，患者常表现出情绪低落、产生焦虑心理。痛风石导致关节畸形，肾脏损伤影响日常生活、工作，出现自卑、抑郁。

（三）辅助检查

1. 血尿酸测定　非同日 2 次血尿酸水平超过 420μmol/L 称为高尿酸血症。

2. 滑囊液或痛风石内容物检查　在显微镜下可看见针形尿酸盐结晶，可作为确诊依据。

3. 关节影像学检查　X 线平片检查时见骨关节破坏改变，CT、MRI 检查可发现痛风石。双能 CT 可显示尿酸盐结晶。

三、治疗要点

治疗目的：控制高尿酸血症，预防尿酸盐沉积；控制关节炎发作；预防结石形成，保护肾功能。

1. 非药物治疗　①控制饮食总热量；②限制高嘌呤食物摄入，严禁饮酒；③适当运动，保持理想体重，防止超重和肥胖；④每天饮水 2000ml 以上以增加尿酸的排泄；⑤避免使用抑制尿酸排泄的药物，如噻嗪类利尿药；⑥避免各种诱发因素并积极治疗相关疾病等。

2. 药物治疗

（1）急性痛风性关节炎期的治疗　秋水仙碱、NSAID 和糖皮质激素是急性痛风性关节炎治疗的一线药物，应尽早使用。急性发作期不进行降尿酸治疗，但已服用降尿酸药物者不需要停用，以免引起血尿酸波动，导致发作时间延长或再次发作。①秋水仙碱：小剂量秋水仙碱（1.5mg/d）有效，且不良反应少，在 48 小时内使用效果更好。② NSAID：可有效缓解急性痛风性关节炎症状。常用药物：吲哚美辛、双氯芬酸、依托考昔等。③糖皮质激素：用于秋水仙碱、NSAID 治疗无效或禁忌、肾功能不全者。

（2）发作间歇期和慢性期的处理　对急性痛风性关节炎频繁发作（＞2次/年）者，应行降尿酸治疗。治疗目标是血尿酸＜360μmol/L（6mg/dl）。对于有痛风石、慢性关节炎、痛风频繁发作者，治疗目标是血尿酸＜300μmol/L（5mg/dl），但不应＜180μmol/L（3mg/dl）。

目前降尿酸药物主要有抑制尿酸生成和促进尿酸排泄药物两类，均应在急性发作缓解 2 周后从小剂量开始，逐渐加量，根据血尿酸的目标水平调整至最小有效剂量并长期维持。其他药物有碱性药物和尿酸氧化酶。

1）抑制尿酸合成药物：通过抑制黄嘌呤氧化酶，使尿酸生成减少，适用于尿酸生成过多或不适合使用排尿酸药物者。常用药物是别嘌醇、非布司他。

2）促进尿酸排泄药物：抑制尿酸重吸收，增加尿酸排泄，降低血尿酸，适合肾功能良好者。常用药物有苯溴马隆、丙磺舒，服用期间应多饮水以增加尿量。

3）碱性药物：可碱化尿液，使尿酸不易在酸性的尿液中积聚形成结晶。常用药物是碳酸氢钠。

4）新型降尿酸药物：尿酸氧化酶将尿酸分解为可溶性产物排出，包括拉布立酶和普瑞凯希。

3. 伴发疾病的治疗　痛风常伴发代谢综合征中的一种或数种，如高血压、高脂血症、肥胖症、2 型糖尿病等，应积极治疗。降压药应选择氯沙坦或氨氯地平，降脂药选择非诺贝特或阿托伐他汀等。合并慢性肾病者使用对肾功能影响小的降尿酸药物，并在治疗过程中密切监测不良反应。

4. 手术治疗　如痛风石出现局部并发症（感染、破溃、压迫神经等）或严重影响生活质量时，可考虑手术治疗。

四、主要护理诊断 / 问题

1. 疼痛　与尿酸盐结晶沉积在关节有关。

2. 躯体移动障碍　与关节受累有关。

3. 知识缺乏：缺乏痛风相关知识。

五、护 理 措 施

（一）一般护理

1. 休息与活动　患者病情处于急性关节炎发作期时应绝对卧床休息，避免病变关节负重，疼痛缓解后 3 天可逐渐活动。

2. 饮食　痛风患者合理饮食极其重要。宜清淡、易消化饮食；禁喝酒、浓茶；忌食辛辣刺激性食物；避免进食虾、蟹、动物内脏、蘑菇、黄豆等高嘌呤食物；多喝水，每天 2L 以上；多食用牛奶、橘子、蔬菜等碱性食物。

考点　痛风患者的饮食护理

（二）病情观察

注意观察患者关节疼痛的部位、性质、程度以及时间，有无红、肿、热、痛及活动受限。同时还需要观察有无痛风石的表现，有无肾脏受累症状。

（三）对症护理

1. 关节痛　急性期应卧床休息，抬高患肢。手、腕、肘受累时，可用夹板固定，避免关节负重。也可给予冰敷或 25% 硫酸镁湿敷受累关节，减轻关节肿痛。

2. 局部皮肤溃疡　痛风石严重时，会发生局部皮肤溃疡，应做好皮肤护理，避免感染。

（四）用药护理

遵医嘱使用药物治疗，指导患者注意观察药物副作用，一旦出现及时处理。

1. 秋水仙碱　口服常见副作用是胃肠道反应，静脉注射常见副作用是骨髓抑制、肝肾损害、过敏、神经毒性等，注射时注意防止漏出血管外引起组织坏死。

2. 苯溴马隆　主要副作用是皮疹、发热、胃肠道反应，多喝水和使用碱性药物可以减轻不良反应。

3. 别嘌醇　主要副作用有胃肠道刺激、皮疹、发热、肝功能损害、骨髓抑制等。

（五）心理护理

向患者解释痛风的相关知识，尤其是饮食的问题、控制高尿酸血症的方法，对于发生关节畸形、肾功能受损的患者，给予鼓励、心理疏导，增强控制疾病的信心。

六、健 康 教 育

1. 疾病知识指导　向患者及家属解释痛风的相关知识，尤其是引起本病的诱发因素，日常生活中尽量避免诱发因素。告知患者痛风虽然没有根治的方法，但是只要积极配合治疗，是可以维持正常工作、生活的。自我观察病情，触摸耳郭、关节等部位，检查是否有痛风石。注意定期门诊随访，检查血尿酸水平。

2. 保健知识指导　建议所有高尿酸血症与痛风患者保持健康的生活方式：包括控制体重，规律运动，限制酒精及高嘌呤、高果糖饮食的摄入，鼓励奶制品和新鲜蔬菜的摄入及适量饮水。

3. 心理 - 社会指导　让患者保持良好的情绪，正确处理痛风导致的关节疼痛和关节功能受限所致的生活压力，树立战胜疾病的信心。

自 测 题

A₁ 型题

1. 地方性甲状腺肿患者平时饮食中应多补充（　　）

  A. 钾　　　　B. 钠　　　　C. 钙

  D. 碘　　　　E. 锌

2. 单纯性甲状腺肿的主要原因是（　　）

  A. 甲状腺素需要量增加

  B. 食物及环境中缺碘

  C. 甲状腺素合成障碍

  D. 甲状腺素分泌障碍

  E. 食用碘盐过多

3. 对甲状腺功能亢进面容的描述，错误的是（　　）

  A. 面容惊愕　　　　B. 表情兴奋

  C. 眼裂增大　　　　D. 口唇发绀

  E. 眼球突出

4. 判断甲状腺功能亢进病情严重程度的主要依据是（　　）

  A. 突眼程度　　　　B. 甲状腺大小

  C. 情绪是否稳定　　D. 体重是否增加

  E. 脉率和脉压大小

5. 硫脲类抗甲状腺药物最常见的副作用是（　　）

  A. 胃肠反应　　　　B. 白细胞减少

  C. 肾脏损害　　　　D. 肝脏损害

  E. 皮疹

6. 甲状腺功能亢进症患者，休息的环境要求为（　　）

  A. 光线充足　　　　B. 安静

  C. 室温宜高　　　　D. 空调房间

  E. 双人房间

7. 甲状腺功能亢进治疗方法中，最易引起甲状腺功能减退的是（　　）

  A. 甲硫氧嘧啶　　　B. 甲巯咪唑

  C. ^{131}I 治疗　　　　D. 卡比马唑

  E. 手术治疗

8. 甲状腺功能亢进患者的饮食宜（　　）

  A. 高热量、高蛋白、高维生素

  B. 高热量、高蛋白、低维生素

  C. 高热量、高蛋白、高盐

  D. 高热量、低蛋白、低盐

  E. 低热量、低蛋白、低盐

9. 甲亢突眼的眼部护理内容不包括（　　）

A. 佩戴有色眼镜

B. 睡前涂抗生素眼膏

C. 睡觉或休息时，抬高头部

D. 多食碘盐

E. 加盖眼罩防止角膜受损

10. 甲状腺功能亢进患者的心理护理，错误的是（　　）

A. 限制患者参与团体活动

B. 向患者家属解释病情

C. 与患者交谈鼓励患者表达内心的感受

D. 指导患者家属勿提供兴奋、刺激的信息

E. 理解同情患者，保持情绪稳定

11. 甲状腺功能亢进患者最常见的情绪改变是（　　）

A. 神经过敏　　　　B. 抑郁

C. 激动易怒　　　　D. 悲伤

E. 注意力不集中

12. 糖尿病患者控制饮食的目的是（　　）

A. 减轻体重，防止肥胖

B. 控制血糖，减轻胰岛 β 细胞的负担

C. 减慢肠蠕动，防止腹泻

D. 减少胰液分泌

E. 延缓消化道吸收

13. 有关糖尿病患者应用胰岛素治疗，哪项不正确（　　）

A. 胰岛素应冷冻保藏

B. 采用 1ml 注射器抽药

C. 经常更换注射部位

D. 局部消毒应严密

E. 应注意胰岛素有效期

14. 某糖尿病患者，给予胰岛素治疗，最常见的药物副作用是（　　）

A. 低血糖反应　　　B. 肝功能损害

C. 腹胀、腹痛　　　D. 局部红肿、皮疹

E. 血管神经性水肿

15. 痛风患者的饮食正确的是（　　）

A. 清淡、易消化、高嘌呤食物，多饮水、进食碱性食物

B. 清淡、易消化、低嘌呤食物，多饮水、进食碱性食物

C. 清淡、易消化、低嘌呤食物，多饮水、禁食碱性食物

D. 清淡、易消化、高嘌呤食物，多饮水、禁食碱性食物

E. 不需要注意饮食

16. 符合痛风患者血液检查特点的是（　　）

A. 尿素氮增高　　　B. 血酮体增高

C. 血尿酸增高　　　D. 转氨酶增高

E. 血钾增高

17. 选择性强效抑制小肠胆固醇和植物甾醇吸收的药物是（　　）

A. 依洛尤单抗　　　B. 阿托伐他汀

C. 烟酸　　　　　　D. 依折麦布

E. 普罗布考

18. 对血糖在正常范围者没有降低血糖作用的药物是（　　）

A. 胰岛素　　　　　B. 格列本脲

C. 格列吡嗪　　　　D. 格列喹酮

E. 二甲双胍

19. 2 型糖尿病最基本的治疗措施是（　　）

A. 饮食治疗　　　　B. 运动治疗

C. 口服降糖药物　　D. 胰岛素治疗

E. 心理调节

20. 下列哪个不属于降血脂药物（　　）

A. 苯氧芳酸类如非诺贝特

B. 三羟甲基戊二酰辅酶 A 还原酶抑制剂如辛伐他汀

C. 烟酸类

D. 芳基乙酸类

E. 以上都不是

21. 有关痛风的诱因下列哪项是正确的（　　）

A. 寒冷　　　　　　B. 饮酒

C. 过度劳累　　　　D. 饥饿

E. 以上均是

22. 下列哪项是痛风的特征性表现（　　）

A. 关节肿痛　　　　B. 痛风石

C. 关节活动受限　　D. 肾结石

E. 血尿

23. 有关痛风患者的饮食错误的是（　　）

A. 禁饮酒　　　　B. 多食用肝脏补血

C. 多饮水　　　　D. 忌食辛辣刺激性食物

E. 清淡饮食

A₂型题

24. 患者，女性，28岁。患甲亢3年，2天前因感冒受凉，体温高达39℃，恶心、呕吐、腹泻、心悸、心率120次/分，继而出现昏迷，诊断为甲亢，治疗过程中禁用的药物是（　　）

A. 异丙嗪　　　　B. 阿司匹林

C. 抗生素　　　　D. 丙硫氧嘧啶

E. 补液

25. 患者，女性，16岁。自感颈部增粗就诊。体检：甲状腺对称性弥漫性肿大，无压痛，无明显突眼；血游离T₄、T₃正常，拟诊为单纯性甲状腺肿，给予小剂量甲状腺素治疗。对该患者进行健康教育，下列哪项不妥（　　）

A. 大量补充含碘丰富的食物

B. 避免食用卷心菜、菠菜等食物

C. 食用加碘盐

D. 出现突眼、心动过速等症状时立即停药

E. 劳逸结合，注意休息

26. 患者，女性，30岁。患1型糖尿病10年。5年前开始使用胰岛素治疗。近两周擅自停用胰岛素，改服中药。3天前患者腹股沟处出现1个疖子，经用抗生素治疗未见好转，并出现恶心、呕吐、头痛、呼吸深快、脉细速。急送医院检查：血糖24mmol/L，血酮升高，尿酮强阳性，白细胞增高。该患者被诊断为（　　）

A. 疖病合并全身感染

B. 糖尿病酮症酸中毒

C. 高渗性非酮症性昏迷

D. 乳酸酸中毒

E. 感染性休克

27. 患者，女性，70岁。糖尿病病史20余年，诉视物不清，胸闷憋气，两腿及足底刺痛，夜间难以入睡多年。近来，左足第2、3脚趾渐变黑，该患者的并发症不包括下列哪一项（　　）

A. 白内障或视网膜病变

B. 冠心病

C. 神经病变

D. 肢端坏疽

E. 足部感染

28. 在使用胰岛素的过程中，老年糖尿病患者更易发生低血糖的主要原因是（　　）

A. 对胰岛素敏感导致血糖下降

B. 肾糖阈降低导致尿糖排出过多

C. 胃肠功能差导致碳水化合物摄入减少

D. 进食不规律

E. 肝功能减退导致对胰岛素灭活能力降低

29. 患者，女性，49岁。糖尿病病史5年余，近日自感食欲减退、恶心、呕吐，常伴头痛、嗜睡、烦躁、呼吸深快，自测尿糖阳性，该患者的呼吸气味可能呈（　　）

A. 芳香味　　　　B. 氨臭味

C. 大蒜味　　　　D. 烂苹果味

E. 苦杏仁味

30. 患者，男性，58岁。糖尿病病史30余年，以前使用胰岛素治疗，但血糖未规律检测。近3个月出现眼睑及下肢水肿来诊。尿常规检查：尿糖（++），WBC 0～4个/HP，尿蛋白（+++）。应优先考虑的是（　　）

A. 胰岛素性水肿　　B. 肾动脉硬化

C. 肾盂肾炎　　　　D. 急性肾小球肾炎

E. 糖尿病肾病

31. 患者，男性，64岁。患2型糖尿病5年，现出现糖尿病足，护士对其进行足部护理的指导，错误的是（　　）

A. 尽量不用热水袋保暖

B. 足部出现破损可自行擦药

C. 外出时不可穿拖鞋

D. 由足端向上按摩足部

E. 洗脚水温与体温相近即可

A₃型题

（32、33题共用题干）

刘先生，55岁。患2型糖尿病多年，体态肥胖，"三多一少"症状不明显，血糖偏高。饮食控制、口服降糖药效果均不理想。

32. 刘先生向你咨询，宜建议他（　　）

　　A. 减少主食量

　　B. 静脉滴注胰岛素

　　C. 接受运动疗法

　　D. 增加降糖药剂量

　　E. 测血酮和尿酮

33. 护理人员指导刘先生自我保健措施中，哪项错误（　　）

　　A. 定时测血糖、尿糖

　　B. 保持情绪稳定

　　C. 经常温水洗脚

　　D. 戒烟、忌酒

　　E. 少吃粗纤维食物

（包春蕾）

第 **8** 章
风湿性疾病患者的护理

第 1 节　风湿性疾病的概述

（一）概念

风湿性疾病是指影响骨、关节及其周围软组织（包括肌肉、韧带、滑膜、筋膜及神经等）的一组疾病。

（二）风湿性疾病分类

根据风湿性疾病的病理、发病机制、临床特点，风湿性疾病大致分为 10 大类：弥漫性结缔组织疾病（类风湿性关节炎、红斑狼疮、硬皮病、皮肌炎等），脊柱关节病（如强直性脊柱炎），退行性病变（如骨关节炎），感染相关的风湿病（如风湿热），遗传、代谢和内分泌相关的风湿病（马方综合征、痛风、甲状腺功能亢进等），神经血管疾病，肿瘤相关的风湿病，骨与软骨病变（如骨质疏松），非关节性风湿病（如椎间盘病变）以及其他有关节症状的疾病。

（三）风湿性疾病的临床特点

1. 起病缓慢，呈慢性病程，发作与缓解交替。

2. 主要以关节疼痛、肿胀、活动障碍、皮肤损害为主要临床表现；病变可以累及多个系统，部分累及脏器，可发生器官功能损害；有一定的致残率。

3. 风湿性疾病的临床表现个体差异比较大，对治疗反应的差异性也较大。

4. 有较复杂的生物化学和免疫学变化。

考点　风湿性疾病的临床特点

第 2 节　风湿性疾病常见症状和体征的护理

风湿性疾病常见症状有关节疼痛与肿胀、皮肤损害、活动障碍等，尤其是关节疼痛，通常是患者的首发症状及就诊的主要原因。

一、关节疼痛及肿胀

（一）概述

1. 病因　关节疼痛是关节受累最常见的首发症状，也是风湿病患者就诊的主要原因。

2. 发病机制　多为关节腔积液或滑膜增生所致，是滑膜炎或周围组织炎的重要体征。

（二）护理评估

1. 健康史　询问患者关节疼痛、肿胀的具体部位和时间，询问发病诱因和缓解因素，是否伴有晨僵及其他症状，如发热、光过敏等。

2. 身心状况

（1）症状　关节表现因不同的疾病有所差异。类风湿性关节炎通常受累关节以双手小关节常见，对称性分布伴有晨僵、肿胀；而系统性红斑狼疮受累关节为四肢大关节，日晒后加重，多为对称性关节炎。

（2）体征　受累关节均可肿胀，类风湿性关节炎可见梭形肿胀，晚期患者发生畸形，严重者丧失关节功能而导致生活不能自理。

（3）心理 - 社会状况　患者常因长期反复的疼痛而焦虑，对治疗丧失信心。同时担心致残使生活能力下降或丧失，会产生悲观、沮丧等不良心理反应。

3. 辅助检查　了解自身抗体检测结果、关节影像学检查结果等是否正常。

（三）主要护理诊断 / 问题

1. 疼痛　与关节炎性反应有关。

2. 焦虑、悲观　与长期关节疼痛、久治不愈有关。

（四）护理措施

1. 一般护理

（1）休息　病情处于急性期应卧床休息，限制病变关节活动，避免病变关节受压、受寒，保持关节处于功能位，如在膝关节下放枕头，即可使患者的膝关节保持伸直位；缓解期可逐渐增加活动，鼓励患者适当锻炼，以保持关节活动功能及生活自理能力，如自行进餐、如厕、穿衣服等日常生活技能。

（2）饮食　给予高蛋白、高维生素、营养丰富的食物为主，忌食浓茶、辣椒，少喝酒、咖啡等。

2. 病情观察　注意观察患者关节疼痛的部位、性质以及关节肿胀、活动受限情况，有无其他伴随症状，有无畸形及晨僵的持续时间。同时还需要观察有无胸闷、胸痛、发热、咳嗽及呼吸困难等关节外症状，如有提示患者病情严重。

3. 对症护理　帮助患者完成日常生活活动，如协助患者进餐、洗脸刷牙、如厕、起床等，从而减轻疼痛；还可以通过聊天、看电视、听音乐等方法来分散患者对疼痛的注意力；选择合适的理疗方法缓解疼痛，如热敷、红外线等，必要时遵医嘱使用止痛药。

4. 心理护理　护士注意加强与患者的沟通，通过心理疏导、鼓励等方式，让患者多参与家庭、社会活动，认识到合理治疗和锻炼可以延缓甚至避免残疾的发生，消除悲观的心理；并督促其家属给予帮助、支持，亲情能增加患者抗争疾病的信心。

考点　关节疼痛的护理

（五）健康教育

1. 疾病知识指导　把本病的基本知识详细告知患者及其家属，使患者出院后坚持治疗和自我护理计划，并且做到定期复查，病情复发及时就诊，避免重要脏器受损。去除诱因，如避免感染、受寒、潮湿、劳累等。

2. 保健知识指导　强调休息和治疗性锻炼的重要性，缓解期有计划地进行锻炼，防止关节失用。常见的锻炼方式有握拳、摆腿、打太极拳、散步等。

3. 心理 - 社会指导　指导患者采取心理疗法来缓解疼痛。鼓励患者说出自身感受、分析原因，教会患者及家属使用减轻焦虑的方法。

二、皮肤损害

（一）概述

皮肤损害是风湿性疾病常见症状之一，常见的有皮疹、溃疡、水肿、红斑等，多由血管炎症性反应引起。

（二）护理评估

1. 健康史　询问患者皮肤损害出现的时间，是否有光过敏、口干、胸痛等伴随症状。

2. 身心状况

（1）临床特点　蝶形红斑为系统性红斑狼疮患者最具特征性的皮肤损害，还可伴有口腔溃疡、鼻腔黏膜糜烂。皮下结节多见于类风湿性关节炎，肘关节、枕部、跟腱等为好发部位。皮肌炎的皮损表现为对称性眼睑、眼眶周围等紫红色斑疹及水肿。

（2）心理 - 社会状况　患者多为年轻女性，由于皮肤损害可影响容貌，尤其是面部可出现蝶形红斑，会产生焦虑不安、忧郁等情绪，甚至出现轻生念头。

3. 辅助检查　可做皮肤狼疮带试验、肾活检等协助诊断。也可做肌肉活检，了解皮损原因。

（三）主要护理诊断 / 问题

1. 皮肤完整性受损　与血管炎性反应有关。

2. 恐惧　与皮肤损害改变容貌等有关。

（四）护理措施

1. 一般护理

（1）休息　保证充足睡眠，环境舒适，适宜的室温、湿度；患者所用的衣物、被褥要求柔软、干净。

（2）饮食　以富含蛋白质、维生素且易消化食物为主，避免进食辛辣刺激性和加重皮损的食物。

2. 病情观察　注意观察皮肤受损情况，是否有日光过敏表现、受损皮肤有无感染现象、有无溃疡等。

3. 对症护理　保持每天用温水擦洗，使受损皮肤清洁、干燥，防止发生感染；避免使用刺激性物品，如肥皂、化妆品、染发剂等；有光敏感者要避免日光浴，注意采取遮阳措施；有雷诺现象者避免受寒、吸烟，注意保暖；避免使用普鲁卡因胺等易诱发风湿病症状的药物。

4. 心理护理　护士应积极与患者沟通交流，鼓励患者表达自己的感受，宽慰患者，减少其不良心理反应，帮助提高患者解决问题的能力。

考点 皮肤损害的护理

（五）健康教育

1. 疾病知识指导　指导患者注意保暖，防止受寒；有光敏感、红斑等要避免日光直射，做好遮阳防护，如打伞、戴帽等；皮肤避免接触刺激性物品，如肥皂、刺激性化妆品等。

2. 保健知识指导　指导患者在寒冷天气尽量减少户外活动或工作，注意保暖，尤其保持肢体末端的温度，勿用冷水洗手洗脚。

3. 心理 - 社会指导　保持良好的心态，避免情绪激动。

第 3 节　类风湿性关节炎患者的护理

案例 8-1

　　患者，女性，45 岁。双手指关节反复肿痛伴晨僵 5 年入院。近 5 年无明显诱因出现双手掌指关节肿痛，伴晨僵，活动后逐渐缓解，现出现关节畸形、活动受限。病程中患者感乏力，食欲下降。

问题：1. 该患者可能患何病？
　　　2. 该患者主要的护理诊断 / 问题是什么？
　　　3. 请针对首要护理问题制定合理的护理措施。

一、概　　述

类风湿性关节炎（RA）是一种侵犯全身各处关节，呈多发性和对称性、弥漫性、增生性滑膜炎，引起关节软骨和关节囊的破坏，患者可出现关节疼痛、肿胀、变形和活动严重受限等临床表现的自身免疫病。晨僵是最突出的表现。可伴有关节外的系统损害。该病持续、反复发作导致关节骨质破坏，严重者导致关节畸形和功能丧失，是造成患者丧失劳动力和致残的主要病因之一。任何年龄均可发病，女性发病率高于男性。

（一）病因

病因目前仍不完全清楚，一般认为可能是下列因素综合作用的结果。

1. 感染因素　目前认为某些细菌、支原体、病毒等感染与类风湿性关节炎的发生有着密切关系，可能激活 T、B 等淋巴细胞产生自身抗体导致自身免疫性反应。

2. 遗传因素　根据流行病学相关调查，提示 RA 的发生与遗传因素密切相关，同卵双胞胎同时患 RA 的概率为 12% ～ 30%，异卵双胞胎同时患 RA 的概率为 4%。

3. 免疫紊乱　通常认为类风湿性关节炎属于自身免疫病。

4. 诱因　常有潮湿、寒冷、营养不良、过度劳累、精神刺激等因素。

 考点 类风湿性关节炎的诱因

（二）发病机制

RA 的发病机制目前尚不明确，免疫紊乱诱发炎症，基本病理表现为滑膜炎、血管翳形成，并逐渐出现关节软骨和骨破坏，最终导致关节畸形和功能丧失，可并发肺部疾病、心血管疾病、恶性肿瘤及抑郁症等。

二、护 理 评 估

（一）健康史

询问患者是否有感染史，有无关节损伤史，有无关节疼痛史，是否伴有除关节以外的表现，询问患者发病诱因及家族史。

（二）身心状况

1. 症状与体征

（1）关节表现　起病缓慢，患者通常有乏力、发热、食欲减退等前驱症状。主要表现为对称性多发性关节炎，主要累及小关节，尤其是双手掌指关节、近端指间关节，腕、膝、踝等大关节也可受累。关节疼痛通常是最早的症状，常伴有晨僵。①关节疼痛与压痛：以多关节肿痛为主要表现，多呈对称性、持续性，时轻时重，关节疼痛时通常伴有压痛，受累关节的皮肤有色素沉着。②晨僵：患者在早晨起床后感觉关节僵硬，称为"晨僵"，若持续时间超过 1 小时意义比较大，可作为类风湿性关节炎活动的观察指标。约 95% 以上的患者会出现晨僵，活动后减轻。③关节肿胀：在急性期，由于关节腔内积液和关节外软组织炎症导致关节肿胀，关节可呈"梭形指"。④关节畸形：多见于晚期患者，由于肌肉的萎缩，肌腱、韧带受损，关节的软骨与骨质受到破坏，出现不同程度的关节畸形。腕关节、指关节被固定于屈位，腕、肘关节强直，手指在掌指关节处偏向尺侧，掌指关节半脱位，形成尺侧偏斜、"天鹅颈"及"纽扣花"样畸形等。⑤关节功能障碍：由于病变关节肿胀疼痛和关节的骨质、周围肌腱、韧带等被破坏，以及关节畸形，使关节不能保持在正常的位置，引起关节功能障碍。

考点 类风湿性关节炎的关节表现

（2）关节外表现　①类风湿结节：提示 RA 处于病情活动期，多发生于关节隆突和受压部位，结节呈对称性分布，大小不一，直径约数毫米至数厘米，质硬无压痛。②类风湿血管炎：可累及各个系统，如甲床或指端小血管炎、渗出性胸膜炎、心包炎、巩膜炎、多发性神经炎等。

2. 并发症

（1）动脉炎　雷诺现象。

（2）心脏　心包炎、心肌炎、心瓣膜炎等。

（3）肺　胸膜炎、气胸等。

（4）眼　巩膜炎、脉络膜炎等。

3. 心理 - 社会状况　由于本病是慢性病，患者常因反复发作的疼痛、活动受限，甚至肢体活动功能障碍，治疗效果欠佳，生活能力下降或丧失，易产生焦虑、悲观、沮丧心理。

（三）辅助检查

1. 血液检查 有轻度至中度贫血，白细胞正常，活动期血小板可增高，红细胞沉降率增快，C 反应蛋白增快。

2. 关节滑液检查 类风湿性关节炎患者关节滑液中的白细胞增高，以中性粒细胞增高为主，黏稠度差。

3. 免疫学检查 80% 的 RA 患者血清检测类风湿因子阳性，但并非特异性抗体，阴性也不能排除类风湿性关节炎的诊断。

4. 关节影像学检查

（1）X 线平片检查 对诊断、病变分期、病情演变监测都起到重要作用，尤其是手指和腕关节，早期可见关节周围肿胀、骨质疏松；渐变关节间隙变窄；晚期可见关节半脱位、骨性强直。故初诊时应进行手指、腕关节的 X 线检查。

（2）关节 MRI 显示关节软组织病变、滑膜水肿、增生和血管翳形成，以及骨髓水肿等，较 X 线更敏感。对早期诊断极有意义。

（3）关节超声 能够清晰显示关节腔、关节滑膜、滑囊、关节腔积液、关节软骨厚度及形态等，能够反映滑膜增生情况，亦可指导关节穿刺及治疗。多普勒超声可用于确认滑膜炎的存在，监测疾病活动和进展，评估炎症情况。

（4）CT 检测 判断 RA 骨侵蚀情况时使用 CT 检测，较其他技术准确，但无法检测活动性炎症如滑膜炎、腱鞘炎等，但对大关节病变及肺部疾病的检测有一定的价值，故当 RA 累及大关节或 RA 患者合并肺部病变时可使用 CT 观察疾病情况。

5. 类风湿结节的活检 典型的病理改变可以协助诊断。

三、治疗要点

（一）治疗原则

应按照早期、达标、个体化方案，密切监测病情，减少致残。

（二）治疗的目标

达到临床缓解或低临床活动度，延缓病情进展，减少残疾发生，尽可能维护关节的功能，改善患者的生活质量。

（三）治疗措施

治疗措施包括：一般治疗、药物治疗、理疗、外科手术治疗等，其中以药物治疗最为重要。

1. 一般治疗 包括患者休息，急性期关节制动，缓解期进行关节功能锻炼等，急性期、发热、内脏受累患者应该卧床休息。

2. 药物治疗

（1）非甾体抗炎药　该类药具有消炎、止痛作用，能改善症状，但是不能控制病情，故应与抗风湿药物同时使用。常用药物有肠溶阿司匹林、吲哚美辛、布洛芬等。注意观察其胃肠道反应。

（2）抗风湿药　有抗炎作用并且可控制病情进展，确诊后应早期使用，常用药物有甲氨蝶呤、柳氮磺吡啶、羟氯喹、来氟米特、羟氯喹等，其中甲氨蝶呤为 RA 首选药。

（3）糖皮质激素　具有高效抗炎和免疫抑制作用，能迅速缓解症状，原则是小剂量、逐渐减量停药、短疗程使用。常用药物有泼尼松，使用期间注意补钙和维生素 D，注意密切监测激素的不良反应。

（4）其他药物　植物药制剂、生物制剂靶向治疗等需慎用。

考点　类风湿性关节炎的药物治疗

3. 理疗　理疗方法有热敷、按摩、红外线等。同时缓解期进行锻炼，以保持和增进关节功能。

考点　类风湿性关节炎的关节理疗

4. 外科手术治疗　晚期有关节畸形并丧失关节功能的患者，可做关节置换术、滑膜切除手术，恢复关节功能。

四、主要护理诊断 / 问题

1. 疼痛　与关节炎症反应有关。

2. 生活自理缺陷　与关节疼痛、活动受限、畸形有关。

3. 焦虑悲观　与长期反复发作疼痛、自理能力下降有关。

4. 知识缺乏　与缺乏对疾病认识、自我护理方法有关。

五、护 理 措 施

（一）一般护理

1. 休息与体位　患者病情处于急性期时应卧床休息，减少体力消耗，同时限制病变关节活动，避免病变关节受压、受寒，保持关节位于功能位，如在膝关节下放枕头，即可使患者的膝关节保持伸直位；缓解期可逐渐增加活动，鼓励患者有计划地进行活动、锻炼，保持关节活动功能及生活自理能力，如自行进餐、如厕、穿衣服等日常生活技能，但要注意劳逸结合。

链接

功　能　位

功能位是指能使机体发挥最大功能的位置。各个关节都有各自的功能位，其中手握茶杯的姿势是手的功能位。还可以通过康复锻炼，设置游戏的方式改善手部持物的功能。

2. 饮食　为了增强机体抵抗力，饮食应该以高蛋白、高维生素、营养丰富的食物为主，忌食浓茶、辣椒，少喝酒、咖啡等。

（二）病情观察

注意观察患者关节疼痛的部位、性质以及关节肿胀、活动受限情况、晨僵的持续时间，有无畸形及其他伴随症状。同时还需要观察有无胸闷、胸痛、发热、咳嗽及呼吸困难等关节外症状，如有提示患者病情严重。

（三）对症护理

1. 晨僵护理　患者在夜间睡眠时戴手套保暖，早晨起床后用温热水泡手 15 分钟可减轻晨僵和缩短晨僵时间。必要时可遵医嘱服用消炎镇痛药物。同时要避免长时间不活动。

2. 关节疼痛护理　疼痛明显时可以遵医嘱应用止痛药；注意关节制动，保持关节处于功能位；长期卧床者要进行被动训练；帮助患者完成日常生活活动，如协助进餐、洗脸刷牙、如厕、起床等，从而减轻疼痛；还可选择合适的理疗方法如热敷、红外线等缓解疼痛。

考点 类风湿性关节炎的关节对症护理

（四）用药护理

遵医嘱使用药物治疗时，需要注意各类药物的副作用。非甾体抗炎药常见副作用是胃肠道反应，饭后服用，可以减少胃肠道反应，活动性溃疡、过敏、肝功能严重损害者禁用。抗风湿药使用期间应该注意监测血常规、肝肾功能变化，观察是否有骨髓抑制、肝及肾功能损害等副作用。糖皮质激素应用要小剂量和短疗程，注意激素引起的不良反应，一旦出现血常规异常、尿常规异常、肝肾功能损害、高血压等立即报告医生。

（五）心理护理

1. 护士注意加强与患者沟通，通过心理疏导、鼓励等方式，让患者多参与家庭、社会活动，认识到合理治疗和锻炼是可以延缓甚至避免残疾发生的，以消除悲观的心理。

2. 对于关节已经畸形致残的患者，要尽量鼓励患者掌握自我护理的方法，并且能够参与一些能胜任的工作。

3. 督促其家属给予物质、精神帮助支持，亲情能增加患者与疾病抗争的信心。

六、健 康 教 育

1. 疾病知识指导　向患者及家属解释 RA 的基本知识和治疗方案，使患者出院后自觉遵守治疗和自我护理计划，一旦出现异常，及时就医。避免感染、受寒、受潮、过度劳累，注意保暖，防止复发。

2. 保健知识指导　定期复查，养成良好的生活方式和习惯，告知患者肥胖和吸烟不仅增加 RA 的发病率，也会增加 RA 的病情。每周坚持 1～2 次的有氧运动，如握拳、摆腿、打太极拳、散步等活动，保护关节功能，防止关节失用，提高自理能力和工作能力。

3. 心理 - 社会指导　护士应帮助患者正确认识、对待疾病，积极与医护人员配合，解除恐惧、依赖心理，训练独立生活的能力，争取得到更好的治疗。督促其家属给予物质、精神支持。

第4节 系统性红斑狼疮患者的护理

案例 8-2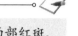

患者，女性，31岁。面部红斑、关节疼痛1年，加重3个月。1年前患者开始出现面部红斑、关节时有疼痛，未引起重视。3个月前自觉日晒后，面部红斑加重呈现蝶状、红褐色，全身关节疼痛明显加重，反复发热，伴乏力。

问题： 1. 如何对患者进行护理评估？

2. 主要护理诊断/问题有哪些？

3. 作为护士，你对患者进行什么健康教育？

一、概　述

系统性红斑狼疮（systemic lupus erythematosus，SLE）是一种多系统损害的慢性自身免疫性结缔组织疾病。患者血清中有抗核抗体等多种自身抗体。SLE病情呈慢性过程，反复发作。女性多见，尤其是以20～40岁的育龄患者多见。临床上以关节疼痛、皮肤损害、肾脏损害为主要表现，面部蝶形红斑是SLE的典型症状。

考点 SLE 的好发人群

（一）病因

系统性红斑狼疮的病因尚不明确，目前认为是在遗传、环境、雌激素等因素作用下，导致的免疫功能紊乱或免疫调节障碍的自身免疫病。

1. **遗传因素**　患者有家族史的发病率较高；易感基因阳性的人群发病率高于正常人。

2. **环境因素**　日光、药物（异烟肼、普鲁卡因胺、苯妥英钠等）、化学试剂、微生物感染等可诱发疾病。

3. **雌激素**　女性发病率高于男性，且以育龄女性为主；女性在妊娠时期可加重病情，或诱发本病。

考点 SLE 的常见病因

（二）发病机制

SLE的发病机制不明确，可能是机体在遗传体质、感染、药物、日光等多种因素的作用下，引起机体发生免疫反应，在体内产生多种自身抗体，这些抗体与抗原结合形成免疫复合物沉积在组织，造成机体组织的损伤。

二、护理评估

（一）健康史

询问患者发病情况，如有无家族史，是否有药物、感染等诱发因素，同时了解患者的月经婚育史，发病时有无皮肤受损等情况。

（二）身心状况

1. 症状与体征

（1）全身症状　患者在活动期多数可出现发热，一般为低、中度发热，急性起病者多为高热，此外可伴有全身不适、乏力、体重减轻等。

（2）皮肤损害　约 80% 的患者有皮肤损害，日光照射后可加重，常见有红斑、丘疹，红斑多为盘状红斑、蝶形红斑。其中蝶形红斑是最具特征的皮肤损害，分布于鼻梁和双侧颧颊部，色红、水肿。红斑消退后留有色素沉着。部分患者反复出现无痛性口腔溃疡，还可有脱发、口鼻糜烂等。

> **考点**　SLE 的皮肤损害表现

（3）关节肌肉　关节疼痛是 SLE 的常见症状，有时患者以关节肿痛为首发症状而来诊。近端指间关节、腕关节、膝关节、踝关节等部位容易受累，可伴有晨僵，但不引起关节畸形，关节 X 线摄片无损害，注意与类风湿性关节炎相鉴别。患者有时出现肌炎。

（4）肾脏　几乎所有的 SLE 患者都有肾脏受累，肾脏受累后可表现为肾炎或肾病综合征，出现不同程度的蛋白尿、血尿、水肿、高血压等，晚期常发展至尿毒症，成为系统性红斑狼疮患者最常见的死亡原因。

> **考点**　SLE 的肾脏损害表现

（5）心血管　常见心血管系统损害有心包炎、心肌炎和周围血管病变。其中心包炎最常见。心肌炎患者可出现气促、心前区不适、心律失常，严重的患者可以发生心力衰竭，成为 SLE 的死亡原因之一。

（6）肺、胸膜　SLE 患者累及胸膜时可出现胸膜炎，可为干性胸膜炎或胸腔积液，多为双侧。还可引起狼疮性肺炎，患者常表现为发热、干咳、胸痛、气促，亦可引起肺慢性纤维化，影响肺功能。

（7）消化系统　累及消化系统表现有食欲下降、腹痛、腹泻、恶心等胃肠炎症状，亦可有肝功能损害者，少部分患者会有胰腺炎、肠坏死等急腹症。

（8）血液系统　系统性红斑狼疮常见慢性贫血，白细胞及血小板减少。

（9）神经系统　20% 的患者有神经系统损伤，中枢神经系统损害时出现各种精神障碍、运动障碍、脊髓病等，外周神经系统损害有吉兰 - 巴雷综合征、重症肌无力等。

（10）其他　脱发，眼部受累出现视神经盘水肿、视网膜渗出等，还可出现干燥综合征、抗磷脂综合征。

2. 并发症　感染、动脉粥样硬化、雷诺现象等。

3. 心理 - 社会状况　SLE 多见于青春期女性，红斑对容貌的影响容易导致患者出现自卑、抑郁心理。另外更重要的是病情反复发作，迁延不愈，使患者认为是不治之症，丧失生活及治疗的信心。

（三）辅助检查

1. 一般检查 不同的系统受累可查到血常规、尿常规、红细胞沉降率、肝肾功能等出现异常，有神经系统脑脊液压力及蛋白含量升高。

2. 自身抗体

（1）抗核抗体（ANA） 阳性率高，几乎见于所有的SLE患者，但是该抗体的特异性低，不能作为与其他结缔组织鉴别的依据。

（2）抗双链DNA抗体 阳性率为60%，特异性高达95%。对系统性红斑狼疮的诊断和判断病情活动意义大。

（3）抗Sm抗体 阳性率约为25%，但其特异性高达99%，是诊断SLE的标志抗体之一。

考点 SLE自身抗体检查

3. 补体 目前常检测的是CH50（总补体）、C3、C4。补体下降，特别是C3下降提示SLE处于活动期。

4. 病理学检查 受累器官活检找到狼疮小体具有特征性，有利于诊断；肾脏的活检对诊疗、预后有重要价值；还可做皮肤狼疮带试验。

5. X线、超声心动图检查 有助于发现神经系统、肺部及心血管病变。

三、治疗要点

SLE目前尚不能根治，治疗需个体化，早期诊断、早期合理治疗，最大程度上延缓疾病进展，降低器官损害，改善预后。

（一）一般治疗

急性活动期患者应卧床休息，取舒适体位；慢性缓解期患者可适当工作，但要避免劳累。避免诱发因素，如避免使用避孕药、注意遮阳防护等。

（二）对症治疗

有发热、关节疼痛时可选用非甾体抗炎药，如有血脂异常、糖尿病、骨质疏松等采取相应的治疗。

（三）药物治疗

1. 糖皮质激素 是治疗SLE的首选药物，常用泼尼松，使用期间要严格遵医嘱，不能随意减量或停药，并且密切注意观察血压、血糖等变化。

2. 羟氯喹 是一种抗疟药，也是改善病情的抗风湿药物。不仅可控制皮疹和减轻光过敏，还可控制SLE活动度、降低发生器官损伤和血栓的风险，改善血脂、提高生存率。

3. 免疫抑制剂 在治疗SLE过程中，大多数需要联合免疫抑制剂治疗，有利于更好地控制病情，减少复发，常用的有环磷酰胺、甲氨蝶呤等。

4. 生物制剂治疗 贝利尤单抗可以改善患者的血清学指标，降低严重复发风险及减少激素用量。对目前常规治疗控制不佳的患者，可考虑使用。

5. 其他　血浆置换、大剂量免疫球蛋白等可应用于病情危重者。

考点 SLE 的药物治疗

四、主要护理诊断 / 问题

1. 疼痛　与免疫反应致关节损伤有关。
2. 皮肤完整性受损　与自身免疫反应引起的皮肤损害有关。
3. 悲哀　与慢性病程、治疗效果不佳、容貌改变等有关。
4. 潜在并发症：感染、慢性肾衰竭。
5. 知识缺乏：缺乏疾病预防保健知识。

五、护 理 措 施

（一）一般护理

1. 休息　急性活动期患者应卧床休息并取舒适体位，避免压迫疼痛部位。缓解期患者可以适当活动或工作，但应避免劳累。协助患者完成进食、排便、翻身等活动。

2. 饮食　给予高蛋白、高维生素、高热量饮食。水肿者应低盐、优质低蛋白饮食，限制水摄入。忌食芹菜、香菜、无花果及辛辣刺激性食物。戒烟和咖啡。

考点 SLE 的饮食护理

（二）病情观察

注意观察患者受累关节疼痛的情况，有无皮肤、黏膜损害及其程度。观察生命体征、意识、瞳孔的变化。观察有无感染、其他脏器受累情况。

（三）对症护理

1. 皮肤护理　注意皮肤卫生，保持受损皮肤清洁、干燥，每日用温水擦洗，忌用碱性肥皂，防止皮肤感染；避免皮肤接触刺激性物品，如酒精、碘酒、化妆品；有皮疹、红斑或光敏感者要避免阳光直射皮肤，外出时采取遮阳措施，如穿长衣裤、打伞等，避免阳光照射，更不能进行日光浴。

考点 SLE 的皮肤护理

2. 口腔护理　保持口腔清洁，有口腔黏膜破损时，每日晨起、睡前和进餐前后漱口，口腔溃疡者在漱口后用冰硼散或锡类散涂敷溃疡部，可促进愈合。有细菌感染者可用 1：5000 呋喃西林液漱口，涂碘甘油。真菌感染可用 1% ～ 4% 碳酸氢钠液漱口。

3. 脱发护理　每周温水洗头 2 次，边洗边按摩头皮，也可用梅花针轻刺头皮 2 次，每次 10 ～ 15 分钟，可有生发效果。

（四）用药护理

遵医嘱使用药物治疗，但要注意药物的不良反应。

1. 糖皮质激素　是目前治疗 SLE 的主要药物，一般使用泼尼松治疗，嘱患者要严格按医嘱用药，不能随意减量或停药，防止反跳现象发生，同时应注意观察激素带来的不良反应，如感染、高血压、应激性溃疡、向心性肥胖、电解质紊乱等。同时注意补充钙剂。

2. 羟氯喹　因长期使用容易引起视网膜病变，故应定期进行眼科检查。

3. 免疫抑制药　常用环磷酰胺、硫唑嘌呤等。注意观察骨髓抑制、脱发、肝功能损害等副作用。

4. 贝利尤单抗　主要不良反应有关节痛、上呼吸道感染、头痛、疲劳和呕吐等。

（五）心理护理

护士要给予患者安慰、疏导。向患者介绍治疗成功的病例及治疗新进展，以增强信心，促使患者配合治疗。同时鼓励患者亲人、朋友多加以关心，使患者获得情感上的支持。

考点 SLE 的用药护理

六、健康教育

1. 疾病知识指导　向患者及家属介绍 SLE 的基本知识，为长期治疗做好准备，告诉患者早期诊断，合理治疗可以得到长期缓解，增强患者坚持治疗及生活的信心；避免阳光照射、紫外线接触等；避免过度劳累，防止皮损及感染；忌食芹菜、香菜、无花果及辛辣刺激性食物。戒烟和咖啡。

2. 保健知识指导　注意个人卫生及皮损处局部清洁，不滥用外用药和化妆品，禁忌挤压、搔抓皮疹或皮损处，预防皮损加重或发生感染。青年女性在病情稳定、心肾功能正常下，病情处于缓解期达 1 年以上者，经医生同意，在医生指导下考虑妊娠，但妊娠期应密切观察。非缓解期的 SLE 患者容易出现流产、早产和死胎，发生率为 30%，故应避孕，但不宜使用含雌激素避孕药，因其可使疾病复发。病情活动伴有心、肺、肾功能不全者禁忌妊娠。

3. 心理-社会指导　鼓励患者树立战胜疾病的信心，让患者主动参与制定护理计划，明确目标，积极配合治疗。鼓励家属给予患者情感支持，使其增强自尊心和自信心。

链接

系统性红斑狼疮与妊娠

SLE 患者在无肾脏、中枢神经系统及其他脏器严重损害，缓解期达 6 个月以上，且使用泼尼松剂量＜ 10mg/d 的情况下，一般可以安全妊娠并分娩出正常婴儿。但是在妊娠早期和产后 6 周内容易诱发 SLE 活动，需注意观察。由于激素的原因，产后应避免哺乳。

自 测 题

A₁ 型题

1. 下列哪项不是风湿性疾病的特有特点（　　）

　　A. 关节畸形　　　　B. 多器官损害

　　C. 发热　　　　　　D. ESR 增快

　　E. 多为慢性病程

2. 类风湿性关节炎的好发部位为（　　）

　　A. 髋关节　　　　　B. 膝关节

　　C. 手、足小关节　　D. 肩关节

E. 肘关节

3. SLE 的患者几乎都可能发生的损害有（　　）

　A. 皮肤　　　　　　B. 关节

　C. 肺脏　　　　　　D. 肾脏

　E. 心血管

4. 对系统性红斑狼疮患者的诊断特异性高的是（　　）

　A. 抗核抗体阳性

　B. 抗 Sm 抗体阳性

　C. 补体 C4 下降

　D. X 线检查示关节畸形

　E. 红细胞沉降率增快

5. 对系统性红斑狼疮患者皮肤损害护理时正确的是（　　）

　A. 紫外线消毒　　　　B. 日光浴

　C. 肥皂水洗脸　　　　D. 注意遮阳

　E. 使用化妆品保护

A₂ 型题

6. 患者，女性，30 岁。因类风湿性关节炎引起双手关节疼痛，在服用阿司匹林时，护士嘱其饭后服用的目的是（　　）

　A. 减少对消化道的刺激

　B. 提高药物疗效

　C. 降低药物毒性

　D. 减少对肝脏的损害

　E. 减少药物过敏

7. 患者，女性，32 岁。双手掌指关节肿胀、疼痛 3 年，晨起有黏着感，活动后缓解。查类风湿因子（＋），诊断为类风湿性关节炎。为防止关节畸形的形成应注意（　　）

　A. 长期卧床休息

　B. 进食高热量、高蛋白饮食

　C. 小夹板固定

　D. 长期服用抗生素防感染

　E. 坚持进行关节功能锻炼

8. 患者，女性，23 岁，已婚。因面部红斑，腕关节疼痛 1 年入院，入院后诊断为系统性红斑狼疮。查体：T 38.3℃，面部蝶形红斑，口腔溃疡。抗 Sm 抗体阳性。患者出院时护士进行健康教育，哪项是错误的（　　）

　A. 讲解服药方法和注意事项

　B. 做好防晒措施

　C. 保持稳定的情绪

　D. 任何时期都不能怀孕

　E. 避免劳累

A₃ 型题

（9、10 题共用题干）

　患者，女性，41 岁。两手指关节和腕关节疼痛、晨僵 2 年。实验室检查：ESR 55mm/h，RF（＋）。

9. 该患者可考虑什么疾病（　　）

　A. 风湿性关节炎

　B. 系统性红斑狼疮

　C. 类风湿性关节炎

　D. 骨关节炎

　E. 血管炎

10. 针对该病的护理措施，不妥的是（　　）

　A. 服用消炎止痛药

　B. 训练日常生活技能

　C. 晨起时热敷

　D. 急性活动期定时定量服药，一旦疼痛消失即可停药

　E. 保持关节的功能位

（皮流丽）

第9章
神经系统疾病患者的护理

第1节 概 述

神经系统疾病是指神经系统与骨骼肌由于感染、肿瘤、血管性病变、外伤、中毒、免疫障碍、遗传因素、先天发育异常、营养缺陷和代谢障碍等因素所引起的疾病。神经系统疾病起病急缓不一，可出现意识、认知、运动、感觉、反射等神经功能异常，也可出现其他器官的并发症状，病情复杂，死亡率高，致残率高。因此，积极挽救患者生命，预防并发症，减轻痛苦，促进康复，成为护理神经系统疾病患者的主要目标。

一、神经系统的结构与功能

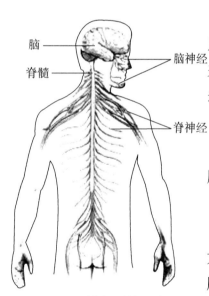

脑
脑神经
脊髓
脊神经

图 9-1 神经系统示意图

神经系统由中枢神经系统和周围神经系统两大部分组成，前者由脑及脊髓组成，主管分析综合体内外环境传递来的信息。后者由脑神经及脊神经组成，主管传递神经冲动（图 9-1）。

（一）中枢神经系统

中枢神经系统由脑和脊髓所组成。脑又分为大脑、间脑、脑干和小脑。

1.脑

（1）大脑 大脑由大脑半球、基底核和侧脑室组成。大脑表面为大脑皮质所覆盖，皮质表面有脑沟和脑回，大脑半球分为额叶、颞叶、顶叶、枕叶、岛叶和边缘系统。额叶有精神活动、运动、运动性言语、书写和侧视中枢。顶叶有感觉、视觉性言语、运用和认识能力中枢。枕叶有视中枢。岛叶与内脏感觉和运动有关。边缘系统与情绪、行为和内脏活动有关。

大脑半球的功能双侧不对称，左侧大脑半球在语言、逻辑思维、分析能力和计算能力等方面起决定作用；右侧大脑半球主要在美术、音乐、空间和形状的识别、综合能力、短暂的视觉记忆等方面起决定作用。

（2）间脑 间脑连接大脑与脑干。间脑可分为丘脑和下丘脑。下丘脑与垂体相接，对体重、体温、代谢、饮食、内分泌生殖、睡眠和觉醒的生理调节起重要作用，同时也与人的行为和情绪有关。

（3）脑干 脑干由中脑、脑桥和延髓组成，中脑向上与间脑相接，延髓下端与脊髓相连，脑桥介于中间，由脑桥臂与背侧的小脑半球相连接。

脑干是生命中枢，延髓内侧为呼吸中枢，外侧为血管运动中枢，背外侧有呕吐中枢，脑桥有呃逆中枢，因此当脑干有严重损害，特别是延髓损害时多可导致呼吸、心搏骤停；脑干网状结构的激活系统和抑制系统控制睡眠与觉醒的交替节律，保持正常睡眠与觉醒。

（4）小脑 小脑位于颅后窝，由小脑半球和小脑蚓部组成。其功能为调节肌张力、维持身体平衡，控制姿势步态和协调随意运动。小脑病变可引起共济失调、平衡障碍和构音障碍。

2. 脊髓 脊髓是中枢神经的低级部分，是脑干向下的延伸，为四肢和躯干的初级反射中枢。脊髓位于椎管内。其上端于枕骨大孔水平与脑干相连接，下端以圆锥终止于第1腰椎椎体下缘。脊髓两侧连有由神经纤维组成的神经根，前根由运动纤维组成，后根由感觉纤维组成，前根和后根在椎间孔处合并成脊神经。脊髓有传导和反射的功能，与脑的各级中枢之间存在广泛的联系，脊髓的正常活动总是在大脑的控制下进行的。

考点 中枢神经系统的组成

（二）周围神经系统

1. 脑神经 脑神经共有12对，采用罗马数字命名。分别为嗅神经（Ⅰ）、视神经（Ⅱ）、动眼神经（Ⅲ）、滑车神经（Ⅳ）、三叉神经（Ⅴ）、展神经（Ⅵ）、面神经（Ⅶ）、位听神经（Ⅷ）、舌咽神经（Ⅸ）、迷走神经（Ⅹ）、副神经（Ⅺ）、舌下神经（Ⅻ）。脑神经有运动纤维和感觉纤维，主要支配头面部。

2. 脊神经 脊神经共有31对，其中颈神经8对，胸神经12对，腰神经5对，骶神经5对，尾神经1对。脊神经都是混合神经，分感觉、运动纤维和躯体、内脏纤维。临床根据不同部位的感觉障碍水平，判断脊髓病变的平面，这对定位诊断具有重要意义。

考点 周围神经系统的组成

（三）脑的血液供应

脑的代谢旺盛，血液供应丰富。正常成人脑重约1500g，占体重的2%～3%，脑组织耗氧量却占全身的20%～30%，且无能量储备。所以，脑组织对缺血、缺氧极其敏感。

脑部的血液供应来自颈内动脉和椎基底动脉。颈内动脉主要供应眼部和大脑半球前2/3部分的血液。椎基底动脉供应小脑、脑干和大脑半球后1/3部分的血液（图9-2）。

（四）蛛网膜下腔

脑和脊髓由三层结缔组织的被膜所包围，由外向内依次为硬脊膜、蛛网膜、软脊膜。蛛网膜与软

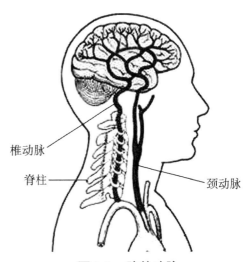

椎动脉

脊柱

颈动脉

图9-2 脑的动脉

脊膜之间的腔隙称为蛛网膜下腔，内含脑脊液。具有运输营养物质、代谢产物，调节颅腔内的压力以及缓解外力对脑冲击的作用。有脑神经根和脊神经根由隙内穿过，临床上可经腰椎穿刺，向此隙内注入麻药麻醉脊神经根，也可向此隙注入治疗药物或抽取脑脊液进行检测帮助诊断某些疾病。

二、辅 助 检 查

（一）血液检查

血常规检查对神经系统多种疾病如颅内感染、脑血管疾病、脑寄生虫等疾病的病因诊断有一定价值；血脂、血糖检测有助于脑血管疾病的病因诊断；血清肌酶学检测如肌酸磷酸激酶、乳酸脱氢酶等对肌肉疾病的诊断有重要意义；血钾检查对周期性瘫痪有诊断价值。

（二）脑脊液检查

脑脊液压力测定可了解颅内压力情况（一般采用腰椎穿刺测量法，成人侧卧位正常压力为 $80 \sim 180mmH_2O$）；脑脊液常规、生化、细胞学及免疫等检查对神经系统疾病，尤其是中枢神经系统感染性疾病的诊断和预后判断具有重要意义。

（三）神经电生理检查

1. 脑电图（EEG）检查　脑电图检查包括普通脑电图、动态脑电图和视频脑电图，对癫痫、颅内占位病变、中枢神经系统感染性疾病的诊断有重要价值。

2. 肌电图（EMG）检查　肌电图是记录神经肌肉的生物电活动，主要用于周围神经、神经肌肉接头和肌肉疾病的诊断。

3. 诱发电位（EP）检查　诱发电位是神经系统在感受外来或内在刺激时产生的生物电活动，可选择性观察特异性传入神经通路的功能状态。可用于视觉、听觉的客观检查以及某些疾病如视神经炎、多发性硬化、脑干及脊髓病变的诊断，还可以客观鉴别意识障碍与癔症。

（四）头颈部血管检查

1. 经颅多普勒超声（TCD）检查　TCD 是将颅骨薄弱部位作为检查声窗，应用多普勒效应研究脑底动脉主干血流动力学变化的一种无创检测技术。主要应用于探测脑血管有无狭窄、闭塞、畸形、痉挛。

2. 颈动脉彩色多普勒超声检查　可客观检测和评价颈部动脉的结构、功能状态或血流动力学的改变。对头颈部血管病变，特别是缺血性脑血管病的诊断具有重要意义。

（五）影像学检查

1. X 线检查　头颅平片可观察头颅大小、形状，颅骨厚度、密度及结构；脊椎平片可观察脊柱的生理曲度，椎体有无发育异常，有无骨质破坏、骨折、脱位、变形或骨质增生，椎间孔有无扩大，椎间隙有无变窄等。

2. 数字减影血管造影（DSA）　数字减影血管造影技术是应用电子计算机程序将组织图像转变成数字信号输入并储存，然后经动脉或静脉注入造影剂获得的第二次图像也输入计算机进行减影处理，得到清晰的血管影像。主要适应证是头颈部血管病变如动脉瘤和血管畸形等，优点是简便快捷，血管影像清晰，而且是其他检查方法所不能取代的。

3. 计算机体层成像（CT）　CT 诊断的原理是利用各种组织对 X 线的不同吸收系数，通过电子计算机处理，显示不同平面的脑实质、脑室和脑池形态图像，已广泛应用于各种神经疾病诊断。CT 血管成像（CTA）是经周围静脉注射含碘造影剂后，利用螺旋 CT 或电子束 CT，在造影剂充盈受检血管高峰期连续薄层扫描，然后经计算机对图像进行处理后重建血管立体影像，可清晰显像，为脑血管病变提供重要的诊断依据。

4. 磁共振成像（MRI）　能从多方位、多层面提供解剖学和生物化学信息。能清楚显示 CT 不易检出的脑干和颅后窝病变，常用于诊断脱髓鞘疾病、脑变性病、脑肿瘤、脑血管病、颅脑外伤和颅内感染等。

第 2 节　神经系统疾病常见症状和体征的护理

一、头　痛

（一）概述

1. 概念　头痛是指额部、顶部、颞部和枕部的头颅疼痛。

2. 头痛的病因及分类

（1）偏头痛　由颅内外血管舒缩功能障碍引起，其特征为发作性、多为偏侧、中重度、搏动性头痛，可伴恶心、呕吐，声光刺激或日常活动均可加重头痛，服止痛片或经休息、睡眠后头痛缓解，常有家族史。

（2）高颅压性头痛　颅内肿瘤、血肿、囊肿、脓肿等占位性病变使颅内压增高，表现为持续性整个头部的涨痛，阵发性加剧，并伴有喷射性呕吐及视力障碍。

考点　颅内高压所致头痛的表现

（3）低颅压性头痛　是脑脊液压力降低（< 60mmH_2O）导致的头痛，以双侧枕部或额部多见，也可为颞部或全头痛；多为体位性，患者常在直立 15 ～ 30 分钟内出现头痛或头痛明显加剧，卧位后头痛缓解或消失。

（4）颅外局部因素所致头痛

1）眼源性头痛：因青光眼、虹膜炎、视神经炎等眼部疾患以及屈光不正而引起的头痛，常位于眼眶周围及前额，一旦眼部疾患治愈，头痛也将缓解。

2）耳源性头痛：因急性中耳炎、外耳道疖肿、乳突炎等引起，表现为单侧颞部持续性或搏动性头痛，常伴有乳突压痛。

3）鼻源性头痛：鼻窦炎症常引起前额部头痛，可伴有发热、鼻腔脓性分泌物等。

（5）神经性头痛　亦称精神性头痛或紧张性头痛，其部位不固定，表现为持续性闷痛，常伴有心悸、多梦、紧张、失眠等症状。

（二）护理评估

1. 健康史　详细询问患者有无颅内感染、血管病变、占位病变、颅脑外伤等颅内疾病；有无眼、耳、鼻、喉、口腔、颈椎、颈肌病变等颅外疾病；有无高血压、发热、缺氧、尿毒症等全身性疾病。了解患者的性别、年龄、职业、服药史及家族史等。

2. 身心状况

（1）头痛的部位、性质和程度　颅外病变所致的头痛多位于病灶的附近，较为局限与表浅；颅内占位病变表现为全头部的钝痛；偏头痛常描述为一侧颞部的搏动性疼痛；三叉神经痛常呈阵发性电击样短促的剧痛，沿三叉神经分布区域放射；高血压引起的头痛多在额部或全头部，呈搏动性。

（2）头痛的规律　注意头痛发病的急缓、起始与持续时间，发作频率，诱发、加重或缓解的因素，与季节、气候、体位、饮食、情绪、睡眠、疲劳以及与脑脊液压力暂时性升高等的关系。如突然发生的剧烈头痛可能提示蛛网膜下腔出血；持续性、进行性加重的头痛可能为颅内占位性疾病所致的颅内高压症。

（3）伴随症状　剧烈头痛伴喷射性呕吐，常见于颅内压增高；伴高热，常见于颅内感染；伴脑膜刺激征，常见于脑膜炎与蛛网膜下腔出血等；伴眩晕常见于小脑肿瘤、椎基底动脉供血不足；脑肿瘤、脑寄生虫囊肿头痛可伴癫痫发作。

（4）心理-社会状况　了解头痛对日常生活、工作和社交的影响，患者是否长期反复头痛而出现恐惧、抑郁或焦虑心理。

3. 辅助检查　脑脊液检查、CT或MRI检查、脑血管造影、脑电图等，有助于病因诊断。

（三）主要护理诊断/问题

1. 疼痛：头痛　与颅内外血管舒缩功能障碍或脑部器质性病变等因素有关。

2. 焦虑　与头痛不适、失眠及担心预后有关。

（四）护理措施

1. 一般护理　保持环境安静、舒适、光线柔和。保证患者充分休息。颅内高压患者床头可抬高 15°～30°，呕吐时头偏向一侧，以防误吸呕吐物引起窒息。

考点　颅内高压患者的体位

2. 病情观察　观察患者头痛的性质、部位、持续时间、频率、程度及伴随症状，了解患者头痛的原因。注意患者意识、瞳孔、呼吸、脉搏及血压变化，如出现头痛、喷射状呕吐、瞳孔不等大、呼吸不规则、意识障碍等，常为脑疝先兆，应立即报告医生并协助处理。

考点　脑疝的先兆表现

3. 对症护理　指导患者通过精神放松、听轻音乐、指导式想象等方法，使全身各部分的肌肉放松，增强对疼痛的耐受性。还可用冷或热敷、理疗、按摩等方法减轻头痛。日常生活中注意避免头痛诱因，如情绪紧张、饥饿、失眠、噪声、强光等。

4. 心理护理　理解患者的痛苦，积极帮助患者寻找并减少诱因，消除紧张情绪，教会患者保持身心放松的方法，鼓励患者树立信心，积极配合治疗。

（五）健康教育

1. 疾病知识指导　向患者和家属解释头痛的病因、诱因、治疗和护理措施；教会患者缓解头痛的方法，如增加睡眠时间，提高睡眠质量可减轻偏头痛。

2. 保健知识指导　嘱患者遵医嘱服药，注意观察药物副作用，做到合理用药，防止产生药物依赖性和成瘾性。告知器质性头痛患者应积极治疗原发病，以减少发作次数或减轻发作程度。

3. 心理 - 社会指导　告知器质性头痛患者应积极治疗原发病，以减少发作次数或减轻发作程度。长期反复发作的头痛，患者可能出现焦虑、紧张心理，要理解、同情患者的痛苦，耐心解释，适当诱导，鼓励患者树立信心，积极配合治疗。

二、感觉障碍

（一）概述

1. 概念　感觉障碍指机体对各种形式的刺激（如痛、温度、触、压、位置、振动等）无感知、感知减退或异常的一组综合征。

链　接

感觉的分类

感觉分为内脏感觉、特殊感觉和一般感觉。一般感觉由浅感觉（痛、温度及触觉）、深感觉（运动觉、位置觉和振动觉）和复合感觉（实体觉、图形觉及两点辨别觉等）所组成。

---

2. 病因

（1）神经系统的感染、血管病变、脑肿瘤、脑外伤等。

（2）全身代谢障碍性疾病、药物及毒物中毒。

（二）护理评估

1. 健康史　详细询问感觉障碍出现的时间、发展的过程、加重或缓解的因素；感觉障碍的分布、性质、程度、频度，是发作性还是持续性；询问患者有无神经系统感染、血管病变；有无药物及毒物中毒、脑肿瘤、脑外伤等病史；有无情绪激动、睡眠不足、过度劳累等诱因。

2. 身心状况

（1）感觉障碍的临床表现　感觉障碍分为抑制性症状和刺激性症状两大类。

1）抑制性症状：感觉传导通路被破坏或功能受抑制时，出现感觉缺失或感觉减退。在同一部位各种感觉均缺失的现象，称为完全性感觉缺失。若在同一部位只有某种感觉障碍，而其他感觉仍保存的现象，称分离性感觉障碍。

2）刺激性症状：感觉传导通路受刺激或兴奋性增高时出现刺激性症状。包括：①感觉过敏：轻微刺激引起强烈的感觉，如用针轻刺皮肤引起强烈的疼痛感受。②感觉过度：多发生在感觉障碍的基础上，感觉的刺激阈增高，反应剧烈、时间延长。③感觉异常：

没有外界任何刺激而出现的感觉，常见的感觉异常有麻木感、痒感、发重感、针刺感、蚁行感、电击感、紧束感、冷热感、肿胀感等。④感觉倒错：热觉刺激引起冷觉感，非疼痛刺激而出现疼痛感觉。⑤疼痛：疼痛是临床上最常见的症状，包括局部疼痛、放射性疼痛、扩散性疼痛、烧灼性神经痛及牵涉性疼痛。

考点 感觉障碍的类型

（2）感觉障碍的定位　不同部位的损害产生不同类型的感觉障碍，图9-3列举了常见类型的一部分。

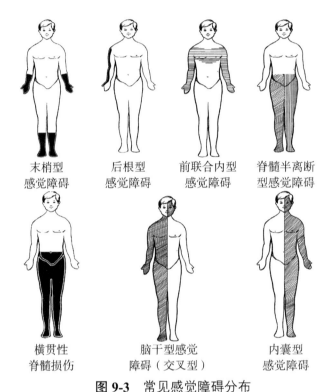

末梢型　　　后根型　　　前联合内型　　脊髓半离断
感觉障碍　　感觉障碍　　感觉障碍　　　型感觉障碍

横贯性　　　　脑干型感觉　　　　内囊型
脊髓损伤　　障碍（交叉型）　　感觉障碍

图9-3　常见感觉障碍分布

▨痛、温觉缺失；▤分离性感觉缺失；▥深感觉缺失；■完全性感觉缺失

1）末梢型感觉障碍：表现为袜子或手套型痛觉、温度觉、触觉减退。见于多发性周围神经病。

2）横贯性脊髓损伤：引起受损平面以下全部感觉丧失，伴截瘫、排便障碍及自主神经功能障碍。

3）内囊型感觉障碍：为偏身感觉障碍，即病灶对侧偏身感觉缺失或减退，常伴有偏瘫及偏盲，称三偏综合征，见于脑血管病。

4）脑干型感觉障碍：为交叉型感觉障碍，出现病变同侧的面部和对侧肢体的感觉缺失或减退。

考点 感觉障碍的定位判断

5）皮质型感觉障碍：中央后回及旁中央小叶附近为大脑皮质的感觉中枢，受损时有两个特点：①出现病灶对侧的精细感觉障碍，如实体觉、图形觉、两点辨别觉、定位觉障碍，而痛、温觉障碍轻。②部分皮质感觉区域损害，可出现对侧一个上肢或一个下肢分布的感觉缺失或减退，称为单肢感觉减退或缺失。

6）丘脑型感觉障碍：丘脑损害时出现对侧偏身（包括面部）完全性感觉缺失或减退。其特点是深感觉和触觉障碍重于痛、温觉，远端重于近端，并常伴发患侧肢体的自发性疼痛（丘脑痛），多见于脑血管病。

（3）心理 - 社会状况　患者常因感觉障碍而小心翼翼、担惊受怕、焦虑、恐惧甚至悲观失望。家属可因患者恢复缓慢而心情焦急或失去信心。

3. 辅助检查　头部 CT 或 MRI、诱发电位、脑脊液检查等可以帮助诊断。

（三）主要护理诊断 / 问题

1. 感知觉紊乱　与脑、脊髓病变及周围神经受损有关。

2. 有受伤的危险　与机体对各种刺激无感觉或感觉减退有关。

3. 焦虑　与感觉障碍及担心预后有关。

（四）护理措施

1. 一般护理

（1）休息　保持床单位整洁、干燥、无渣屑，防止感觉障碍的身体部位受压或机械性刺激；避免高温或过冷刺激，慎用热水袋或冰袋，防止烫伤、冻伤。肢体保暖需用热水袋时，应外包毛巾，水温不宜超过 50℃，且每 30 分钟查看并更换部位；对深感觉异常、步态不稳者，下床活动时给予搀扶，以防跌倒受伤。

（2）饮食　合理搭配饮食结构，加强营养支持预防便秘。

考点　感觉障碍患者的护理措施

2. 病情观察　观察患者的精神状况、合作程度，以判断感知改变及其程度的真实性；检查并记录患者意识状态、体力情况、皮肤黏膜、肢体活动、共济运动、神经反射等，以评估患者的预后。

3. 对症护理　对感觉过敏者尽量避免不必要的刺激；对感觉异常者避免搔抓，防止皮肤损伤；对有深感觉障碍者避免夜间独行，防止跌伤。感觉训练包括在运动训练中，可进行肢体的拍打、按摩、理疗、针灸、被动运动和各种冷、热、电的刺激。指导患者做知觉训练，用砂纸、毛线刺激触觉；用冷水、温水刺激温觉；用针尖刺激痛觉等。还可以通过患侧上肢的负重训练改善上肢的感觉和运动功能。每天用温水擦洗感觉障碍的身体部位，以促进血液循环。

4. 心理护理　感觉障碍常使患者缺乏正确的判断而产生紧张、恐惧心理或烦躁情绪，严重影响患者的运动能力和兴趣。应关心、体贴患者，主动协助日常生活活动；多与患者沟通，取得其信任，使其正确面对，积极配合治疗和训练；教会患者放松的技巧，以减轻紧张情绪。

（五）健康教育

1. 疾病知识指导　针对感觉障碍的程度、类型向患者及家属讲解病情，指导其学会对感觉障碍肢体的知觉训练方法和自我防护方法。

2. 保健知识指导　监测患者精神状况、接受感觉训练时合作的程度、知觉反应恢复的程度,嘱患者日常活动和训练时避免皮肤损伤及肢体撞伤。积极配合医生进行药物治疗,督促患者按时服药。

3. 心理 - 社会指导　指导患者克服紧张、恐惧心理或烦躁情绪,正确面对问题并积极配合治疗和训练。告知患者家属应关心、体贴患者,主动协助患者进行日常生活活动。

三、运动障碍

（一）概述

1. 概念　运动障碍是指运动系统的任何部位受损所导致的骨骼肌活动异常,临床上可分为瘫痪、不自主运动及共济失调等。

2. 病因

（1）神经系统的各种感染、脱髓鞘疾病、颅脑病变。

（2）药物及中毒。

（二）护理评估

1. 健康史　详细询问患者起病的缓急,运动障碍的性质、分布、程度及伴发症状;了解有无脑实质及脑脊髓膜的急慢性感染、脑外伤、脑血管病变、脑肿瘤、脑先天畸形或周围神经疾病等病史;注意有无损伤、发热、抽搐或疼痛;既往有无类似病史。

2. 身心状况

（1）瘫痪　肌力下降或丧失而导致的运动障碍称为瘫痪。是运动障碍最常见的类型。

1）瘫痪的性质:按病变部位可分为上运动神经元性瘫痪及下运动神经元性瘫痪,二者的区别见表9-1。

表 9-1　上、下运动神经元瘫痪的鉴别

临床检查	上运动神经元性瘫痪	下运动神经元性瘫痪
病变部位	皮质运动区至支配脊髓前角的锥体束	脊髓前角、前根、神经丛及周围神经
瘫痪分布	以整个肢体为主（单瘫、偏瘫等）	以肌群为主
肌萎缩	无或轻度失用性萎缩	明显
肌束颤动	无	常有
肌张力	增高,呈痉挛性瘫痪	减低,呈迟缓性瘫痪
腱反射	增强	减低或消失
病理反射	有	无
肌电图	神经传导正常,无失神经电位	神经传导异常,可有失神经电位
皮肤营养障碍	多数无障碍	常有

考点　瘫痪的性质

2）瘫痪的类型：按瘫痪的分布分为　①单瘫：单个肢体不能运动或运动无力，病变部位在大脑半球、脊髓前角细胞、周围神经或肌肉等。②偏瘫：一侧面部和肢体瘫痪，多见于一侧大脑半球病变，如内囊出血、脑梗死等。③交叉性瘫痪：指病变侧脑神经麻痹和对侧肢体瘫痪。常见于脑干病变。④截瘫：双下肢瘫痪称截瘫，多见于脊髓胸腰段的横贯性损害。⑤四肢瘫痪：四肢不能运动或肌力减退，多见于高颈段脊髓病变和周围神经病变（如吉兰 - 巴雷综合征）。

考点　瘫痪的定位判断

3）瘫痪的程度：分为不完全性和完全性瘫痪。常用肌力测定来判断瘫痪的程度，肌力可分为 6 级。

0 级　完全瘫痪，肌肉无收缩。

1 级　肌肉可轻微收缩，但不能产生动作。

2 级　肢体能在床面上移动，但不能抬起。

3 级　肢体能抵抗地心引力而抬离床面，但不能抵抗阻力。

4 级　肢体能作抗阻力动作，但未达到正常。

5 级　正常肌力。

考点　肌力测定

（2）不自主运动　指患者在意识清醒的情况下，出现不受主观控制的无规律、无目的的异常运动。临床上可分为震颤、舞蹈、手足徐动、扭转痉挛、投掷动作等。所有不自主运动的症状随睡眠而消失。

（3）共济失调　指由本体感觉、前庭迷路、小脑系统损害所引起的机体维持平衡和协调不良所产生的临床综合征。根据病变部位共济失调可分为大脑性共济失调、小脑性共济失调、感觉性共济失调、前庭性共济失调 4 种类型。

（4）心理 - 社会状况　患者因运动障碍行动不便，生活不能自理，伴有言语障碍、大小便失禁等，常产生焦虑情绪及悲观、抑郁心理反应，对他人有依赖心理。

3. 辅助检查　CT、MRI 可了解中枢神经系统有无病灶，必要时可做肌电图检查、血液生化检查和神经肌肉活检。

（三）主要护理诊断 / 问题

1. 躯体移动障碍　与大脑、小脑、脊髓病变及神经肌肉受损、肢体瘫痪或协调能力异常有关。

2. 有失用综合征的危险　与肢体瘫痪、僵硬、长期卧床、体位不当或异常运动模式有关。

3. 有皮肤完整性受损的危险　与肢体瘫痪不能活动有关。

（四）护理措施

1. 一般护理

（1）休息　帮助卧床患者取舒适卧位，保持床单位整洁、干燥、无渣屑；协助定时翻身、拍背。按摩关节和骨隆突部位，帮助患者做适当的被动运动。每天全身温水擦拭1～2次，促进肢体血液循环；指导患者学会和配合使用便器，便器置入与取出要动作轻柔，注意勿拖拉和用力过猛，以免损伤皮肤；养成定时排便的习惯，便秘者可适当运动和按摩下腹部，促进肠蠕动，预防肠胀气，保持大便通畅。

（2）饮食　为患者提供高热量、高蛋白、高维生素的食物，鼓励患者进食。对有吞咽困难的患者，可为其提供半流质或流质饮食，保证饮食安全。注意口腔卫生，做好口腔护理，每日2～3次；对不能经口进食的患者，可遵医嘱给予肠道外营养或鼻饲。

（3）安全护理　呼叫器和经常使用的物品置于床头患者伸手可及处；走廊、厕所要装扶手，以方便患者起坐、扶行；地面要保持平整干燥，防湿、防滑，去除门槛；运动场所要宽敞、明亮，没有障碍物阻挡；患者穿防滑软橡胶底鞋，衣着应宽松；上肢肌力下降的患者不要自行打开水或用热水瓶倒水，防止烫伤；步态不稳或步态不稳者，选用合适的辅助工具，应有人陪伴，防止跌倒，确保安全。

考点 瘫痪患者的安全护理

2. 病情观察　观察并记录患者的生命体征、意识状态、瞳孔、吞咽情况、皮肤与营养状态、姿势与步态、肢体活动、肌营养、肌张力、肌力、共济运动、不自主运动、神经反射等，以评估其病情程度、进展或好转情况及预后。

3. 对症护理

（1）早期康复训练　早期康复有助于抑制和减轻肢体痉挛姿势的出现与发展，能预防并发症、促进康复、减轻致残程度和提高生活质量。一般认为，只要生命体征平稳，病情不再发展，康复训练开展得越早，功能康复的可能性就越大，预后也就越好。早期康复护理的内容包括：患侧刺激、保持良好的肢体位置、体位变换、床上运动训练等。

（2）恢复期运动训练　主要包括床上锻炼，坐位训练、站立训练、步行训练、平衡共济训练、使用轮椅训练等。注意训练手的精细动作，手的屈伸、抓握、捻动、捏持、扣纽扣、用筷子、翻书报、系鞋带等提高生活技能。练习过程中注意保护患者，防止发生摔倒等意外事故。

（3）其他康复治疗　指导患者尽早合理选用针灸、理疗、推拿按摩等辅助治疗方法，以防止肌萎缩和关节畸形，促进运动功能尽早恢复。

4. 心理护理　加强与患者的沟通，鼓励患者表达自己的感受，克服急躁、悲观情绪；向患者提供正面效果的信息，对取得的进步多表扬，鼓励患者克服困难；避免任何不良刺激和伤害患者自尊的言行，营造和谐的亲情氛围和舒适的休养环境；正确对待康复训练过程中患者所出现的诸如注意力不集中、缺乏主动性、畏难、悲观情绪等现象，摆脱对照顾者的依赖心理，增强自我照顾能力与自信心。

（五）健康教育

1. 疾病知识指导　向患者及家属讲解引起运动障碍的原因，积极治疗原发病、早期康复锻炼的重要性；帮助建立和谐的家庭气氛及安全的活动环境；指导康复训练技巧与注意事项，确保患者和家属完全掌握。

2. 保健知识指导　遵医嘱正确服药，注意监测肝肾功能和药物不良反应。如有压疮、感染、肌萎缩、关节畸形、受伤等并发症，应及时就诊。

3. 心理 - 社会指导　给患者提供有关疾病、治疗及预后的可靠信息；鼓励患者表达自己的感受，指导克服焦躁、悲观情绪，适应患者角色转变；鼓励患者克服困难，摆脱对照顾者的依赖心理，增强自我照顾能力与自信心；营造和谐的亲情氛围和舒适的休养环境。

四、意识障碍

（一）概述

1. 概念　意识障碍是指人对外界环境刺激缺乏反应的一种精神状态。是大脑皮质、皮质下结构、脑干网状上行激活系统等部位的损害或功能抑制导致的结果。

2. 病因

（1）颅内疾病　中枢神经系统炎症、脑血管病、颅内占位病变等。

（2）全身性疾病　严重感染、心血管疾病、内分泌与代谢性疾病、中毒等。

（二）护理评估

1. 健康史　详细了解患者的发病方式及过程；既往有无颅内感染、急性脑血管病、颅内占位、颅脑外伤、癫痫等颅脑病变；有无全身严重感染、休克、内分泌与代谢性疾病、心血管疾病、中毒、物理损伤等颅外疾病。

2. 身心状况　临床上通过患者的言语反应、对针刺的痛觉反应、瞳孔对光反射、吞咽反射、角膜反射等来判断意识障碍的程度。

（1）以觉醒度改变为主的意识障碍　包括嗜睡、昏睡、昏迷（浅昏迷、中昏迷、深昏迷）。

1）嗜睡：意识障碍的早期表现，患者表现为睡眠时间过度延长，能被唤醒，醒后能勉强配合检查及回答简单问题，停止刺激后又继续入睡。

2）昏睡：较嗜睡重的意识障碍，患者处于沉睡状态，需大声呼唤或较强烈的刺激才能使其觉醒，能作含糊、简单而不完全的答话，停止刺激后很快入睡。

3）昏迷：为最严重的意识障碍，患者意识完全丧失，各种刺激不能使其觉醒，无有意识的自主活动，不能自发睁眼。昏迷严重程度可分为：

A. 浅昏迷：意识完全丧失，对周围事物及声、光刺激全无反应，对强烈的疼痛刺激可有回避动作及痛苦表情，但不能觉醒。吞咽反射、咳嗽反射、角膜反射及瞳孔对光反射存在，生命体征无明显改变。

B. 中昏迷：对外界正常刺激均无反应，对强刺激的防御反射、角膜反射及瞳孔对光反射减弱，大小便潴留或失禁，生命体征发生变化。

C. 深昏迷：对外界任何刺激均无反应，全身肌肉松弛，瞳孔散大，各种反射消失，大小便多失禁。生命体征明显变化，如呼吸不规则、血压下降等。

（2）以意识内容改变为主的意识障碍

1）意识模糊：情感反应淡漠，定向力障碍，活动减少，语言缺乏连贯性，对外界刺激可有反应，但低于正常水平。

2）谵妄：是一种以兴奋为主的意识障碍，患者对周围环境的认识及反应能力均有下降，可表现为紧张、恐惧和兴奋不安，甚至可有冲动和攻击行为。

考点 意识障碍程度的判断

（3）心理 - 社会状况　易产生紧张、烦躁、焦虑和恐惧等不良心理反应。同时，因患者生活不能自理以及并发症多而严重，需家属长期照顾，给患者及家庭带来沉重的经济负担及心理压力。

3. 辅助检查　脑脊液、头部 CT、MRI、血液生化检查有助于查明病因。脑电图检查提示脑功能受损。

（三）主要护理诊断 / 问题

意识障碍　与脑组织受损、功能障碍有关。

（四）护理措施

1. 一般护理

（1）休息　患者取头偏向一侧的平卧位或侧卧位，保持呼吸道通畅；卧气垫床或按摩床，保持床单位整洁、干燥，每 2～3 小时翻身一次，按摩骨突受压处，预防肺部感染和压疮；做好大小便的护理，保持外阴部皮肤清洁，预防尿路感染；慎用热水袋，防止烫伤。

考点 意识障碍的休息护理

（2）饮食　给予高维生素、高热量饮食，补充足够的水分；鼻饲者应定时喂食，保证足够的营养供给；鼻饲时抬高床头 ≥ 30°，鼻饲后维持原体位 > 30 分钟，防止呕吐或食物反流；注意口腔卫生，不能由口进食者应每天口腔护理 2～3 次，防止口腔感染。

2. 病情观察　严密观察生命体征及意识、瞳孔变化、角膜反射、吞咽反射、对疼痛刺激的反应情况，判断意识障碍程度；观察有无恶心、呕吐及呕吐物的性状与量，准确记录出入水量；预防消化道出血和脑疝发生。谵妄躁动者加床栏，必要时作适当的约束，防止可能出现的损伤。

3. 对症护理

（1）保持呼吸道通畅，氧气吸入，遵医嘱使用呼吸兴奋剂，必要时气管插管或气管切开行人工辅助通气。防止呼吸道感染。

（2）预防压疮、尿路感染和肺部感染；谵妄躁动者给予适当约束并告知家属或照顾者，防止患者坠床、自伤或伤人；使用热水袋时及时更换部位，防止烫伤；长期卧床者注意被动活动和抬高肢体，预防下肢深静脉血栓形成。准确记录出入水量，预防营养失调和水、电解质平衡紊乱。

考点 意识障碍的对症护理

4. 心理护理　关心体贴患者,多与患者家属沟通,解释病情进展情况,缓解家属焦虑、紧张的情绪。

（五）健康教育

1. 疾病知识指导　向家属解释引起患者意识障碍的原因、治疗和护理措施；教会患者家属掌握必要的护理技能,如翻身、皮肤护理、大小便护理、安置关节功能位的方法。

2. 保健知识指导　嘱患者遵医嘱服药,定期监测血常规、电解质及肝肾功能。定期监测意识状态变化、皮肤及全身营养状况、肢体活动状态等,以协助判断和发现病情变化,估计预后。如有压疮、感染等并发症,应及时就诊。

3. 心理 - 社会指导　告知患者家属应耐心、细心护理患者,满足患者的心理需求,同时指导患者家属勤帮患者按摩、翻身和擦洗,预防并发症发生。

第 3 节　吉兰 - 巴雷综合征患者的护理

案例 9-1

患者,男性,25 岁。2 周前因淋雨后出现发热、咳嗽,经用药后症状消失。2 天前出现四肢软弱无力,很快由下肢发展到上肢,造成完全性瘫痪。今感呼吸急促并出现呼吸困难而急诊入院。护理体检：T 36.2℃,P 90 次 / 分,R 35 次 / 分,BP 120/80mmHg,神志清楚,四肢肌张力减退,腱反射消失,未引出病理反射,两下肢有袜子型感觉障碍。

问题： 1. 患者出现了什么问题？请对患者进行护理评估。

2. 为进一步明确诊断,该做哪项辅助检查？结果怎样？

3. 作为护士,你将对患者采取哪些护理措施？

一、概　　述

吉兰 - 巴雷综合征（Guillain-Barré syndrome,GBS）是一类免疫介导的急性炎性周围神经病。呈急性起病,多在 2 周左右达到高峰,临床表现多样,以多发性周围神经病变多见,常有脑脊液蛋白 - 细胞分离现象。GBS 在任何年龄、任何季节均可发病,包括经典型 GBS 和变异型 GBS。

临床表现为相对对称性四肢远端和近端无力,肌张力减低或正常,腱反射减低或消失,四肢远端为主的感觉障碍。常伴有面肌、延髓肌和眼肌无力,也可有颈肌无力,严重者可出现呼吸肌无力。通常表现为急性起病,单相病程,50% ～ 80% 的患者病情在 2 周内达到高峰,几乎所有患者病情均在 4 周内达到高峰,之后趋于稳定或好转。

1. 病因　本病确切的病因不明,多数认为是由免疫介导的迟发性超敏反应,病前有感染和疫苗接种史。主要的感染因子有空肠弯曲杆菌、多种病毒及支原体等。

2. 发病机制　主要侵犯脊神经根、脊神经和脑神经。主要病理改变为周围神经广泛炎症性节段性脱髓鞘。

 考点　吉兰 - 巴雷综合征的病因

二、护理评估

（一）健康史

询问患者发病前数日或数周有无上呼吸道或消化道感染病史，如带状疱疹、流行性感冒、水痘、病毒性肝炎等；有无疫苗接种史；有无应用免疫抑制剂或患有自身免疫病病史。

（二）身心状况

1. 运动障碍　多数患者病前 1～4 周有上呼吸道、消化道感染症状或疫苗接种史。首发症状为四肢对称性无力。从双下肢开始，逐渐加重并向上发展至四肢，一般下肢重于上肢，近端重于远端。严重病例可因累及肋间肌和膈肌而致呼吸肌麻痹，导致急性呼吸衰竭，是本病死亡的主要原因。

2. 感觉障碍　比运动障碍轻，起病时多有肢体远端感觉异常，如麻木、刺痛、蚁走感和烧灼感，感觉缺失或减退呈手套袜子样分布。

3. 脑神经损害　成人以双侧面神经麻痹最多见；部分患者以脑神经损害为首发症状就诊。延髓麻痹以儿童多见。

4. 自主神经损害　以心脏损害最常见，有心动过速、血压不稳、心肌缺血等，严重病例可见心脏损害。可引起突然死亡，还可见多汗、皮肤潮红、手足肿胀等症状。

考点　吉兰 - 巴雷综合征的身心状况

5. 心理 - 社会状况　患者因突然发病，肢体运动障碍进展迅速，出现紧张、焦虑的心理反应；当出现呼吸困难、吞咽障碍时可出现恐惧、绝望的心理状态。

（三）辅助检查

1. 脑脊液检查　典型的脑脊液改变为白细胞数、葡萄糖和氯化物水平正常，而蛋白质明显增高（为神经根的广泛炎症反应），称蛋白 - 细胞分离现象，为本病的重要特征之一，通常在病后第 2～4 周升高最为明显。

考点　吉兰 - 巴雷综合征脑脊液检查特征

2. 神经电生理检查　神经传导速度减慢也有诊断意义，主要包括运动和感觉神经传导、F 波和针电极肌电图测定。通常选择一侧正中神经、尺神经、胫神经和腓总神经进行测定，感觉神经传导还可测定腓肠神经。运动神经测定是判断周围神经是否存在脱髓鞘性病变的主要依据。

3. 抗体检查　通常无特异性抗体阳性。

三、治疗要点

治疗原则：抑制免疫反应、减轻症状、预防并发症、加强功能训练、促进康复。

1. 一般治疗　呼吸肌麻痹的抢救成功是增加本病治愈率、降低病死率的关键。因此，密切观察病情变化，如患者出现发绀、呼吸困难、痰液阻塞、烦躁等缺氧症状，及时行气管内插管或气管切开使用呼吸机。对有明显的自主神经功能障碍者，应给予心电监护。

考点　吉兰 - 巴雷综合征的关键治疗

2.病因治疗　给予血浆置换、免疫球蛋白、免疫抑制剂、B 族维生素等减轻神经损害，改善预后。

3.营养支持　有吞咽困难和饮水呛咳，需给予鼻饲，以保证营养，防止电解质紊乱。

4.康复治疗　采用针灸、理疗、肢体功能锻炼等方法促进瘫痪肌群的恢复。

四、主要护理诊断 / 问题

1.低效性呼吸型态　与呼吸肌麻痹有关。

2.清理呼吸道无效　与呼吸肌麻痹、肺部感染致呼吸道分泌物增多有关。

3.吞咽困难　与延髓麻痹致舌咽神经损害有关。

4.躯体移动障碍　与脊神经受累有关。

5.焦虑、恐惧　与病情较重，进展迅速，语言交流困难有关。

6.潜在并发症：呼吸衰竭、心脏损害、肺部感染。

五、护 理 措 施

（一）一般护理

1.休息　急性期卧床休息，保持瘫痪肢体为功能位，防止手、足下垂，必要时用"T"形板固定。定时翻身、按摩，防止压疮。康复期指导患者进行肢体的被动和主动运动。

2.饮食　给予高蛋白、高维生素、高热量、易消化饮食，有吞咽困难者可予鼻饲流质饮食。做好进食护理，发现误吸立刻急救。注意训练吞咽功能，促进功能恢复。

（二）病情观察

1.观察患者的生命体征，呼吸困难的表现及程度，吞咽情况，运动障碍和感觉障碍的程度及分布范围等。有明显的自主神经功能障碍者应给予心电监护；对于存在心动过缓的患者，需评估有无安装临时心脏起搏器的指征。当患者出现口唇发绀、呼吸费力、出汗、烦躁等缺氧症状时，立即报告医生，协助处理。

2.并发症的监测和处理　①注意排尿、排便情况，有无尿潴留和便秘，并及时处理。②对有神经痛的患者可选择加巴喷丁、三环类抗抑郁药等缓解疼痛。③保持呼吸道通畅，避免痰堵、窒息。④面瘫者应注意角膜眼罩保护，防止角膜溃疡。

（三）对症护理

指导患者半坐卧位，鼓励患者深呼吸和有效咳嗽，及时清除口、鼻腔和呼吸道分泌物，保持呼吸道通畅。持续低流量给氧，并保持输氧管道的通畅和氧气的湿化。当患者动脉血氧饱和度下降时应加大氧流量。床头常规备吸引器、气管切开包及机械通气设备，以利随时抢救。

考点　吉兰 - 巴雷综合征患者的护理措施

（四）心理护理

了解患者的心理状况，主动关心患者、帮助患者尽快适应环境。告诉患者本病经积极治疗因语言交流困难和肢体严重无力而并发抑郁时，应给予心理支持治疗，必要时给予抗抑郁药物治疗。当患者病情严重，无法表达不适时，注意密切观察，寻找患者烦躁不安的原因。告诉患者通过治疗和康复锻炼，绝大多数可以恢复，以增强患者的信心。

六、健康教育

1. 疾病知识指导　指导患者及家属掌握本病相关知识及自我护理的方法，坚持适当的运动，增强机体抵抗力。避免淋雨、受凉、疲劳和创伤，防止复发。

2. 保健知识指导　指导患者及早进行肢体功能锻炼和日常生活活动训练，减少并发症，促进康复。肢体被动和主动运动均应保持关节的最大活动度。运动锻炼过程中应有家人陪同，防止跌倒、受伤。教会患者及家属监测生命体征的变化，注意观察吞咽、运动及感觉方面的病情发展，当患者出现咳嗽、咳痰、呼吸困难、腹痛、柏油样大便、肢体肿胀疼痛等症状时，应及时就诊。

3. 心理 - 社会指导　告知患者家属应及时了解患者的心理状况，主动关心患者，尽可能陪伴在患者身边，耐心倾听患者的感受。告知患者本病经过积极治疗和康复锻炼大多预后良好，以增强患者治疗的信心，取得充分信任和合作。

第 4 节　特发性面神经麻痹患者的护理

案例 9-2

　　患者，女性，51 岁。主因左眼睑闭合不全、口角歪斜 1 天入院。查体：T 36.5℃，R 19 次 / 分，BP 145/90mmHg，P 88 次 / 分，左侧鼻唇沟浅。左侧口角低，皱额左侧额纹浅，鼓气左侧漏气，露齿口角右偏，吹口哨左侧不能，伸舌居中。头颅 CT 平扫未见异常。

问题：1. 请对患者进行护理评估，列出护理问题。

　　　　2. 你将对患者采取哪些护理措施？

一、概　　述

特发性面神经麻痹又称为面神经炎，或称贝尔麻痹，中医称口眼歪斜，是最常见的面神经疾病。临床以面部自主运动、表情功能减退或丧失，面神经和面部表情肌组织营养障碍为主要表现，显著影响患者容貌、个人尊严和社会形象。发病主要集中在 20 ～ 40 岁，男性较多。任何季节均可发病。通常为急性起病，病情多在 3 天左右达到高峰。

病因及发病机制：面神经炎的病因与发病机制尚未完全阐明。受凉、病毒感染、中耳炎、茎乳孔周围水肿及面神经在面神经管出口处受压、神经缺血、水肿等均可引起发病。

二、护理评估

（一）健康史

询问患者在发病前有无受凉感冒、中耳炎、头面部吹冷风等情况，过去有无类似发作病史。

（二）身心状况

1. 典型表现　急性发病，多在 3 天内症状达高峰。主要表现为一侧面部表情肌瘫痪，额纹消失，不能皱额蹙眉，眼裂不能闭合或闭合不完全。闭眼时眼球向外上方转动，露出巩膜，称贝尔征（Bell sign）。患侧鼻唇沟变浅，露齿时口角歪向健侧，不能吹口哨及鼓腮等。

2. 其他表现　面神经病变在中耳鼓室段者可出现说话时回响过度和患侧舌前 2/3 味觉缺失。影响膝状神经节者，除面神经麻痹表现外，还可出现患侧乳突部疼痛，耳郭与外耳道感觉迟钝，外耳道或鼓膜出现疱疹，称为亨特（Hunt）综合征。

考点　面神经炎的临床表现

3. 心理 - 社会状况　患者因口角歪斜，心理负担加重，出现自卑、焦虑心理反应。

（三）辅助检查

肌电图面神经传导检查对早期（起病后 7 天内）完全麻痹者的预后判断有意义。

三、治疗要点

治疗原则：改善局部血液循环，减轻面部神经水肿，促使功能恢复。

1. 药物治疗　急性期应尽早使用糖皮质激素，可用泼尼松口服或地塞米松静脉滴注，疗程 1 周左右。并用大剂量维生素 B_1、维生素 B_{12} 肌内注射，促使神经髓鞘修复。抗病毒治疗可口服或静脉滴注阿昔洛韦。

2. 理疗　急性期在茎乳口附近热敷、超短波透热疗法或红外线照射，有利于改善局部血液循环，减轻神经水肿。

3. 康复治疗　恢复期可针刺及行碘离子透入疗法，患侧面肌活动开始恢复时及早进行面肌的主动或被动运动。

4. 手术治疗　面 - 舌下神经吻合术、面 - 副神经吻合术可改善面肌运动。

5. 中医辨证治疗　根据中医辨证分型的理论，面神经炎可分为风寒袭络型、湿热瘀滞型、气滞血瘀型、肝肾不足型、肝郁脾虚型等类型。针对不同的证型采用不同的中药方剂和针灸疗法进行治疗。

6. 中药外治与推拿　适用于临床各期患者。推拿手法在疏通经络、行气活血的同时可以充分促进中药膏剂内有效成分吸收进入体内，从而发挥推拿和药物的双重功效。

考点　面神经炎的治疗

四、主要护理诊断 / 问题

1. 自我形象紊乱　与面神经受损而致面部歪斜有关。

2. 疼痛　与面神经病变累及膝状神经节有关。

3. 焦虑　与担心疾病预后有关。

4. 知识缺乏：缺乏疾病预防和功能锻炼的知识。

五、护理措施

（一）一般护理

1. 休息　急性期注意休息，睡眠时勿靠近窗边，以免再受风寒。注意面部的持续保暖。不能用冷水洗脸，出门时可戴口罩、系围巾，避免直吹冷风。

2. 饮食　进食宜清淡，避免粗糙、生冷、干硬、辛辣食物，面肌瘫痪严重者予以流质饮食；有味觉障碍的患者应注意食物的冷热度，以防烫伤口腔黏膜；协助患者饭后及时漱口，清除口腔滞留食物，保持口腔清洁，预防口腔感染。

（二）心理护理

鼓励患者表达对面部形象改变后的心理感受，给予正确指导，告诉患者本病大多预后良好，并介绍治愈病例，指导患者克服焦躁情绪，正确对待疾病，积极配合治疗。

（三）病情观察

观察患者面瘫程度，有无听觉、味觉改变，外耳道感觉障碍及疱疹等表现，做好记录，并及时与医生沟通，为治疗提供依据。

（四）对症护理

1. 患者由于长期眼裂不能闭合，可根据情况使用眼药水、眼膏、眼罩，以保护角膜，防止感染。

2. 神经功能开始恢复时，指导患者尽早开始面肌的主动与被动运动。可对着镜子做皱眉、举额、闭眼、露齿、鼓腮和吹口哨等动作，每天数次，每次 5 ～ 15 分钟，并辅以面肌按摩，以加强面肌运动，促进早日康复。

（五）用药护理

遵医嘱服药，使用糖皮质激素的患者，应注意药物副作用，观察有无消化道出血、感染灶等，并及时测量血压。

六、健康教育

1. 疾病知识指导　向患者和家属介绍本病相关知识与自我护理方法，消除诱因和不利于康复的因素，积极配合治疗。

2. 保健知识指导　向患者说明面部保暖的重要性、保护暴露角膜的方法，面瘫未完全恢复时注意用围巾或高领风衣适当遮挡、修饰。教会患者面肌功能训练的方法，坚持每天数次面部按摩和运动，以加快康复。

3. 心理 - 社会指导　鼓励患者保持心情愉快，消除紧张、焦虑和恐惧的心理，树立战胜疾病的信心。

第 5 节　三叉神经痛患者的护理

案例 9-3

　　患者，男性，46 岁。左侧面颊阵发性剧痛 2 周，每次均突发突止，触电样剧痛，持续数秒，进食可诱发，神经系统检查未发现异常。诊断：三叉神经痛。护理体检及实验室检查均提示：神经系统检查未发现异常。

问题：1. 该患者的饮食护理要注意哪些问题？

　　　2. 如何对患者进行健康教育？

一、概　　述

　　三叉神经痛通常是指局限于三叉神经分布区内的一种短暂的、反复发作的、阵发性的、难以忍受的剧痛。三叉神经痛按病因分为原发性三叉神经痛与继发性三叉神经痛，按疼痛的症状特点可分为典型三叉神经痛和非典型三叉神经痛。多发生于中年以后，女性多于男性，多为一侧发病。

（一）病因

　　1. 原发性三叉神经痛　临床上将找不到确切病因的三叉神经痛，称为原发性三叉神经痛，又称特发性三叉神经痛。多数认为病变位于三叉神经半月节及其感觉神经根内，也可能与血管压迫、岩骨部位骨质畸形等对神经的机械性压迫、牵拉和营养代谢障碍等有关。

　　2. 继发性三叉神经痛　病因较为明确，又称症状性三叉神经痛，是指由颅内外各种器质性病变引起的三叉神经继发性损害而致。主要由脑桥小脑角及其临近部位肿瘤、炎性反应、外伤和三叉神经分支病变所致。

（二）发病机制

　　发病机制仍在探索中，较多学者认为是各种原因引起三叉神经局部脱髓鞘产生异位冲动，相邻轴索纤维伪突触形成或产生短路，轻微痛觉刺激通过短路传入中枢、中枢传出冲动亦通过短路传入，如此叠加造成三叉神经痛发作。

链　接

三叉神经解剖小常识

　　三叉神经属混合性神经，含躯体感觉和躯体运动两种纤维。第一支，眼神经，为感觉神经，分布于眼裂以上面部和额顶部的皮肤，以及眼球、结膜等处的黏膜；第二支，上颌神经，为感觉神经，分布于眼裂与口裂之间的皮肤，以及上颌牙、牙龈等部位；第三支，下颌神经，为混合性神经，运动纤维支配咀嚼肌、鼓膜张肌，感觉纤维分布于下颌及牙龈、舌前 2/3 及口腔底黏膜，以及耳颞区和口裂以下的皮肤。

二、护理评估

（一）健康史

了解患者是否有颅内占位性病变、炎症、血管病变等；有无反复发作史、每次发作是否因刷牙、洗脸、剃须、说话、咀嚼、吞咽等原因引起；发作是否有周期性，是否与气候变化有关。

（二）身心状况

1.症状

（1）典型三叉神经痛　指符合下列特征的三叉神经痛：①疼痛为阵发性反复发作；②有明确的间歇期且间歇期完全正常；③有"扳机点"和明确的诱发动作；④三叉神经功能正常。原发性三叉神经痛多为典型三叉神经痛，是临床上最常见的类型，患者主要表现为在三叉神经分布区内反复发作的阵发性剧烈疼痛，以三叉神经第2支（上颌支）、第3支（下颌支）发生率最高。疼痛以面颊部、上下颌和舌部最明显。口角、鼻翼、颊部和舌等处轻触、轻叩诱发，这些部位常被称为"扳机点"或"触发点"。患者每次发作时间为数秒至数分钟不等，突发突止，间歇期完全正常。病情发作呈周期性，可为数天、数周、数月不等，随病情迁延，发作次数会逐渐增多，发作时间也会延长，间歇期缩短，甚至发展为持续性，很少自愈。发作严重时可伴有同侧面肌抽搐、面部潮红、流泪和流涎，又称痛性抽搐。多见于40岁以上的患者。

（2）非典型三叉神经痛　指符合下列特征的三叉神经痛：①疼痛时间延长甚至为持续性疼痛，但可有阵发性加重；②无"扳机点"现象；③出现了三叉神经功能减退的表现，如面部麻木、感觉减退、角膜反射迟钝、咀嚼肌无力和萎缩。继发性三叉神经痛多为非典型三叉神经痛。

2.体征　一般原发性三叉神经痛神经系统检查常无阳性体征，继发性三叉神经痛体检可见三叉神经支配区内的感觉减退、消失或过敏，部分患者出现角膜反射迟钝、咀嚼肌无力和萎缩，多伴有其他脑神经及脑干受损的相应症状及体征。

3.心理-社会状况　患者常因害怕突然发作而产生焦虑，甚至不敢刷牙、洗脸、剃须、进食等，出现情绪低落、精神抑郁。

考点 三叉神经痛的主要症状

（三）辅助检查

1.影像学检查　CT、MRI检查、颅底摄片有助于排除器质性病变所致继发性三叉神经痛，如颅底肿瘤、多发性硬化、脑血管畸形等。

2.神经电生理检查　判断三叉神经的传入及脑干三叉神经中枢路径的功能，可排除继发性三叉神经痛。

三、治疗要点

迅速有效止痛是治疗的关键，无效或失效可选用其他疗法。

1. 药物治疗　对原发性三叉神经痛的疗效确切，首选卡马西平，起始为 0.1g，每天 2 次，以后每天增加 0.1g，直到控制疼痛症状，但是最大剂量不能超过每天 1.0g，疼痛控制后可逐渐减量至最小有效剂量，维持数月。还可选用苯妥英钠、加巴喷丁、普瑞巴林。典型原发性三叉神经痛的自然恢复几乎是不可能的，药物治疗的效果可能是部分缓解、完全缓解与复发交替出现，因此，鼓励患者根据发作的频率来调整药物剂量。

考点　三叉神经痛的药物治疗

2. 神经阻滞疗法　通过对三叉神经周围支或半月神经节进行封闭或采用射频电凝治疗，可以阻断神经传导，从而达到减少疼痛的目的。

3. 手术治疗　顽固病例可以选用三叉神经感觉根切断术、伽马刀、三叉神经显微血管减压术。

四、主要护理诊断 / 问题

1. 疼痛：面颊上下颌疼痛　与三叉神经损害有关。
2. 焦虑　与疼痛发作剧烈，反复发作有关。

五、护 理 措 施

（一）一般护理

1. 休息　居住环境要求安静、舒适，室内光线柔和。患者要保证休息，情绪稳定，生活有规律。注意头面部保暖，避免局部受冷、受潮。

2. 饮食　选择清淡、易消化的软食，避免粗糙、干硬、辛辣食物，严重者可进食流质或半流质食物。

考点　三叉神经痛的饮食护理

（二）病情观察

观察患者疼痛的部位、敏感区、程度、性质、持续时间、发作频率及伴随症状，了解疼痛发作的原因及诱因，采取什么方法缓解疼痛。

（三）对症护理

为了防止疼痛发作，指导患者在刷牙、洗脸、咀嚼时动作要轻柔，吃软食、小口咽；鼓励患者通过看电视、听轻音乐等娱乐活动分散注意力，消除紧张情绪；通过指导式想象、气功疗法、按摩等方法减轻疼痛。

（四）用药护理

督促患者遵医嘱正确服药，不可随意减量、更换或停药。卡马西平服药要求从小剂量开始，逐渐增量，疼痛控制后逐渐减量，以预防或减轻药物副作用，同时要注意有无头晕、嗜睡、口干、恶心、步态不稳、肝功能损害、皮疹和白细胞减少等不良反应，服药期间不要独自外出，不能开车或高空作业。症状轻者数日后消失，重者由医生对症处理。

每周查 1 次血常规。

（五）心理护理

向患者解释发病原因及减缓疼痛的方法，安慰患者，嘱患者保持心态平和，避免焦虑。

考点 三叉神经痛的护理措施

六、健康教育

1. 疾病知识指导　向患者介绍本病的临床特点与诱发因素，指导患者避免诱因。

2. 保健知识指导　告知患者及家属减轻疼痛的方法。要注意生活规律、合理休息、适度参加娱乐活动、培养多种兴趣爱好，保持情绪稳定和健康心态，适当分散注意力。饮食要清淡、营养丰富。

3. 心理 - 社会指导　由于本病症状的特点，给患者带来了很多困扰，严重影响正常的生活与工作，所以医护工作者要认真耐心地对患者进行心理疏导，让其增进信心，积极配合治疗。

第 6 节　脑血管疾病患者的护理

一、概　　述

（一）概念

脑血管疾病是指各种血管源性脑病变引起的脑功能障碍，称为脑卒中或脑血管意外，是神经系统的常见病和多发病。本组疾病病情复杂、并发症多、致残率高、死亡率高，是目前人类疾病死亡的三大病因之一。

（二）脑血管疾病分类

1. 根据脑神经功能缺失的持续时间，不足 24 小时者称为短暂性脑缺血发作，超过 24 小时者称为脑卒中。

2. 根据病理改变可分为缺血性卒中和出血性卒中，缺血性卒中又称脑梗死，包括大动脉粥样硬化性脑梗死、脑栓塞、小动脉闭塞性脑梗死、脑分水岭梗死、出血性脑梗死、其他原因脑梗死、原因不明脑梗死；出血性卒中包括脑出血和蛛网膜下腔出血。

3. 根据脑血管病的病因和发病机制、病变血管、病变部位及临床表现等因素又可将脑血管病归为 13 类，主要包括短暂性脑缺血发作、脑卒中、椎基底动脉供血不足、痴呆等。

（三）脑血管疾病的危险因素和病因

1. 危险因素

（1）无法干预的因素，如年龄、性别、遗传等。

（2）可干预的因素，如高血压、糖尿病、心脏病、饮酒、高脂饮食等。

2. 病因

（1）血管壁病变　是大多数脑血管病发生的基础，主要原因有动脉粥样硬化和高血压性细小动脉硬化，导致管壁增厚变硬，失去弹性和管腔变小，甚至完全闭塞，或易于破裂；各种感染和非感染性动、静脉炎；全身及代谢疾病导致血管壁的病变等。

（2）心脏疾病　风湿性心瓣膜病、先天性心脏病、心律失常、心肌梗死等也可影响脑血液循环，导致脑卒中。

（3）血液病和血液流变学异常　如白血病、严重贫血、红细胞增多症、血黏度异常、凝血机制异常等。

（4）其他　血管异物如空气、肿瘤、脂肪等栓子；脑血管外伤、痉挛等。

（四）脑血管疾病的预防

循环医学证据表明，对脑血管疾病的危险因素进行早期干预，可以有效地降低脑血管疾病的发病率。预防分为一级预防和二级预防。脑血管疾病的一级预防是指发病期的预防，即通过早期改变不健康的生活方式，积极控制各种危险因素，达到使脑血管病不发生或推迟发生的目的，包括：防治高血压、糖尿病、心脏病，戒烟限酒，控制体重等。脑血管病的二级预防是指针对已发生过一次或多次脑卒中的患者，寻找卒中事件病因，纠正所有可干预的危险因素，从而达到降低卒中复发的目的。

二、短暂性脑缺血发作

案例 9-4

　　患者，男性，74 岁。反复发作性右侧肢体无力 2 天。2 天前无明诱因出现右侧肢体无力、右上肢抬举困难、右下肢不能支撑身体、头晕等症状，持续 10 分钟后缓解，入院前 30 分钟上述症状再发。护理体检：T 36.5℃，R 16 次/分，BP 180/100mmHg，P 80 次/分，神志清楚，左侧肢体肌力 5 级，右侧肢体肌力 5⁻级。心肺（－），肝脾（－）。

问题： 1. 该患者可能患有何病？请对其进行护理评估。

　　　　 2. 该患者主要的护理问题是什么？你将对其采取什么护理措施？

（一）概述

1. 概念　短暂性脑缺血发作（transient ischemic attack，TIA）是指由于脑血管病变引起的突发短暂性、局限性、可逆性的脑功能障碍。症状持续时间一般不超过 1 小时，最长不超过 24 小时。

2. 病因及发病机制　①血流动力学改变：最常见于动脉粥样硬化，以及高血压伴发的脑小动脉硬化、动脉炎等引起颈内动脉系统或椎基底动脉系统的严重狭窄，当血压急剧波动时，导致一过性的脑组织缺血发生。②微栓子形成：微栓子主要来源于动脉粥样硬化的不稳定性斑块或者附壁血栓的破碎脱落,其次是瓣膜性或非瓣膜性心源性栓子等。③脑血管痉挛:严重高血压和微栓子对小动脉的刺激引起脑血管痉挛。④其他因素:严重贫血、血小板增多和高凝状态等。

考点 TIA 常见病因

(二)护理评估

1. **健康史** 询问患者有无动脉粥样硬化病史;有无高血压、心脏病、糖尿病、严重贫血、高脂血症、颈椎病等;发病前有无血压明显升高或过低、急剧的头部转动、严重失水等血流动力学改变的情况。

2. **身心状况**

(1)**临床特点** ①多见于 50～70 岁中老年,男性多于女性。②多有动脉粥样硬化、高血压、糖尿病、心脏病、高脂血症等危险因素。③起病突然,迅速出现局灶性的神经系统功能缺损的症状和体征,历时短暂,一般持续 5～10 分钟,多在 1 小时内缓解,最长不超过 24 小时,缓解后无神经系统功能缺损表现。④可反复发作。

考点 TIA 的临床特点

(2)**神经系统损害的局灶表现** ①颈内动脉系统 TIA:常见病变为对侧肢体无力或轻瘫,病变侧单眼一过性黑矇、失明等,也可出现人格和情感障碍。②椎基底动脉系统 TIA:常表现为眩晕、平衡障碍,少数也可表现为耳鸣。特征性症状为跌倒发作(即患者仰头或转头时下肢突然失去张力而跌倒,无意识障碍,随即自行站立)、双眼视力障碍和短暂性全面遗忘。

(3)**心理 - 社会状况** 患者常因发作时影响生活质量而焦虑。

3. **辅助检查** ①血脂、血液流变学检查,可发现血小板聚集性增加和血黏度增高。②弥散加权成像(WDI)有助于 TIA 与脑梗死的鉴别。③颈动脉 B 超、CT 血管造影(CTA)、脑数字减影血管造影(DSA)检查可了解脑血管狭窄和粥样斑块情况,其中 DSA 是颅内外血管病变检查的"金标准"。

(三)治疗要点

治疗原则:去除病因及诱因,减少和预防复发,保护脑功能。

1. **病因治疗** 有效控制高血压、糖尿病、高脂血症。降血脂常用强化他汀类药物将 LDL-C 水平降到＜ 1.8mmol/L 或者降低 50% 以上。

2. **药物治疗** ①抗血小板聚集药:阿司匹林、双嘧达莫、氯吡格雷等。②抗凝药物:肝素、华法林等。③钙离子阻滞药:脑血管痉挛者,可选用尼莫地平、尼卡地平等。

3. **介入治疗** 适用于颈内动脉有明显动脉粥样硬化斑块、狭窄＞ 70%,严重影响脑组织供血并有反复 TIA 发作者。

考点 TIA 的治疗要点

链　接

介入治疗原理

　　介入治疗是利用穿刺、导管、球囊导管扩张形成和金属内支架置入等技术，使狭窄、闭塞的血管或腔道扩张、再通，为血管、腔道狭窄或闭塞开创了一条新路（图9-4）。

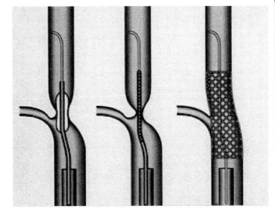

图 9-4　血管支架扩张狭窄血管原理

（四）主要护理诊断 / 问题

1. 有受伤的危险　与突发一过性黑矇、眩晕及平衡失调有关。

2. 恐惧　与突然、多次发生躯体不适有关。

3. 知识缺乏：缺乏 TIA 防治知识。

4. 潜在并发症：脑血栓形成。

（五）护理措施

1. 一般护理

（1）休息　发作时卧床休息，枕头不宜过高，以保证头部血供；头部转动时应缓慢，幅度不宜过大；频繁发作时应避免重体力劳动，必要时如厕、淋浴及外出活动时均应有家人陪伴。

考点　TIA 的休息护理

（2）饮食　给予高维生素、低盐、低脂饮食。

2. 病情观察　密切观察患者有无头晕、头痛、平衡障碍及一过性黑矇；有无肢体麻木或无力；频繁发作者应注意观察发作持续时间与间隔时间、伴随症状等。

3. 对症护理　出现头晕、平衡障碍及一过性黑矇，就地休息，防止跌倒产生意外伤害。

4. 用药护理　阿司匹林、氯吡格雷等应饭后服用，注意观察患者有无皮疹，定期检测血常规。应用肝素时，观察患者有无出血倾向，并定期检测出、凝血时间。

5. 心理护理　向患者解释病情，嘱其保持心态平和，避免紧张、焦虑或恐惧。

（六）健康教育

1. 疾病知识指导　指导患者积极除去自身危险因素如高血压、肥胖、糖尿病等。定期监测血压，遵医嘱正确服用降压药，使血压维持在稳定水平。血黏度高的患者应遵医嘱长期服用小剂量阿司匹林以预防再发。告知患者发作时的自我救助方法，如出现肢体无力、一过性黑矇、眩晕等，应及时就诊。

2. 保健知识指导　保持健康的生活方式，坚持体育锻炼，如散步、慢跑、打太极拳等，注意运动量和运动方式应适合个体情况，做到劳逸结合。

3. 心理 - 社会指导　指导患者积极调整心态，放松心情，消除紧张、焦虑和恐惧的心理，树立战胜疾病的信心。积极主动配合治疗，争取把疾病的风险降到最低。

三、缺血性卒中（脑梗死）

案例 9-5

　　患者，女性，60 岁。高血压 20 年，夜间看电视时出现左侧肢体麻木感，次日晨起发现左侧肢体完全不能行走。护理体检：神志清楚，血压 160/110mmHg，左侧肢体瘫痪及偏身感觉障碍，伸舌偏向左侧。

问题：1. 该患者可能患何病？

　　　2. 该患者主要的护理问题是什么？如何进行护理？

（一）概述

　　缺血性卒中，又称脑梗死，是指各种原因所致脑部血液循环供应障碍，导致局灶性脑组织缺血、缺氧性坏死或软化。临床最常见的类型有大脑动脉硬化性脑梗死、脑栓塞和小动脉闭塞性脑梗死。

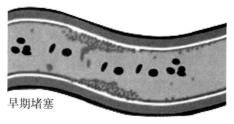

早期堵塞

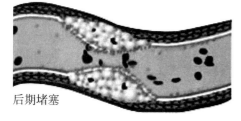

后期堵塞

图 9-5　脑血栓形成

1. 大脑动脉硬化性脑梗死的病因及发病机制　动脉粥样硬化是最根本的病因。高血压、糖尿病、高脂血症、高龄、吸烟等是重要的危险因素。上述因素引起脑动脉管腔狭窄、内膜损害，使血液中的有形成分如红细胞、血小板等在血流速度缓慢、血压过低的时候易于黏附、聚集、沉着而形成血栓（图 9-5）。

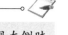考点　脑血栓形成的常见病因

2. 脑栓塞的病因及发病机制　最常见的栓子来源为心源性（心房颤动、心房扑动、心脏瓣膜病、心肌梗死、亚急性感染性心内膜炎等），其次非心源性（长骨骨折或手术后的脂肪栓塞、癌栓塞、空气栓塞）等，再次来源不明。脑栓塞在临床上主要指心源性脑栓塞，心房颤动是心源性脑栓塞中最常见的病因。栓子随血流进入颅内动脉，使血管急性闭塞，引起相应供血区脑组织缺血、缺氧、坏死及功能障碍。

3. 小动脉闭塞性脑梗死的病因及发病机制　病因主要为高血压引起的脑部小动脉玻璃样变、动脉硬化性病变及纤维素样坏死。受累的穿支动脉从其主干动脉垂直发出，主干动脉粗而穿支动脉明显变细，引起血流动力学改变，导致血管内皮损伤并促进动脉粥样硬化形成，导致管腔堵塞，形成小的多发性梗死灶。

（二）护理评估

1. 健康史　询问症状出现的时间最为重要，若于睡眠中起病，应以最后表现正常的

时间作为起病时间。其他包括神经症状发生及进展特征；血管及心脏病危险因素；用药史、药物滥用、偏头痛、痫性发作、感染、创伤及妊娠史等。

2. 身心状况

（1）大脑动脉硬化性脑梗死临床特点　①好发于中年以上有动脉粥样硬化、高血压、糖尿病、高血脂等患者，男性略多于女性。②部分病例在发病前可有 TIA 发作。③起病缓慢，常在安静休息或睡眠中发病，次日晨起发现一侧肢体瘫痪、语言障碍等相应神经系统局灶损害表现。③多数无意识障碍，病情常在数小时甚至 1～2 天内达高峰，严重者可引起昏迷、颅内高压甚至死亡。

考点　大脑动脉硬化性脑梗死的临床特点

（2）心源性脑栓塞临床特点　①任何年龄均可发病，常见于青壮年。②多见于心源性的疾病，如风湿性心脏病或心房颤动等。③起病急骤，是脑卒中起病最快的一种。多数无前驱症状，病情常于数秒或数分钟内达到高峰，多为完全性脑卒中，有相应的神经系统局灶损害表现。④多数没有意识障碍，少数病情严重者可引起脑水肿、颅内高压，进而发生脑疝而死亡。⑤部分患者还可伴有肾、下肢等血管栓塞的表现。

考点　心源性脑栓塞临床特点

（3）小动脉闭塞性脑梗死临床特点　多见于 54～75 岁的中老年人，男性多于女性，多有长期高血压病史，急性起病，一般无头痛和意识障碍。主要临床表现：①急性腔隙性脑梗死最常见，偏瘫累及同侧面部和肢体，瘫痪程度大致均等，或伴构音障碍、吞咽障碍、病变对侧面瘫、手轻度无力及运动障碍，或伴偏身感觉障碍，或伴瘫痪侧肢体共济失调，且下肢重于上肢。②脑卒中预警综合征，反复发作的刻板样感觉和（或）运动障碍。③早期神经功能恶化，表现为急性期神经功能急剧恶化，甚至出现偏侧肢体全瘫。

（4）心理 - 社会状况　由于生活质量下降，家庭及社会支持系统失衡等，引起患者紧张、焦虑。

3. 辅助检查

（1）血液检查　主要目的是进行溶栓指征的紧急筛查。血糖检测对于明确溶栓指征是必需的。还需化验全血细胞计数、凝血酶原时间、国际标准化比值和活化部分凝血活酶时间。血黏稠度增加，血小板聚集性增高，血脂增高。

（2）影像学检查　① MRI 尤其是 WDI 可早期发现动脉粥样硬化的脑梗死的梗死灶，有助于疾病早期诊断。②常规颅脑 CT 检查：可以准确识别绝大多数颅内出血。发病 24 小时后脑梗死区可出现低密度灶（图 9-6）。③ CT 血管造影（CTA）检查：可了解脑血管狭窄、闭塞、痉挛及侧支循环建立情况，为溶

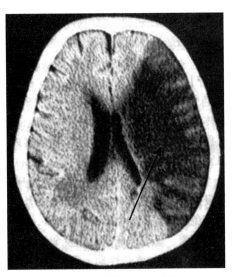

图 9-6　脑缺血 CT 表现
所示内低密度性

栓治疗提供依据。

（三）治疗要点

挽救缺血半暗带，避免或减轻原发性脑损伤，是急性脑梗死治疗的根本目标。

急性期治疗原则：超早期治疗，个体化治疗，对症支持治疗，防治并发症的整体化治疗。

1.血管再通治疗

（1）静脉溶栓治疗　超早期溶栓治疗，可恢复脑组织供血，防止缺血脑组织发生不可逆的损害。治疗时间窗一般不超过6小时。但患者须经严格筛选，以减低出血风险。常用组织型纤溶酶原激活物（t-PA），代表药物为阿替普酶。

考点 溶栓治疗的最佳治疗时间

链接

警惕肺动脉栓塞

溶栓治疗过程中如果患者出现胸痛、呼吸困难、血压下降的反应，提示肺动脉栓塞，可能与治疗过程中脱落的小血块堵塞肺动脉有关。应该立即平躺，避免做深呼吸、咳嗽、剧烈翻身的动作，告知医生马上抢救。

（2）血管内介入治疗

1）动脉溶栓：主要用于不适合静脉溶栓的严重脑卒中患者。常用药物为t-PA，如阿替普酶、尿激酶。

2）机械取栓：①目的：获得血流再灌注，改善预后。②适应证：主要用于急性大血管闭塞。③优点：再通时间快，效率高，因无须使用溶栓药，也适用于溶栓禁忌的患者。④方法：血管内支架置入术取栓、直接导管抽吸等。⑤并发症：出血转化、血管破裂和穿孔、新发部位栓塞、血管再闭塞、高灌注综合征（脑水肿）、血管痉挛等。

（3）桥接治疗：是指在静脉溶栓基础上进行动脉内介入（机械取栓）治疗。静脉溶栓药物选用替奈普酶。

考点 血管内介入治疗方法

（4）抗血小板聚集治疗　对于不符合静脉溶栓或血管内取栓的且无禁忌证的缺血性脑梗死患者应在发病后尽早（48小时内）给予阿司匹林口服，可降低病死率或残疾率，减少复发。

（5）抗凝治疗　目的是防止血栓扩展和新血栓形成。对大多数急性缺血性脑卒中患者，不推荐无选择地早期进行抗凝治疗。常用药物为肝素、华法林，但出血性脑梗死和高血压患者禁用。

（6）扩容治疗　目前不推荐，但如因低血压或者脑血流低灌注所致脑梗死，可考虑使用。

2.对症治疗

（1）氧疗　无低氧血症的患者不需要常规吸氧。必要时吸氧，应维持血氧饱和度＞

94%。对气道功能严重障碍者应给予气道支持（气管插管或切开）及辅助呼吸。

（2）调节血压　急性期血压升高一般无须应用降血压药物，以免减少脑血流灌注而加重梗死。当血管内治疗恢复了血管再灌注时，可将收缩压控制在 140 ～ 180mmHg，避免强化降到 120mmHg 以下。

（3）降颅压治疗　脑水肿常见于大面积脑梗死，治疗目的是降低颅内压，维持足够脑灌注和预防脑疝。可用20%甘露醇静脉滴注，也可静脉给予地塞米松、呋塞米或白蛋白。

（4）控制血糖　急性期患者或糖尿病患者当血糖＞ 10mmol/L 时，应使用胰岛素控制血糖至＜ 8.3mmol/L。使用胰岛素期间应监测血糖，防止低血糖。如果血糖低于3.3mmol/L，可用 10% ～ 20% 葡萄糖口服或静脉注射治疗。

（5）控制血脂　血脂异常（过高或过低）均可引起预后不良，积极评估血脂以指导降脂治疗及二级预防治疗。

（6）其他治疗　中枢性发热者可行物理降温，合并感染者可应用抗生素治疗，为预防消化道出血时，可用 H$_2$ 受体拮抗药。

（7）康复治疗　遵循个体化的原则，制订科学的治疗计划。患者病情稳定后，应尽早进行康复治疗。对肢体瘫痪者应尽早进行瘫痪肢体的功能锻炼；对失语者应积极进行语言训练。

（四）主要护理诊断 / 问题

1. 躯体移动障碍　与脑梗死导致肢体瘫痪有关。

2. 自理生活能力缺陷　与肢体瘫痪、感觉障碍等有关。

3. 语言障碍　与病变累及语言中枢有关。

4. 紧张 / 焦虑　与瘫痪、担心预后有关。

5. 有皮肤完整性受损的危险　与瘫痪、长期卧床有关。

6. 知识缺乏：缺乏脑血管疾病防治知识。

（五）护理措施

1. 一般护理

（1）休息　急性期患者应平卧休息，瘫痪者每 2 小时翻身 1 次，防止压疮形成。瘫痪肢体保持功能位并进行按摩，发病 24 小时后可行全关节早期被动运动。

（2）饮食　给予低盐、低脂、低热量、高维生素的清淡饮食，以流质或半流质为宜。有吞咽困难者可插胃管鼻饲。

2. 病情观察　密切监测患者生命体征、瞳孔变化、意识；有无头痛、呕吐等颅内高压的表现；观察肢体肌力及瘫痪状况。

3. 对症护理　中枢性高热可行物理降温，但头部禁用冰袋或冰帽，以免引起脑血管收缩加重脑部缺血。瘫痪者的护理见本章第 2 节。

4. 用药护理

（1）使用溶栓、抗凝药物时，严格按医嘱执行，控制好药物剂量、给药途径及给药速度；密切监测出、凝血时间及凝血酶原时间；观察患者意识、血压、皮肤及消化道有无出血征象。如果出现剧烈头痛、呕吐等，应立即停止溶栓和抗凝治疗并予相应处理。

考点 应用溶栓、抗凝药物的护理

（2）甘露醇长期大剂量使用时要注意查电解质和肾功能情况。

（3）要注意钙离子拮抗剂引起的头痛、颜面潮红、血压下降等不良反应。

5. **心理护理** 向患者解释病情，观察患者情绪变化，及时发现患者的心理问题。通过有针对性的解释、安慰、鼓励、保证等心理护理技巧，消除患者负性心理，树立战胜疾病的信心。

（六）健康教育

1. **疾病知识指导** 向患者介绍本病的基本知识和就诊时机。遵医嘱服用降压、降血糖、降脂药物，教会患者康复训练的基本方法。定期监测血压、血脂、血黏稠度、血糖。出现头痛、眩晕、呕吐、肢体麻木无力时，应及时就诊。

2. **保健知识指导** 合理安排饮食结构，改变不良饮食习惯，戒烟、限酒。预防并发症和脑卒中的复发。

3. **心理 - 社会指导** 指导家属理解和关心患者，鼓励患者调整心态，积极主动配合治疗，加强功能锻炼，提高自理生活的能力，争取把疾病对生活的影响降到最低。

四、脑　出　血

案例 9-6

患者，男性，62 岁。因与人发生争执，半小时后出现头昏、头痛，随即昏倒在地，呕吐 2 次。护理体检：T 37.2℃，P 53 次 / 分，R 17 次 / 分，BP 200/120mmHg，神志不清，双目向左凝视，双侧瞳孔不等大，右侧肢体肌张力降低，腱反射消失。心脏无杂音，肝脾未触及。CT 检查：左侧基底核有高密度阴影。

问题：1. 患者可能患有什么疾病？

2. 主要护理诊断 / 问题有哪些？应采取什么护理措施？

（一）概述

脑出血是指非创伤性脑内血管破裂，导致血液在脑实质内聚集，其发病率仅次于缺血性脑卒中位居第二。脑出血的发病率为（12～15）/10 万。在西方国家，脑出血约占所有脑卒中的 15%，在我国脑出血占脑卒中的 18.82%～47.6%。脑出血发病凶险，发病 30 天的死亡率高达 35%～52%。

1. **病因** 高血压合并细小动脉硬化是脑出血最常见的病因，其他有颅内动脉瘤、脑动静脉畸形破裂、血液病、服用抗栓药（阿司匹林、氯吡格雷、华法林）等。

考点 脑出血最常见的病因

2. **发病机制** 在情绪激动、剧烈的体力劳动等因素的作用下，导致血压升高引发脑出血。最易出血部位是基底核区的内囊，因供应此区的大脑中动脉的分支豆纹动脉受高压血流冲击易破裂出血（图 9-7）。

考点 脑出血最常见的出血部位

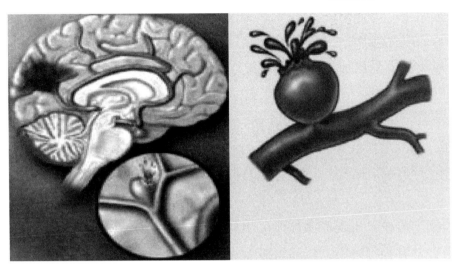

图 9-7　脑出血发病机制

（二）护理评估

1. 健康史　重点询问患者或目击者脑出血发生的时间、症状、当时患者的活动状况、年龄及下述状况：是否有外伤史、高血压病史、卒中病史、糖尿病病史、冠心病病史及吸烟饮酒史、用药史（是否服用阿司匹林、氯吡格雷、华法林等抗栓药），有无药物滥用（如可卡因等），是否存在凝血功能障碍或其他诱发出血的内科疾病（如肝病等）。

2. 身心状况

（1）临床特点　①好发于 50 ～ 70 岁有高血压病史者，男性略多于女性，冬春两季发病率较高。②常在情绪激动、体力活动和气候变化时突然发病，发病后数分钟至数小时内病情达到高峰。③常突发剧烈头痛、频繁呕吐等颅内高压的表现，随后出现意识障碍，颜面潮红，呼吸深而伴有鼾声，严重者呈潮式呼吸或呼吸不规则。④血压明显升高、脉搏缓慢、大汗淋漓、大小便失禁等。⑤有局灶神经系统损害定位表现。

考点 脑出血的临床特点

（2）局灶神经系统损害的表现　根据出血部位和出血量不同而引起相应的局限性神经损害定位表现。

1）基底核出血（内囊）：是最常见的脑出血，占脑出血的 50% ～ 60%。病变常累及豆纹动脉的外侧支。内囊出血表现为典型的"三偏综合征"，即出血灶对侧偏瘫、偏身感觉障碍和对侧同向偏盲。优势半球出血可出现失语等。

考点 "三偏征综合征"的表现

2）脑桥出血：少量出血可无意识障碍，表现为头痛、呕吐、交叉性瘫痪或病灶对侧肢体瘫痪、两眼转向出血灶对侧，呈"凝视瘫肢"状。大量出血（出血量＞5ml）时，患者很快出现意识障碍，并出现双侧针尖样瞳孔、中枢性高热，呼吸节律紊乱、呕吐咖啡样胃内容物，眼球浮动、四肢瘫痪和去大脑强直等。多数在 24～48 小时死亡。

3）小脑出血：占脑出血的 10%。临床表现为突发头痛、疲乏、呕吐、眩晕和共济失调，可伴有枕部头痛等。出血量少者主要表现为小脑受损症状，如病灶侧共济失调、炎症和吟诗样语言等，多无瘫痪。出血量较多者。病情进展迅速，发病时或发病后 12～24 小时内出现昏迷及脑干受压征象，双侧针尖样瞳孔，呼吸不规则，心率减慢等。最后因枕骨大孔疝而死亡。

（3）并发症

1）脑疝：为脑出血最常见的死亡原因。表现为剧烈头痛、反复呕吐、血压增高、脉搏和呼吸缓慢等颅内高压征象，进行性意识障碍、双侧瞳孔不等大，呼吸或循环衰竭。

考点　脑出血最常见的死亡原因

2）上消化道出血：出现应激性溃疡出血。

3）感染：常有肺部感染，尿潴留者行保留导尿后易发生泌尿系统感染。

4）压疮：因瘫痪而长期卧床，使局部受压而发生。

（4）心理 - 社会状况　患者常因运动、感觉和语言等障碍导致情绪沮丧、悲观绝望心理；因自理能力和生活质量下降而引起情绪急躁、苦闷心理。

3. 辅助检查

（1）影像学检查　首选 CT。CT 是诊断早期脑出血的"金标准"，可确定出血的部位与范围。必要时做 MRI。CT 早期呈现高密度阴影（图 9-8）。另外还有 CT 血管成像（CTA）、磁共振成像（MRI）、磁共振血管成像（MRA）、CT 静脉成像（CTV）等。

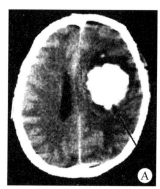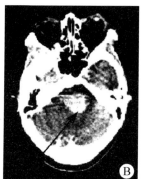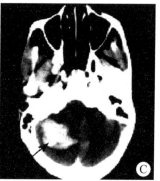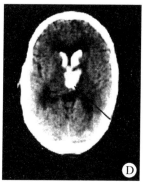

图 9-8　脑出血的头颅 CT 表现
A. 左基底核脑出血；B. 脑桥出血；C. 小脑出血；D. 脑室出血

考点　诊断脑出血的"金标准"

（2）脑血管检查　脑出血时一般不需要进行 DSA 检查。DSA 可检出脑动脉瘤、脑动静脉畸形和血管炎等，可以显示脑血管的位置、形态及分布。

（3）脑脊液检查　在无 CT 检查条件和无明显颅内高压时进行。脑脊液压力常增高，多数呈均匀血性。

（三）治疗要点

急性期治疗原则：防止再出血、减轻脑水肿，维持生命功能和防治并发症。

1. 一般治疗　患者一般应就近抢救，不宜反复翻动和长途运送，以免加重出血或再出血。急性期卧床休息，保持环境安静，维持生命体征。常规予以持续生命体征监测、神经系统评估、持续心肺监护，包括袖带血压监测、心电图监测、血氧饱和度监测。

2. 控制脑水肿、降低颅内压　①抬高床头。②镇痛和镇静。③脱水剂降颅内压：常用 20% 甘露醇和高渗盐水快速静脉滴注，高渗盐水有助于降低颅内压、减轻灶周水肿。必要时，也可用呋塞米、甘油果糖和（或）白蛋白等。

考点　控制脑水肿、降低颅内压的主要措施

3. 调整血压　对于收缩压在 150 ～ 220mmHg 的患者，在没有急性降压禁忌证的情况下，数小时内降压至 120 ～ 140mmHg；对于收缩压＞ 220mmHg 的脑出血患者，在密切监测血压的情况下，持续静脉输注药物将血压降至 160mmHg。在降压治疗期间应严密观察血压水平的变化，避免血压波动，每隔 5 ～ 15 分钟进行一次血压监测。

4. 控制血糖　①高血糖：无论患者既往是否有糖尿病病史，入院时高血糖均预示脑出血患者的死亡和不良转归风险增高，因此，血糖＞ 10mmol/L 时可给予胰岛素治疗以将血糖控制在 7.8 ～ 10.0mmol/L。②低血糖：低血糖可导致脑缺血损伤及脑水肿，严重时导致不可逆损害。血糖低于 3.3mmol/L 时，可给予 10% ～ 20% 葡萄糖口服或注射治疗，将血糖升到正常水平。

5. 下肢深静脉血栓（deep vein thrombosis，DVT）和肺栓塞的防治　脑出血患者发生 DVT 形成和肺栓塞的风险很高。卧床患者应注意预防：①鼓励患者尽早活动、腿抬高，尽可能避免下肢静脉输液，特别是瘫痪侧肢体。②瘫痪患者入院后即应用气压泵装置，可预防 DVT 及相关栓塞（注：不推荐弹力袜预防 DVT）。③如疑似有 DVT 患者可做 D- 二聚体检测及肢体多普勒超声检查。④对易发生 DVT 的高危患者（排除凝血功能障碍所致的脑出血患者），血肿稳定后可考虑发病后 1 ～ 4 天皮下注射小剂量低分子量肝素或普通肝素预防 DVT，但应注意出血的风险。⑤当患者出现 DVT 或肺动脉栓塞时，可使用系统性抗凝治疗或下腔静脉滤器植入。

6. 止血治疗　氨甲环酸有助于限制血肿体积扩大和降低早期病死率，可有选择性使用。

7. 对症治疗　感染者抗感染治疗，出现应激性溃疡者用 H_2 受体拮抗药，抽搐发作者用地西泮，中枢性高热者可行物理降温。躁动者，给予镇静、镇痛，不仅有利于气道管理水平，还有利于控制患者血压及颅内压，且避免了因血压波动造成再次出血或血肿增大的风险。

8. 立体定向穿刺和引流　主要用于清除血肿，降低颅内压，减少致残率和致死率。

9. 手术治疗　出血量较大或有发生脑疝危险者，可行手术治疗。

链 接

高血压性脑出血的手术最佳时机

高血压性脑出血的手术时机分为超早期（出血6小时内）、早期（出血后1～2天）及延期（出血3天后）手术。近年来，主张早期或超早期手术的学者日益增多。这样可减轻血肿对脑组织的压迫，打破恶性病理生理循环变化，有利于提高治疗效果和患者的术后生存质量，从而改善预后。

（四）主要护理诊断/问题

1. 急性意识障碍　与脑出血、脑水肿有关。

2. 疼痛：头痛　与出血致颅内压增高有关。

3. 躯体移动障碍　与肢体瘫痪有关。

4. 感觉障碍　与脑出血损害感觉传导通路有关。

5. 有皮肤完整性受损的危险　与意识障碍、肢体瘫痪和长期卧床引起皮肤受压有关。

6. 潜在并发症：脑疝、上消化道出血、感染。

7. 知识缺乏：缺乏脑出血预防知识。

（五）护理措施

1. 一般护理

（1）休息　急性期绝对卧床休息3～4周，尤其是24～48小时内避免搬动。保持环境安静，头部抬高15°～30°，以减轻脑水肿。患者取平卧位，头偏向一侧，防止颅内高压引起频繁呕吐而窒息。协助患者更换体位时，动作宜慢，尽量减少头部的摆动幅度，以免加重出血。

考点　脑出血急性期患者的休息护理

（2）饮食　发病24小时内应暂禁食，病情稳定无消化道出血者，可给予高维生素、高蛋白、低脂饮食。进食困难者应鼻饲流质肠内营养。

2. 病情观察　密切观察患者生命体征、意识状态、瞳孔大小变化，及时判断患者有无病情加重及并发症出现。如患者呕吐咖啡色胃内容物或黑便应考虑上消化道出血；如患者意识障碍进行性加重，剧烈呕吐、脉搏减慢、血压升高、两侧瞳孔不等大时，应考虑脑疝。

3. 对症护理　及时清除口腔和呼吸道分泌物。烦躁者，可加保护性床栏或约束带，防止坠床，必要时遵医嘱使用镇静药。保持大便通畅，防止用力大便而引起颅内压增高引发脑出血。有中枢性高热者可行物理降温，头部放置冰袋或冰帽。抽搐频繁时，遵医嘱静脉缓慢注射地西泮，并注意观察呼吸情况。对尿失禁或尿潴留患者放置导尿管，注意尿路感染。保持床单位干燥、清洁，防止压疮发生。保持肢体功能位，协助患者加强肢体的被动和主动运动，防止肢体痉挛畸形和关节僵硬。

考点　脑出血对症护理

4. 用药护理　选甘露醇脱水时，应选择粗大静脉注射，防止药物外渗，并观察头痛及意识障碍是否减轻，同时观察尿量、肾功能、电解质情况，有心、肾功能不全者应慎用。

使用降压药物时，应动态监测血压情况，根据血压随时调整给药方案。用 H_2 受体拮抗药时，静脉给药控制速度，避免引起低血压和心律失常。

5. 心理护理　及时发现患者的心理问题，有针对性地进行心理护理。指导意识清醒的患者进行自我心理调节，鼓励其进行力所能及的活动，同时希望家属充分理解患者，并予悉心照料，给予精神与经济支持，帮助患者树立战胜疾病的信心。

（六）健康教育

1. 疾病知识指导　向患者及家属讲解脑出血的基本知识，明确治疗原发病对防止再出血的重要性。保持情绪稳定，尽量避免情绪波动和血压升高等诱发因素。遵医嘱正确服药，定期门诊随访。积极控制高血压，如果血压异常波动或出现头痛、呕吐、肢体无力时，应立即就医。

2. 保健知识指导　饮食应以低脂、低盐、高维生素为宜，戒烟酒。生活应有规律，适量运动，减轻体重，保持充足睡眠，避免长时间久坐。加强瘫痪肢体的功能锻炼，促进肢体功能恢复。

3. 心理 - 社会指导　鼓励患者积极调整心态，主动配合治疗，加强功能锻炼，提高自理生活的能力。

五、蛛网膜下腔出血

案例 9-7

　　患者，男性，30 岁。正在挑水时突然头痛、呕吐，一度神志不清，四肢抽搐，醒后感颈枕部痛。护理体检：T 36.2℃，P 90 次 / 分，R 17 次 / 分，BP 110/80mmHg，神志清楚，颈部有抵抗感，肢体无瘫痪，心脏无杂音，肝脾未触。脑脊液检查：均匀血性，压力增高。

问题：1. 患者出现了什么问题？
　　　2. 主要护理诊断 / 问题有哪些？应采取什么护理措施？

（一）概述

蛛网膜下腔出血（subarachnoid hemorrhage，SAH）通常是指脑底部动脉瘤或脑动静脉畸形破裂，血液直接流入蛛网膜下腔所致。女性发病率高于男性，且随着年龄的增加而风险增加。在中国，南部、北部地区的发病率普遍较高。

病因及发病机制：颅内先天性动脉瘤是最常见的病因（占全部病例的 $50\% \sim 85\%$）；其次是脑动静脉畸形、高血压及动脉粥样硬化等。

考点　SAH 最常见的病因

（二）护理评估

1. 健康史　询问患者有无先天性动脉瘤、颅内血管畸形、高血压和动脉粥样硬化等病史；有无血液病、糖尿病、抗凝治疗史。发病前有无情绪激动、突然用力、酗酒等诱发因素。患者过去有无类似发作及诊治情况。

2. 身心状况

（1）临床特点　①起病急骤，常见于青壮年。②多在剧烈活动、用力排便或情绪激动等诱因作用下发病。③突发剧烈头痛，喷射性呕吐；头痛可持续数日不变，2 周后逐渐减轻。如果头痛再加重，常提示再次出血。部分患者有不同程度的意识障碍或抽搐。少数患者可出现烦躁、谵妄、幻觉等精神症状。蛛网膜下腔大量出血可引起严重颅内高压甚至脑疝而死亡。④脑膜刺激征是最具有特征性的体征。⑤一般无神经系统局灶损害表现，少数患者可出现动眼神经麻痹、偏盲、偏瘫、失语等。

（2）并发症

1）脑血管痉挛：是 SAH 死亡和致残的重要原因。常在起病后 3 ～ 5 天出现。起病后 10 ～ 14 天为迟发性血管痉挛高峰期。如果没有再出血的情况下，病情突然恶化，出现发热、头痛、意识障碍或者神经局灶体征（如一过性失语、偏瘫）等，要考虑脑血管痉挛。

2）再出血：是 SAH 的重要并发症，常在起病后的 7 ～ 14 天发生，特别是在用力排便、情绪激动、活动时引发。目前由于神经外科手术和介入治疗的普及，再出血的并发症逐渐减少。

考点　SAH 的临床特点；死亡和致残的重要原因；重要的并发症

3）脑积水：病后 1 周内可引起脑积水。

（3）心理 - 社会状况　活动被医源性限制时，影响自理能力和生活质量，而出现焦虑；头痛剧烈导致患者情绪急躁；医疗检查使其恐惧或紧张。

3. 辅助检查

（1）颅脑 CT、MRI　首选 CT，可见血管破裂处附近凝血块呈高密度征象。

（2）脑脊液检查　若 CT 检查阴性应行腰椎穿刺脑脊液检查。肉眼呈均匀一致的血性脑脊液，压力增高＞ 200mmH$_2$O。

（3）脑血管造影　首选颅脑 CTA 检查，可确定出血位置和病因。脑数字减影血管造影（DSA）作为 SAH 患者病因诊断的"金标准"，对诊断颅内动脉瘤和脑血管畸形有重要价值，同时 DSA 也可进一步用于评估治疗，如介入治疗或者评估手术。

考点　SAH 脑脊液检查特征和诊断的"金标准"

（三）治疗要点

1. 治疗病因和诱因。

2. 一般治疗　就近住院治疗。绝对安静卧床休息 4 ～ 6 周；避免一切可能引起血压和颅内压增高的因素，如用力咳嗽和大便等；对头痛和躁动不安者应予足量有效的镇痛、镇静药，如苯巴比妥、罗通定；慎用影响呼吸功能的药物，如吗啡、哌替啶等。

考点　SAH 急性期绝对卧床时间

3. 降低颅内压　参见脑出血的治疗。

4. 控制血压　使收缩压平稳维持在 130 ～ 160mmHg。

5. 预防再出血　①止血剂：使用氨甲环酸、氨基己酸等短期治疗（＜72 小时），以避免早期再出血。但不适用于已行动脉瘤外科夹闭或介入填塞的患者。②手术治疗：对于颅内动脉瘤或脑动静脉血管畸形者，可行手术切除或脑血管内介入治疗。

考点　SAH 预防再出血的措施

6. 防治脑血管痉挛　①钙通道阻滞剂：早期口服或静脉应用法舒地尔。②他汀类药物：早期应用对于预防迟发性脑梗死具有显著疗效。③3H 疗法：即扩容、升压、血液稀释，仅用于低血容量的 SAH 患者。

考点　SAH 防治脑血管痉挛的措施

链接

血管内弹簧圈技术栓塞动脉瘤

目前对于脑血管瘤临床常采用血管内弹簧圈技术栓塞动脉瘤，其优点有：①术后并发症发生率低。②患者住院时间短，术后恢复快。③适用于位置相对较深，处于重要功能区或者开颅手术不易到达的动脉瘤。

（四）主要护理诊断 / 问题

1. 疼痛　与颅内压增高、血管痉挛有关。

2. 生活自理能力缺陷　与医源性限制有关。

3. 恐惧　与担心再出血、害怕手术有关。

4. 潜在并发症：再出血、脑血管痉挛、脑积水。

5. 知识缺乏：缺乏蛛网膜下腔出血预防知识。

（五）护理措施

1. 一般护理　同脑出血。避免用力排便、剧烈咳嗽等，以防止再出血发生。

2. 病情观察　密切观察患者生命体征、意识状态、瞳孔；观察有无头痛、呕吐、抽搐现象。观察用甘露醇后头痛缓解的时间。如果病情稳定后，又突发剧烈头痛、呕吐、昏迷等，提示再出血，应立即报告医师并协助处理。

3. 对症护理　头痛护理参见本章第 2 节。

4. 用药护理　注射镇静剂苯巴比妥或罗通定时，应交替注射。使用止血剂氨基己酸时应防止深静脉血栓形成，同时肾功能障碍者慎用；氨甲环酸应缓慢静脉给药，以免血压下降，过敏者禁用。使用钙离子拮抗药时，需用注射泵或静脉泵控制输液滴速和剂量，并密切观察血压。用 3H 疗法时，所有输液都必须在动脉瘤夹闭后，同时缓慢输注，防止引发肺水肿，动脉瘤破裂。

5. 心理护理　患者要保持平稳的情绪，避免精神紧张、激动、悲伤，各种护理操作要轻柔，以免加重患者疼痛，帮助患者保持最佳心理状态。

（六）健康教育

1. 疾病知识指导　向患者及家属讲解 SAH 的基本知识，明确治疗原发病对防止再出血的重要性。指导患者配合检查，明确病因和尽早手术治疗。如果有再度出血征象应及时就医。

2. 保健知识指导　保持情绪稳定，避免重体力劳动和剧烈活动；多吃水果、蔬菜等富含维生素的食物，以保持大便通畅；女性患者 1 ～ 2 年避免妊娠和分娩。

3. 心理 - 社会指导　鼓励患者积极调整心态，放松心情，树立战胜疾病的信心。

常见脑血管疾病鉴别见表 9-2。

表 9-2　常见脑血管疾病鉴别

鉴别点	脑梗死	脑出血
发病年龄	多为 60 岁以上	多为 60 岁以下
起病状态	安静或睡眠中	动态起病（活动中）
起病速度	10 余小时或 1 ～ 2 天达到高峰	10 分钟至数小时症状达到高峰
全脑症状	轻或无	头痛、呕吐、瞌睡、打哈欠等高颅压的症状
意识障碍	无或轻	多见且较重
神经体征	多为非均等性偏瘫	多为均等性偏瘫（基底核）
CT 检查	脑实质内低密度	脑实质内高密度
脑脊液	无色透明	可有血性

第 7 节　癫痫患者的护理

案例 9-8

患者，女性，51 岁。外出购物时突然出现头后仰，跌倒在地，四肢抽搐、口吐白沫、两眼上翻、牙关紧闭，伴小便失禁。发作 5 分钟后自行缓解，被路人送入医院就诊。护理体检：T 36.5℃，R 20 次 / 分，BP 105/75mmHg，P 80 次 / 分。意识清，舌咬伤、四肢无外伤，心肺未见异常，神经系统检查无阳性体征。既往有癫痫病史，否认有外伤史。脑电图检查异常，头颅 CT 未见异常。临床诊断：癫痫大发作。

问题：1. 患者发作时主要存在哪些护理诊断 / 问题？

　　　2. 你将对患者采取哪些护理措施？

一、概　　述

癫痫是一组由于大脑神经元异常放电而致短暂性大脑功能失调的临床综合征。具有突然发生和反复发作的特点，是神经系统的常见疾病。在成人癫痫患者中，绝大部分为局灶性癫痫。

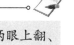 **考点**　癫痫的概念

（一）病因

引起癫痫的病因复杂，根据病因学可分为以下三类：

1. 特发性癫痫　又称原发性癫痫。病因不明，可能与遗传因素有关。多数患者在儿

童或青春期首次发病。

2. 症状性癫痫　又称继发性癫痫。继发于各种中枢神经系统结构损伤和代谢疾病，如脑外伤、中枢神经系统感染、遗传代谢性疾病等。症状性癫痫可发生于各年龄段。

3. 隐源性癫痫　临床表现疑似症状性癫痫，但目前的检查手段没有找到明确的病因。

考点　癫痫的诱发因素

（二）诱发因素

疲劳、饥饿、便秘、饮酒、睡眠不足、情绪激动、经期、妊娠、强光刺激等均可诱发癫痫发作。

（三）发病机制

癫痫的发病机制极为复杂，目前尚未完全阐明。神经元异常放电是癫痫发病的电生理基础。

二、护理评估

（一）健康史

询问患者有无家族史、有无脑部病变及代谢障碍疾病存在。是否存在睡眠不足、疲劳、饥饿、便秘、饮酒、情绪激动、经期、妊娠、强光刺激等可诱发癫痫发作的因素。了解首次癫痫发作的时间、年龄、发作频率及用药情况。

（二）身心状况

癫痫的临床表现多样，但都具有发作性、短暂性、重复性、刻板性的共同特征。

考点　癫痫临床表现的共同特征

依据发作时的临床表现和脑电图特征可将癫痫发作分为不同临床类型。目前应用最广泛的是 1981 年国际抗癫痫联盟（ILAE）的癫痫发作分类。

1. 部分性发作

（1）单纯部分性发作　发作起始与结束均较突然，发作时间短，一般不超过 1 分钟，无意识障碍。常以一侧肢体节律性抽动或局部肌肉感觉障碍为特征。如抽搐发作时自手指—腕部—肘部—肩部—口角—面部逐渐扩展，称 Jackson 癫痫。

（2）复杂部分性发作　又称精神运动性发作，占成人癫痫发作的 50% 以上。有意识障碍，主要特征是精神症状及自动症。病灶多在颞叶，故又称颞叶癫痫。

链接

自　动　症

自动症是指在癫痫发作过程中或发作后意识模糊状态下出现的具有一定协调性和适应性的无意识活动。自动症均在意识障碍的基础上发生，可表现为愣神、吞咽、咂嘴及双手不自主摸索动作等；也可表现为游走、奔跑、无目的地开门、关门、乘车上船；还可出现自言自语、叫喊、唱歌或机械重复原来的动作。

（3）部分性继发全身发作　先出现部分性发作，继而出现全面性强直阵挛发作。

2. 全面性发作

（1）强直阵挛发作　又称大发作。是最常见的发作类型之一。可由部分性发作演变而来，也可表现为全面强直-阵挛发作。分为三期：①强直期：突然意识丧失，发出一声尖叫而摔倒，全身肌肉强直性收缩，颈部和躯干先屈曲后反张，双上肢先上举后旋再转为内收前旋，双下肢先屈曲后伸直。眼球上翻或凝视，呼吸暂停，瞳孔散大及对光反射消失，此期历时 10～20 秒，进入阵挛期。②阵挛期：此期全身肌肉交替性收缩与松弛，呈一张一弛交替性抽动，阵挛频率逐渐减慢，松弛时间逐渐延长，此期持续 30～60 秒或更长，最后在一次强烈痉挛后突然停止，进入发作后期。但意识、呼吸、瞳孔均无恢复。③发作后期：此期尚有短暂的痉挛，以面肌和咬肌为主，导致牙关紧闭，可发生舌咬伤。本期全身肌肉松弛，括约肌松弛可造成大、小便失禁。呼吸首先恢复，随后瞳孔、心率、血压恢复正常，意识逐渐清醒。自发作开始至意识恢复需 5～10 分钟。患者醒后常感到头痛、全身酸痛和疲乏无力，部分患者进入昏睡状态，醒后对抽搐过程不能回忆。

考点 癫痫大发作的临床表现

（2）失神发作　又称小发作。主要表现为突然发生和突然终止的意识短暂丧失。发作时患者停止当时的活动，两眼瞪视不动，呼之不应，手中持物可跌落，发作持续 3～15 秒，事后立即清醒，继续原来的活动，对发作无记忆。每日可发作数次或数十次。多见于儿童和青年。

（3）肌阵挛发作　表现为突然、短暂、快速的肌肉收缩，累及全身，也可仅限于面部、躯干和肢体。不伴意识障碍，可见于任何年龄。

（4）阵挛性发作　常见于婴幼儿，典型表现为重复阵挛性抽动伴意识障碍，之前无强直期，持续 1 分钟至数分钟。

（5）强直性发作　常在睡眠中发生，表现同全面强直-阵挛发作中的强直期，常伴有明显自主神经症状，如面色苍白、瞳孔扩大等。多见于弥漫性脑损害的儿童。

（6）失张力性发作　全身或部分肌群肌张力突然丧失，可致张口、垂颈、肢体下垂和跌倒。持续时间数秒至 1 分钟。发作后立即清醒并站起来。

3. 癫痫持续状态　是指一次癫痫发作持续时间超过 30 分钟，或连续多次发作致发作间期意识或神经功能未恢复至正常水平。任何类型癫痫均可出现癫痫持续状态，但以全面强直-阵挛发作多见。不规范的抗癫痫治疗、感染、过度劳累、饮酒、妊娠、精神刺激是常见的诱因。癫痫持续状态是一种危险的急症，常伴有高热、电解质紊乱、多脏器衰竭等，可导致患者死亡。

考点 癫痫持续状态的概念

4. 心理-社会状况　癫痫发作时，患者当众出现抽搐、跌伤、尿失禁等，自尊心严重受损，出现自卑感；反复发作常影响正常生活、学习和工作，会使患者产生焦虑，对生活缺乏信心。

（三）辅助检查

1. 脑电图（EEG）检查　是诊断癫痫最重要的辅助检查。近年应用 24 小时长程脑电图监测和视频脑电图，监测患者的脑电图改变，可提高发现痫样放电的可能（图 9-9）。

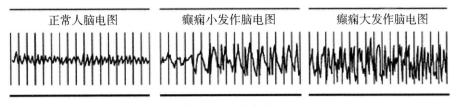

| 正常人脑电图 | 癫痫小发作脑电图 | 癫痫大发作脑电图 |

图 9-9　脑电图

2. 血液检查　血常规、血糖、血寄生虫（如肺吸虫、血吸虫、囊虫等）检查，可了解有无贫血、低血糖和脑寄生虫病等。

3. 神经影像学检查　①CT 或 MRI：有助于发现肿瘤血管畸形、先天性畸形、血管瘤、寄生虫或其他可能导致癫痫发生的结构性改变。②正电子发射型计算机断层显像（PET）：在癫痫病因和癫痫病灶定位中也十分重要。

三、治疗要点

1. 病因治疗　继发性癫痫应积极治疗原发病。如对于脑寄生虫病引起者行驱虫治疗，颅内占位病变行手术治疗，纠正低血糖、低血钙等代谢异常。

2. 发作时的治疗　立即让患者就地平卧；保持呼吸道通畅、吸氧；防止外伤及其他并发症；选用地西泮、苯妥英钠和苯巴比妥等预防再次发作。

3. 抗癫痫药物治疗　发作间歇期应用抗癫痫药物治疗，常用抗癫痫药物有苯妥英钠、卡马西平、苯巴比妥、丙戊酸钠、乙琥胺等。一般从单用小剂量开始，逐渐调整到能控制发作又不出现不良反应的剂量。更换药物应逐渐过渡。长期用药者在完全控制发作后应再坚持服药 3～5 年，然后再考虑停药（表 9-3）。

表 9-3　常见抗癫痫药物的适应证及不良反应

药物	适应证	主要不良反应
苯妥英钠	全面强直 - 阵挛发作、部分性发作、癫痫持续状态	行为改变易出现神经毒性、笨拙、步态不稳、毛发增生，牙龈增生，偶有胃肠道反应
卡马西平	全面强直 - 阵挛发作、部分性发作	复视、眼球震颤、头晕、嗜睡、恶心呕吐、皮疹
丙戊酸钠	全面强直 - 阵挛发作、部分性发作、失神发作	体重增加、慢性认知、记忆、行为改变、嗜睡、共济失调、肝脏损害、血小板减少，肥胖
拉莫三嗪	全面强直 - 阵挛发作、部分性发作	头晕、嗜睡、复视、皮疹、恶心呕吐
乙琥胺	失神发作	偶有胃肠道反应：恶心呕吐、食欲缺乏、眩晕
扑米酮	全面强直 - 阵挛发作、复杂部分性发作	呕吐、嗜睡、共济失调
苯巴比妥	全面强直 - 阵挛发作、部分性发作、新生儿癫痫、高热惊厥	头晕、困倦、皮疹、药物热、剥脱性皮炎、可有致畸的作用

4. 癫痫持续状态的治疗

（1）对症治疗　保持呼吸道通畅，牙关紧闭者放置牙套；吸氧，吸痰，必要时行气管插管或气管切开。迅速建立静脉通道；予以心电和脑电的监测。

（2）控制发作　首选地西泮 10mg 静脉缓慢注射，最大单次剂量不超过 20mg，可迅速控制发作。也可选用 10% 水合氯醛保留灌肠。

（3）防治并发症　预防和控制呼吸道感染，高热可物理降温；用 20% 甘露醇 250ml 快速静脉滴注防治脑水肿；纠正代谢紊乱和酸中毒，维持电解质平衡；加强营养支持治疗。

5. 手术治疗　对于一些需要长期用药物治疗或者药物难以控制的癫痫，可采用手术治疗。常用的手术方法有局部皮质切除术、大脑半球切除术等。

考点　癫痫持续状态的治疗

四、主要护理诊断 / 问题

1. 有窒息的危险　与癫痫发作时意识障碍、喉头痉挛、气道分泌物增多有关。

2. 有受伤的危险　与癫痫发作时意识突然丧失、精神失常、判断障碍有关。

3. 知识缺乏：缺乏长期正确服药的知识。

4. 焦虑　与癫痫反复发作有关。

5. 潜在并发症：脑水肿、酸中毒、水电解质紊乱。

五、护 理 措 施

（一）一般护理

1. 休息　保持环境安静，避免过劳、睡眠不足、强光刺激等诱因；适当参加体力和脑力活动，劳逸结合。

2. 饮食　给予清淡饮食，少量多餐，避免辛辣刺激性食物，戒烟、酒。

（二）病情观察

密切观察生命体征、神志及瞳孔变化，注意发作的类型，持续时间与频率；发作停止后患者有无头痛、疲乏及肌肉酸痛的症状。

（三）安全护理

1. 发作时的护理

（1）保持呼吸道通畅　解开衣领、衣扣和腰带；取下活动性义齿，及时清除口鼻腔分泌物。

（2）安全护理　①体位管理：癫痫发作时，置患者头低侧卧位或平卧位头偏向一侧。②防止舌咬伤：将牙垫、压舌板、筷子、纱布、手绢等置于患者口腔一侧上下磨牙之间，防止口唇、舌和颊部咬伤。③防止患者受伤：迅速脱离危险环境如火源、水源等，并移开易造成伤害的物品。④癫痫发作时禁忌：患者抽搐时，不可强行按压其肢体，以免造成韧带撕裂、关节脱位甚至骨折等损伤。不要指压人中穴，不要强行给其喂水、喂食、喂药。

2. 癫痫持续状态的护理　迅速建立静脉通道，遵医嘱给予地西泮缓慢静脉注射；保持呼吸道通畅，及时吸氧；密切观察患者意识、瞳孔、呼吸、脉搏、血压及抽搐发作情况，并注意监测发作频率、持续时间；保持病室安静、光线柔和，避免外界各种刺激，做好安全护理。

考点　癫痫发作时的护理

（四）用药护理

遵医嘱正确选择药物，从单一小剂量开始，尽量避免联合用药；必须坚持长期服药，不能随意减量、停药或换药，停药应遵循缓慢和逐渐减量的原则；观察药物不良反应，服药前及用药期间应做血常规、尿常规、肝肾功能检查；抗癫痫药一般饭后服用，以减少胃肠道反应；较大剂量用药于睡前服用，以减少白天嗜睡；当出现严重皮疹、肝损害、精神行为异常时，应遵医嘱减量或停药。抗癫痫药物常见不良反应见表 9-3。

（五）心理护理

癫痫患者容易产生抑郁、孤独、自卑等不良心理反应，应当理解、尊重患者，鼓励患者克服自卑心理，表达自己的心理感受，承担力所能及的社会工作。鼓励家属向患者表达亲切关怀、不嫌弃的情感，解除患者的精神负担，增强对家庭的责任感和增强战胜疾病的信心，配合长期治疗。

六、健康教育

1. 疾病知识指导　向患者及其家属介绍有关本病的基本知识及发作时家庭紧急护理方法。指导患者避免诱发因素，如感冒、妊娠与分娩、过度劳累、暴饮暴食、睡眠不足、感情冲动、饥饿、便秘、饮酒、强声强光刺激等。

2. 保健知识指导　指导患者保持良好生活规律和饮食习惯，适量运动，如散步、慢跑、打太极拳等，劳逸结合，避免过度劳累；宜进食清淡、营养丰富、易消化饮食，戒烟酒，禁饮兴奋性饮料，少食辛辣刺激性食物，避免暴饮暴食。指导患者遵医嘱坚持长期、规律用药，避免突然停药、减药、漏服药及自行换药，注意观察药物的疗效和不良反应，定期至医院复查。告知患者外出时应随身携带病情诊疗卡，注明姓名、年龄、住址、电话、联系人姓名、疾病诊断、治疗情况等。禁止游泳、驾驶汽车、高空作业、登高等危险活动。育龄女性患者应在医生指导下计划妊娠。

3. 心理-社会指导　鼓励患者表达自己的心理感受，提高患者、家属及社会对癫痫及相关知识的了解，减少误解，以减轻患者的病耻感，减轻患者对癫痫发作的恐惧。

第 8 节　帕金森病患者的护理

案例 9-9

　　患者，男性，62 岁。半年前出现不自主震颤，呈现"搓药丸"样动作。表情渐渐呆板，瞬目逐渐减少，书写时字越写越小，便秘，出汗异常等。护理体检：T 36.5℃，P 85 次 / 分，R 19 次 / 分，BP 140/95mmHg，颅部 CT 显示有老年性脑病变。

问题：1. 目前患者最可能的护理诊断 / 问题是什么？

　　　2. 患者护理的重点是什么？

一、概　　述

　　原发性帕金森病，简称帕金森病。以静止性震颤、肌强直、运动迟缓和姿势平衡障碍为临床特征，同时伴有各种非运动症状，如嗅觉障碍、便秘、睡眠障碍等。特征性病理改变为黑质多巴胺能神经元变性和路易小体形成。是中老年人常见的神经系统变性疾病，男性略多于女性，起病隐匿，进展缓慢。诊断主要依靠详尽的病史和完整的神经系统体格检查，尚无确诊的特异检查。

（一）病因

　　本病的病因未明，发病机制复杂。

　　1. 年龄老化　本病多见于中老年人，尤其是 60 岁以上的人，而 40 岁以前发病者甚少。

　　2. 环境因素　长期接触杀虫剂、除草剂或某些工业化学品，如接触吡啶类衍生物 1-甲基 -4- 苯基 -1，2，3，6- 四氢吡啶（MPTP）等。

　　3. 遗传因素　大多数患者为散发，10% 的患者有家族遗传史，为不完全外显的常染色体显性遗传。遗传因素可使患病的易感性增加，但只有在环境因素及年龄老化的共同作用下，才会导致发病。

（二）发病机制

　　多巴胺和乙酰胆碱两种神经递质是纹状体的抑制性递质和兴奋性递质，正常人两种递质处于平衡状态，两者功能相互制约，共同调节肌张力、协调随意运动和维持身体姿势。帕金森病患者的黑质多巴胺生成减少，使纹状体抑制性作用减弱，而兴奋性相对增强，临床表现为帕金森病。

链接

帕金森病病理改变

　　主要病理改变是黑质多巴胺能神经元变性丢失和路易小体形成，由此引起黑质 - 纹状体多巴胺能通路变性，纹状体多巴胺递质水平显著降低，递质水平降至正常的 30% 时出现临床症状，且多巴胺递质降低的程度与症状严重程度呈正相关。

二、护理评估

（一）健康史

了解患者年龄、职业、工作环境，是否长期接触化学制品，家族中是否有相同疾病史。

（二）身心状况

1. 症状和体征

（1）静止性震颤　常为首发症状，震颤多起始于一侧上肢的远端，呈现类似"搓药丸"动作，表现为有规律的拇指对掌和手指屈曲的不自主震颤。震颤特点为"静止时明显，活动时减轻，入睡后消失"。随着病情的发展，震颤逐渐波及下颌、唇、面和四肢。

（2）肌强直　①铅管样肌强直：屈肌和伸肌肌张力均增高，关节被动运动时，始终保持阻力增高，类似弯曲软铅管的感觉。②折刀样肌强直：关节被动运动时，阻力在开始时比较明显，随后迅速减弱，类似"折刀样"感觉。③齿轮样肌强直：一般在有静止性震颤的患者中，关节活动过程中可感到均匀的阻力出现断续停顿，如同转动齿轮。原因是肌强直与静止性震颤叠加所致。

（3）运动迟缓　患者随意运动减少，动作缓慢。①行走时启动和终止均有困难。②面具脸：患者面肌强直时，面部表情呆板，双眼凝视和瞬目动作减少，笑容出现和消失减慢。③写字过小征：患者手部精细动作很难完成，书写时字越写越小。

（4）姿势步态异常　早期走路时患侧上肢协同摆动的动作幅度减小或消失，下肢拖拽；随病情发展，步伐逐渐变小、变慢，起步、转弯时明显出现步态异常；晚期由坐位、卧位起立时动作完成困难，有时在行走过程中出现全身僵住，不能动弹，称为"冻结现象"；有时出现"慌张步态"，表现为在迈步后碎步、往前冲，越走越快，不能立刻停步。

（5）其他　①自主神经功能障碍：表现为便秘、出汗异常、流涎、性功能减退、排尿障碍、直立性低血压等。②精神障碍：有些患者出现抑郁症，部分有智力障碍。③感觉障碍：患者早期可有嗅觉减退或睡眠障碍，中晚期有肢体麻木、疼痛等异常表现。

考点　帕金森病的症状和体征

2. 心理 - 社会状况　受本病症状影响，患者容易自卑，回避人际交往；随着病情加重，生活自理能力下降时，会产生焦虑、恐惧、抑郁等心理。

（三）辅助检查

1. 血液、唾液、脑脊液检查　一般常规检查无异常，唾液和脑脊液中 α - 突触核蛋白、蛋白质去糖酶 DJ-1 含量有改变，脑脊液多巴胺代谢产物高香草酸降低。少数患者血 DNA 基因突变。

2. 嗅觉测试及经颅多普勒超声检查　早期的嗅觉减退可通过嗅觉测试被发现；大多数帕金森病患者经颅超声检查可发现黑质回声异常增强。

3. 影像学检查　正电子发射断层成像（PET）、单光子发射计算机断层成像（SPECT）检查在疾病早期即能显示异常，有较高的诊断价值。

4. 病理检查　胃窦部、结肠黏膜、下颌下腺、周围神经等部位，可见 α- 突触核蛋白异常聚积。

三、治疗要点

（一）治疗原则

帕金森病治疗采用综合治疗，包括药物、手术、中医、运动疗法、心理治疗等，其中药物治疗是首选和主要治疗手段，手术则是药物治疗的一种有效补充。

（二）药物治疗

用药原则：①根据患者发病年龄、症状特点和疾病严重程度、个人经济情况、药物不良反应等综合选择用药，尽量减少药物不良反应及运动障碍的发生。②从小剂量开始，逐步缓慢加量直至有效维持。③服药期间避免使用维生素 B_6、氯氮平、利血平、氯丙嗪、奋乃静等药物，以免降低药物疗效或导致直立性低血压。

1. 抗胆碱能药物　适用于震颤明显的年轻患者，可协助维持纹状体的递质平衡。常用药物有苯海索（安坦），口服；或东莨菪碱、甲磺酸苯扎托品、比哌立登等。

2. 金刚烷胺　可以促进神经末梢释放多巴胺，阻止其再吸收，对少动、强直、震颤均有改善，可与左旋多巴等药合用。

3. 复方左旋多巴　是治疗帕金森病最基本、最有效的药物。该药物可以补充黑质纹状体内多巴胺的不足。常用药物有苄丝肼左旋多巴、卡比多巴、左旋多巴，起始剂量 62.5mg，每天 2～3 次口服，根据症状控制情况，缓慢增加其剂量和服药次数，直到疗效满意和不出现不良（最大剂量不超过 250mg，每天 3～4 次）。

4. 多巴胺受体激动剂　是早发型患者的首选药物，直接激动纹状体，使之产生和多巴胺作用相同的药物效应，可以减少或推迟运动并发症的发生，从小剂量开始，逐渐增加至疗效满意而不出现不良反应。常用药物有普拉克索、罗匹尼罗、吡贝地尔。

5. 儿茶酚 -O- 甲基转移酶抑制剂　作用机制是通过抑制左旋多巴在外周的代谢，使血浆左旋多巴浓度保持稳定，增加入脑量。一般与复方左旋多巴制剂合用，可增进疗效，减少症状波动。常用药物为恩他卡朋。

6. 单胺氧化酶 B 型（MAO-B）抑制剂　能够阻止脑内多巴胺的降解，增加其浓度。常用药物为司来吉兰。

7. 其他　有自主神经障碍、认知障碍及精神障碍的患者，可使用通便药、抗精神病药物以及胆碱酯酶抑制剂药物对症治疗。

考点 帕金森病的常用治疗药物

（三）手术及干细胞治疗

手术治疗适用于患者长期药物治疗效果明显减弱，出现异动症的情况，但手术只能改善症状，不能根治，术后还是需要药物治疗。干细胞移植结合基因治疗是目前的新疗法，还在探索中。

（四）其他治疗

中药、针灸、康复治疗等辅助手段对改善症状有一定作用。对患者进行肢体运动、语言、进食、日常活动等训练和指导，可改善其生活质量，减少并发症。对患者进行疾病相关的教育也是对帕金森病治疗的重要措施。

四、主要护理诊断 / 问题

1. 躯体活动障碍　与震颤、肌强直、体位不稳、随意运动异常有关。

2. 营养失调：低于机体需要量　与吞咽困难、饮食减少和肌强直、震颤所致机体消耗量增加等有关。

3. 便秘　与消化功能障碍或活动量减少等有关。

4. 语言沟通障碍　与咽喉部、面部肌肉强直，运动减少、减慢有关。

5. 自尊低下　与震颤、流涎及身体形象改变和言语障碍、生活依赖他人有关。

6. 潜在并发症：外伤、压疮、感染。

五、护 理 措 施

（一）一般护理

1. 生活护理　指导患者自我护理，做自己力所能及的事情，协助生活自理能力显著低下患者进食、洗漱、淋浴、大小便料理。选择无须系鞋带的鞋子、便于穿脱的衣服、粗柄牙刷、吸水管、固定碗碟的防滑垫、大手柄的餐具等；呼叫器或生活用品如茶杯、毛巾、纸巾、便器、手杖等固定放置于患者伸手可及处，以方便患者取用。

2. 饮食　原则是给予高热量、高维生素、高纤维素、低盐、低脂、适量优质蛋白的易消化饮食。因高蛋白饮食会降低左旋多巴类药物的疗效，所以不宜盲目给予过多的蛋白质。多吃新鲜蔬菜、水果，多喝水，防止便秘。钙质有利于预防骨质疏松，每天应补充 1000 ~ 1500mg 的钙质。

3. 皮肤及个人卫生护理　指导患者选择穿柔软、宽松的棉质衣服；经常清洁皮肤，勤换被褥、衣物，勤洗澡。帮助卧床患者进行床上擦浴，每天 1 ~ 2 次。保持床单位整洁、干燥、平整，定时翻身、拍背，特别注意保护好骨突处，预防压疮。

4. 安全护理　居住环境中尽可能减少障碍物，卫生间和过道加装扶手；对于下肢行动不便、起坐困难者，尽量配备高位坐厕、坚固并带有扶手的高脚椅、手杖、床铺护栏等；保证床的高度适中（以坐位时脚能着地的高度为宜）；避免拿热水、热汤，谨防烧伤、烫伤等；禁止患者自行使用锐器和危险品；对有智力障碍的患者应安置在有严密监控的区域，防止自伤、坠床、坠楼、伤人等意外发生。

（二）病情观察

观察患者病情发展情况，根据身体运动的协调情况给予相应的指导，注意安全防护；服药过程中要关注震颤、肌强直和其他运动及语言功能改善情况来确定药物疗效。

（三）对症护理

卧床患者要按时翻身，做好皮肤护理，预防压疮；做好口腔护理，翻身、叩背，可预防吸入性肺炎和坠积性肺炎；肢体被动运动，加强肌肉、关节按摩，可以防止和延缓关节强直与肢体挛缩；指导患者养成定时排尿排便的习惯，指导其多进食新鲜蔬菜和水果，进行腹部按摩和热敷，促进肠蠕动，防治便秘。

（四）用药护理

帕金森病患者需要长期或终身服药，护士应了解用药原则，常用药物种类及名称、剂型、用法、服药注意事项、疗效及不良反应的观察与处理。指导患者及家属熟悉"开 - 关现象""剂末现象"和"异动症"的表现形式以及应对方法。常用药物、不良反应及使用注意事项见表9-4。

表9-4　帕金森病常用药物、不良反应及用药注意事项

药物	不良反应	注意事项
盐酸苯海索（安坦）	恶心、呕吐、眩晕、疲倦、视物模糊、口干、便秘、小便困难	不可立即停药，需缓慢减量；闭角型青光眼及前列腺肥大者禁用
盐酸金刚烷胺	下肢网状青斑、踝部水肿、不宁、意识模糊	尽量在黄昏前服用，避免失眠；肾功能不全、癫痫、严重胃溃疡、肝病者慎用；哺乳期妇女禁用
多巴丝肼 卡左双多巴控释片（息宁）	恶心、呕吐、便秘、眩晕、幻觉、异动症、开 - 关现象	服药数天或数周才见效；避免嚼碎药片；出现开 - 关现象时最佳服药时间为餐前 1 小时或餐后 1.5 小时；避免与高蛋白食物一起服用；避免突然停药
普拉克索 吡贝地尔	恶心、呕吐、眩晕、疲倦、口干、直立性低血压、嗜睡、幻觉与精神障碍	首次服药后应卧床休息；有口干可嚼口香糖或多喝水；避免开车或操作机器，尽量在上午服药，以免影响睡眠
恩他卡朋	恶心、呕吐、神志混乱、不自主动作、尿黄	与多巴丝肼或卡左双多巴控释片一起服用
司来吉兰	恶心、呕吐、眩晕、疲倦、做梦、不自主动作	有轻微兴奋作用，尽量在上午服药，以免影响睡眠；消化性溃疡患者慎用

（五）心理护理

细心观察患者的心理反应，经常和患者及其家属沟通，耐心地讲述疾病的相关知识，鼓励患者表达自己的心理状态，给予疏导和帮助，减轻或消除患者的绝望感，树立生活的信心，积极配合治疗。

六、健 康 教 育

1. 疾病知识指导　向患者及家属宣教帕金森病是慢性进行性加重的疾病，后期常因压力性损伤、感染、外伤等并发症死亡。使其了解本病的临床表现、病程进展和主要并发症，指导其掌握相关知识和自我护理方法，积极寻找和去除任何使病情加重的因素，从而帮助其制定切实可行的照护计划并督促落实。

2. 保健知识指导 指导患者进行如鼓腮、伸舌、撅嘴、呲牙、吹吸等面肌功能锻炼，可以改善面部表情和吞咽困难、协调发音。鼓励患者进行适当的活动与体育锻炼；建立健康的生活方式；尽量做到生活自理，争取做力所能及的家务。外出有人陪伴，精神、智力障碍者需要携带标有患者姓名、家庭住址、联系电话的卡片，以防走失。

3. 心理 - 社会指导 由于本病临床特点，患者容易产生自卑、脾气暴躁及忧郁心理，回避社交活动，随着病程延长，患者病情加重后，便会产生焦虑、恐惧甚至绝望心理。护理人员要鼓励患者表达其心理感受，及时给予正确的信息和引导，使其能够面对和接受自己的目前状态。指导家属关心患者，多多陪伴，多多鼓励。树立信心，积极配合治疗。

考点 帕金森病的护理措施

自 测 题

A₁ 型题

1. 维持身体平衡，控制肌肉的张力和协调主要是由哪部分脑结构承担（ ）
   A. 脑干　　　B. 脊髓　　　C. 小脑
   D. 延髓　　　E. 间脑

2. 维持个体生命，包括心跳、呼吸、体温、睡眠等重要功能的中枢系统是（ ）
   A. 脑干　　B. 脊髓　　C. 小脑
   D. 大脑　　E. 以上均不对

3. 人体共有多少对脑神经（ ）
   A. 11　　　B. 12　　　C. 7
   D. 8　　　E. 31

4. 许多简单反射活动的低级中枢位于（ ）
   A. 大脑　　B. 脊髓　　C. 肢体
   D. 中脑　　E. 脑桥

5. 护理头痛患者，不恰当的护理措施是（ ）
   A. 指导患者放松训练
   B. 理疗缓解疼痛
   C. 保证充分休息
   D. 鼓励患者应用止痛药
   E. 提供安静环境

6. 对颅内高压引起的头痛，护理措施不正确的是（ ）
   A. 遵医嘱快速滴入脱水剂

B. 排便时屏气用力
C. 提供舒适环境
D. 抬高床头 15° ～ 30°，头偏向一侧
E. 若有脑疝先兆及时通知医生

7. 不属于神经系统常见症状的是（ ）
   A. 头痛　　　　　B. 感觉障碍
   C. 瘫痪　　　　　D. 昏迷
   E. 痴呆

8. 以下头痛的特点不正确的是（ ）
   A. 偏头痛为搏动性跳痛
   B. 鼻窦炎引起前额部疼痛
   C. 剧烈头痛伴呕吐为颅内压增高
   D. 高血压引起的头痛是偏头痛
   E. 三叉神经痛为电击样剧痛

9. 下列属于浅感觉的是（ ）
   A. 运动觉　　　　B. 位置觉
   C. 实体觉　　　　D. 两点辨别觉
   E. 温度觉

10. 下列不属于感觉障碍的是（ ）
    A. 感觉过敏　　　B. 感觉倒错
    C. 感觉异常　　　D. 感觉过度
    E. 全身性疼痛

11. 下列不属于意识障碍的是（ ）
    A. 嗜睡　　　　　B. 昏睡

C. 谵妄　　　　　D. 昏迷

E. 抽搐

12. 一侧面瘫及对侧上、下肢瘫痪称为（　　　）

A. 偏瘫　　　　　B. 交叉性瘫

C. 单瘫　　　　　D. 四肢瘫

E. 截瘫

13. 截瘫的病损部位在（　　　）

A. 脊髓前角　　　B. 大脑皮层

C. 内囊　　　　　D. 脑桥

E. 胸腰段脊髓

14. 四肢瘫的病变部位在（　　　）

A. 胸髓　　　　　B. 脑干

C. 腰髓　　　　　D. 颈髓

E. 内囊

15. 对急性炎症性多发性脱髓鞘性神经病的诊断有确诊意义的是（　　　）

A. 上呼吸道感染病史

B. 对称性肢体远端感觉异常

C. 脑神经受累极为常见

D. 脑脊液有蛋白 - 细胞分离现象

E. 应用肾上腺皮质激素治疗有效

16. 吉兰 - 巴雷综合征起病前常有（　　　）

A. 糖尿病史　　　B. 营养缺乏史

C. 感染病史　　　D. 外伤史

E. 药物中毒史

17. 治疗和护理吉兰 - 巴雷综合征的关键是（　　　）

A. 预防肺部感染

B. 防止泌尿系统感染

C. 预防痔疮

D. 营养及水盐平衡

E. 呼吸功能监测和辅助呼吸机的使用

18. 短暂性脑缺血发作时间最长不超过（　　　）

A. 72 小时　　　　B. 48 小时

C. 24 小时　　　　D. 12 小时

E. 8 小时

19. 脑血栓形成常在什么时候发病（　　　）

A. 剧烈运动　　　B. 睡眠或安静时

C. 情绪激动时　　D. 感受风寒时

E. 血压剧烈上升时

20. 老年人夜间安静睡眠时易发生脑血栓的原因是（　　　）

A. 血稠流动慢　　B. 血 CO_2 浓度高

C. 脑缺血加重　　D. 血糖过低

E. 脑血管痉挛

21. 患有高血压的老年人情绪激动易诱发（　　　）

A. 心力衰竭　　　B. 脑出血

C. 癫痫发作　　　D. 蛛网膜下腔出血

E. 脑梗死

22. 目前区别脑血栓与脑出血的主要依据是（　　　）

A. 发病的缓急　　B. 脑 CT 检查

C. 脑脊液检查　　D. 昏迷程度

E. 病史检查

23. 蛛网膜下腔出血最常见的病因是（　　　）

A. 高血压　　　　B. 动脉硬化

C. 颅外因素　　　D. 微栓子

E. 脑内血管畸形

24. 脑血管病患者病情观察最重要的是判断有无（　　　）

A. 呼吸衰竭　　　B. 脑出血

C. 脑疝　　　　　D. 心力衰竭

E. 脑梗死

25. 脑出血患者最主要的死亡原因是（　　　）

A. 坠积性肺炎　　B. 压疮感染

C. 脑疝　　　　　D. 溃疡大出血

E. 呼吸衰竭

26. 脑出血最常见的部位是（　　　）

A. 脑桥　　　　　B. 内囊

C. 小脑　　　　　D. 蛛网膜下腔

E. 延髓

27. 脑出血患者突然呼吸停止，两侧瞳孔不等大，护士应首先考虑发生了（　　　）

A. 窒息　　　　　B. 脑疝

C. 脑出血加剧　　D. 室颤

E. 脑神经受损

28. 一侧内囊病变表现为（　　　）

A. 单瘫　　　　　B. 偏瘫

C. 四肢瘫　　　　D. 交叉瘫

E. 截瘫

29. 脑出血患者头部抬高 15°～30° 是为了减轻
（　　　）

A. 呼吸困难　　　B. 脑水肿

C. 呕吐　　　　　D. 头痛

E. 脑缺氧

30. 预防脑出血措施不妥的是（　　　）

A. 少盐饮食　　　B. 勿运动

C. 戒烟　　　　　D. 勿紧张

E. 少饮酒

31. 脑出血常见的原因是（　　　）

A. 脑血管畸形

B. 高血压动脉硬化

C. 外伤

D. 血小板降低

E. 脑动脉瘤

32. 三叉神经痛的描述正确的是（　　　）

A. 发病与遗传有关

B. 一旦发病即迁延不愈

C. 发作无任何诱因

D. 多为剧痛，似触电、刀割等

E. 疼痛消失应立即停药

33. 三叉神经痛患者的临床表现描述正确的是
（　　　）

A. 青少年多见

B. 发作有"触发点"

C. 多双侧对称发病

D. 发作间歇期有明显感觉障碍

E. 神经系统检查常有阳性体征

34. 三叉神经痛的"扳机点"常存在于（　　　）

A. 鼻根、面颊部　B. 下颌角

C. 耳屏前　　　　D. 两颊部

E. 口角、鼻翼近颊部

35. 帕金森病患者常见的首发症状为（　　　）

A. 静止性震颤　　B. 步行障碍

C. 肌强直　　　　D. 运动迟缓

E. 姿势步态异常

36. 帕金森病患者的典型步态是（　　　）

A. 蹒跚步态　　　B. 醉酒步态

C. 剪刀步态　　　D. 慌张步态

E. 跨阈步态

A₂ 型题

37. 患者，男性，46 岁。近几个月来，每遇刷牙
即可引起同侧面部剧痛，历时半小时左右可
自行停止，痛时不呕吐。初步诊断为（　　　）

A. 牙周痛　　　　B. 偏头痛

C. 三叉神经痛　　D. 周期性头痛

E. 脑肿瘤

38. 患者，女性，40 岁。既往健康，大笑时突然
左侧面部剧痛难忍，门诊诊断为"三叉神经
痛"。目前治疗首选药物是（　　　）

A. 氯硝西泮　　　B. 卡马西平

C. 地西泮　　　　D. 苯妥英钠

E. 苯巴比妥

39. 患者，男性，70 岁。帕金森病病史 2 年，康
复训练中，护士指导患者关节活动达到最大
范围，该措施的主要目的是（　　　）

A. 防止肌肉萎缩　B. 防止关节强直

C. 提高平衡能力　D. 促进血液循环

E. 减轻不自主震颤

40. 患者，男性，77 岁。以"帕金森病"入院。
在查看"护理评估 - 身体状况"时，护士长应
对下列哪项描述提出异议（　　　）

A. 搓丸样动作　　B. 铅管样肌强直

C. 折刀样肌强直　D. 齿轮样强直

E. 开 - 关现象

41. 患者，男性，75 岁。半年前出现静止性震颤，
诊断为帕金森病。目前治疗帕金森病最基本、
最有效的药物是（　　　）

A. 新斯的明　　　B. 多巴胺

C. 卡马西平　　　D. 左旋多巴

E. 苯妥英钠

42. 患者，男性，75 岁。脑梗死后 3 周，左侧上、
下肢瘫痪，对瘫痪患者的护理措施不正确的

是（　　）

A. 预防压疮和肺炎

B. 防止肢体挛缩

C. 瘫痪肢体保持功能位

D. 避免瘫痪肢体活动

E. 鼓励多饮水

43. 张某，女性，75 岁。急性脑出血，连续睡眠 15 小时，其间呼之能醒，可进行简单对话，过后又很快入睡，此时患者处于（　　）

A. 浅昏迷　　　　B. 深昏迷

C. 昏睡　　　　　D. 嗜睡

E. 清醒

44. 患者，男性，60 岁。脑梗死后 1 个月，左上肢能在床面移动，但不能抬起，左下肢肌肉可轻微收缩，但不能移动，左上肢、左下肢的肌力分别为（　　）

A. 1 级、0 级　　　B. 2 级、1 级

C. 3 级、2 级　　　D. 4 级、3 级

E. 5 级、4 级

45. 患者，女性，70 岁。以"脑出血"收治入院，经过治疗后病情好转，以下护理措施不正确的是（　　）

A. 保证充足睡眠　　B. 防止呼吸道感染

C. 避免任何活动　　D. 保持大便通畅

E. 指导患者遵医嘱用药

46. 患者，女性，55 岁。因脑血栓形成入院，体检时发现刺激左侧下肢足背至踝部无疼痛反应，平衡觉及两点辨别觉存在，该患者发生的是（　　）

A. 定位觉障碍　　　B. 复合感觉障碍

C. 运动觉障碍　　　D. 浅感觉障碍

E. 深感觉障碍

47. 患者，女性，70 岁。近几日自感面部皮肤蚁走感，该感觉为（　　）

A. 感觉减退　　　　B. 感觉倒错

C. 感觉分离　　　　D. 感觉异常

E. 感觉过度

48. 患者，男性，28 岁。因四肢无力、麻木 5 天入院，

诊断为吉兰 - 巴雷综合征。入院第 2 天病情加重，四肢对称性弛缓性瘫，出现呼吸肌麻痹，呼吸困难。治疗和护理的关键是（　　）

A. 做好瘫痪肢体的护理

B. 做好进食护理

C. 防止呼吸道感染

D. 帮助患者适应环境

E. 呼吸肌麻痹的抢救

49. 患者，男性，30 岁。3 天前晨起后出现右侧口角向左侧歪斜，右侧眼睑闭合不全，诊断为面神经炎。该患者护理措施不恰当的是（　　）

A. 绝对卧床　　　　B. 注意面部保暖

C. 保护角膜　　　　D. 面肌按摩

E. 保持口腔清洁

50. 张某，女性，25 岁。因面神经炎入院，经治疗后好转，准备出院，对患者的健康教育不正确的是（　　）

A. 注意面部保暖

B. 保持口腔清洁

C. 保护角膜及预防眼部感染

D. 进食流质饮食

E. 尽早开始面肌的主动与被动运动

51. 患者，女性，44 岁。风心病病史 10 余年，突然出现偏瘫，失语。查体：神志清楚，脑脊液正常，心电图示心房颤动。最可能的诊断为（　　）

A. 脑出血　　　　　B. 脑梗死

C. 脑血栓形成　　　D. 蛛网膜下腔出血

E. 短暂性脑缺血发作

52. 患者，男性，72 岁。突然剧烈头痛，呕吐，随即昏迷，为鉴别患者是脑出血或是蛛网膜下腔出血，有助于确诊的资料是（　　）

A. 体温过低

B. 是否肢体瘫痪

C. 脑脊液是否为血性

D. 白细胞多少

E. 是否颈项强直

53. 患者，男性，49 岁。诊断脑出血，住院期间患者突然出现呼吸减慢，瞳孔不等大。考虑是（　　）

    A. 窒息　　　　　　B. 脑疝

    C. 呼吸衰竭　　　　D. 脑血栓

    E. 心室颤动

54. 患者，男性，26 岁。突然出现抽搐，从一侧手指开始，向腕部、臂、肩部及半身扩展。最大可能是（　　）

    A. 全面强直 - 阵挛发作

    B. Jackson 癫痫

    C. 失神发作

    D. 复杂部分发作

    E. 肌阵挛发作

55. 患者，男性，62 岁。癫痫大发作。为防止窒息，应采取的护理措施是（　　）

    A. 将患者就地平放

    B. 移走身边危险物体

    C. 将患者头位放低，偏向一侧

    D. 迅速喂水、喂药

    E. 快速静脉滴注脱水剂和吸氧

56. 患者，男性，20 岁。突然发病，意识丧失，全身肌肉抽搐，口吐白沫并伴尿失禁。应首先考虑（　　）

    A. 阵挛发作

    B. 脑出血

    C. 癫痫强直 - 阵挛发作

    D. 蛛网膜下腔出血

    E. 药物中毒

A₃ 型题

（57 ～ 59 题共用题干）

　　蒋某，男性，70 岁。高血压 30 余年。突然剧烈头痛、呕吐、迅速昏迷。护理体检发现有三偏综合征，瘫痪肢体肌张力降低，腱反射消失。

57. 脑出血部位最可能的是（　　）

    A. 脑桥　　　　　　B. 内囊

    C. 小脑　　　　　　D. 蛛网膜下腔

    E. 延髓

58. 该患者突然呼吸变慢乃至停止，两侧瞳孔不等大，护士应考虑其发生了（　　）

    A. 窒息　　　　　　B. 脑疝

    C. 脑出血加剧　　　D. 室颤

    E. 脑神经损伤

59. 对该患者紧急处理中错误的是（　　）

    A. 头部抬高 15° ～ 30°

    B. 静脉快速滴注甘露醇

    C. 应用降压药物将血压降至正常

    D. 头部置冰袋

    E. 氧气吸入

（60、61 题共用题干）

　　患者，男性，24 岁。3 小时前活动时突然出现剧烈头痛和喷射状呕吐。查体：神清，四肢肌张力正常，脑膜刺激征阳性。

60. 最可能的诊断是（　　）

    A. 小脑出血

    B. 脑干出血

    C. 蛛网膜下腔出血

    D. 底带出血

    E. 流行性脑脊髓膜炎

61. 护理措施不妥的是（　　）

    A. 保持大便通畅

    B. 密切观察生命体征

    C. 限制探视

    D. 避免精神刺激

    E. 头痛时皮下注射吗啡

　　　　　　　　（张晓萍　杜何芬　王忠玲）

第10章 传染病患者的护理

第1节 概 论

传染病是由病原体感染人体后引起的具有传染性的疾病。常见的病原体有病毒、细菌、真菌、立克次体、衣原体、支原体、螺旋体和寄生虫等。由病原体引起的疾病均属于感染性疾病，但并非所有感染性疾病都具有传染性，具有传染性的疾病才称为传染病，它能在人群中传播并造成不同程度的流行。

一、感染与免疫

（一）感染的概念

感染是病原体入侵机体后与人体相互作用、相互斗争的过程。病原体感染人体后的表现主要与病原体的致病力及人体的免疫功能有关，因而产生了感染过程的不同表现。

（二）感染过程的表现

1. 清除病原体 病原体入侵人体后，人体通过非特异性免疫或特异性免疫将病原体消灭或排出体外，人体不产生病理变化，也不引起任何临床表现。

2. 隐性感染 又称亚临床感染，是指病原体进入人体后，仅诱导机体产生特异性免疫应答，病理变化轻微，因而在临床上无任何症状、体征，甚至生化改变也只能通过免疫学检查才被发现。大多数传染病以隐性感染最多见。隐性感染后可获得对该传染病的特异性免疫力。病原体可被清除。少数转为病原携带状态，成为病原携带者，是重要的传染源。

3. 显性感染 又称临床感染，指病原体侵入人体后，不仅引起机体产生免疫反应，而且通过病原体的致病作用或机体的变态反应，导致组织损伤，引起病理改变，出现临床特有的症状、体征。显性感染后结局各异，多数感染者机体内病原体可被完全清除，机体获得特异性免疫力，不易再感染；也有部分感染者由于病后免疫力并不牢固，可再次发生感染；还有小部分感染者可成为慢性病原携带者。

4. 病原携带状态 指病原体侵入人体后，在人体内生长繁殖并不断排出体外，而人体不出现任何疾病的临床表现，因而成为传染病的重要传染源。按病原体种类不同可分为带病毒者、带菌者与带虫者等。按其发生在显性感染临床症状出现的前后，分别称为潜伏期病原携带者和恢复期病原携带者；若发生于隐性感染之后，则称为无症状病原携带者。若携带病原体的持续时间短于3个月者称为急性病原携带者；若长于3个月者称为慢性病原携带者。所有病原携带者都有一个共同特点，即不出现临床症状而能排出病原体。但并非所有传染病都有病原携带者，如麻疹和流感，病原携带者极为罕见。

5. 潜伏性感染　指病原体感染人体后，寄生在机体某部位，由于机体的免疫功能将病原体局限化而不引起显性感染，但又不能将病原体完全清除时，病原体便可长期潜伏起来。待机体免疫功能下降时，则引起显性感染，常见于水痘、结核病、疟疾等。潜伏性感染期间，病原体一般不排出体外，故不会成为传染源，这是与病原携带状态的不同之处。

上述五种感染表现形式可在一定条件下相互转化，在不同的传染病中各有侧重。其中隐性感染最常见，病原携带状态次之，显性感染比例最少，一旦出现，容易识别。

（三）感染过程中病原体的致病作用

1. 侵袭力　是指病原体侵入机体并在机体内生长、繁殖的能力。有些病原体可直接侵入人体；有些借助其分泌的酶类破坏机体组织；有些细菌表面成分可抑制机体的吞噬作用，从而促使病原体扩散。

2. 数量　在同一传染病中，入侵病原体的数量与致病能力成正比。但在不同的传染病中，能引起疾病发生的最低病原体数量差别则很大，如伤寒杆菌为 10 万个菌体，而痢疾杆菌仅为 10 个菌体。

3. 毒力　由毒素和其他毒力因子组成。毒素包括外毒素和内毒素：外毒素以白喉、破伤风和肠毒素为代表；内毒素以革兰氏阴性杆菌的脂多糖为代表。其他毒力因子包括穿透能力、侵袭能力、溶组织能力等。

4. 变异性　是指病原体可因环境或遗传等因素而发生变异的能力。病原体毒力变弱有利于菌苗或疫苗制备。病原体抗原变异可逃避机体的特异性免疫作用而继续引起疾病或使疾病慢性化，如流行性感冒病毒、丙型肝炎病毒和人类免疫缺陷病毒等。

（四）感染过程中机体免疫应答作用

机体免疫反应对感染过程的表现和转归起着重要作用。免疫反应可分为保护性免疫反应和变态反应两种。保护性免疫反应又可分为非特异性免疫和特异性免疫两类。

1. 非特异性免疫　又称先天性免疫，在抵御感染过程中起首要作用，是机体对进入人体内异物的一种清除机制，无抗原特异性，通过遗传获得。

（1）天然屏障　外部屏障，如皮肤、黏膜及其分泌物。内部屏障，如血-脑脊液屏障、胎盘屏障。

（2）吞噬作用　单核巨噬细胞系统具有非特异性吞噬功能，可清除体液中的颗粒状病原体。

（3）体液因子　包括补体、溶菌酶和各种细胞因子，如白细胞介素、肿瘤坏死因子、γ 干扰素等，可直接或借助免疫调节作用清除病原体。

2. 特异性免疫　通过对抗原的识别而产生针对该抗原的特异性免疫应答，是后天获得的一种主动免疫，包括由 B 淋巴细胞介导的体液免疫和由 T 淋巴细胞介导的细胞免疫。

二、传染病的基本特征及临床特点

（一）基本特征

传染病区别于其他疾病的 4 个基本特征如下。

1. 有病原体　每种传染病都由其特异的病原体引起，病原体以病毒和细菌最常见。临床上检出病原体对明确诊断有重要意义。

2. 有传染性　指病原体由宿主体内排出，经一定途径传染给另一个宿主的特性，是传染病与其他感染性疾病的主要区别。任何传染病都具有一定的传染性，但强弱不等，同一疾病的不同病期，其传染性也不同。传染病患者具有传染性的时期称为传染期，是决定患者隔离期限的重要依据。

3. 有流行病学特征

（1）流行性　在一定条件下，传染病能在人群中广泛传播蔓延的特性称为流行性。按其强度可分为，①散发：指在一定地区内某传染病的发病率呈历年一般水平，各病例间在发病时间和地点方面无明显联系的散在发生。②流行：指某种传染病的发病率显著高于当地常年发病率数倍（一般 3～10 倍）。③大流行：指某传染病在一定时间内迅速蔓延，波及范围广，超出国界或洲界。④暴发：指传染病病例的发病时间分布高度集中于一个短时间之内（通常为该病的潜伏期内），这些病例多由同一传染源或同一传播途径所引起。

（2）季节性　某些传染病的发生和流行受季节的影响，在每年一定季节出现发病率升高的现象称为季节性。如冬春季节呼吸道传染病发病率高；夏秋季节消化道传染病发病率高；虫媒传染病则与媒介节肢动物活跃季节相一致。

（3）地方性　某些传染病由于受地理气候等自然因素或人们生活习惯等社会因素的影响，仅局限在一定地区内发生，称为地方性传染病，如血吸虫病多发生在长江以南有钉螺存在的地区。以野生动物为主要传染源的疾病，称为自然疫源性传染病，如鼠疫。存在自然疫源性传染病的地区称为自然疫源地，人进入这个地区就有受感染的可能。自然疫源性传染病也属于地方性传染病。

4. 感染后免疫　人体感染病原体后，无论显性或隐性感染，均能产生针对该病原体及其产物（如毒素）的特异性免疫。感染后免疫属于主动免疫，通过抗体转移而获得的免疫属于被动免疫。不同病原体的感染后免疫持续时间和强弱不同。病毒性传染病（如麻疹）的感染后免疫时间最长，甚至可保持终身，但也有例外如流行性感冒。蠕虫感染后一般不产生保护性免疫，因此易发生重复感染。

考点　传染病的基本特征

（二）临床特点

1. 病程发展的阶段性　传染病的发生、发展和转归，通常分为 4 期。

（1）潜伏期　从病原体侵入人体到出现临床症状为止的一段时间称为潜伏期。各种传染病的潜伏期长短不一。了解传染病的潜伏期有助于传染病的诊断、确定检疫期限和协助流行病学调查。

（2）前驱期　从起病到出现明显症状为止的一段时间。该期症状属于非特异性的全身反应。为许多传染病所共有，多表现为头痛、发热、乏力、肌肉酸痛、食欲减退等，持续 1 ～ 3 天，起病急骤者可无此期表现。多数传染病在本期已有较强的传染性。

（3）症状明显期　某些传染在经过前驱期后，病情逐渐加重而达到顶峰，出现某种传染病所特有的症状、体征，如典型的热型、皮疹、肝脾大和脑膜刺激征等。本期传染性较强且易产生并发症。

（4）恢复期　人体免疫力增加到一定程度，体内病理生理过程基本终止，患者的症状、体征逐渐消失，食欲和体力逐渐恢复，血清中抗体效价亦逐渐上升到最高水平，称为恢复期。此期患者体内可能还有残余病理或生化改变，病原体还未完全清除，患者的传染性还可持续一段时间。恢复期结束后，机体功能仍长期未能恢复正常，称为后遗症，多见于中枢神经系统传染病，如流行性乙型脑炎等。某些传染病患者进入恢复期，体温恢复正常一段时间后，由于潜伏于体内的病原体再度繁殖至一定程度，使初发病的症状再度出现，称为复发。当病情进入恢复期时，体温没有恢复至正常，又再发热，称为再燃。

考点　传染病分期

2. 临床类型　根据临床过程的长短，可分为急性、亚急性和慢性；根据病情轻重，可分为轻型、中型、重型和极重型，发病急骤、病情严重者称为暴发型；根据临床特征可分为典型和非典型。临床分型对传染病治疗、隔离、护理等具有指导意义。

三、传染病的流行过程及影响因素

（一）流行过程的基本环节

传染病的流行过程指传染病在人群中发生、发展和转归的过程。构成传染病流行过程的三个基本条件是传染源、传播途径和易感人群，三个环节必须同时存在，若切断任何一个环节，流行即告终止。

1. 传染源　指体内有病原体生存、繁殖并能将其排出体外的人和动物。

（1）传染病患者　是重要的传染源。患者可借其排泄物或呕吐物促进病原体的播散。轻型患者数量多，但因症状不典型不易被发现，慢性患者可长期污染环境。

（2）隐性感染者　是由于无任何症状和体征而不易被发现。在某些传染病中是重要的传染源。

（3）病原携带者　是指临床表现不明显，但能排出病原体，因而也是重要的传染源，对某些传染病（如伤寒、细菌性痢疾）具有重要的流行病学意义。

（4）受感染的动物　动物源性传染病是由动物体内排出病原体，导致人类发病，如鼠疫、狂犬病等。

2. 传播途径　指病原体离开传染源后，到达另一个易感者所经过的途径。同一种传染病可以有多种传播途径。

（1）水平传播

1）空气传播：病原体存在于空气中的飞沫或气溶胶中，易感者吸入时获得感染，如流感、麻疹、肺结核、禽流感、严重急性呼吸综合征（severe acute respiratory syndrome，SARS）等。

2）经水传播：被病原体污染的水源，易感者饮用时获得感染，如伤寒、霍乱、细菌性痢疾等。

3）饮食传播：有多种肠道寄生虫病，也包括经饮食传播的毒素类疾病。

4）接触传播：直接传播，如狂犬病；间接传播，通过污染的手或日常用品等，如流行性感冒、麻疹等；性传播疾病是接触传播的特殊类型，如梅毒、淋病等。

5）虫媒传播：被病原体感染的吸血节肢动物，如按蚊、白蛉、恙螨等，在叮咬时把病原体传给易感者，可分别引起疟疾、黑热病、恙虫病等。根据节肢动物的不同生活习性，往往有严格的季节性，个别病例还与感染者的职业及地区相关。

6）土壤传播：土壤中感染性蚴（蛔虫、钩虫等幼虫）或芽孢（破伤风杆菌、炭疽杆菌等芽孢）可钻入皮肤或沾污皮肤伤口而引起感染。

7）血液、血制品、体液传播：病原体存在于携带者或患者的血液或体液中，通过应用血制品、分娩或性交等传播，如乙型病毒性肝炎、丙型病毒性肝炎、艾滋病等。

（2）垂直传播　婴儿出生前已从母亲获得的感染称为先天性感染，如梅毒、弓形虫病等。

3. 易感人群　指某一特定人群对某种传染病的易感程度。对某种传染病缺乏特异性免疫力的人称为易感者。易感者在某一特定人群中的比例决定该人群的易感性。人群对某种传染病易感性的高低明显影响该传染病的发生和传播。普遍推行人工自动免疫，可把人群易感性降至最低，使流行不再发生。

考点　传染病流行过程的三个基本环节

（二）影响流行过程的因素

1. 自然因素　主要包括地理、气象和生态环境等，通过作用于流行过程的三个环节对传染病的发生、发展起重要作用。

2. 社会因素　包括社会制度、经济、生产和生活条件、文化水平、风俗习惯、宗教信仰等，对传染病流行过程有重要影响，其中社会制度起主导作用。

考点　传染病影响流行过程的因素

四、传染病的预防

传染病的预防工作主要针对传染病流行过程的三个环节，采取综合性预防措施。

（一）管理传染源

1. 对传染病患者的管理　应尽量做到"五早"：早发现、早诊断、早报告、早隔离、早治疗。

（1）早发现、早诊断　建立健全疾病预防控制机构，开展传染病健康教育，提高人群对传染病的识别能力。

（2）早报告　传染病疫情报告制度是我国传染病防治规定的重要制度之一，也是医疗卫生工作者的重要职责。《中华人民共和国传染病防治法》将法定报告的传染病分为甲、乙、丙3类（表10-1）。

表 10-1　我国法定传染病的分类

分类	种类	疾病名称
甲类	2 种	鼠疫、霍乱
乙类	28 种	传染性非典型肺炎、艾滋病、病毒性肝炎、脊髓灰质炎、人感染高致病性禽流感、人感染H7N9禽流感、麻疹、流行性出血热、狂犬病、流行性乙型脑炎、登革热、炭疽、细菌性和阿米巴痢疾、肺结核、伤寒和副伤寒、流行性脑脊髓膜炎、百日咳、白喉、新生儿破伤风、猩红热、布鲁氏菌病、淋病、梅毒、钩端螺旋体病、血吸虫病、疟疾、新冠病毒感染、猴痘
丙类	11 种	流行性感冒（甲型 H1N1 流感）、流行性腮腺炎、风疹、急性出血性结膜炎、麻风病、流行性和地方性斑疹伤寒、黑热病、棘球蚴病（包虫病）、丝虫病，除霍乱、细菌性和阿米巴痢疾、伤寒和副伤寒以外的感染性腹泻病，手足口病

注：对乙类传染病中传染性非典型肺炎、炭疽中的肺炭疽，采取甲类传染病的预防、控制措施。

《中华人民共和国传染病防治法实施办法》规定，甲类传染病为需强制管理的传染病，乙类传染病为需严格控制的传染病，丙类传染病为主要进行监测管理的传染病。责任报告单位和疫情报告人发现甲类传染病和乙类传染病中的肺炭疽、传染性非典型肺炎（严重急性呼吸综合征）患者或疑似患者时，或发现其他传染病，如炭疽中的肺炭疽和不明原因疾病暴发时，城镇要求2小时内上报，简称乙类甲管。对其他乙、丙类传染病患者，疑似患者和规定报告的传染病病原携带者在诊断后，应于24小时内上报。

（3）早隔离、早治疗　一旦确诊或疑似传染病患者应立即隔离治疗，隔离期限由传染病的传染期而定，应在临床症状消失后做2～3次病原体检查（每次间隔2～3天），结果均为阴性后方可解除隔离。

考点　传染病管理"五早"

挽救数百万人生命的小小青蒿

屠呦呦是我国著名的女科学家，50多年来，她一直从事青蒿素的研究，她带领的团队攻坚克难，让青蒿举世闻名，她研制的青蒿素挽救了全球数百万疟疾患者的生命，因此，2015年她荣获了世界诺贝尔生理学或医学奖；荣获了2016年度国家最高科学技术奖；2019年，荣获"共和国勋章"。

2. 对接触者的管理　接触者是指曾经和传染源发生过接触的人，可能受到感染而处于疾病的潜伏期，有可能是传染源。对接触者采取的防疫措施称为检疫。检疫期限是从最后接触之日算起，至该病的最长潜伏期。在检疫期间根据所接触的传染病和接触者的健康状况，分别进行医学观察、留验或卫生处理、紧急免疫接种或预防服药。医学观察是指对接触者的日常活动不加限制，但每天进行必要的诊查，以了解有无早期发病的征象。适用于乙类传染病的接触者。留验又称隔离观察，是对接触者的日常活动加以限制，并在指定的场所进行医学观察，确诊后立即隔离治疗，适用于甲类传染病接触者。对集体单位的留验又称集体检疫。

3. 对病原携带者的管理　应做到早期发现。凡是传染病的接触者，有传染病史者、流行区居民以及服务性行业、托幼机构和饮食与供水行业的工作人员应定期普查，检出病原携带者。对病原携带者必须做好登记，加强管理，指导督促其养成良好的卫生和生活习惯，并随访观察。必要时，应调整工作岗位或隔离治疗。

4. 对动物传染源的管理　应根据动物的病种和经济价值，予以隔离、治疗或杀灭。经济价值高的动物，如家畜、家禽，应尽可能加以隔离、治疗，必要时宰杀后加以消毒处理。对健康的动物进行预防接种，可降低发病率。患病动物的分泌物、排泄物要彻底消毒。对无经济价值且对人类危害较大的动物，如老鼠则采取杀灭、焚烧或深埋等方法处理。

（二）切断传播途径

根据各种传染病的传播途径采取措施。对于消化道传染病，应着重加强饮食卫生、个人卫生及粪便管理，保护水源，消灭苍蝇、蟑螂、老鼠等。对于呼吸道传染病，应着重进行消毒，提倡外出时戴口罩，流行期间少到公共场所，教育群众不要随地吐痰，咳嗽和打喷嚏时要用手帕捂住口鼻。对于虫媒传染病，应采用药物等措施进行防虫、驱虫、杀虫。对于血源性传染病要加强血液和血制品的管理，防止医源性传播。

（三）保护易感人群

保护易感人群可以提高人体对传染病的抵抗力和免疫力，从而降低传染病的发病率，是预防传染病的最有力武器。保护易感人群应采取以下措施：

1. 增强非特异性免疫力　包括加强体育锻炼、生活有规律、调节饮食、养成良好卫生习惯、改善居住条件、良好的人际关系、保持愉快的心情等。

2. 增强特异性免疫力　预防接种是提高人群特异性免疫力的关键，特别是儿童计划免疫接种对传染病预防起非常重要的作用。

（1）人工自动免疫　有计划地将减毒或灭活的病原体，纯化的抗原和类毒素制成菌（疫）苗接种到人体内，使人体于接种后 1～4 周产生抗体，称为人工自动免疫。免疫力可保持数月至数年。

（2）人工被动免疫　将制备好的含有抗体的血清或抗毒素注入易感者体内，使机体迅速获得免疫力的方法，称为人工被动免疫。免疫持续时间仅 2～3 周。常用于治疗或对接触者的紧急预防。常用制剂有抗毒素血清、人血丙种球蛋白、胎盘球蛋白和高效价特异性免疫球蛋白等。

五、传染病的护理特点

医院对传染病患者进行的各种诊疗活动通常由护士完成或协助完成，因此为了促进传染病患者的恢复，预防继发感染、意外损伤及并发症，必须认真做好患者的护理工作。

1. 注重心理护理 急性传染病的患者常因发病急骤，未能安排好工作及生活而急诊入院，加之进入隔离病区，易产生顾虑或急躁情绪。慢性患者也常因恢复较慢，随着病情变化而产生思想情绪波动，若不及时解决，则对疾病恢复十分不利。因此，护理人员应随时掌握患者的情绪变化，讲解如何正确对待疾病的有关知识，使其消除顾虑，积极配合治疗，树立战胜疾病的信心。

2. 严格执行隔离消毒和传染病报告制度 按隔离消毒常规，认真执行各种传染病的隔离制度及消毒措施，防止院内交叉感染及传染病散播、蔓延。护士是传染病的责任报告人之一，应严格执行传染病报告制度。

3. 密切观察病情变化，随时做好各项抢救准备工作 急性传染病具有发病急、病情重、变化多等特点，尤其对危重患者及诊断未明患者要加强巡视，密切观察病情变化，随时做好各项抢救准备工作，每天检查急救用品是否齐全、适用。

4. 认真执行医嘱 执行医嘱应快速、准确，训练有素。

5. 注意患者的休息与营养合理 休息和适当的营养是维护机体抗病能力的重要措施，故应保持病室整洁、安静，为患者创造良好的休养环境，经常注意患者饮食情况及其饮食习惯，营养师可提供适当的建议。

6. 及时补充水和电解质 急性传染病患者常有高热，故必须给予足量水分以满足其需要，有利于毒性物质的排泄。吐泻严重以致失水失盐的患者应及时补充水分及钾、钠等电解质，一般须按照"先快后慢、先盐后糖、见尿补钾、纠酸补钙"的原则。

7. 预防并发症 患者抗病能力减低，护理不周则易发生各种并发症。应定时协助长期卧床者翻身，保持皮肤清洁干燥，防止坠积性肺炎和压疮的发生。做好口腔护理，防止口腔炎等继发感染。

8. 积极对症处理 对患者的某些症状，应及时予以处理，以减轻患者的痛苦，恢复健康。

第 2 节 传染病患者常见症状和体征的护理

一、发 热

（一）概述

1. 概念 发热是指机体在致热源作用下，或各种原因引起体温调节中枢功能失调，机体产热过多和（或）散热减少，体温升高超出正常范围。是传染病最常见、最突出的症状，在急性传染病中有特别重要的临床意义。

2. 病因　分为感染性和非感染性两大类，以感染性发热多见。此外还可以分为传染性发热和非传染性发热。传染性发热主要由病原体引起，常见病原体如下：

（1）病毒　如麻疹病毒、腮腺炎病毒、流感病毒、风疹病毒、水痘 - 带状疱疹病毒、脊髓灰质炎病毒、人类轮状病毒、乙型脑炎病毒等。

（2）细菌　如霍乱弧菌、副溶血性弧菌、痢疾志贺菌、伤寒杆菌、布鲁氏菌、鼠疫杆菌、炭疽杆菌等。

（3）其他　包括支原体、衣原体、立克次体（斑疹伤寒）、真菌、螺旋体、寄生虫。

（二）护理评估

1. 健康史　询问患者是否接触过传染病患者；近期是否在传染病高发季节到过疫源地；有无长期使用糖皮质激素及免疫抑制剂；有无结核病、艾滋病等病史；有无过度疲劳、受凉、进食不洁饮食等诱发因素。

2. 身心状况

（1）传染病发热过程的分期　①体温上升期：指患者在病程中体温上升的时期。若体温逐渐上升，患者出现畏寒，见于伤寒、细菌性痢疾等；若体温骤然上升至39℃以上，患者可有寒战，见于疟疾和登革热等。②高热持续期：指体温上升至一定高度，然后持续一段较长时间，如典型伤寒的极期。③体温下降期：指升高的体温缓慢或骤然下降的时期。有些传染病体温缓慢下降，几天后才降至正常，如伤寒。有些传染病体温可在1天之内降至正常，此时常伴有大量出汗，如疟疾、败血症、恙虫病等。

（2）传染病发热热型　热型是传染病的重要特征之一，具有鉴别诊断的意义。热型可通过每天定时测量体温、进行记录并绘制体温曲线得到。常见热型有：①稽留热（如伤寒、斑疹伤寒）；②弛张热（如败血症、肾综合征出血热）；③间歇热（如疟疾）；④回归热（如布鲁氏菌病）；⑤不规则热（如流感）。

考点　常见热型及临床意义

（3）伴随症状和体征　先发热后昏迷见于流行性脑脊髓膜炎、流行性乙型脑炎、中毒性菌痢；发热伴结膜充血见于麻疹、肾综合征出血热、斑疹伤寒；发热伴皮肤黏膜出血见于肾综合征出血热、败血症。

（4）心理 - 社会状况　反复发热及治疗效果不佳，常使患者产生忧郁和焦虑情绪。

3. 辅助检查　对感染性发热的患者进行血常规、粪便常规检查和病原学检查尤为重要。另外结合病史还可以进行脑脊液检查、血清学检查，必要时进行活体组织病理学检查、X线检查、B超检查、CT检查等。

（三）主要护理诊断 / 问题

体温过高　与感染有关。

（四）护理措施

1. 一般护理

（1）休息与活动　发热患者应注意休息，高热患者应绝对卧床休息，以减少耗氧量。

保持病室适宜的温度，定期通风换气，保持空气清新和流通。

（2）饮食　每天应保证足够的热量和液体的摄入。可给予高热量、高蛋白、高维生素、易消化的流质或半流质食物，保证 2000ml/d 液体的摄入，以维持水、电解质的平衡。必要时遵医嘱静脉输液，以补充水分。

2. 心理护理　患者反复发热及治疗效果不佳，常产生忧郁和焦虑情绪，医护人员应态度和蔼，耐心为患者排忧解难，使患者保持良好的情绪和心理状态。

3. 病情观察　严密监测患者的生命体征，注意发热的过程、热型、持续时间、伴随症状。实施物理或化学药物降温后，评价降温的效果，观察降温过程中患者有无脱水等情况。

4. 对症护理　通常应用物理降温方法，如用冰帽、冰袋冷敷头部或大动脉走行处，可有效降低头部温度，适用于中枢神经系统传染性疾病；对高热、烦躁的患者可用 25% ～ 50% 的酒精擦浴；对高热伴寒战、肢端厥冷的患者采用 32 ～ 35℃ 的温水擦浴；冷（温）盐水灌肠适用于中毒性痢疾患者；高热惊厥患者可遵医嘱采用冬眠疗法或亚冬眠疗法。降温时应注意：①冷敷时，避免持续长时间冰敷在同一部位，以防局部冻伤。②注意周围循环情况，如脉搏细速、面色苍白、肢端厥冷的患者，禁用冷敷和酒精擦浴。③全身发疹或有出血倾向的患者禁忌酒精擦浴。④应用药物降温时，注意不可在短时间内将体温降得过低，以免大汗导致虚脱。⑤应用冬眠疗法降温前，应先补充血容量，用药过程中避免搬动患者，观察生命体征，特别是血压的变化，并保持呼吸道通畅。

5. 口腔、皮肤护理　发热患者易并发口腔感染，应指导并协助患者在餐前、餐后、睡前漱口。病情严重或昏迷患者，给予特殊口腔护理。高热患者大量出汗后，应及时用温水擦拭，更换被浸湿的床单、被褥和衣裤，以保持皮肤的清洁、干燥，使患者舒适，防止皮肤继发感染。病情严重或昏迷的患者，应协助改变体位，防止发生压疮。

（五）健康教育

1. 疾病知识指导　告知患者发热的原因，夏季要注意饮食卫生；秋冬、冬春季节交替时，是呼吸道传染病流行高峰期，对于免疫力低下的人要尽量避免到人多的地方，注意保暖，预防感冒。居住的环境要通风。

2. 健康知识指导　①教会患者自己监测体温，发热患者每天测体温 4 次，高热者每 4 小时测一次体温，体温正常 3 天后改为每天测体温 1 ～ 2 次。②测体温前，避免剧烈运动、进食和饮用冷热液体、冷湿敷、洗澡等，皮肤潮湿要擦干，并休息半小时后再进行测量。③行降温措施后 30 分钟复测体温。

3. 心理 - 社会指导　指导患者积极调整心态，放松心情，消除忧虑、焦虑的心理，积极主动配合治疗，树立战胜疾病的信心。

二、发　疹

（一）概述

1. 概念　许多传染病在发热的同时伴有发疹，称为发疹性传染病。发疹分为外疹（皮疹）和内疹（黏膜疹）两大类，它是皮肤黏膜在致病因素作用下发生的不同病理变化。

2. 病因　常见于病毒、细菌感染。

3. 分类　根据皮疹的形态可分为斑丘疹、出血疹、疱疹、荨麻疹等。

（二）护理评估

1. 健康史　询问皮疹出现的时间、顺序、部位、形态、持续时间、进展情况，有无伴随发热、乏力、食欲缺乏、恶心、呕吐等不适症状。出疹后患者的自觉症状变化情况，是否出现并发症。

2. 身心状况

（1）出疹时间　水痘、风疹的皮疹多出现于病程第 1 天，猩红热多出现于第 2 天，麻疹多出现于第 4 天，斑疹伤寒多出现于第 5 天，伤寒多出现于第 6 天。但上述传染病在发疹时间上也有例外。

> **考点** 出疹的时间

（2）皮疹分布及出疹顺序　水痘的皮疹主要集中在躯干，呈向心性分布；麻疹和猩红热的出疹顺序相似，均从颈部、耳后开始，自上而下迅速遍及全身，但麻疹可首先出现特征性的黏膜斑（科氏斑），而猩红热则是在皮肤皱褶处皮疹密集，因压迫摩擦出血而呈紫红色线状，称为"帕氏线"。

> **考点** 皮疹分布及出疹顺序

（3）皮疹形态　①斑丘疹：见于伤寒、猩红热、麻疹；②出血疹：见于肾综合征出血热、流行性脑脊髓膜炎；③疱疹：见于水痘、单纯疱疹和带状疱疹等病毒性传染病；④荨麻疹：见于病毒性肝炎、血清病。

（4）心理 - 社会状况　皮肤损害影响容貌，同时部分皮疹伴有瘙痒感，患者易产生自卑、焦虑、烦躁等情绪反应。

3. 辅助检查　进行血、尿、便常规检查，必要时进行病原学检测，注意血清学检查中抗原、抗体的检测结果。

（三）主要护理诊断 / 问题

有皮肤受破损的风险　与感染有关。

（四）护理措施

1. 一般护理　患者应卧床休息，保持环境安静整洁，每天通风，避免强光刺激及直吹对流风。

2. 病情观察　观察出疹情况，注意出疹的进展及消退情况，皮疹消退后有无脱屑、脱皮、结痂、色素沉着等变化。

3. 皮肤护理　保持局部皮肤清洁干燥，每天用温水清洗皮肤，禁用肥皂水和酒精擦洗。衣被保持清洁、平整、干燥、柔软，勤换洗。翻身时动作轻柔，避免拖、拉、扯、拽等动作，以免损伤皮肤。患者的指甲要剪短，婴幼儿可包裹手部，避免抓破皮肤。脱皮不完全时，可用消毒剪刀修剪，不可用手撕扯，以免加重损伤，导致出血、感染。局部皮肤疹痒较重者，可用炉甘石洗剂、5% 碘苷涂搽患处。对出现大面积瘀斑、坏死的皮肤，局部用海绵垫、气垫圈加以保护。防止大小便浸渍，避免发生溃疡和继发感染。瘀斑破溃后，用无菌生理盐水清洗局部，辅以红外线灯照射，还可涂抗生素软膏，再覆盖无菌敷料。

4. 口腔黏膜疹护理　每天常规用温水或复方硼砂含漱液（朵贝液）漱口。进食后用清水漱口，以保持口腔清洁，黏膜湿润。出现溃疡者，用 3% 过氧化氢液清洗口腔后，涂以冰硼散。

5. 眼部护理　观察有无结膜充血、水肿，可用 4% 硼酸水或生理盐水清洗眼睛，滴 0.25% 氯霉素眼药水或涂抗生素眼膏以防继发感染。

6. 心理护理　针对患者易产生自卑、焦虑等情绪反应，要耐心倾听患者的倾诉，积极帮助患者解决问题，增强患者战胜疾病的信心，积极配合治疗。

（五）健康教育

1. 疾病知识指导　向患者介绍皮疹的原因，使患者建立对皮疹正确的认识，观察皮肤情况，出疹部位有无破损出血，如果有破损要及时处理，避免感染。

2. 保健知识指导　避免搔抓瘙痒皮肤；禁忌使用肥皂等对皮肤有刺激性的化学制剂；避免阳光直接暴晒受损的皮肤；穿着衣服要柔软舒适，保持皮肤洁净干燥。

3. 心理 - 社会指导　因皮肤损害影响容貌，同时部分皮疹伴有瘙痒感，患者易产生自卑、焦虑、烦躁等情绪反应。医护工作者要耐心疏导，指导患者积极调整心态，放松心情，积极主动配合治疗，树立战胜疾病的信心。

第 3 节　病毒性肝炎患者的护理

案例 10-1

　　患者，男性，20 岁。因发热、食欲减退 1 周，神志不清 1 天入院。既往体健，无输血史。护理体检：皮肤巩膜深度黄染，皮肤可见瘀斑，躁动不安，嗜睡，有扑翼样震颤，肝脾未扪及。实验室检查：丙氨酸氨基转移酶 160U/L，总胆红素 90μmol/L，抗 -HBs 阳性，抗 -HBc 阴性；抗 -HAV-IgG 阴性，抗 -HAV-IgM 阳性，抗 -HEV-IgG 阴性；凝血酶原活动度 35%。

问题：1. 该患者最可能感染的病原体是什么？
　　　2. 该患者有哪些主要护理诊断 / 问题？

一、概　　述

病毒性肝炎简称肝炎，是由多种肝炎病毒引起以肝脏损害为主的一组全身性传染病。临床表现主要为疲乏、食欲减退、厌油、肝功能异常等，部分病例可出现黄疸。目前已确定的肝炎病毒有甲型、乙型、丙型、丁型、戊型及庚型六种。本章主要讲临床常见的前五种病毒。

甲型和戊型病毒感染主要表现为急性肝炎，一般不会发展为慢性肝炎。而乙型、丙型及丁型病毒感染病程迁延，可转化为慢性肝炎，并可发展为肝硬化甚至肝癌。

（一）病原学

1. 甲型肝炎病毒（hepatitis A virus，HAV）　HAV 为单股正链 RNA 病毒，无包膜，感染后可在肝细胞内复制，随胆汁经肠道排出，仅有一个血清型和抗原抗体系统。甲型肝炎病毒在体外抵抗力较强，耐酸、碱、乙醚和热，100℃ 5 分钟可全部灭活；贝类（牡蛎、蛤蜊等）中的 HAV 在水中能存活数天至数月，置于 4℃ 冰箱中 24～48 小时仍保持稳定；1.5mg/L 余氯 1 小时仍存活，5%～8% 甲醛和 70% 乙醇能迅速灭活，1∶4000 的甲醛 72 小时可使其失去感染性而保留免疫原性。

2. 乙型肝炎病毒（hepatitis B virus，HBV）　HBV 属嗜肝 DNA 病毒科，是有包膜的 DNA 病毒，包膜中含有 HBV 表面抗原（HBsAg）、前 S1 抗原及前 S2 抗原；核心部分包括 HBV 基因组（HBV DNA）、DNA 多聚酶（DNAP）和 HBV 核心抗原（HBcAg），是病毒复制的主体。HBV 在肝细胞内合成后释放入血，还可存在于唾液、精液及阴道分泌物等各种体液中。HBV 主要具有乙肝表面抗原（HBsAg）与乙肝表面抗体（抗 -HBs）、乙肝核心抗原（HBcAg）与乙肝核心抗体（抗 - HBc）、乙肝 e 抗原（HBeAg）与乙肝 e 抗体（抗 - HBe）三个抗原抗体系统。HBV 的抵抗力较强，但 65℃ 10 小时、煮沸 10 分钟或高压蒸汽均可灭活 HBV。环氧乙烷、戊二醛、过氧乙酸和碘伏对 HBV 也有较好的灭活效果。

3. 丙型肝炎病毒（hepatitis C virus，HCV）　HCV 为单股正链 RNA 病毒，呈球形颗粒。HCV 易变异，不易被机体清除，但对一般化学消毒剂敏感，甲醛熏蒸等均可灭活 HCV；100℃ 5 分钟或 60℃ 10 小时、高压蒸汽等物理方法均可使之灭活。

4. 丁型肝炎病毒（hepatitis D virus，HDV）　是一种缺陷 RNA 病毒，必须有 HBV 或其他嗜肝病毒辅助才能复制、表达。HDV 与 HBV 可同时感染人体，但大部分是在 HBV 感染的基础上重叠感染，当 HBV 感染结束时 HDV 感染亦结束。

5. 戊型肝炎病毒（hepatitis E virus，HEV）　是一种单股正链 RNA 病毒，主要在肝细胞内复制，通过胆道排出。HEV 对高热、氯仿和氯化铯敏感。

（二）发病机制

各型病毒性肝炎的发病机制尚未完全阐明。目前认为，甲型肝炎和戊型肝炎的发病机制相似，主要与病毒侵入后细胞免疫引起肝细胞损伤有关。乙型肝炎的肝细胞损伤主要由 HBV 诱发的免疫反应引起，而乙型肝炎的慢性化则可能与免疫耐受有关。丙型肝炎肝细胞损伤与病毒的直接致病作用及免疫损伤有关。丁型肝炎的发病机制与乙型肝炎相似。

（三）病理改变

除甲型和戊型肝炎无慢性肝炎的病理改变以外，各型肝炎的病理改变基本相同。其基本病变为肝细胞肿胀、气球样变性或嗜酸性变性，可有点灶状或融合性坏死或凋亡小体，炎症细胞浸润及 Kupffer 细胞增生肥大。慢性肝炎可见肝纤维增生形成纤维间隔。肝衰竭可见肝细胞大量坏死。

二、护理评估

（一）流行病学资料

1. 传染源　①甲型和戊型肝炎：为急性患者和隐性感染者，在发病前 2 周至起病后 1 周大量病毒从粪便中排出体外，传染性最强；隐性感染者由于没有明显症状而难以及时发现，是最重要的传染源。②乙型、丙型和丁型肝炎：为急、慢性患者和病毒携带者，其中慢性患者和病毒携带者是乙型肝炎最主要的传染源。

2. 传播途径　①甲型和戊型肝炎主要经粪—口途径传播，病毒通过粪便污染水、食物及周围环境而进行传播，其中水和食物被污染后可引起暴发流行。②乙型、丙型和丁型肝炎主要通过血液传播、性传播、垂直传播（母婴传播）。病毒可以通过输血、应用血制品、预防接种、不洁注射、针刺、拔牙等方式传播，日常生活中的密切接触也可以造成传播。

考点 各型病毒性肝炎的传播途径

3. 人群易感性　各型肝炎之间无交叉免疫力。①甲型肝炎：以学龄前儿童发病率最高，其次为青年人，成人抗 -HAV IgG 阳性率达 90%，感染后免疫力可持续终身。②乙型肝炎：HBsAg 阴性者均易感。新生儿期是获得 HBV 感染最危险的时期。感染或接种疫苗后出现抗 -HBs 抗体者具有免疫力。③丙型肝炎：普遍易感，抗 HCV 并非保护性抗体。④丁型肝炎：目前仍未发现对 HDV 有保护性的抗体。⑤戊型肝炎：发病者多见于成年人，孕妇感染 HEV 者病死率高。抗 HEV 多在感染后短期内消失。

4. 流行特征　甲型、戊型肝炎以散发性发病为主，乙型肝炎有家庭聚集现象。甲型肝炎以秋冬季为发病高峰，戊型肝炎多发生于雨季，其他型肝炎无明显的季节性。我国是乙型肝炎的高发区。

评估时重点询问家人有无感染肝炎；是否与肝炎患者密切接触；当地有无肝炎流行；近期是否进食过污染的水和食物（如水生贝类）；近期有无血液和血制品接触史、血液透析、有创性检查治疗等，有无静脉药物依赖、意外针刺伤、不安全性接触等；是否接种过肝炎疫苗。

（二）身心状况

1. 症状　潜伏期：甲型肝炎 5 ～ 45 天，平均 30 天；乙型肝炎 30 ～ 180 天，平均 70 天；丙型肝炎 15 ～ 150 天，平均 50 天；丁型肝炎 28 ～ 140 天；戊型肝炎 10 ～ 70 天，平均 40 天。甲型和戊型肝炎主要表现为急性肝炎。乙型、丙型和丁型肝炎除表现为急性肝炎外，慢性肝炎更常见。5 种肝炎病毒之间可出现重叠感染或混合感染，导致病情加重。

（1）急性肝炎　分为急性黄疸型肝炎和急性无黄疸型肝炎。

1）急性黄疸型肝炎：典型表现分为 3 期，病程 1 ～ 4 个月。①黄疸前期：平均 5 ～ 7 天，甲、戊型肝炎起病较急，发热多在 38℃以上；乙型肝炎起病较缓慢，多无发热或发热不明显。各型肝炎均有不同程度的疲乏、全身不适等病毒血症和食欲减退、厌油、恶心、呕吐、腹胀、腹痛、腹泻等消化系统症状，本期未出现尿黄。②黄疸期：可持续2～6周，黄疸前期的症状逐渐好转，但尿色加深如浓茶样，巩膜和皮肤黄染，约2周达到高峰。部分患者伴有粪便颜色变浅、皮肤瘙痒、心动过缓等肝内阻塞性黄疸的表现。③恢复期：平均持续4周，症状逐渐消失，黄疸逐渐减退，肝脾回缩，肝功能逐渐恢复正常。

考点 急性肝炎临床表现

2）急性无黄疸型肝炎：较急性黄疸型肝炎多见，症状也较轻，主要表现为消化道症状，常不易被发现而成为重要的传染源。

（2）慢性肝炎 急性肝炎病程超过6个月者，多见于乙、丙、丁型肝炎。慢性肝炎病情分度如下。

考点 慢性肝炎病程时长

1）轻度：病情较轻，可反复出现乏力、头晕、消化道症状、厌油、尿黄、肝区不适，部分患者无症状。肝功能检查仅1项或2项异常。病程迁延，只有少数发展为中度慢性肝炎。

2）中度：症状、体征、实验室检查介于轻度和重度之间。

3）重度：有明显或持续的肝炎症状，包括乏力、纳差、厌油、腹胀、腹泻等，肝功能持续异常。

（3）重型肝炎（肝衰竭） 是肝炎中最严重的临床类型。各型肝炎均可引起，常因劳累、感染、酗酒、服用对肝脏有损害的药物（如异烟肼、利福平）、妊娠等诱发，病死率可高达50%～80%。临床表现：①黄疸迅速加深，血清胆红素高于171μmol/L。②肝脏进行性缩小，出现肝臭。③出血倾向，凝血酶原活动度（PTA）低于40%。④迅速出现腹水、中毒性鼓肠。⑤精神 - 神经系统症状（肝性脑病）：早期可出现计算能力下降、定向力障碍、精神行为异常、烦躁不安、嗜睡和扑翼样震颤等，晚期可发生昏迷，深反射消失。⑥肝肾综合征：出现少尿甚至无尿，电解质、酸碱平衡紊乱以及血尿素氮升高。

重型肝炎可分为4种类型。

1）急性重型肝炎：起病急，早期即出现上述肝衰竭的临床表现。病程2周内出现Ⅱ度以上肝性脑病、肝脏明显缩小、肝臭等。病死率高，病程不超过3周。

2）亚急性重型肝炎：起病较急，发病15天至26周内出现肝衰竭症候群。肝性脑病多出现在疾病后期，腹水较明显。此型病程可长达数月，易转化为慢性肝炎或肝硬化。

3）慢加急性重型肝炎：是在慢性肝病基础上出现的急性肝功能失代偿。

4）慢性重型肝炎：在慢性肝炎或肝炎后肝硬化基础上发生的肝衰竭。此型主要以同时具有慢性肝病的症状、体征和实验室检查的改变及肝衰竭的临床表现为特点。

2. 体征 急性肝炎：黄疸，肝大、质地软、轻度压痛，部分患者伴有轻度脾大；慢性肝炎：肝病面容，蜘蛛痣，肝掌，肝大、质地中等，脾大等；重型肝炎：肝脏缩小，肝臭，腹水等。

3. 心理 - 社会状况 患者担心住院治疗影响工作和学习而出现紧张、焦虑情绪，疾病反复和久治不愈易产生悲观、消极、怨恨等情绪。部分患者因隔离治疗和疾病的传染性限制了社交而情绪低落、自卑。病情严重者因疾病进展、癌变、面临死亡而出现恐惧和绝望心理。

（三）辅助检查

1. 尿常规检查　黄疸型肝炎尿胆原和尿胆红素明显增加，淤胆型肝炎时尿胆红素增加，而尿胆原减少或阴性。

2. 肝功能检查

（1）血清酶检测　丙氨酸氨基转移酶（ALT）最为常用，是判定肝细胞损害的重要指标。急性黄疸型肝炎常明显升高；慢性肝炎可持续或反复升高；重型肝炎时因大量肝细胞坏死，ALT 随黄疸加深反而迅速下降，称为胆 - 酶分离。此外，部分肝炎患者天冬氨酸氨基转移酶（AST）、碱性磷酸酶（ALP）、γ- 谷氨酰转肽酶（γ-GT）也升高。

（2）血清蛋白检测　慢性肝病可出现清蛋白下降，球蛋白升高和 A/G 值下降。

（3）血清胆红素检测　黄疸型肝炎时，直接和间接胆红素均升高；淤胆型肝炎则以血清直接胆红素升高为主。

（4）凝血酶原活动度（PTA）检查　PTA 与肝损害程度成反比，可用于重型肝炎临床诊断及预后判断。肝衰竭 PTA 常＜ 40%，PTA 越低，预后越差。

（5）血氨浓度检测　并发肝性脑病时可有血氨升高。

考点　肝功能检查项目的临床意义

3. 肝炎病毒病原学（标志物）检测

（1）甲型肝炎　血清抗 -HAV IgM 阳性提示近期有 HAV 感染，是确诊甲型肝炎最主要的标志物；血清抗 -HAV IgG 是保护性抗体，见于甲型肝炎疫苗接种后或既往感染HAV 的患者。

（2）乙型肝炎

1）血清病毒标志物的临床意义见表 10-2。

表 10-2　血清病毒标志物的临床意义

血清病毒标志物	临床意义
乙型肝炎表面抗原（HBsAg）	阳性表示存在 HBV 感染；如果 HBsAg 在窗口期未被检测出，可检验出 HBV DNA；HBsAg 定量检测可用于预测疾病进展、抗病毒疗效和预后等
乙型肝炎表面抗体（抗 -HBs）	为保护性抗体；阳性表示具备 HBV 免疫力，见于乙型肝炎康复期及接种乙型肝炎疫苗者
乙型肝炎 e 抗原（HBeAg）	阳性表示 HBV DNA 水平高，传染性强
乙型肝炎 e 抗体（抗 -HBe）	阳性预示 HBV DNA 复制水平下降，仍具有传染性
乙型肝炎核心抗原（HBcAg）	主要存在于受感染的肝细胞核内，一般方法不易检出，阳性表示病毒呈复制状态，有传染性
乙型肝炎核心抗体（抗 -HBc）	抗 -HBc IgG 阳性提示过去感染或近期低水平感染，抗 -HBc IgM 阳性则提示急性乙型肝炎或慢性乙型肝炎急性发作期。当 HBsAg 已消失，抗 -HBs 尚未出现，只检出抗 -HBc 抗体，此阶段称为窗口期

2）乙型肝炎病毒脱氧核糖核酸（HBV DNA）和 DNA 聚合酶（DNAP）检测：均位于 HBV 的核心部分，是反映 HBV 感染最直接、最特异和最灵敏的指标。两者阳性提示 HBV 的存在、复制，传染性强。在 HBV 感染早期先于 HBsAg 出现，可判断 HBV 感染病毒复制水平，预测疾病发展，并用于抗病毒治疗适应证的选择和疗效判断等。

（3）丙型肝炎　丙型肝炎病毒核糖核酸（HCV RNA）阳性提示有 HCV 病毒感染，其在病程早期即可出现，治愈后很快消失，可作为抗病毒治疗病例选择及疗效判断的重要指标。丙型肝炎病毒抗体（抗 HCV）为非保护性抗体，其阳性是 HCV 感染的标志。抗 -HCV IgM 阳性提示丙型肝炎急性期，病愈后可消失；高效价的抗 -HCV IgG 常提示 HCV 的现症感染，而低效价的抗 -HCV IgG 提示丙型肝炎恢复期。

（4）丁型肝炎　血清或肝组织中的丁型肝炎抗原（HDAg）和（或）丁型肝炎病毒核糖核酸（HDV RNA）阳性有确诊意义，抗 -HDV IgG 是现症感染的标志，效价增高提示丁型肝炎慢性化。

（5）戊型肝炎　抗 -HEV IgM 和抗 -HEV IgG 阳性可作为近期 HEV 感染的标志建议。

考点　病毒性肝炎血清标志物

4. 影像学检查　B 型超声波检查最常用，必要时可进行 CT、MRI 等检查。可有助于鉴别阻塞性黄疸、脂肪肝及肝内占位性病变。对肝硬化亦有很高的诊断价值。

5. 肝组织病理检查　对明确诊断、衡量炎症活动度、纤维化程度及评估疗效具有重要价值。

三、治疗要点

目前尚无特效治疗。治疗原则为综合性治疗，以休息、营养为主，辅以适当的药物治疗，避免使用肝脏损害的药物。

1. 急性肝炎　以支持、对症治疗为主，强调早期卧床休息，辅以适当的护肝药物，除急性丙型肝炎早期应使用干扰素（疗程 3～6 个月）外，一般不需要抗病毒治疗。

2. 慢性肝炎　除了适当休息和营养外，还需要护肝、抗病毒和对症治疗等。常用护肝药物有维生素 B 族（如复合维生素 B）、促进解毒功能的药物（如葡醛内酯、还原型谷胱甘肽等）、促进能量代谢的药物（如肌苷、ATP、辅酶 A 等）、促进蛋白质代谢的药物（如复方氨基酸注射液等）、改善微循环的药物（如低分子右旋糖酐、山莨菪碱等）；抗病毒药物首选核苷（酸）类似物，如恩替卡韦、富马酸替诺福韦酯、拉米夫定等，还可选择干扰素治疗（疗程 6～12 个月）。

3. 重型肝炎　以支持、对症治疗为基础，促进肝细胞再生，预防和治疗并发症，有条件者可采用人工肝支持系统和肝移植。

四、主要护理诊断 / 问题

1. 活动耐力下降　与肝功能受损、能量代谢障碍有关。

2.营养失调：低于机体需要量　与食欲下降、呕吐、腹泻、消化和吸收功能障碍有关。

3.知识缺乏：缺乏肝炎的防治、隔离等相关知识。

4.焦虑　与病情反复、担心疾病预后有关。

5.潜在并发症：出血、干扰素治疗的不良反应、肝性脑病、肝肾综合征。

五、护 理 措 施

（一）一般护理

1.隔离与消毒　甲型、戊型肝炎患者要进行消化道隔离 3～4 周。乙型、丙型和丁型肝炎患者实行血液和体液隔离。乙型和丁型肝炎急性期隔离至 HBsAg 转阴，恢复期仍不转阴者按 HBsAg 病原携带者管理；丙型肝炎急性期应隔离至病情稳定。隔离消毒应注意：①病区要有隔离标志，设立泡手桶、泡器械桶等消毒设施。②患者餐具要固定或使用一次性餐具。③排泄物用 5% 含氯消毒剂消毒后再倾倒。④单独使用体温表、血压计、听诊器、止血带等，隔离解除后要使用含氯消毒剂或过氧乙酸进行终末消毒。⑤被污染的物品在 0.5% 含氯消毒液中浸泡 30 分钟或浸入沸水 30 分钟消毒。⑥使用一次性注射器，妥善处理好被污染的锐利医疗器械，避免伤人。⑦医护人员进行有创检查或操作应做好自我防护，一旦出现针刺伤要挤出伤口的血液，并用流水冲洗，边挤边冲，立即注射高效的免疫球蛋白。

考点　病毒性肝炎患者的隔离与防护

2.休息与活动　急性肝炎、慢性肝炎活动期、重型肝炎患者均应卧床休息，以降低机体代谢率，增加肝脏的血流量，有利于肝细胞修复。根据病情，必要时可协助患者进行进餐、沐浴等生活护理，待症状好转、黄疸减轻、肝功能改善后，逐渐增加活动量，以不感到疲劳为度。肝功能正常 1～3 个月后可恢复日常生活和工作，但应避免过度劳累和重体力劳动。

3.饮食护理

1）急性肝炎黄疸期：宜进食清淡、易消化、富含维生素的流质饮食，保证足够热量。如进食量太少，不能满足生理需要，可遵医嘱静脉补充葡萄糖、脂肪乳和维生素。

2）急性肝炎恢复期：可逐渐增加饮食，避免暴饮暴食，少食多餐。补充蛋白，以优质蛋白为主，如牛奶、瘦肉、鱼等。脂肪以耐受为限，多选用植物油。补充水果、蔬菜等富含维生素的食物。

3）慢性肝炎：宜进食高热量、高蛋白、高维生素、易消化的食物，蛋白质以优质蛋白为主。但应避免长期摄入高糖、高热量饮食和饮酒，尤其有糖尿病倾向和肥胖者，以防诱发糖尿病和脂肪肝。腹胀者可减少产气食品（牛奶、豆制品）的摄入。各型肝炎均应禁饮酒。

4）重型肝炎：宜进食低盐、低脂、高热量、高维生素饮食。血氨偏高或有肝性脑病倾向者应限制或禁止摄入蛋白质。

考点 肝炎患者的饮食

（二）病情观察

观察消化道症状；观察有无精神、神志的改变，警惕肝性脑病的发生；观察有无出血倾向，如皮肤出血点、呕血和黑便；观察黄疸、水肿有无消退或加重；监测肝功能。发现异常变化立即报告医生并配合处理。

（三）对症护理

1. 皮肤护理　为缓解患者皮肤瘙痒感，可用温水擦浴，宜选择棉质、宽松、透气的贴身衣物。避免抓伤皮肤，指甲平整，选用中性肥皂清洁皮肤并涂润肤油。

2. 腹水护理　协助患者取半卧位，准确记录 24 小时出入液量，监测体重、腹围，观察水肿消长情况。做好皮肤护理，防止压疮发生。

（四）用药护理

遵医嘱正确用药，注意观察药物疗效和不良反应。

核苷（酸）类似物，如恩替卡韦、富马酸替诺福韦酯、拉米夫定等，总体安全性和耐受性良好，偶见肾功能不全、低磷性骨病、肌炎或横纹肌溶解、乳酸酸中毒等，治疗中根据病情需要，定期检测血常规、血清肌酐和肌酸激酶（CK）等。

使用干扰素前应向患者及家属解释使用干扰素治疗的目的和不良反应，嘱患者遵医嘱用药，不可自行停药或加量。常见的不良反应有：①发热反应：一般在最初 3～5 次注射时发生，以第 1 次注射后的 2～3 小时最明显，可伴有头痛、肌肉酸痛、骨骼酸痛、疲倦无力等，反应随治疗次数增加而不断减轻。发热时应嘱患者多饮水，卧床休息，必要时对症处理。②脱发：1/3～1/2 患者在疗程中、后期出现脱发，停药后可恢复。③骨髓抑制：患者会出现白细胞计数减少，当白细胞＜ $3.0×10^9$/L 或中性粒细胞＜ $0.75×10^9$/L，或血小板＜ $50×10^9$/L 时，可减少干扰素的剂量甚至停药。此外，部分患者会出现胃肠道反应、肝功能损害和神经精神症状，一般对症处理，严重者应停药。

（五）心理护理

向患者及家属解释疾病的特点、隔离的意义和预后，鼓励患者多与医务人员、家属、病友等交谈，说出自己心中的感受，给予患者精神上的安慰和支持。对患者所关心的问题耐心解答，使家属消除对肝炎的恐惧，安排探视时间，给予患者家庭的温暖和支持，同时积极协助患者取得社会支持。

六、健康教育

1. 疾病知识指导　①向患者及家属宣传病毒性肝炎的相关防治知识。②指导患者遵医嘱应用抗病毒药物，明确用药剂量、使用方法、漏用药物或自行停药可能导致的风险。③定期复查，急性肝炎患者出院后第 1 个月复查 1 次，以后每 1～2 个月复查 1 次，半年后每 3 个月复查 1 次，定期复查 1～2 年。慢性肝炎患者定期复查肝功能、病毒的血清学指标、肝脏 B 超等，以指导调整治疗方案。④疾病预防知识：甲型和戊型肝炎重点加强粪便管理，保护水源，严格饮用水的消毒，切断消化道传播途径。乙型、丙型和丁型肝炎重点防止血液和体液传播，对供血者进行严格筛查，做好血源检测，推广应用一次性注射用具，重复使用的医疗器械要严格消毒，个人生活用具专人使用，接触患者后用肥皂和流动水洗手。甲型肝炎易感者可接种甲型肝炎疫苗，对接触者可接种人血清免疫球蛋白；新生儿、医务人员、保育员以及与 HBsAg 阳性者密切接触者，应接种乙型肝炎疫苗。乙型肝炎疫苗全程需接种 3 针，按照 0、1、6 个月程序。新生儿接种乙肝疫苗要求在出生后 24 小时内接种，越早越好。母亲 HBsAg 阳性的新生儿应在出生后立即注射高效价抗 -HBV IgG（HBIG），同时在不同部位注射乙型肝炎疫苗，之后按照程序进行接种。

考点 保护易感人群的措施

链接

意外暴露后乙型肝炎预防

意外接触 HBV 感染者的血液和体液后，应立即检测乙肝病毒标志物、肝功能，并在 3 个月和 6 个月后复查。如已接种过乙型肝炎疫苗，且抗 -HBs ≥ 10IU/L，可不必特殊处理。如未接种过乙型肝炎疫苗，或虽接种过但抗 -HBs ＜ 10IU/L 或抗 -HBs 水平不详，应立即注射 HBIG 200 ～ 400IU，并同时在不同部位接种一针乙型肝炎疫苗（20μg），之后按照程序进行接种。

2. 保健知识指导　慢性患者和无症状病毒携带者应做到：①保持乐观情绪，生活规律，劳逸结合。②加强营养，适当增加蛋白质摄入，但要避免长期高热量、高脂肪饮食，戒烟酒。③不滥用保肝药物和其他损害肝脏的药物，如吗啡、苯巴比妥、磺胺类药、氯丙嗪等，以免加重肝损害。④实施适当的家庭隔离，患者的食具、用具、洗漱用品等应专人专用，患者的排泄物、分泌物可用 3% 漂白粉消毒后弃去，防止污染环境。家中密切接触者应进行预防接种。

3. 心理 - 社会指导　①指导患者多与家属、亲友联系，建立良好的社会支持。②告知家属尊重、关心爱护患者，给予患者精神上的安慰和支持，耐心倾听。③指导患者保持乐观心态，增强战胜疾病的勇气和信心。

第 4 节　流行性乙型脑炎患者的护理

案例 10-2

患儿，男性，9 岁。突然发热、头痛、精神倦怠，伴抽搐、意识障碍 3 天入院。护理体检：体温 40.2℃，脉搏 156 次 / 分，呼吸 28 次 / 分，神志不清，全身抽搐，病理征阳性，脑膜刺激征阳性。实验室检查：白细胞 $15.9×10^9$/L，中性粒细胞 0.84，尿常规未见异常。入院后第 9 天因呼吸衰竭死亡。

问题： 1. 该患儿可能患何病？

2. 请对该患儿进行护理评估。

3. 该患儿主要护理诊断 / 问题是什么？

一、概　　述

流行性乙型脑炎（简称乙脑），又称日本脑炎，是由乙型脑炎病毒引起的以脑实质炎症为主要病变的中枢神经系统急性传染病。本病由蚊虫传播，在夏秋季流行，见于儿童，是人畜共患的自然疫源性疾病。其临床主要特征为高热、抽搐、意识障碍等，严重者可出现呼吸衰竭。

1. 病原学　乙型脑炎病毒（简称乙脑病毒）属黄病毒科黄病毒属，直径约 50nm，有包膜，核心为单股正链的 RNA，呈球状，适宜在神经细胞内生长。

2. 发病机制　带有乙脑病毒的蚊在叮咬人后，病毒即侵入机体，在单核巨噬细胞内繁殖，继而进入血液循环引起病毒血症。

二、护　理　评　估

（一）流行病学资料

1. 传染源　乙型脑炎病毒属虫媒病毒乙组的黄病毒科。呈球形，核心为单服正链RNA，外有脂蛋白包膜及含糖蛋白的表面突出物，该突起中有血凝素。此病毒能寄生在人或动物的细胞内，尤其在神经细胞内更适宜生长繁殖，故又称嗜神经病毒。主要传染源是家畜，其中猪是导致人感染最重要的传染源。乙脑病毒易被常用消毒剂杀灭，不耐热，加热至 100℃后 2 分钟或加热至 56℃后 30 分钟即可灭活，对低温和干燥抵抗力较强，用冷冻干燥法在 4℃冰箱中可保存数年。

2. 传播途径　蚊虫叮咬是乙脑的主要传播途径。库蚊、伊蚊、按蚊均能传播本病，其中三带喙库蚊是主要传播媒介。蚊感染后可携带病毒过冬或经卵传代，成为乙脑病毒的长期储存宿主。

考点　乙脑的主要传播媒介

3. 人群易感性　普遍易感，但人被感染后仅极少发病，绝大多数呈隐性或亚临床感染，感染后可获得持久免疫力。

4. 流行特征　具有严格季节性，我国主要在夏秋季节流行，约有90%病例发生在 7～9月份。这主要与蚊虫繁殖、气温和雨量等因素有关。

链　接

三带喙库蚊

三带喙库蚊为棕褐色小型蚊种。喙中段有一宽阔白环，触须尖端为白色；各足跗节基部有一细窄的白环；腹节背面基部均有中间稍向下突出的淡黄色的狭带。主要滋生于稻田、藕塘、沼泽等处，如同中华按蚊。在我国，除新疆、西藏未发现外，该蚊遍布全国各地。该蚊是流行性乙型脑炎的重要传播媒介。

（二）身心状况

1. 症状　本病潜伏期为 4～21 天，一般为 10～14 天。典型临床分 4 期。

（1）初期　起病急，1～2 天内体温上升至 40℃，伴头痛、精神倦怠、恶心、呕吐和嗜睡。极少数患者可出现颈项强直及抽搐，此期持续 1 ～ 3 天。

（2）极期　为病程第 4 ～ 10 天，本期除上述症状加重外，主要表现为脑实质受损症状。①高热：体温高达 40℃以上，热程 7 ～ 10 天，热度越高，热程越长，病情越重。重者可达 3 周以上。②意识障碍：主要表现为嗜睡、谵妄、昏迷、定向力障碍等，多发生在第 3 ～ 8 天，常常持续 1 周左右，重者可长达 4 周。③惊厥或抽搐：可为局部小抽搐（面部、眼肌、口唇），还可表现为肢体阵挛性抽搐、全身抽搐或强直性阵挛。持续数分钟至数十分钟不等，均伴意识障碍。抽搐频繁或抽搐持续时间过长可加重缺氧及脑实质的损伤，导致呼吸衰竭。④呼吸衰竭：多发生于重症病例，主要为中枢性呼吸衰竭，由于脑实质炎症、缺氧、脑水肿、颅内高压和低血压等所导致，其中脑实质病变为主要原因。表现为呼吸节律不规则、幅度不均，如叹息样呼吸、潮式呼吸、抽泣样呼吸等，最后呼吸停止。此外，因脊髓病变可发生周围性呼吸衰竭。特点为呼吸先快后慢，呼吸表浅，但呼吸节律规整。

高热、抽搐和呼吸衰竭是乙脑极期的三个严重症状，三者相互影响，其中呼吸衰竭常为致死的主要原因。

考点　乙脑的典型表现和死亡的主要原因

（3）恢复期　本期体温逐渐下降，症状逐渐好转，2 周左右可完全恢复。重症患者可有恢复期症状，如反应迟钝、痴呆等，还可有其他症状，如抽搐、四肢强直性瘫痪等，这些症状多在半年内恢复。

（4）后遗症期　少数重症患者半年后仍有精神及神经症状，称之为后遗症。主要表现有意识障碍、痴呆、失语、瘫痪、癫痫等。若后续治疗得当及功能训练及时，上述症状可得到不同程度的恢复。大多数癫痫症状可持续终身。

2. 体征　病理反射征及脑膜刺激征阳性。

3. 并发症　以支气管肺炎常见。其次为肺不张、心肌炎、尿路感染、败血症等。

4. 心理 - 社会状况　因发病突然，症状明显及担心病情加重而出现紧张、焦虑等不良情绪。后遗症期容易产生消极、悲观情绪。

（三）辅助检查

1. 血常规检查　白细胞计数及中性粒细胞增高，白细胞多在（10 ～ 20）×10^9/L，中性粒细胞可达 80% 以上，这与其他病毒感染性疾病不同。

2. 脑脊液检查　脑脊液外观无色透明或微浑浊，压力增高，白细胞多在（50 ～ 500）×10^6/L。早期以多核细胞增高为主，后期以单核细胞增高为主，蛋白轻度增高，糖与氯化物均正常。

3. 影像学检查　颅脑 CT 检查可见异常征象，可表现为丘脑和基底核区呈现低密度影。

4. 血清学检查　①特异性 IgM 抗体测定：该抗体大多在起病 3 ～ 4 天后出现在血清中，2 周时可达到高峰，可用于该病早期诊断。②补体结合试验：补体结合抗体为 IgG 抗体，具有较高特异性，但出现较晚，主要用于回顾性诊断和（或）流行病学调查。

5. 病原学检查 ①病毒分离：乙脑病毒主要存在于脑组织中，从病程第1周内死亡的病例脑组织中可以分离出病毒，从血和脑脊液中不易分离出病毒。②病毒抗原或核酸的检测：多用于科研工作，很少用于临床诊断。

考点 脑脊液和血清学检查

三、治疗要点

目前尚无特效抗病毒药物，该疾病以对症支持治疗为主，重点做好高热、惊厥、呼吸衰竭等危重症状的护理，是提高治愈率、降低病死率的关键。

1. 对症治疗 高热患者以物理降温为主，药物降温为辅，持续高热伴反复抽搐患者可用亚冬眠疗法，氯丙嗪和异丙嗪每次各0.5～1mg/kg肌内注射，每4～6小时1次，疗程一般为3～5天；对抽搐患者应积极去除病因并采取相应对症治疗，可使用镇静剂，如肌内注射地西泮、水合氯醛鼻饲或灌肠等；中枢性呼吸衰竭可选用呼吸兴奋剂，如尼可刹米、洛贝林等，及时清除呼吸道分泌物，必要时行气管切开并辅助呼吸。

2. 恢复期及后遗症处理 应加强护理，防止继发感染；应注意对患者的吞咽、语言、肢体功能进行功能训练，可结合理疗、针灸、高压氧、中药等。

四、主要护理诊断/问题

1. 体温过高 与病毒血症有关。

2. 营养失调：低于机体需要量 与高热、呕吐、吞咽困难或昏迷不能进食有关。

3. 意识障碍 与中枢神经系统及脑实质损害有关。

4. 有受伤的危险 与脑实质炎症、脑水肿、高热、抽搐或意识障碍有关。

5. 潜在并发症：呼吸衰竭。

五、护理措施

（一）一般护理

1. 休息与活动 将患者隔离于有防蚊设备和灭蚊措施的病房，隔离至体温正常。患者应卧床休息，环境安静、光线柔和，温湿度适宜，避免各种刺激。意识障碍患者需专人照顾，注意生活护理及口腔、皮肤的清洁护理，防止形成压疮。集中进行各种检查、治疗及操作，减少刺激，以免诱发惊厥。

2. 饮食护理 早期选择清淡、易消化的流质饮食，昏迷患者及吞咽困难者给予鼻饲或遵医嘱静脉补充营养；恢复期患者可以逐渐增加高热量、高蛋白的饮食。

考点 乙脑的隔离消毒要求

（二）病情观察

严密监测患者呼吸状况及其他生命体征；观察患者的意识障碍程度及其他精神神经症状体征；是否有惊厥或抽搐发作；有无脑疝先兆；记录24小时出入液量。一旦出现病情变化，立即积极配合医师进行处理。

（三）对症护理

1. 高热者积极采取有效的降温措施，以物理降温为主，如用冰帽或冰袋冷敷头部。高热惊厥患者可采用冬眠疗法或亚冬眠疗法。降温时应随时注意观察患者的降温情况。

2. 惊厥或抽搐发作时，患者应仰卧，头偏向一侧，保持呼吸道通畅，松解领口，取下义齿。将纱布置于上下磨牙间，以防舌咬伤。及时吸痰以防痰液阻塞。注意患者安全，必要时使用床栏或约束带以防坠床。

3. 有呼吸道分泌物者，应及时给予翻身、叩背、吸痰、体位引流、雾化吸入等措施以保持呼吸道通畅；缺氧明显者给予吸氧，遵医嘱应用呼吸兴奋剂，必要时配合医生行气管插管或气管切开术，使用人工呼吸器辅助呼吸，并做好相应护理。

4. 脑水肿患者以脱水治疗为主，使用20%甘露醇静脉滴注时，应注意30分钟内滴完。但持续时间较短，可联合使用呋塞米，提高疗效。

5. 恢复期及后遗症处理　应注意进行功能训练。

考点　乙脑的对症护理措施

（四）心理护理

由于乙脑住院患者病情大多较危重，患者及家属容易紧张、焦虑，故应及时向患者及家属解释疾病相关知识，避免各种刺激，给予患者关心和照顾，鼓励其积极配合治疗，树立战胜疾病的信心。

（五）用药护理

按医嘱及时准确给药，同时注意观察药物疗效及不良反应。使用镇静药时，应严格掌握药物剂量及给药时间，注意患者的呼吸及意识状态；使用呼吸兴奋剂时应确保呼吸道通畅，静脉给药时速度不宜过快，密切观察患者呼吸变化，若出现恶心、呕吐、烦躁、面色潮红等现象，需减慢滴速。中医药治疗，如白虎汤加减、清瘟败毒饮等，成药可用安宫牛黄丸等。

六、健康教育

1. 疾病知识指导　积极宣传乙脑防治知识。在乙脑流行季节，如发现有高热、头痛、意识障碍者，应考虑乙脑可能性，立即送医院诊治。恢复期患者仍有瘫痪、失语等症状者，应鼓励患者坚持训练和治疗，教会家属有效的护理措施及康复疗法，减轻残疾程度。

2. 保健知识指导　加强家畜管理，搞好饲养圈的环境卫生。在乙脑流行季节前对猪进行疫苗接种，以控制乙脑流行。大力开展防蚊、灭蚊工作，消除蚊虫滋生地。流行季节使用驱蚊措施防止蚊虫叮咬。6个月以上10岁以下的儿童和初次进入流行区的人员应接种疫苗，在流行前1个月开始，间隔7～10天复种1次。

3. 心理-社会指导　心理-社会指导要有针对性，帮助患者和家属正确认识疾病，积极配合治疗，早日康复；有功能障碍或后遗症者告知康复治疗的重要性，指导家属要给予积极耐心的护理，必要时进行心理疏导，鼓励并指导患者坚持治疗和康复训练，并协助患者及家属取得亲友和社会的支持。

 考点 乙脑的健康教育

第5节 细菌性痢疾患者的护理

案例 10-3

患者，男性，23岁。腹痛、腹泻、发热1天。1天前在路边小摊进食后出现恶心呕吐、腹痛、腹泻，粪便为黄色稀便，带少许脓血，每日6～9次，左下腹隐痛，里急后重感明显。粪便常规镜检可见散在红细胞及大量白细胞。

问题：1. 对该患者进行护理评估。

2. 该患者主要护理诊断/问题有哪些？

3. 作为护士，你将为患者采取哪些护理措施？

一、概 述

细菌性痢疾简称菌痢，是由痢疾杆菌（也称志贺菌）引起的肠道传染病，主要以结肠化脓性炎症病变为主，常表现为腹痛、腹泻、里急后重及排脓血便等症状，可伴有发热及全身毒血症状。轻者预后良好，严重者可出现感染性休克和（或）中毒性脑病，少数患者病程迁延转为慢性。

1. 病原学 痢疾杆菌为革兰氏阴性杆菌，有菌毛，无鞭毛、荚膜及芽孢。痢疾杆菌适宜于低温潮湿的环境，在潮湿土壤中可生存34天，在瓜果、蔬菜及污染物上生存期为1～2周。但痢疾杆菌对理化因素抵抗力较低，日光直接照射30分钟死亡，煮沸2分钟可被杀死，对各种化学消毒剂均敏感。

2. 发病机制 痢疾杆菌侵入人体后，病变部位主要在乙状结肠及直肠。病变的肠黏膜形成浅表溃疡，分泌黏液和脓性分泌物。直肠受炎症反应刺激，致使患者表现为里急后重感。痢疾杆菌产生的内毒素可引起全身毒血症，出现急性微循环障碍，导致重要脏器功能衰竭；外毒素可导致肠黏膜坏死、水样腹泻及神经系统症状等。

二、护理评估

（一）流行病学资料

1. 传染源 主要为急、慢性患者及带菌者。急性患者传染性强，而慢性患者及带菌者因容易被忽略，流行病学意义更大。

2. 传播途径 主要经粪—口途径传播。痢疾杆菌主要通过污染食物、水、生活用品、手，经口使人感染；也可通过苍蝇污染食物而传播。

3. 人群易感性 人群普遍易感，以学龄前儿童和青壮年居多。

4. 流行特征 在我国各地区全年散发，但发病呈现逐年下降趋势，夏秋季多发。与夏秋季苍蝇及细菌繁殖较快、人们习惯食生冷食物、机体抵抗力下降等因素有关。

评估时应询问患者的饮食习惯、个人卫生习惯、居住地卫生状况，注意有无不洁饮食史或与菌痢患者接触史等。

（二）身心状况

潜伏期 1～4 天，潜伏期长短和临床症状的轻重与患者的年龄、机体状况及感染菌群有关。视病情长短及临床表现分为急性和慢性两型。

1.急性菌痢　根据全身中毒症状与消化道症状可分为 4 型。

（1）普通型（典型）　起病急，高热伴畏寒，体温可达 39℃，伴有头痛、乏力及食欲减退等全身不适；肠道症状表现为恶心、呕吐、腹痛、腹泻及里急后重等，每日排便十几次至数十次，开始为少量稀便，后转为黏液脓血便。1～2 周以后缓解或恢复，少数病程迁延转为慢性。

考点　典型急性细菌性痢疾患者的粪便特点

（2）轻型（非典型）　低热或不发热，全身症状及消化道症状较轻，每日排便次数较少，为稀便或糊状便。病程 3～7 天，少数病程迁延转为慢性。

（3）重型　多见于老年、体弱、营养不良者，起病急，腹泻每日 30 余次，为稀水脓血便，偶尔会出现片状假膜，里急后重明显，后期可出现中毒性肠麻痹，严重脱水可导致周围循环衰竭，部分患者出现中毒性休克、心肾功能不全等。

（4）中毒性菌痢　多见于 2～7 岁体质较好的儿童，成人偶可发生。起病急，主要表现为突然高热（可达 40℃以上）、严重的全身毒血症状、休克和（或）中毒性脑病，而肠道症状较轻，根据临床表现可分为 3 型：①休克型（周围循环衰竭型）。表现为感染性休克。患者面色苍白、四肢厥冷、皮肤花斑及发绀、心率增快、脉搏细速、血压下降、尿量减少，伴不同程度的意识障碍。晚期血压明显降低甚至测不出，可出现心、肾功能不全的表现。②脑型（呼吸衰竭型）。由于脑缺血、缺氧、颅内压增高甚至脑疝，出现意识障碍及中枢性呼吸衰竭，病死率高。③混合型。同时具有以上两种表现，病情最为凶险，可迅速发展为呼吸、循环衰竭，病死率很高。

考点　中毒性细菌性痢疾的临床表现

2.慢性菌痢　指急性菌痢反复发作、病程迁延不愈达 2 个月以上者，多与急性期治疗不及时、不彻底、机体抵抗力低下或耐药菌株感染等因素有关。

（1）急性发作型　半年内有急性菌痢史，常因进食生冷、不洁食物或劳累、受凉等因素诱发，出现腹痛、腹泻、脓血便等症状，发热常不明显。

（2）慢性迁延型　急性菌痢发作后，迁延不愈，常有腹痛、腹泻、稀便或脓血便。长期腹泻导致乏力、贫血、营养不良等。

（3）慢性隐匿型　1 年内有急性菌痢史，无明显腹痛、腹泻等临床症状，粪便培养可见痢疾杆菌。

3.并发症　较少见，可并发菌血症、溶血性尿毒症综合征、关节炎等。

4. 心理 - 社会状况　患者因全身症状和腹痛、腹泻、里急后重等消化道症状，或因病程迁延不愈，出现烦躁、焦虑等不良情绪。

（三）辅助检查

1. 血常规检查　急性期白细胞总数增高，多在（10～20）×10⁹/L，以中性粒细胞增高为主。慢性期可有红细胞计数、血红蛋白减少等轻度贫血表现。

2. 粪便常规　外观多为黏液脓血便，量少、无粪质，镜检可见大量脓细胞、少量红细胞、白细胞≥15个/HP，如有巨噬细胞更有助于诊断。

3. 细菌培养　粪便培养出痢疾杆菌为确诊依据。应注意在抗生素治疗前采集标本，早期、多次采集新鲜粪便的黏液脓血部分，以提高阳性检出率。粪便培养的同时做药物敏感试验有助于抗菌药物的选择。

> **链接**
>
> **细菌性痢疾与急性阿米巴痢疾粪便特点**
>
> 细菌性痢疾粪便量少，黏液脓血便，镜检有大量白细胞，可见红细胞、吞噬细胞，粪便培养有志贺菌生长；急性阿米巴痢疾便量多，为暗红色果酱样便，腥臭味浓，镜检白细胞少，红细胞多，有夏科 - 莱登晶体，可找到溶组织内阿米巴滋养体。

4. 特异性核酸检测　特异性痢疾杆菌核酸检测阳性亦可确诊细菌性痢疾。具有特异性强、灵敏度高、简便、快捷等特点。

三、治疗要点

（一）急性菌痢

治疗措施包括一般治疗、抗菌治疗及对症治疗。

1. 一般治疗　实施接触隔离措施，防止经消化道和生活接触传播，至临床症状消失、粪便培养连续2次阴性方可解除。全身毒血症状严重者必须卧床休息。饮食以流食为主，忌食生冷、油腻及刺激性食物。

2. 抗菌治疗　合理使用有效的抗菌药物是治疗急性菌痢、防止慢性迁延的重要措施。疗程一般为5～7天，可根据药敏试验选择合理有效的抗菌药物。成人首选药物为喹诺酮类，如环丙沙星、诺氟沙星等，可根据病情给予口服或静脉滴注。喹诺酮类药物可影响骨骼发育，儿童、孕妇及哺乳期女性慎用。头孢类抗生素，如头孢曲松，可以应用于任何年龄段患者，同时也对多重耐药菌株有效。

3. 对症治疗　只要有水和电解质丢失，均应口服补液盐。高热者应用物理降温或药物降温，腹痛剧烈者给予解痉药。对于中毒性细菌性痢疾患者应立即实施综合性抢救措施，给予抗休克、防治脑水肿及呼吸衰竭等治疗。

（二）慢性菌痢

采取一般治疗、病原治疗和对症治疗措施。病原治疗应根据药物敏感试验合理选用有效抗菌药物，可联合应用2种不同类型药物，疗程可适当延长，必要时给予多个疗程，也可应用保留灌肠疗法，灌肠液中加入小剂量糖皮质激素，可提高疗效。肠功能紊乱者可应用镇静、解痉药物缓解症状。肠道菌群失调者可应用乳酸杆菌等微生态制剂。

（三）中毒性菌痢

中毒性菌痢病势凶险，应早期诊断，及时采用综合抢救措施。应用有效的抗菌药物静脉滴注；高热者给予物理降温及药物降温，如高热伴躁动不安及反复惊厥者，可用亚冬眠疗法；有休克者，积极抗休克治疗；出现呼吸衰竭者，针对呼吸衰竭进行治疗。

四、主要护理诊断 / 问题

1. 体温过高　与痢疾杆菌的内毒素作用于体温调节中枢有关。

2. 腹泻　与肠道炎症、浅表溃疡形成导致肠蠕动增强、肠痉挛有关。

3. 外周组织灌注无效　与中毒性菌痢导致微循环障碍有关。

4. 疼痛：腹痛　与毒素作用于肠壁自主神经，引起肠痉挛有关。

5. 潜在并发症：休克、中毒性脑病、中枢性呼吸衰竭。

五、护 理 措 施

（一）一般护理

1. 休息与活动　急性期患者应卧床休息，慢性期以休养为主，中毒型菌痢患者应绝对卧床休息，专人监护，置于平卧位或休克体位，吸氧，注意保暖。

2. 饮食护理　严重腹泻伴呕吐者暂禁食，遵医嘱静脉补充营养。病情缓解能进食者，给予高热量、高蛋白、高维生素、少纤维素、易消化的流质或半流质饮食，少量多餐，避免生冷、多渣、油腻或刺激性食物。

考点　急性菌痢的饮食护理

3. 肛周皮肤护理　每次排便后清洗肛周皮肤，保持清洁干燥。局部涂无菌凡士林或抗生素软膏加以保护，勤换内裤。

4. 隔离与消毒　执行接触隔离措施，至临床症状消失、粪便培养连续 2 次阴性为止。对患者的粪便、呕吐物及污染物必须进行严格消毒。

考点　急性菌痢的隔离消毒要求

（二）病情观察

密切观察排便次数、粪便颜色、性状、量及伴随症状；监测生命体征、意识状态、尿量，严格记录 24 小时出入液量；观察有无休克、脑疝的先兆表现，一旦出现，立即报告医师并配合抢救。

（三）对症护理

对高热患者可采用温水擦浴、冰袋冷敷、2% 冰盐水低压力灌肠等降温措施，必要时遵医嘱使用药物降温。腹痛剧烈者可用热水袋热敷，或遵医嘱使用阿托品等解痉药物。伴里急后重者嘱患者不要用力排便，以免脱肛。惊厥者做好安全护理，防止跌伤或舌咬伤，避免声光刺激。休克患者应根据血压、尿量随时调整输液速度。

（四）用药护理

遵医嘱使用有效抗菌药物及其他对症治疗的药物。应用喹诺酮类药物注意观察有无恶心、食欲缺乏、肾毒性、粒细胞减少等不良反应。应用阿托品类药物时观察患者有无口干、心动过速、尿潴留等。早期禁用止泻药，以促进毒素排出。慢性菌痢可遵医嘱给予药物保留灌肠。

（五）心理护理

向患者和家属介绍隔离目的、治疗及护理措施，以取得积极配合，减轻或消除其焦虑情绪。

六、健康教育

1. 疾病知识指导　指导患者应及时隔离、治疗，粪便消毒对于传染源的控制极为重要，应向患者及家属说明。遵医嘱按时、按量、按疗程坚持服药，争取急性期彻底治愈，以防转变为慢性菌痢。慢性菌痢患者可因进食生冷食物、暴饮暴食、过度紧张和劳累、受凉、情绪波动等诱发急性发作，应注意避免诱发因素。加强体育锻炼，保持生活规律，复发时及时治疗。

2. 保健知识指导　做好饮水、食品、粪便的卫生管理及防蝇灭蝇工作，改善环境卫生条件。养成良好的个人卫生习惯，餐前便后洗手，不饮生水，不吃生冷、不洁、变质食物。

3. 心理 - 社会指导　向患者及家属解释隔离、治疗、粪便消毒的重要性，指导患者注意休息、合理饮食，避免饮食不当、劳累、情绪波动等诱发因素。消除患者及家属困惑、焦虑、恐惧等不良心理，指导患者加强体育锻炼，保持生活规律，拥有良好心态，提高免疫力。

第 6 节　狂犬病患者的护理

案例 10-4

　　患者，女性，25 岁。被狗咬伤 1 小时就诊。1 小时前在小区散步时不小心被狗咬伤小腿。查体：右下肢外侧处皮肤破损，可见犬齿印，血痕。患者自诉伤口处轻微疼痛。

问题：1. 请对患者进行护理评估。

　　　2. 如何进行伤口处理？

　　　3. 患者需进行狂犬病疫苗接种，接种程序是什么？

一、概　　述

狂犬病又称恐水症，是由狂犬病毒所致的急性人畜共患传染病，主要侵犯中枢神经系统。临床大多表现为特异性恐风、恐水、咽肌痉挛、进行性瘫痪等。狂犬病是致死性疾病，一旦发病，病死率几乎为 100%，但可以通过接种狂犬病疫苗进行免疫预防。

1. 病原学　狂犬病毒属于单负病毒目弹状病毒科狂犬病毒属。狂犬病毒颗粒呈子弹状，长 100～300nm，直径约 75nm。病毒颗粒由囊膜和核衣壳两部分组成。病毒对理化因素敏感，狂犬病毒不耐高温，悬液中的病毒经 56℃ 30～60 分钟或 100℃ 2 分钟即失去感染力。脑组织内的狂犬病毒在常温、自溶条件下，可保持活力 7～10 天，4℃可保存 2～3 周。狂犬病毒在 pH 7.2～8.0 时较为稳定，超过 pH 8.0 易被灭活。狂犬病毒对脂溶剂（肥皂水、氯仿、丙酮等）、乙醇、过氧化氢、高锰酸钾、碘制剂以及季铵类化合物（如苯扎溴铵）等敏感。1∶500 的季胺类消毒剂、45%～70% 乙醇、1% 肥皂水以及 5%～7% 碘溶液均可在 1 分钟内灭活病毒，但不易被甲酚皂溶液灭活。

2. 发病机制　狂犬病毒自皮肤或黏膜破损处侵入人体后，因病毒对神经组织的强大亲和力，迷走、舌咽及舌下神经核受损，可出现吞咽肌及呼吸肌痉挛，临床表现为恐水、吞咽和呼吸困难等症状。交感神经受累时出现唾液分泌和出汗增多。迷走神经节、交感神经节和心脏神经节受损，可引起心血管功能紊乱或猝死。

二、护 理 评 估

（一）流行病学资料

1. 传染源　带狂犬病毒的动物是本病的传染源，我国狂犬病的传染源主要是病犬，其次为猫、猪、牛、马等家畜。狂犬病患者因唾液中病毒量少，一般不是传染源。

2. 传播途径　主要由病兽通过唾液以咬伤方式传播，或抓伤、舔伤后唾液中病毒经皮肤破损处侵入人体。少数可在宰杀病兽、剥皮、切割等过程中被感染。

3. 人群易感性　人群普遍易感，人被病犬咬伤后的发病率为 15%～20%，是否发病与下列因素有关：①咬伤部位，头、面、颈及手指咬伤后发病机会多。②创伤程度，伤口深而大者发病率高。③伤口处理，咬伤后及时彻底清洗者发病机会较少。④疫苗注射，及时、全程、足量注射狂犬病疫苗者发病率低。⑤免疫功能低下者发病率高。

评估时应询问患者是否接触过病犬，有无被病犬或其他动物咬伤史；如有咬伤史应询问伤口处理及疫苗接种情况，询问患者有无出现恐水、怕风或恐惧等表现。

（二）身心状况

1. 临床表现　潜伏期长短不一，与年龄、伤口部位、深浅、病毒数量和毒力等因素有关。狂犬病的临床表现可分为潜伏期、前驱期、急性神经症状期（兴奋期）、麻痹期、昏迷和死亡几个阶段。

（1）潜伏期　从暴露到发病前无任何症状的时期，一般为 1～3 个月，极少数短至 2 周以内或长至 1 年以上，此时期内无任何诊断方法。

（2）前驱期　患者出现临床症状的早期，通常以不适、厌食、疲劳、头痛和发热等不典型症状开始，50%～80% 的患者会在原暴露部位出现特异性神经性疼痛或感觉异常（如痒、麻及蚁行感等），可能是由于病毒在背根神经节复制或神经节神经炎所致。此时期还可能出现无端的恐惧、焦虑、激动、易怒、神经过敏、失眠或抑郁等症状。前驱期一般为 2 ~ 10 天（通常为 2 ~ 4 天）。

（3）急性神经症状期（兴奋期）　主要表现有：患者出现典型的狂犬病临床症状，有两种表现，即狂躁型与麻痹型。

狂躁型患者出现发热并伴随明显的神经系统体征，包括机能亢进、定向力障碍、幻觉、痉挛发作、行为古怪、颈项强直等。其突出表现为极度恐惧、恐水、怕风、发作性咽肌痉挛、呼吸困难、排尿排便困难及多汗流涎等。恐水、怕风是本病的特殊症状，典型患者见水、闻流水声、饮水或仅提及饮水时，均可引起严重的咽喉肌痉挛。患者虽渴极而不敢饮，即使饮后也无法下咽，常伴声嘶及脱水。亮光、噪声、触动或气流也可能引发痉挛，严重发作时尚可出现全身疼痛性抽搐。由于常有呼吸肌痉挛，故可导致呼吸困难及发绀。人类狂犬病病例的机能亢进为间歇性，由数个持续 1 ~ 5 分钟的兴奋期组成。患者的神志大多清楚，兴奋期之间，患者一般合作，并可以进行交流。本期一般持续 1 ~ 3 天。

麻痹型患者无典型的兴奋期及恐水现象，而以高热、头痛、呕吐、咬伤处疼痛开始，继而出现肢体软弱、腹胀、共济失调、肌肉瘫痪、大小便失禁等，呈现横断性脊髓炎或上升性脊髓麻痹等类吉兰 - 巴雷综合征表现。其病变仅局限于脊髓和延髓，而不累及脑干或更高部位的中枢神经系统。

（4）麻痹期　患者逐渐安静，指的是患者在急性神经症状期过后，逐渐进入安静状态的时期，此时痉挛停止，患者渐趋安静，出现弛缓性瘫痪，尤以肢体软瘫最为多见。麻痹可能是对称性或非对称性的，以被咬肢体侧更为严重；或者呈上升性，类似吉兰 - 巴雷综合征。眼肌、颜面部肌肉及咀嚼肌也可受累，表现为斜视、眼球运动失调、下颌下坠、口不能闭、面部缺少表情等。进而患者的呼吸渐趋微弱或不规则，并可出现潮式呼吸；脉搏细数、血压下降、反射消失、瞳孔散大。临终前患者多进入昏迷状态，呼吸骤停一般在昏迷后不久即发生。本期持续 6 ~ 18 小时。

2. 并发症　可并发肺炎、气胸、纵隔气肿、心律失常、心力衰竭、急性肾衰竭等。

3. 心理 - 社会状况　患者常因症状明显、病情发展迅速、预后极差而出现恐惧、绝望、濒死感等心理反应。

（三）辅助检查

1. 血、尿常规及脑脊液检查　白细胞总数轻至中度增多，中性粒细胞一般占 80% 以上。尿常规可有轻度蛋白尿。脑脊液压力稍增高，细胞数稍增高，以淋巴细胞为主，蛋白质轻度增多，糖和氯化物正常。

2. 病原学检查　直接免疫荧光法是狂犬病诊断的"金标准"，可以快速、敏感、特异地检测人和动物脑组织中的病毒抗原。取患者的脑脊液或唾液直接涂片、角膜印片或咬伤处皮肤组织检测病毒抗原，阳性率高达 98%；取患者唾液、脑脊液或脑组织接种鼠脑分离到病毒，可明确诊断；取动物或死者脑组织做切片染色，镜检找到内基小体，阳性率为 70% ~ 80%；对血清学阳性但未能分离出病毒者，用反转录 - 聚合酶链反应

（RT-PCR）法检测狂犬病毒 RNA，有助于诊断。

三、治疗要点

本病目前尚无特效疗法，患病后以对症支持综合治疗为主。

1. 一般治疗　单间病房严格隔离，最好专人护理，防止唾液污染；及时处理伤口；保持环境安静，避免水、光、风、声等刺激。

2. 对症治疗　监护病情，有兴奋、狂躁及痉挛时用镇静剂；保持呼吸道通畅，给氧，必要时机械通气；补充足够的营养，若不能进食可鼻饲流质饮食，必要时采用静脉输注，维持水、电解质和酸碱平衡；备好床挡，以免患者痉挛发作时受伤。

3. 抗病毒治疗　目前尚无有效抗狂犬病毒的药物。

四、主要护理诊断 / 问题

1. 皮肤完整性受损　与病犬、病猫等动物咬伤或抓伤有关。

2. 有受伤的危险　与患者兴奋、狂躁有关。

3. 有窒息的危险　与病毒侵犯中枢神经系统致呼吸肌痉挛有关。

4. 营养失调：低于机体需要量　与吞咽困难、不能进食饮水有关。

5. 恐惧　与感知疾病引起死亡有关。

五、护 理 措 施

（一）一般护理

1. 休息与环境　将患者安置于单人房间，在标准预防的基础上实施接触隔离，患者的分泌物、排泄物及污染物品须严格消毒。医务人员接触患者时必须穿隔离服，戴口罩及手套。保持病室安静，避免水、风、光、声等刺激，尤其是与水有关的刺激。

2. 饮食护理　吞咽困难者禁食禁饮，遵医嘱给予静脉输液，保证营养供给，维持水、电解质、酸碱平衡，记录 24 小时出入液量。

（二）病情观察

严密观察生命体征及病情变化；观察意识状态，注意有无幻觉、精神异常；观察呼吸频率、节律变化，注意有无呼吸肌痉挛、呼吸困难；记录出入液量，注意有无水、电解质、酸碱失衡。

（三）对症护理

1. 伤口护理　①伤口冲洗：用肥皂水（或其他弱碱性清洗剂）和一定压力的流动清水交替清洗咬伤和抓伤的每处伤口至少 15 分钟。如条件允许，建议使用狂犬病专业清洗设备和专用清洗剂对伤口内部进行冲洗。最后用生理盐水冲洗伤口以避免肥皂液或其他清洗剂残留。消毒处理：彻底冲洗后用稀碘伏（0.025% ～ 0.050%）、苯扎氯铵（0.005% ～ 0.010%）或其他具有病毒灭活效力的皮肤黏膜消毒剂消毒涂擦或消毒伤口内部。②尽早进行狂犬病疫苗接种：凡被咬伤、抓伤或皮肤破损处被带病毒唾液污染者，需进行疫苗接种。疫苗接种：应用人群Ⅱ级和Ⅲ级暴露者。接种程序5针法程序：第0、3、7、14和28天各接种1剂，共接种5剂；"2-1-1"程序即第0天接种2剂（左右上臂三角肌各接种1剂），第7天和第21天各接种1剂，共接种4剂（此程序只适用于我国已批准可以使用"2-1-1"程序的狂犬病疫苗产品）。③被动免疫制剂注射：狂犬病被动免疫制剂的作用机制是在主动免疫诱导的保护力空白区，通过在暴露部位即刻提供所需的中和抗体，中和伤口处理时残留在伤口内部的病毒，发挥快速保护效果。

2. 惊厥、抽搐　保持环境安静，各项治疗和操作尽量集中进行，动作轻柔，避免不必要的刺激，尤其是与水有关的刺激，避免让患者闻及水声、听到"水"字，输液装置应适当遮蔽。对躁动不安、出现幻觉的患者，应加强安全防护，加床栏或适当约束，防止坠床和外伤，必要时遵医嘱应用镇静剂。

3. 呼吸肌痉挛　及时清除口鼻分泌物、唾液，保持呼吸道通畅，遵医嘱给予氧气吸入，备好抢救药品和器械，必要时配合医生行气管插管、气管切开，做好机械通气护理。

（四）心理护理

向患者及家属解释病情，安慰患者，满足其身心需要，减轻恐惧心理，稳定患者和家属情绪，给予患者心理支持，避免不良刺激。

> **链　接**
>
> **狂犬病暴露分级**
>
> 　　按照暴露性质和严重程度将狂犬病暴露分为三级。Ⅰ级暴露，符合以下情况之一者：①接触或喂养动物；②完好的皮肤被舔；③完好的皮肤接触狂犬病动物或人狂犬病病例的分泌物或排泄物。Ⅱ级暴露，符合以下情况之一者：①裸露的皮肤被轻咬；②无出血的轻微抓伤或擦伤。首先用肉眼仔细观察暴露处皮肤有无破损；当肉眼难以判断时，可用酒精擦拭暴露处，如有疼痛感，则表明皮肤存在破损（此法仅适于致伤当时测试使用）。Ⅲ级暴露，符合以下情况之一者：①单处或多处贯穿皮肤的咬伤或抓伤（"贯穿"表示至少已伤及真皮层和血管，临床表现为肉眼可见出血或皮下组织）；②破损皮肤被舔舐（应注意皮肤皲裂、抓挠等各种原因导致的微小皮肤破损）；③黏膜被动物唾液污染（如被舔舐）；④暴露于蝙蝠（当人与蝙蝠之间发生接触时应考虑进行暴露后预防，除非暴露者排除咬伤、抓伤或黏膜的暴露）。

（五）用药护理

苯巴比妥等镇静药有抑制呼吸的作用，故在应用苯巴比妥等镇静剂时，应注意观察患者有无呼吸抑制等不良反应，必要时行血氧饱和度检测。

六、健康教育

1. 疾病知识指导　向家属解释患者兴奋、狂躁的原因，避免风、光、声等刺激。向社区居民宣传狂犬病的相关知识，强调预防的重要性，伤口处理方法等。

2. 保健知识指导　高危人群如接触狂犬病动物的工作人员、兽医、山洞探险者等暴露前要进行疫苗预防接种，于暴露前第 0、7、28 天进行，每次 1ml，肌内注射，2 ～ 3 年加强一次。接种期间戒烟酒、注意休息。

3. 心理 - 社会指导　指导家属同情、关心患者，言语谨慎，做好治疗与专人陪护，尽量使患者有安全感。向患者及家属解释痉挛的原因，患者急性发作时，指导家属陪伴，以降低恐惧，减轻焦虑。

第 7 节　获得性免疫缺陷综合征患者的护理

案例 10-5

　　患者，男性，42 岁。因不规则发热、腹泻、进行性体重下降 2 个月，发现颈部、腋窝等处淋巴结肿大半个月入院。既往有吸毒史。血常规：白细胞 3.0×10^9/L，中性粒细胞 0.91，淋巴细胞 0.09，血小板 260×10^9/L，血红蛋白 80g/L，胸片提示左上肺斑片状阴影。已确认血清 HIV 抗体阳性。

问题： 1. 该案例中患者患有何病？请对患者进行护理评估。

　　　　2. 该患者有哪些护理问题？主要的护理问题是什么？

　　　　3. 你将对患者采取什么护理措施阻断疾病传播？

一、概　　述

　　获得性免疫缺陷综合征（AIDS）又称艾滋病，是由人类免疫缺陷病毒（HIV）引起的慢性传染病。病毒主要通过性接触和体液传播，使感染者机体细胞免疫功能受损，出现致命性获得性免疫缺陷，最终导致严重的机会性感染和恶性肿瘤而危及生命。

　　1. 病原学　HIV 属 RNA 反转录病毒，HIV 进入人体需要借助易感细胞表面的受体进入细胞，主要侵犯 $CD4^+T$ 细胞、$CD4^+$ 单核细胞和 B 细胞。根据 HIV 基因差异，可分为 HIV-1 型和 HIV-2 型。目前，我国以 HIV-1 型为主要流行株。常见的消毒剂对 HIV 都有较好的灭活作用。70% 的乙醇也可灭活 HIV。HIV 对热敏感，100℃作用 20 分钟可完全灭活 HIV。但紫外线或 γ 射线不能灭活 HIV。

　　2. 发病机制　HIV 主要侵犯人体的免疫系统，包括 $CD4^+T$ 淋巴细胞、单核巨噬细胞和树突状细胞（DC）等，主要表现为 $CD4^+T$ 淋巴细胞数量不断减少，最终导致人体细胞免疫功能缺陷，引起各种机会性感染和肿瘤的发生。

链 接

我国艾滋病流行现状

　　我国现有艾滋病存活人数超过 100 万。青年学生群体和老年人群体感染人数大幅增加，新确诊感染 HIV 的大学生人数增长率为 30% ～ 50%，中国 60 岁以上的男性群体感染病例报告数，从 2012 年的 8391 例上升到 2018 年的 24 465 例。2019 年中国艾滋病发病数量为 71 204 例，死亡人数是 20 999 例。2020 年 1 ～ 8 月，中国艾滋病发病数量为 39 349 例，死亡人数是 11 595 例。从传播方式来看，性传播已成为艾滋病传播的主要途径，近年来新增的感染病例中，95% 的患者是通过性传播感染。

二、护理评估

（一）流行病学资料

1. 传染源　患者及无症状病毒携带者为本病传染源，特别是后者，更易导致疾病的传播。HIV 主要存在于传染源的血液、精液、阴道分泌物、胸腔积液、腹水、脑脊液、羊水和乳汁等中。

2. 传播途径　①性接触传播：是本病的主要传播途径。包括不安全的同性、异性及双性性接触均可传播。②血液传播：包括使用含有病毒的血液及血制品。③注射途径传播：共用注射器与针头，接受病毒感染者的器官移植、人工授精，被病毒污染的针头意外刺伤等。④垂直传播：包括宫内感染、分娩和哺乳时传播。

考点 HIV 的传播途径

3. 人群易感性　人群普遍易感，感染后无免疫力。男同性恋者、多性伴侣者、静脉吸毒者、经常输血及使用血制品者、病毒感染者的配偶等属于高危人群。

（二）身心状况

1. 症状　HIV 侵入机体后，机体反应可分为 3 期，在未进入艾滋病期者被称为 HIV 感染者，之后称为艾滋病患者。艾滋病的潜伏期一般为 2～10 年。

（1）急性感染期（Ⅰ期）　通常为发生 HIV 感染的 6 个月内，部分感染者在急性期出现 HIV 病毒血症和免疫系统急性损失相关的临床表现。表现为发热、咽痛、头痛、肌痛、关节痛、厌食、腹泻及淋巴结肿大等，持续 1～3 周或以后自行缓解。

（2）无症状感染期（Ⅱ期）　可从急性感染期进入此期，或无明显的急性感染期症状而直接进入此期。持续时间一般为 4～8 年。由于 HIV 在感染者体内不断复制，免疫系统逐渐受损，CD4$^+$T 淋巴细胞计数逐渐下降及 CD4$^+$/CD8$^+$T 值倒置。可出现淋巴结肿大等表现。

（3）艾滋病期（Ⅲ期）　为感染 HIV 后的疾病终末阶段，主要临床表现为 HIV 相关症状、体征及多种机会性感染和肿瘤。

1）全身症状：发热、乏力、盗汗、厌食、慢性腹泻、体重下降等全身消耗性症状加重，出现恶病质。

2）皮肤黏膜病变：表现为感染和肿瘤。感染以口腔念珠菌、外阴疱疹病毒、尖锐湿疣等常见。肿瘤以卡波西肉瘤最多见，为恶性组织细胞病，常出现于下肢皮肤和口腔黏膜，为深蓝色或紫红色浸润斑块或结节，可融合成片，表面出现溃疡，并向四周扩散。

3）呼吸系统症状：多见于肺部感染。表现为慢性咳嗽、发热、进行性呼吸困难和发绀。肺孢子菌肺炎最为常见，是本病机会性感染死亡的主要原因。

4）消化系统症状：以口腔和食管的念珠菌、疱疹病毒和巨细胞病毒感染多见。表现为口腔溃疡、食管炎或食管溃疡，导致吞咽困难，食管后有烧灼感。

5）神经系统症状：由于中枢性神经系统感染及缺氧、败血症相关性脑病等，出现头晕、头痛、进行性痴呆、肢体瘫痪、痉挛性共济失调等症状。

2. 体征 全身多处淋巴结肿大，口腔黏膜、皮肤等处可见溃疡、斑块或结节。晚期则出现恶病质、瘫痪、痴呆等。

3. 心理 - 社会状况 因疾病尚无治愈方法，患者常有恐惧、绝望等感受。部分患者因担心遭人歧视而感自卑，出现悲观、报复、自杀等倾向。

（三）辅助检查

1. 血常规检查 红细胞、白细胞、血小板及淋巴细胞均出现不同程度的减少。

2. 特异性抗原及病毒检测 ①HIV-1 抗体检查，是目前监测 HIV 感染最常用的方法，用 ELISA 法连续两次阳性可确诊。② HIV 抗原检查。

3. 免疫学检查 T 细胞绝对计数和 CD4$^+$ 细胞计数下降，CD4$^+$/CD8$^+$ 值 < 1.0。此检查有助于判断疗效及预后。

4. HIV-RNA 的定量检测 既有助于诊断，又可判断治疗效果及预后。

三、治疗要点

AIDS 至今尚无特效疗法，多采用综合治疗。

（一）病因治疗

1. 抗病毒治疗 主要作用为抑制 HIV 的复制。常用药物：核苷类反转录酶抑制药，如齐多夫定、双脱氧胞苷、双脱氧肌苷等；非核苷类反转录酶抑制药，如奈非雷平；蛋白酶抑制药，如沙奎那韦、英地那韦等。主要不良反应有骨髓抑制、胃肠道反应、肝损害、皮疹及中枢神经系统毒性等，应予以严密观察。

2. 免疫治疗 应用免疫调节药，如干扰素、胸腺素等。中草药也有促进免疫的作用。

考点 抗 HIV 的药物

（二）对症治疗

根据不同的机会性感染、肿瘤及患者的全身状况选择药物的种类和剂量。

（三）预防性治疗

针刺或实验室意外感染者应 2 小时内用齐多夫定（AZT）等治疗，疗程 4 ～ 6 周。HIV 感染的孕妇产前 3 个月起服 AZT，产前顿服奈韦拉平（NVP）200mg，产后新生儿 72 小时内按 2mg/kg 剂量一次性服用 NVP，可减少垂直传播。

四、主要护理诊断 / 问题

1. 恐惧 与症状复杂、预后不良及缺乏社会支持有关。
2. 营养失调：低于机体需要量 与厌食、慢性腹泻及机体消耗过大有关。
3. 活动无耐力 与长期发热、厌食、慢性腹泻有关。

五、护 理 措 施

（一）一般护理

1. 休息 急性感染期和艾滋病期患者应卧床休息，吸氧，保暖；协助患者做好生活护理。症状减轻后，可逐步实施活动计划，提高活动耐力。

2. 饮食　能进食者，给予高热量、高蛋白、高维生素、清淡易消化的流质及半流质饮食，少量多餐；不能进食者遵医嘱给予鼻饲或静脉补充营养。

（二）病情观察

对艾滋病期的患者应监测生命体征、意识状态、皮肤黏膜的完整性，严格记录24小时出入液量，观察患者有无感染、脱水征象。

（三）对症护理

1. 隔离与消毒　采取血液/体液隔离，患者的血液、排泄物应严格消毒。同时注意实施保护性隔离，减少各种机会性感染的发生。

2. 对于发热者给予物理或药物降温，鼓励其多饮水，协助勤更衣。慢性腹泻者，遵医嘱给予止泻药或抗生素，及时补液，并做好肛周护理。口腔、食管因念珠菌感染而致咽痛、食欲缺乏者，遵医嘱给予抗真菌药及局部护理。皮肤黏膜有溃疡、斑块及结节者，做好清洁、消毒及创面保护，并注意观察。

（四）用药护理

观察药物的耐药性及不良反应。观察是否出现恶心、呕吐、荨麻疹等症状。定期复查血象及肝功能，如出现骨髓抑制、肝功能损害等情况，立即报告医师停药或换药。

（五）心理护理

给予患者理解和关怀，帮助患者保护隐私，正视现实。鼓励患者与家属、亲友沟通、交流，以获取更多的社会支持。

六、健 康 教 育

（一）疾病知识指导

1. 管理传染源　健全艾滋病监测网络，对献血人员、性病患者和吸毒者等要重点监测；年龄超过50岁的老年患者、儿童患者、妊娠期妇女、具有多种基础疾病的患者、免疫高度抑制的患者应加强随访和抗病毒治疗；HIV感染者的血液、分泌物、排泄物应严格消毒。

2. 切断传播途径　①加强性道德是预防性接触感染艾滋病的根本措施，打击卖淫、嫖娼等活动；②拒绝毒品；③避免不必要的注射、输血和使用血制品；④注意个人卫生，不共用毛巾、牙刷、刮胡刀等。酒店、旅馆、澡堂、理发店、美容院、洗脚房等服务行业所用的刀、针和其他刺破或擦伤皮肤的器具必须经过严格的消毒。

考点　疾病预防指导

（二）保健知识指导

1. 患者教育　充分认识本病的基本知识和传播途径、预防措施及保护他人和自我监控的方法。

2. HIV感染者的管理　①患者的日常生活用品如毛巾、牙刷、剃须刀等应独自使用，定期消毒；其血液、分泌物、排泄物应用 0.2% 次氯酸钠或漂白粉进行消毒。②性生活使用安全套，严禁献血和捐献器官、精液。③易感染 HIV 的育龄女性应避免妊娠、生育，防止母婴传播，HIV 感染的哺乳期妇女应人工喂养婴儿。④出现机会性感染或肿瘤应住院治疗。

（三）心理 - 社会指导

不歧视 HIV 感染者。未经本人或者其监护人同意，任何单位或者个人不得公开艾滋病患者及其家属的姓名、住址、工作单位、肖像、病史资料以及其他可能推断出其具体身份的信息。向家庭成员介绍患者病情，为家庭成员提供咨询服务，鼓励家庭成员探视、关爱患者。加强随访，提供医学和心理咨询。

考点　*HIV 感染者的管理*

自 测 题

A₁ 型题

1. 传染病不同于其他疾病的最主要特征是（　　）
   A. 具有传染性　　B. 具有流行性
   C. 具有地区性　　D. 具有周期性
   E. 具有季节性

2. 构成传染病流行过程的三个基本条件是（　　）
   A. 病原体的数量、毒力、变异
   B. 病原体、环境、宿主
   C. 病原体、人、媒介
   D. 传染源、传播途径、易感人群
   E. 微生物、媒介、宿主

3. 甲类传染病在城镇发现后上报时间不超过（　　）
   A. 2 小时　　B. 4 小时　　C. 6 小时
   D. 8 小时　　E. 12 小时

4. 保护易感人群最重要的主动免疫措施是（　　）
   A. 接种疫苗、菌苗、类毒素
   B. 注射免疫球蛋白
   C. 应用抗生素
   D. 饭前便后洗手
   E. 注射胎盘球蛋白

5. 当疑有传染源存在时应采取（　　）
   A. 预防性消毒　　B. 随时消毒
   C. 临时性消毒　　D. 定时消毒
   E. 终末消毒

6. 丙型肝炎的主要传播途径是（　　）
   A. 粪—口传播　　B. 水传播
   C. 食物传播　　D. 血液传播
   E. 媒介传播

7. 甲型肝炎的隔离期为（　　）
   A. 发病后 7 天　　B. 发病后 10 天
   C. 发病后 14 天　　D. 发病后 21 天
   E. 黄疸消退后

8. 对于乙脑患者，护士应针对下列哪组症状配合医师进行抢救（　　）
   A. 高热、头痛、呼吸衰竭
   B. 高热、呕吐、呼吸衰竭
   C. 高热、昏迷、呼吸衰竭
   D. 高热、惊厥、呼吸衰竭
   E. 昏迷、惊厥、循环衰竭

9. 流行性乙型脑炎患者最主要的死亡原因是（　　）
   A. 高热　　B. 昏迷合并肺炎
   C. 反复惊厥　　D. 严重后遗症
   E. 中枢性呼吸衰竭

10. 乙脑极期的临床表现特点应除外（　　）
   A. 出现痴呆、弛缓性瘫痪
   B. 高热、惊厥
   C. 意识障碍
   D. 颅内高压及呼吸衰竭

E. 脑膜刺激征及病理反射阳性

11. 细菌性痢疾的主要病变部位是（　　）

A. 十二指肠　　　　B. 空肠

C. 回肠　　　　　　D. 盲肠

E. 乙状结肠、直肠

12. 细菌性痢疾的病原体属于（　　）

A. 志贺菌属　　　　B. 沙门菌属

C. 弧菌属　　　　　D. 弯曲菌属

E. 螺旋菌属

13. 目前细菌性痢疾的病原治疗首选（　　）

A. 青霉素　　　　　B. 红霉素

C. 磺胺药　　　　　D. 喹诺酮类

E. 呋喃唑酮

14. 细菌性痢疾的确诊依据是（　　）

A. 粪培养痢疾杆菌阳性

B. 粪便检查有巨噬细胞

C. 粪便检查见大量红细胞

D. 粪便镜检有大量脓细胞

E. 典型菌痢临床症状

15. 狂犬病的特殊症状是（　　）

A. 怕光　　B. 恐水　　C. 恐声

D. 怕风　　E. 全身抽搐

16. 关于狂犬病的描述，错误的是（　　）

A. 病死率达 100%

B. 带狂犬病毒的动物是主要传染源

C. 是人畜共患传染病

D. 目前无特效药

E. 发病后鼓励患者多进水

17. 艾滋病的各种感染主要发生于（　　）

A. 肺、胃肠与神经系统

B. 肾脏

C. 血液系统

D. 心脏

E. 皮肤

18. 护士对艾滋病患者进行健康史评估时，下列内容重要性最低的是（　　）

A. 有无输血史　　　B. 有无静脉吸毒史

C. 有无器官移植史　D. 有无同性性行为

E. 有无吸食大麻史

A₂ 型题

19. 患者，女性，22 岁。突起高热，上腹不适，恶心，食欲减退，体温 38.5℃。出现黄疸，皮肤瘙痒，肝肋下 1.5cm，腹水阴性。血 ALT 1200U/L，初步诊断为甲型病毒性肝炎。此型肝炎的传播途径是（　　）

A. 呼吸道传播　　　B. 消化道传播

C. 性传播　　　　　D. 母婴传播

E. 血液传播

20. 患者，男性，27 岁。既往体健，体检时肝功能正常，抗 -HBs 阳性，HBV 其他血清病毒标志物均为阴性。其很担心自己患上乙型肝炎，护士应告知患者此时的状况是（　　）

A. 乙型肝炎且有传染性

B. 乙型肝炎但病情稳定

C. 乙型肝炎病毒携带状态

D. 处于乙型肝炎恢复期

E. 对乙型肝炎病毒具有免疫力

21. 患者，女性，32 岁。因"乏力、纳差 5 天，尿黄 1 天"来诊，经实验室检查诊断为急性病毒性肝炎（甲型）。对于其 5 岁的儿子，适宜的做法是（　　）

A. 不需要任何措施

B. 预防性服用抗病毒药物

C. 进行相关检查，若感染可不做处理

D. 进行相关检查，若未感染可注射人丙种球蛋白

E. 进行相关检查，若未感染可注射高效价特异性免疫球蛋白

22. 患者，男性，37 岁。因近 2 周食欲减退、上腹部不适、疲乏无力就诊，体检：肝肋下 2cm，有轻度触痛。为明确诊断首先应检查的项目是（　　）

A. 尿胆红素　　　　B. 血清胆红素

C. 血清蛋白　　　　D. 血清丙氨酸氨基转移酶

E. 谷氨酰转肽酶

23. 患者，女性，25 岁。既往体健，体检时发现

肝功能正常，抗 -HBs 阳性，反复查 HBV 其他血清标志物均为阴性。表示此患者为（　　）

A. 乙型肝炎有传染性

B. 乙型肝炎病情稳定

C. 乙型肝炎病毒携带者

D. 乙型肝炎恢复期

E. 对乙型肝炎病毒有免疫力

24. 患者，男性，50 岁。因近 1 周食欲减退、呕吐、疲乏无力，尿黄入院。自昨日起烦躁不安，呼气中有腥臭味、巩膜及皮肤黄染，皮肤可见瘀斑，肝未扪及，腹水征阳性。目前最主要的护理问题是（　　）

A. 体液过多

B. 活动无耐力

C. 皮肤完整性受损

D. 营养失调：低于机体需要量

E. 潜在并发症：肝性脑病

25. 某护士在给 HBsAg 阳性的慢性肝炎患者采血时，不慎刺破左手拇指，此时急需采取的重要措施是（　　）

A. 立即注射乙肝疫苗

B. 立即进行酒精消毒

C. 定期复查肝功能和抗 -HBV IgM

D. 立即注射高效价乙肝免疫球蛋白和查血 HBsAg 及 HBsAb

E. 立即接种乙肝疫苗，1 周内注射高效价乙肝免疫球蛋白

26. 患者，女性，36 岁。散步时被狗咬伤小腿，伤口较深，下列措施错误的是（　　）

A. 尽快用肥皂水反复冲洗

B. 挤出污血

C. 包扎伤口

D. 接种狂犬病疫苗

E. 局部浸润注射抗狂犬病免疫球蛋白

27. 患者，男性，12 岁。玩耍时不慎被狗抓伤前臂，需接种狂犬病疫苗，接种次数为（　　）

A. 1 次　　B. 2 次　　C. 3 次

D. 4 次　　E. 5 次

28. 王某，女性，33 岁。有不洁性接触史。近 4 个月来出现发热、咳嗽、呼吸急促和发绀，疑为肺炎，经抗生素治疗无效，全身状况日渐衰竭，全身淋巴结肿大，血清抗 -HIV（＋），诊断为艾滋病。艾滋病肺部感染最常见的是（　　）

A. 疱疹病毒性肺炎　　B. 肺结核

C. 支原体肺炎　　　　D. 肺炎球菌性肺炎

E. 肺孢子虫肺炎

29. 赵某，女性，30 岁。因不洁性接触史而感染艾滋病，经常低热，易发生呼吸道感染。此患者含 HIV 最多的液体是（　　）

A. 羊水　　　　B. 痰液　　　　C. 唾液

D. 阴道分泌物　　E. 眼泪

A₃/A₄ 型题

（30 ～ 32 题共用题干）

一位孕妇，29 岁。既往体健，近 1 年来发现 HBsAg 阳性，但无任何症状，肝功能正常。

30. 此孕妇目前病情所处状态是（　　）

A. 无症状 HBsAg 携带者

B. 轻度慢性乙型肝炎

C. 中度慢性乙型肝炎

D. HBV 既往感染

E. 急性无黄疸型乙型肝炎

31. 为阻断母婴传播，对新生儿最适宜的预防方法是注射（　　）

A. 乙肝疫苗

B. 丙种球蛋白

C. 乙肝疫苗 + 丙种球蛋白

D. 高效价乙肝免疫球蛋白

E. 乙肝疫苗 + 高效价乙肝免疫球蛋白

32. 分娩后，医生对此新生儿进行预防注射，切断的传播途径是（　　）

A. 注射途径　　　　B. 母婴传播

C. 消化道传播　　　D. 血液、体液传播

E. 日常生活密切接触

（王忠玲　李　凤　于辰龙　杜何芬）

主要参考文献

崔效忠，2016. 内科护理. 2 版. 北京：科学出版社.

董燕斐，张晓萍，2016. 内科护理. 北京：科学出版社.

葛均波，2018. 内科学. 9 版. 北京：人民卫生出版社.

李丹，冯丽华，2016. 内科护理学. 3 版. 北京：人民卫生出版社.

李秀芹，李全恩，2018. 内科护理. 北京：人民卫生出版社.

刘文忠，谢勇，陆红，等，2017. 第五次全国幽门螺杆菌感染处理共识报告. 中国实用内科杂志，37（6）：509-524.

王吉耀，2021. 实用内科学. 16 版. 北京：人民卫生出版社.

王增武，刘静，李建军，等，2023. 中国血脂管理指南（2023 年）. 中国循环杂志，38（3）：237-271.

徐列明，刘平，沈锡中，等，2019. 肝纤维化中西医结合诊疗指南（2019 年版）. 临床肝胆病杂志，35（7）：1444-1449.

徐小元，丁惠国，李文刚，等，2018. 肝硬化肝性脑病诊疗指南（2018 年，北京）. 中华胃肠内镜电子杂志，5（03）：97-113.

尤黎明，2022. 内科护理. 7 版. 北京：人民卫生出版社.

张晓萍，2018. 内科护理. 北京：科学出版社.

中国高血压防治指南修订委员会，高血压联盟（中国），中国医疗保健国际交流促进会高血压病学分会，等，2024. 中国高血压防治指南（2024 年修订版）. 中华高血压杂志（中英文），32（7）：603-700.

中华医学会糖尿病学分会，2021. 中国 2 型糖尿病防治指南（2020 年版）（上）. 中国实用内科杂志，41（8）：668-695.

自测题参考答案

第 2 章

1. A　2. A　3. D　4. C　5. A　6. B　7. D　8. E　9. C　10. C　11. B　12. B
13. D　14. E　15. E　16. D　17A　18. A　19. A　20. B　21. A　22. B　23. B
24. E　25. B　26. C　27. E　28. C　29. B　30. B　31. D　32. C　33. D　34. D
35. E　36. D　37. D　38. B　39. B　40. A　41. B　42. D　43. A　44. E　45. A　46. B
47. D　48. E　49. E　50. C　51. E　52. D　53. D　54. C　55. D　56. E　57. B　58. D
59. A　60. D　61. D　62. B　63. B　64. A　65. C　66. D　67. C　68. C　69. B　70. C
71. B　72. B　73. A　74. A　75. B

第 3 章

1. B　2. A　3. E　4. E　5. A　6. C　7. D　8. B　9. B　10. C　11. D　12. D
13. A　14. B　15. A　16. D　17. A　18. D　19. C　20. E　21. E　22. A　23. E
24. C　25. B　26. C　27. C　28. A　29. E　30. D　31. A　32. A　33. C　34. B
35. C　36. B　37. C　38. C　39. D　40. A　41. D　42. D　43. C　44. B　45. E
46. D　47. D　48. E　49. A　50. A　51. A　52. D　53. D　54. A　55. A　56. B
57. E　58. C　59. B　60. E　61. A　62. B　63. B　64. C　65. B　66. C　67. E　68. E
69. C　70. C　71. C　72. D　73. A　74. A　75. E　76. C　77. E　78. D　79. E　80. E
81. E　82. C　83. D　84. E　85. D　86. D　87. B　88. C　89. C　90. E

第 4 章

1. C　2. E　3. C　4. B　5. C　6. E　7. E　8. B　9. C　10. B　11. B　12. E　13. D
14. B　15. C　16. A　17. E　18. B　19. E　20. B　21. B　22. C　23. B　24. E　25. D
26. D　27. B　28. C　29. E　30. A　31. A　32. E　33. A　34. B　35. C　36. E　37. B
38. D　39. C　40. D　41. AE　42. C　43. E　44. B　45. E　46. D　47. D　48. C　49. A
50. B　51. D　52. E　53. E　54. C　55. A　56. C　57. C　58. B　59. C　60. E　B　61. A
62. B　63. A　64. C　65. D　66. E　67. C　68. B　69. C　70. E

第 5 章

1. D　2. E　3. B　4. C　5. E　6. D　7. A　8. E　9. A　10. B　11. C　12. E　13. E
14. D　15. B　16. C　17. A　18. A　19. E　20. B　21. D　22. C　23. E　24. D　25. C

第 6 章

1. E　2. B　3. C　4. B　5. A　6. C　7. B　8. C　9. A　10. D　11. A　12. D　13. A

14. C　15. C　16. D　17. C　18. C　19. D　20. E　21. C　22. E　23. B　24. D　25. D
26. C　27. C　28. B　29. E　30. A　31. C　32. B　33. D

第7章

1. D　2. B　3. D　4. E　5. B　6. B　7. A　8. A　9. D　10. A　11. C　12. B　13. A
14. A　15. B　16. C　17. D　18. E　19. A　20. D　21. E　22. B　23. B　24. B　25. D
26. B　27. B　28. A　29. D　30. E　31. B　32. C　33. E

第8章

1. A　2. C　3. D　4. B　5. D　6. A　7. E　8. D　9. C　10. D

第9章

1. C　2. A　3. B　4. B　5. D　6. B　7. E　8. D　9. E　10. E　11. E　12. B　13. E
14. D　15. D　16. C　17. E　18. C　19. B　20. A　21. B　22. B　23. E　24. C　25. C
26. B　27. B　28. B　29. B　30. B　31. B　32. D　33. B　34. E　35. A　36. D　37. C
38. B　39. B　40. E　41. D　42. D　43. D　44. B　45. C　46. D　47. A　48. E　49. A
50. D　51. C　52. C　53. B　54. B　55. C　56. C　57. B　58. B　59. C　60. C　61. E

第10章

1. A　2. D　3. A　4. A　5. A　6. D　7. D　8. D　9. E　10. A　11. E　12. A　13. D
14. A　15. B　16. E　17. A　18. A　19. B　20. B　21. E　22. D　23. E　24. E　25. E
26. C　27. E　28. E　29. D　30. A　31. E　32. C